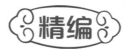

# 中草药

## 识别与应用 图谱

原色大图 特征突出 易辨易认 实用验方

主编◎徐鸿华 楼步青 黄海波

**SPM** 南方出版传媒

广东科技出版社 | 全国优秀出版社

·广 州·

## 图书在版编目（CIP）数据

精编中草药识别与应用图谱 / 徐鸿华，楼步青，黄海波主编. —广州：广东科技出版社，2017.1（2024.12 重印）
ISBN 978-7-5359-6534-9

Ⅰ. ①精… Ⅱ. ①徐… ②楼… ③黄… Ⅲ. ①中草药—图谱 Ⅳ. ①R282-64

中国版本图书馆CIP数据核字（2016）第130886号

**精编中草药识别与应用图谱**
Jingbian Zhongcaoyao Shibie Yu Yingyong Tupu

出 版 人：朱文清
责任编辑：曾永琳　杨柳青
封面设计：友间文化
责任校对：陈　雁
责任印制：彭海波
出版发行：广东科技出版社
　　　　　（广州市环市东路水荫路11号　邮政编码：510385）
销售热线：020-37607413
https://www.gdstp.com.cn
E-mail：gdkjbw@nfcb.com.cn
经　　销：广东新华发行集团股份有限公司
排　　版：广州市友间文化传播有限公司
印　　刷：广州市东盛彩印有限公司
　　　　　（广州市增城区新塘镇上邵村第四社企岗厂房A1 邮政编码：510700）
规　　格：889mm×1194mm　1/32　印张33.25　字数1010千
版　　次：2017年1月第1版
　　　　　2024年12月第7次印刷
定　　价：146.00元

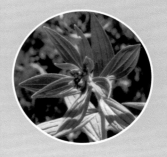

# 编写人员名单

**主　编**　徐鸿华　楼步青　黄海波

**编　委**（按姓氏笔画为序）

刘军民　李　薇　李衍文　张桂芳

冼建春　贺　红　徐鸿华　黄海波

楼步青　詹若挺　潘超美

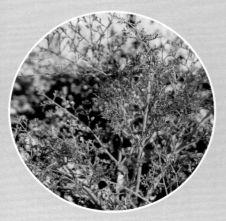

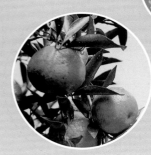

# 主编简介

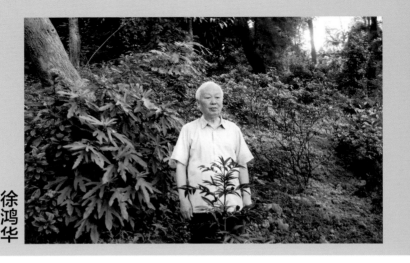

徐鸿华

广州中医药大学首席教授，博士生导师，国家二级教授。先后被评为卫生部有突出贡献的中青年专家、科技部中药现代化科技产业基地建设十周年先进个人、全国教育系统关心下一代工作先进个人，广东省优秀中医药科技工作者，南粤教书育人优秀教师、全国模范教师。1991年开始享受国务院政府特殊津贴。

曾兼任中国药学会广东省分会理事、广东省中药学会理事、中国生态学会中药资源生态学专业委员会委员、广东省生态学会理事，中国林学会特用经济林委员会委员、中国药材GAP研究促进会理事、广东省医药行业协会技术顾问、广东省中药现代化重大科技专项专家组成员。

从事中药资源开发利用与保护的研究和教学工作。先后主持国家自然科学基金课题，国家"八五""九五""十五"重点科技攻关子专题和广东省重大科技专项等课题15项。以第一作者发表学术论文50多篇，主编、副主编学术著作16部，以第一完成人分别获国家科技进步二等奖、三等奖（子专题），省部级等科研奖励13项。

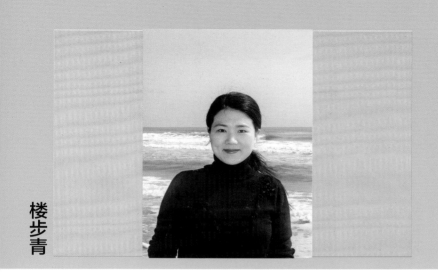

**楼步青**

　　广州中医药大学第二临床医学院主任中药师，硕士生导师，广东省中医院药剂科主任，广东省中医药学会医院药学专业委员会委员，全国中医医院管理年检查评估专家。师从广州中医药大学博士生导师徐鸿华首席教授。2005年4月至2006年7月，作为香港医院管理局聘请的内地中药学专家赴港工作，协助香港政府开展中医药研究工作，协助香港医管局建立并规范其辖下公立医院中药房的药事管理，协助建立并完善中药信息网与中药材的质量控制体系以及招标体系等。在港工作表现获得香港医管局及香港卫生署的充分肯定。多年来一直致力于中药资源开发利用与保护、生药品种鉴定及质量评价等方面的研究与教学工作。主持厅局级项目及院级课题2项，参与国家自然基金项目、省部级、厅局级以上课题6项。在专业核心期刊以第一作者发表学术论文10余篇，参编学术专著和教学参考书籍5部。先后获广东省药学会医院药学科学技术奖三等奖2项，遴选为广州中医药大学第二临床医学院"青年朝阳人才"，获得广东省中医院"最佳员工"等称号。

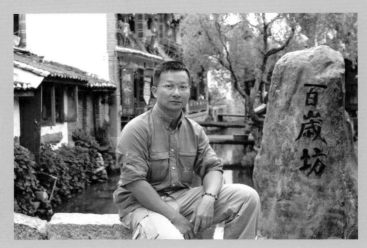

黄海波

广州中医药大学中药鉴定教研室主任，副教授，中国中药鉴定学教育研究会秘书长，中药学（中药鉴定方向）硕士研究生导师。从事《中药鉴定学》《生药学》教学和研究工作28年，主要研究方向为中药材品种与质量鉴定和中药材GAP。近年主持或参与国家级、省级和校级教学和科学研究课题10项，作为主要参与者获得教育部科技进步一等奖和学校科技进步二等奖各一项。

# 前 言

　　中草药是中华民族的传统药，也是中国医药学宝库的重要组成部分。在中国，使用中草药防病治病已有数千年的历史，积累了丰富的实践经验和理论知识，对中华民族的繁衍昌盛做出了卓越的贡献。为使中草药更好地为人类健康服务，我们精选了其中常用而且疗效确切的中草药500种，编著成这本《精编中草药识别与应用图谱》。按中药功效分类的方式，分为解表药、清热药、泻下药、祛风湿药、化湿药、利水渗湿药、温里药、理气药、消食药、驱虫药、止血药、活血化瘀药、化痰止咳平喘药、安神药、平肝息风药、开窍药、补虚药、收涩药、涌吐药、攻毒杀虫止痒药、拔毒化腐生肌药等21类。每种中草药配以原彩色照片，力争文字精简易懂，图片清晰真实，达到图文并茂目的。有些种类在性味归经栏标明有毒、有小毒、有大毒，请读者遵循职业医师指导下使用。

　　本书适合广大医生和中草药爱好者参考使用，也可供从事中草药生产、经营，教学，科研及中药资源开发利用者参考。

　　由于编著者水平所限，书中存在不足之处，敬请读者提出宝贵意见。在此，并向提供部分照片和参考资料的同仁深表感谢！

编著者

2016年9月1日

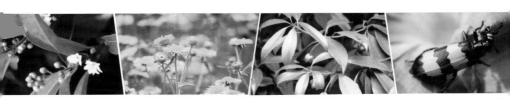

# 目 录 Contents

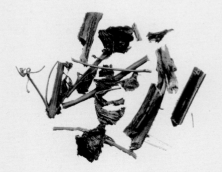

# 二、清热药

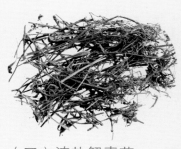

（四）清热凉血药

（五）清虚热药

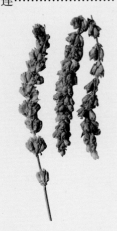

# 三、泻下药

## （一）攻下药

## （二）润下药

## （三）峻下逐水药

# 四、祛风湿药

## （一）祛风寒湿药

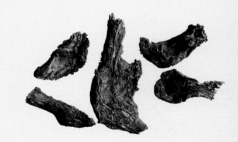

# 五、化湿药

# 六、利水渗湿药

## （一）利水消肿药

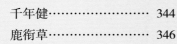

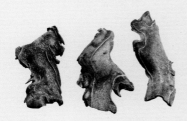

# 七、温里药

# 八、理气药

# 九、消食药

# 十、驱虫药

# 十一、止血药

## （一）凉血止血药

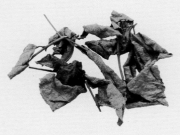

# 十三、化痰止咳平喘药

# 十四、安神药

## （一）重镇安神药

## （二）养心安神药

# 十五、平肝息风药

## （一）平抑肝阳药

## （二）息风止痉药

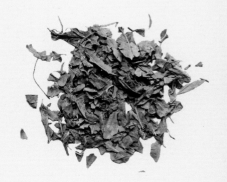

# 十六、开窍药

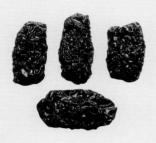
# 十七、补虚药

## （一）补气药

## （二）补阳药

# 十八、收涩药

## （一）固表止汗药

## （二）敛肺涩肠药

## 十九、涌吐药

## 二十、攻毒杀虫止痒药

## 二十一、拔毒化腐生肌药

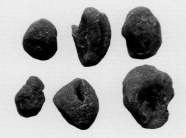

# 一、解表药

## （一）发散风寒药

**Chinese Ephedra Herb [英]**

# 麻黄

| 别　　名 | 朱芯麻、田麻黄、川麻黄。 |
| --- | --- |
| 来　　源 | 麻黄科植物草麻黄*Ephedra sinica* Stapf的干燥草质茎。 |

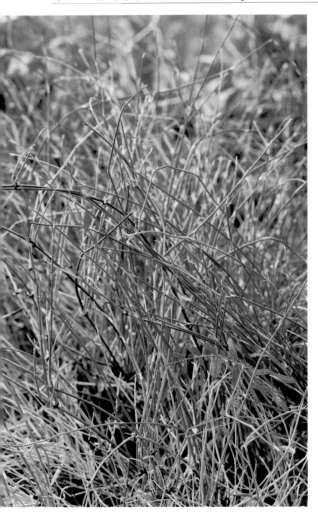

### 植物形态

　　草本状小灌木。木质茎短，常似根茎，匍匐地上或横卧土中；草质茎绿色，长圆柱形，直立，少有分枝，节明显，有不明显的细纵槽纹。花成鳞球花序，通常雌雄异株。花期5~6月，种子成熟期7~8月。

### 生境分布

　　多栽培于沙质壤土及斜坡山地。生于沙质干燥地带，见于干河床、干草原、河滩附近及固定沙丘。分布于我国吉林、辽宁、内蒙古、陕西、宁夏、甘肃、新疆等地。

### 采　　制

　　秋季采割绿色草质茎，晒干。

## 药材性状

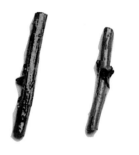

细长圆柱形，少分枝；直径1~2毫米。有的带少量棕色木质茎。表面淡绿色至黄绿色，有细纵脊线，触之微有粗糙感。节明显，节间长2~6厘米。节上有膜质鳞叶；裂片2（稀3），锐三角形，先端灰白色，反曲，基部联合呈筒状，红棕色。体轻质脆，易折断，断面略呈纤维性，周边绿黄色，髓部红棕色，近圆形。气微香，味涩、微苦。

| 性味归经 | 辛、微苦，温。归肺、膀胱经。 |
| --- | --- |
| 功　　效 | 发汗散寒，宣肺平喘，利水消肿。 |
| 主　　治 | 用于风寒感冒，胸闷喘咳，风水浮肿。蜜麻黄润肺止咳，多用于表征已解，气喘咳嗽。 |
| 用　　法 | 用量2~10克。 |

### 单方、验方

1　慢性气管炎：麻黄6克，干姜、细辛各1.5克，姜半夏10克。煎服。
2　肺炎、急性支气管炎：麻黄4.5克，杏仁9克，生石膏18克，甘草3克。煎服。
3　风寒感冒，咳喘无汗：麻黄、桂枝、杏仁各6克，炙甘草3克。煎服。

### 现代研究

　　含麻黄碱、伪麻黄碱、甲基麻黄碱、去甲基麻黄碱、儿茶素、挥发油等。水提物、麻黄碱有扩张支气管及抗组胺哮喘作用；麻黄碱有中枢性镇咳作用；麻黄和麻黄碱有升高血压作用，麻黄碱局部用药可消除鼻腔黏膜血管充血；伪麻黄碱有显著利尿和抗炎作用；麻黄对数十种细菌及流感病毒有抑制作用。

# 002  Cassia Twig［英］

# 桂枝

| 别　　名 | 桂枝柴、桂枝头、桂木。 |
| 来　　源 | 樟科植物肉桂*Cinnamomum cassia* Presl的干燥嫩枝。 |

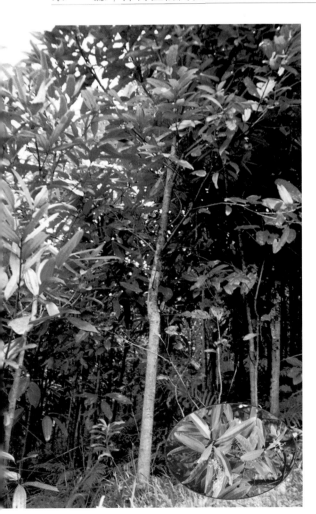

### 植物形态

常绿乔木。高12~17米，全株有芳香气。树皮灰褐色，一年生枝条圆柱形，黑褐色，当年生枝条多数四棱形，密被黄褐色短茸毛；顶芽小，密被灰黄色茸毛。叶互生或近对生，长椭圆形至近披针形，革质，离基三出脉，侧脉近对生；叶柄粗壮，被黄色短茸毛。圆锥花序腋生或近顶生；花被内外两面密被黄褐色短茸毛，花被筒倒锥形。浆果状核果椭圆形。

### 生境分布

多栽培于山地沙质壤土及斜坡。分布于广东、广西等地。

### 采　　制

春、夏二季采收，除去叶，晒干，或切片晒干。

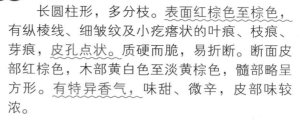

**药材性状**

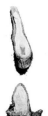

长圆柱形，多分枝。表面红棕色至棕色，有纵棱线、细皱纹及小疙瘩状的叶痕、枝痕、芽痕，皮孔点状。质硬而脆，易折断。断面皮部红棕色，木部黄白色至淡黄棕色，髓部略呈方形。有特异香气，味甜、微辛，皮部味较浓。

| 性味归经 | 辛、甘，温。归心、肺、膀胱经。 |
| --- | --- |
| 功　　效 | 发汗解肌，温通经脉，助阳化气，平冲降气。 |
| 主　　治 | 用于风寒感冒，脘腹冷痛，血寒经闭，关节痹痛，痰饮，水肿，心悸，奔豚。 |
| 用　　法 | 用量3~10克。孕妇慎用。 |

**单方、验方**

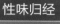

1　脾肺气虚，外感风寒：桂枝15克，黄芪20克，白芍、生姜、防风、白术、桔梗、前胡各10克，甘草6克，大枣10枚。煎服。

2　肌肤甲错，双目黯黑，疲劳汗出：桂枝、黄芪、芍药各10克，生姜20克，大枣4枚。煎服。

3　慢性支气管炎并感染：黄芪20克，生姜、杏仁、苏子、莱菔子、半夏各10克，白术、桂枝各15克，大枣10枚。煎服。

**现代研究**

含挥发油1.5%，主要成分是桂皮醛，占60%~80%，为镇静、镇痛、解热作用的有效成分；其他尚含莰烯、苯甲醛、菇烯-4-醇等；水煎剂中还分离得到反式桂皮酸、β-谷甾醇、原儿茶酸等；水煎剂、桂皮醛对小鼠正常体温和伤寒、副伤寒疫苗所致小鼠及兔发热均有降温解热作用；桂枝醇、水提物对小鼠醋酸扭体反应有抑制作用；醇提物体外抑菌试验表明具抗病原微生物作用；桂皮醛具镇静、抗惊作用。

# 紫苏叶

**别　名** | 苏叶、赤苏、紫苏。

**来　源** | 唇形科植物紫苏*Perilla frutescens*（L.）Britt. 的干燥叶（或带嫩枝）。

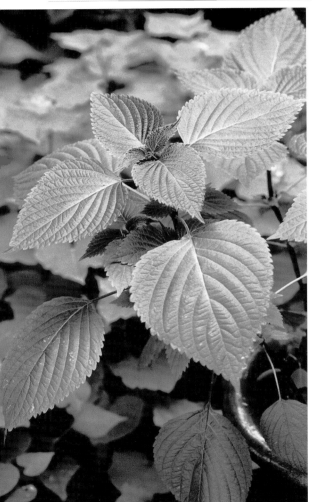

### 植物形态

一年生草本。高0.3~1.5米，茎直立，绿色或紫色，密被长柔毛。单叶对生；叶片卵形至宽卵形；具2花，排成偏于一侧的总状花序；苞片宽卵形或近圆形，外被红褐色腺点；花萼钟状，花冠白色至紫红色，雄蕊4，2强。小坚果近球形，表面灰褐色，有微隆起的暗棕色网状花纹。花期6~8月，果期8~10月。

### 生境分布

为栽培品，我国广泛种植。

### 采　制

夏季枝叶茂盛时采收，除去杂质，晒干。

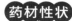

## 药材性状

多皱缩卷曲、破碎，完整者展平后呈卵圆形，长4~11厘米，宽2.5~9厘米。先端长尖或急尖，基部圆形或宽楔形，边缘具圆锯齿。两面紫色或上表面绿色，下表面紫色，疏生灰白色毛，下表面有多数凹点状的腺鳞。叶柄长2~7厘米，紫色或紫绿色。质脆。带嫩枝者，枝的直径2~5毫米，紫绿色，断面中部有髓。气清香，味微辛。

| 性味归经 | 辛，温。归肺、脾经。 |
|---|---|
| 功　　效 | 解表散寒，行气和胃。 |
| 主　　治 | 用于风寒感冒，咳嗽呕恶，妊娠呕吐，鱼蟹中毒。 |
| 用　　法 | 用量5~10克。 |

### 单方、验方

1　风寒感冒：紫苏叶10克，生姜5克。煎服。

2　食鱼蟹中毒腹痛、呕吐、腹泻：紫苏叶10克，生姜9克，大蒜10克。煎服。

3　阴囊湿疹：紫苏叶适量。研细粉。先用苦参、蛇床子、葱头各30克，水煎洗患处，再将紫苏叶细粉撒于患处。

4　妊娠呕吐：紫苏梗9克，竹茹、陈皮各6克，制半夏5克，生姜3片。煎服，每日1剂。

### 现代研究

含挥发油，油中主要含紫苏醛、l-柠檬烯、α-蒎烯及β-蒎烯、β-丁香烯、α-香柑油烯及芳樟醇等。还含紫苏酮、异白苏烯酮、白苏烯酮、紫苏烯、精氨酸、枯酸、紫苏苷及亚麻酸等。药理实验表明，能抑制神经反射及传导；具有镇静作用，能显著延长小鼠环己巴比妥睡眠时间；对伤寒混合菌苗发热兔或温刺发热兔，有较弱的解热作用。

**Fresh Ginger [英]**

# 生姜

| 别　　名 | 姜皮、均姜、鲜姜。 |
| 来　　源 | 姜科植物姜*Zingiber officinale* Rosc.的新鲜根茎。 |

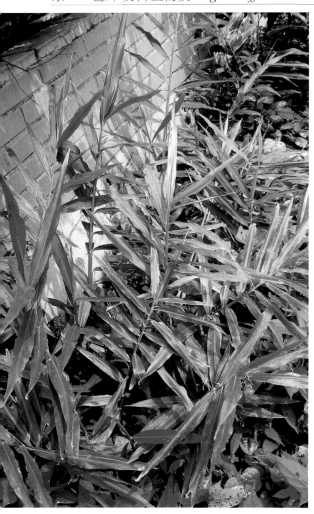

### 植物形态

多年生草本。根茎肥大，断面白色，多粉质，有浓厚辛辣气味。叶2列，无柄而抱茎；叶片披针形至线状披针形。花葶自根茎生出；穗状花序椭圆形；苞片卵圆形，淡绿色；花萼管状，具3尖齿；花冠管状，裂片3，披针形；雄蕊1，与唇瓣几等长；子房下位，3室，无毛，花柱细长。花期8~10月。

### 生境分布

原产于热带亚洲。我国大部分地区有栽培。

### 采　制

秋、冬二季采挖，除去须根和泥沙。

## 药材性状

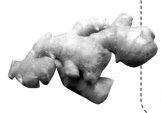

不规则的块状，略扁，长4~10厘米，厚1~3厘米，有指状分枝，各分枝顶端具凹陷的茎痕或芽。表面黄白色或淡黄棕色，有光泽，具浅棕色环节。质脆，折断时有汁液渗出；断面浅黄色，有一明显环纹，中间稍现筋脉。气芳香特异，味辛辣。

| 性味归经 | 辛，微温。归肺、脾、胃经。 |
|---|---|
| 功　　效 | 解表散寒，温中止呕，化痰止咳，解鱼蟹毒。 |
| 主　　治 | 用于风寒感冒，胃寒呕吐，寒痰咳嗽，鱼蟹中毒。 |
| 用　　法 | 用量3~10克。外用适量。 |

## 单方、验方

1　风寒感冒：生姜5片，紫苏叶50克。煎服。

2　胃气虚，风热，胃口不佳：生姜汁拌鸡蛋壳，生地黄汁少许，蜂蜜1匙，加水3升，分次服。

3　手脱皮：生姜50克。切片，加酒100毫升，浸24小时后，涂搽局部，每日2次。

4　红眼病：生姜15克，食盐若干。共捣烂取汁，用布包，蘸姜汁擦眼皮，反复擦至眼皮发热，用温水洗净，以防姜汁进入眼睛。

5　痢疾：生姜10克，薏苡仁30克，粳米、羊肉各50克，红枣10枚。煮粥，每日1~2次服用。

6　腰痛：生姜3片，山楂30~60克，红糖30克。煎服，每日1剂，分2次服用。

7　呃逆：鲜生姜汁10克，蜂蜜适量。两者和匀，服用。

## 现代研究

　　含挥发油、酚性物质、糖、多种氨基酸等。药理试验证明：其丙酮提取物和姜烯具抗胃溃疡、止呕和止泻作用。其挥发油或生姜酚有明显的镇痛、镇静、抗炎和抗缺氧作用，还有显著灭螺和抗血吸虫的作用。

# 香薷

| 别　　名 | 江香薷、华香薷、青香薷。 |
|---|---|
| 来　　源 | 唇形科植物石香薷*Mosla chinensis* Maxim. 的干燥地上部分。 |

## 植物形态

直立草本。高9~35厘米，全株香气甚浓。茎细方柱形，多分枝，被白色疏柔毛。叶对生；柄短，密被柔毛；叶线状长圆形至披针形，先端锐尖或急尖，基部楔形，边缘具疏锯齿，上面深绿色，密被白色长柔毛，下面淡绿色，密布腺点。轮伞花序密集成头状总状花序，苞片圆倒卵形，先端短尾尖，全缘，两面被疏柔毛，下面具凹陷腺点，边缘具睫毛；萼钟状，5裂，被长柔毛及腺点；花冠唇形，淡紫红色，上唇2裂，下唇3裂；雄蕊4，2强。小坚果4个。花期6~9月，果期7~11月。

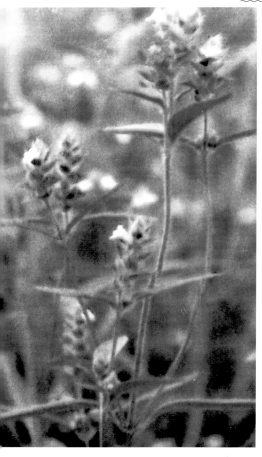

## 生境分布

多生于山野、路旁。有栽培。分布于我国陕西、甘肃、江苏等地。

## 采　　制

夏季茎叶茂盛，花盛时择晴天采割，除去杂质，阴干。

## 药材性状

长30~50厘米，基部紫红色，上部黄绿色或淡黄色，全体密被白色茸毛，茎方柱形，直径1~2毫米，节明显，节间长4~7厘米；质脆，易折断。叶对生，多皱缩或脱落，叶片展平后呈长卵形或披针形，暗绿色或黄绿色，边缘有疏锯齿。花序顶生及腋生；苞片宽卵形，脱落或残存；花萼宿存，钟状，淡紫红色或灰绿色，先端5裂，密被茸毛。小坚果4个，近圆球形，具网纹。气清香而浓。

| 性味归经 | 辛，微温。归肺、胃经。 |
| --- | --- |
| 功　　效 | 发汗解表，化湿和中。 |
| 主　　治 | 用于暑湿感冒，恶寒发热，头痛无汗，腹痛吐泻，水肿，小便不利。 |
| 用　　法 | 用量3~10克。 |

### 单方、验方

1　鼻血不止：香薷5克。研末，水冲服。
2　中暑：香薷10克，厚朴（姜汁炙过）、白扁豆（微炒）各5克。共捣碎，放入保温瓶中，用沸水冲泡，盖严温浸1小时，代茶频饮。

### 现代研究

含有挥发油，内含香荆芥酚、对聚伞花素、对异丙基苯甲醇、$\beta$-蒎烯、4-蒈烯、$\alpha$-松油烯、百里香酚、唑草烯、$\beta$-金合欢烯和柠檬烯。具有抗病原微生物、增强免疫、解痉、利尿、镇痛、镇静、止咳祛痰等作用。

# 荆芥

| 别　　名 | 香荆芥、线芥、荆芥穗。 |
| 来　　源 | 唇形科植物荆芥*Schizonepeta tenuifolia* Briq. 的干燥地上部分。 |

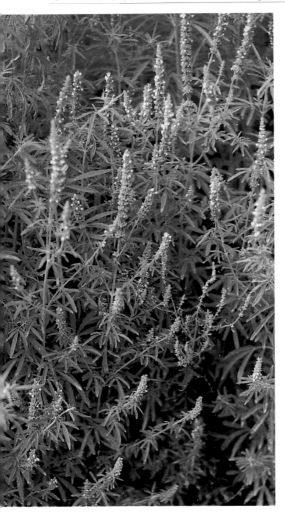

### 植物形态

　　一年生直立草本。高0.3~1米，被灰白色疏短柔毛，有强烈香气。茎方形基部带紫色，上部多分枝，叶对生，3~5回羽状深裂，裂片条形或披针形，两面被短柔毛，下有腺点。轮伞花序密生于枝端而成间断的假穗状；苞片叶状；花萼狭钟状，5齿裂，三角状披针形，花冠唇形，青紫或淡红；雄蕊4，2强。小坚果矩圆状三棱形。花期7~8月，果期9~10月。

### 生境分布

　　生于山地阴坡、沟塘边与草丛中。主产于我国河北、江苏、浙江、河南等地。

### 采　　制

　　夏、秋二季花开到顶，穗绿时采割，除去杂质，晒干。

**药材性状**

茎呈方柱形，上部有分枝，长50~80厘米，直径0.2~0.4厘米；表面淡黄绿色或淡紫红色，被短柔毛；体轻，质脆，断面类白色。叶对生，多已脱落，叶片3~5回羽状分裂，裂片细长。穗状轮伞花序顶生，长2~9厘米，直径约0.7厘米。花冠多脱落，宿萼钟状，先端5齿裂，淡棕色或黄绿色，被短柔毛；小坚果棕黑色。气芳香，味微涩。

| 性味归经 | 辛，微温。归肺、肝经。 |
|---|---|
| 功　　效 | 发表散风，透疹，消疮。 |
| 主　　治 | 用于感冒，头痛，麻疹，风疹，疮疡初起。 |
| 用　　法 | 用量5~10克。 |

**单方、验方**

1　流感：荆芥、防风、羌活、独活、柴胡、前胡、川芎、枳壳、茯苓、桔梗各10克，甘草5克。煎服。

2　感冒，头痛：荆芥、防风、柴胡、白芷各9克，羌活、前胡、川芎各12克，细辛3克。煎服。

3　慢性荨麻疹：荆芥、防风、生地黄、苦参、牛蒡子、甘草各10克，生石膏25克，蝉蜕10克。煎服。

**现代研究**

含挥发油，油中主要成分为右旋薄荷酮、消旋薄荷酮及少量右旋柠檬烯，具有抑菌、解热、解痉、促进汗腺分泌、消炎和止血作用。

# 防风

**别　名** | 关防风、东防风、西防风。

**来　源** | 伞形科植物防风*Saposhnikovia divaricata*（Turcz.）
Schischk.的干燥根。

## 植物形态

多年生草本。根粗壮，有分枝，根头处密被纤维状叶残基。茎单生，二歧分枝，有细棱。基生叶有长柄，基部鞘状，稍抱茎；叶片卵形或长圆形，2~3回羽状分裂，第1次裂片卵形，有小叶柄，第2次裂片在顶部的无柄，在下部的有短柄，又分裂成窄的裂片，顶端锐尖；茎生叶较小，有较宽的叶鞘。复伞形花序顶生成聚伞状圆锥花序，伞辐5~7；花瓣5，白色，先端钝截；花柱2。双悬果卵形，幼果有疣状突起。花期8~9月，果期9~10月。

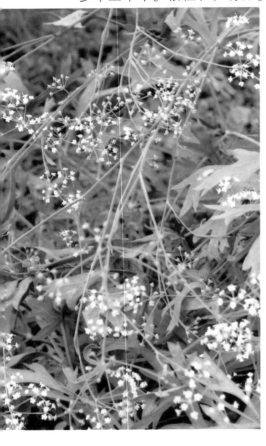

## 生境分布

生于草原、丘陵、多石砾的山坡上。分布于我国黑龙江、吉林、辽宁、河北、山东、山西、内蒙古、陕西、宁夏等地。

## 采　制

春、秋二季采挖未抽花茎植株的根，除去须根和泥沙，晒干。

**药材性状**

长圆锥形或长圆柱形，下部渐细，有的略弯曲，长15~30厘米，直径0.5~2厘米。表面灰棕色，粗糙，有纵皱纹、多数横长皮孔及点状突起的细根痕。根头部有明显密集的环纹，有的环纹上残存棕褐色毛状叶基。体轻，质松，易折断，断面不平坦，皮部浅棕色，有裂隙，木部浅黄色。气特异。

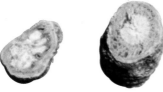

| 性味归经 | 辛、甘，微温。归膀胱、肝、脾经。 |
|---|---|
| 功　效 | 祛风解表，胜湿止痛，止痉。 |
| 主　治 | 用于感冒头痛，风湿痹痛，风疹瘙痒，破伤风。 |
| 用　法 | 用量5~10克。外用适量。 |

**单方、验方**

1　偏头痛：防风、白芷、川芎各5克。煎服。
2　风湿性关节炎：防风、茜草、苍术、老鹳草各15克。白酒浸服。
3　荨麻疹：防风、乌梅、白鲜皮各10克，蝉蜕、甘草各6克。煎服。

**现代研究**

含挥发油、升麻素、防风多糖、甘露醇、补骨脂素、佛手柑内酯、花椒毒素、人参快醇、人参醇、辛酸、有机酸等。有明显的解热止痛、提高免疫力、抗病毒和抗过敏作用，并能降低血液黏度；花椒毒素有广谱抗菌功能；水煎剂对痢疾杆菌、流感病毒、溶血性链球菌有抑制作用。

解表药·发散风寒药

# 羌活

| 别　名 | 蚕姜、竹节姜、条姜。 |
| 来　源 | 伞形科植物羌活*Notopterygium incisum* Ting ex H.T.Chang的干燥根茎和根。 |

**植物形态**

多年生草本。高60~150厘米，根茎粗壮，圆柱形或不规则块状，暗棕色至棕色，顶部有枯萎的叶鞘，有特殊香气。茎直立，常紫色，有纵沟纹。基生叶及茎下部叶具长柄，基部两侧扩展成膜质叶鞘，抱茎；叶片为2~3回奇数羽状复叶，小叶3~4对，末回裂片卵状披针形，边缘缺刻状浅裂至羽状深裂；茎上部叶近无柄，无毛。复伞形花序顶生或腋生，伞幅10~15；小伞形花序有花20~30朵，花白色。双悬果长圆形，主棱均扩展成翅。花期7~9月，果期8~10月。

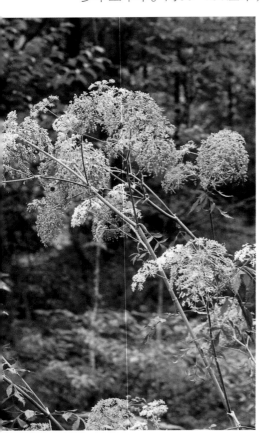

**生境分布**

生于海拔2 000~4 200米的林缘、灌丛下、沟谷草丛中。分布于我国陕西、甘肃、青海、四川。

**采　制**

春、秋二季采挖，除去须根及泥沙，晒干。

**药材性状**

圆柱状略弯曲，长4~13厘米，直径0.6~2.5厘米，顶端具茎痕。表面棕褐色至黑褐色，外皮脱落处呈黄色，节间缩短，呈紧密隆起的环节，形似蚕，习称"蚕羌"；节间延长，形如竹节状，习称"竹节羌"。节上有多数点状或瘤状突起的根痕及棕色破碎鳞片。体轻，质脆，易折断，断面有多数裂隙，皮部黄棕色，油润。有棕色油点，气香，味微苦而辛。

| 性味归经 | 辛、苦，温。归膀胱、肾经。 |
|---|---|
| 功　　效 | 解表散寒，祛风除湿，止痛。 |
| 主　　治 | 用于风寒感冒，头痛项强，风湿痹痛，肩背酸痛。 |
| 用　　法 | 用量3~10克。外用适量。 |

**单方、验方**

1. 外感风寒所致的恶寒发热，头痛：羌活10克，大米100克，白糖少许。羌活择净，放入锅中，加清水适量，水煎取汁，加大米煮粥，待熟时调入白糖，每日1剂。
2. 风热感冒：紫苏叶、羌活和茶叶各9克。共研粗末，沸水冲泡，代茶频饮。每日1剂。
3. 水气肿：羌活、萝卜籽（炒）各50克。研成粉末，用酒调服。

**现代研究**

根含挥发油约2.3%。另含异欧前胡素和卡拉阿魏素等成分。

# 白芷

| 别　　名 | 豪白芷、祁白芷、禹白芷。 |
|---|---|
| 来　　源 | 伞形科植物白芷*Angelica dahurica*（Fisch.ex Hoffm.）Benth. et Hook.f.的干燥根。 |

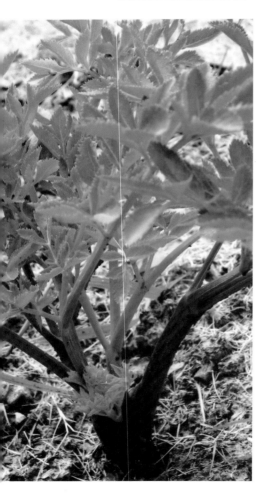

### 植物形态

多年生草本。根圆柱形，有分枝，黄褐色。茎紫色，有纵沟纹。茎下部叶羽状分裂；茎中部叶2~3回羽状分裂，茎上部叶有显著膨大的囊状鞘。复伞形花序，花小，无萼齿。花瓣5，白色，先端内凹。双悬果长圆形至卵圆形，黄棕色，有时带紫色，无毛，背棱扁、厚，远较棱槽为宽，侧棱翅状，较果体狭，棱槽中有油管1，合生面有2。花期7~9月，果期9~10月。

### 生境分布

生于灌木丛、河旁沙土或石砾质土中。分布于我国黑龙江、吉林、辽宁、河北、山西、内蒙古等地。

### 采　　制

夏秋间叶黄时采挖，除去须根和泥沙，晒干或低温干燥。

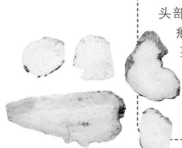

**药材性状** 长圆锥形。表面灰棕色或黄棕色，根头部钝四棱形或近圆形，具纵皱纹、支根痕及皮孔样的横向突起。顶端有凹陷的茎痕。质坚实，断面白色或灰白色，粉性，形成层环棕色，近圆形，皮部散有多数棕色油点。气芳香，味辛、微苦。

| 性味归经 | 辛，温。归胃、大肠、肺经。 |
|---|---|
| 功　　效 | 解表散寒，散风止痛，宣通鼻窍、燥湿止带，消肿排脓。 |
| 主　　治 | 用于感冒头痛，眉棱骨痛，鼻塞流涕，鼻衄，鼻渊，牙痛，带下，疮疡肿痛。 |
| 用　　法 | 用量3~10克。外用适量。 |

**真伪鉴别**

真品表面有唇形皮孔（疙瘩丁），断面呈角质样。

**单方、验方**

1 感冒头痛：白芷、羌活、防风各5克。煎服。
2 风热感冒，眉棱骨痛：白芷、黄芩（酒炒）各5克。煎服。
3 牙痛：白芷3克，冰片0.3克。研成粉末，喷入鼻腔内。对龋齿引起的牙痛效果较好。

**现代研究**

含挥发油、欧前胡素、异欧前胡素、别欧前胡素、氧化前胡素、白当归素、白当归脑、花椒毒素等。水煎剂有解热镇痛作用，对急性炎症有显著抑制作用；镇痛、解热、抗炎的有效成分为脂溶性部分；有显著扩张冠状动脉的作用；外用时可提高皮肤对紫外线的敏感性，以欧前胡素的作用最强。

*010*

# 细辛

别　　名｜东北细辛、辽细辛、北细辛。

来　　源｜马兜铃科植物北细辛*Asarum heterotropoides* Fr. Schmidt var. *mandshuricum*（Maxim.）Kitag. 的干燥根及根茎。

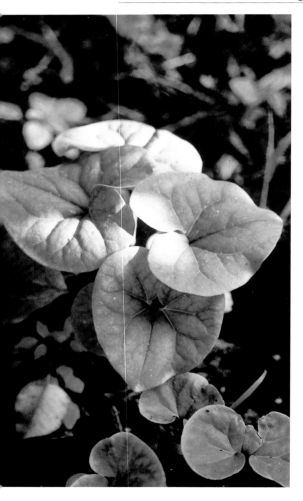

### 植物形态

多年生草本。根茎横走，手捻之有辛香。茎短。叶通常2，基生；叶片卵状心形或近肾形，花单生于叶腋；花被紫褐色，内有隆起的棱条；裂片3，雄蕊12，子房半下位，花柱6，顶端2裂。蒴果浆果状。种子椭圆状船形。花期5月，果期6月。

### 生境分布

生于林下阴湿处，山沟腐殖质厚的湿润土壤中。分布于我国东北及山东、山西、河南等地。

### 采　　制

夏季果熟期或初秋采挖，除净地上部分和泥沙，阴干。

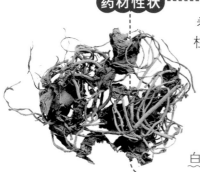

**药材性状**

卷缩成团。根茎横生呈不规则圆柱形，具短分枝。表面灰棕色，粗糙，有环形的节，分枝顶端有碗状的茎痕。根细长，密生节上；表面灰黄色，平滑或具纵皱纹，有须根及须根痕。质脆，易折断，断面平坦，黄色或白色。气辛香，味辛辣、麻舌。

| 性味归经 | 辛，温。归心、肺、肾经。 |
|---|---|
| 功　　效 | 祛风散寒，祛风止痛，通窍、温肺化饮。 |
| 主　　治 | 用于风寒感冒，头痛，牙痛，鼻塞流涕，鼻衄，鼻渊，风湿痹痛，痰饮喘咳。 |
| 用　　法 | 用量1~3克。散剂每次服0.5~1克，外用适量。不宜与藜芦同用。 |

**单方、验方**

1. 慢性支气管炎、支气管扩张有清稀痰液的咳嗽：细辛3克，干姜、五味子各9克。煎服。
2. 鼻渊：细辛、防风、白芷各3克。煎服。
3. 口腔溃疡：细辛5克。研细末，分为5包，每日1包用米醋调成糊状，敷于脐部，每日换1次，连用4~5日，效果较好。

**现代研究**

　　含挥发油，油中含甲基丁香酚、黄樟醚、优葛缕酮、β-蒎烯、龙脑、细辛醚等。去甲乌药碱有强心、扩张血管、松弛平滑肌及升高血糖的作用；甲基丁香酚具有明显的中枢抑制作用；挥发油有解热、镇痛作用，对金黄色葡萄球菌、枯草杆菌、伤寒杆菌等有抑制作用；抗菌有效成分黄樟醚有广谱和较强的抗菌作用，对黄曲霉菌、黑曲霉菌、白色念珠菌有抗菌作用；水煎剂对结核杆菌有抑制作用。

# 藁本

别　　名｜川藁本、西芎藁本、香藁本。

来　　源｜伞形科植物藁本*Ligusticum sinense* Oliv. 的干燥根茎和根。

### 植物形态

多年生草本。高约1米，根茎呈不规则的团块，有多数须根。茎直立，中空，表面有纵棱。基生叶三角形，2回奇数羽状全裂，最终裂片3~4对，卵形，上面沿脉有乳头状突起，边缘有不整齐羽状深裂；茎上部叶具扩展叶鞘。复伞形花序顶生，具乳头状粗毛；总苞片和小总苞片线形或分裂；伞幅15~22，不等长；花小，白色。双悬果宽卵形，无毛，分果具5棱。花期7~8月，果期9~11月。

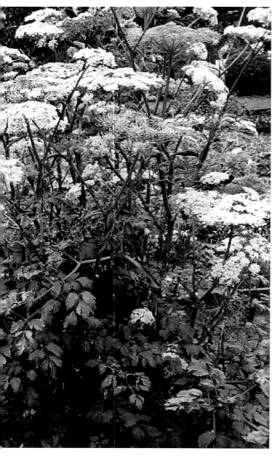

### 生境分布

生于山地草丛中。分布于我国河南、陕西、甘肃、江西、湖南、湖北等地。

### 采　制

秋季茎叶枯萎或次春出苗时采挖，除去泥沙，晒干或烘干。

**药材性状**

不规则结节状圆柱形，稍扭曲，有分枝，长3~10厘米，直径1~2厘米。表面棕褐色或暗棕色，粗糙，有纵皱纹，上侧残留数个凹陷的圆形茎基，下侧有多数点状突起的根痕及残根。体轻，质较硬，易折断，断面黄色或黄白色，纤维状。气浓香，味辛、苦、微麻。

| 性味归经 | 辛，温。归膀胱经。 |
|---|---|
| 功　　效 | 祛风，散寒，除湿，止痛。 |
| 主　　治 | 用于风寒感冒，巅顶疼痛，风湿痹痛。 |
| 用　　法 | 用量3~10克。外用适量。 |

**单方、验方**

1. 胃痉挛，腹痛：藁本10克，苍术15克。煎服。
2. 去头屑：藁本、白芷各等量。研成粉末，临睡前掺上述粉末于头发内，第二天早上梳头。
3. 疥癣：藁本适量。煎汤沐浴，余液用来洗衣。
4. 寒邪郁于足太阳经，头痛：藁本、川芎、细辛、葱头各适量。煎服。
5. 鼻上、面上赤：藁本适量。研细末，先用皂角水擦赤处，擦干，藁本用冷水或蜜水调涂，干再用。

**现代研究**

含挥发油0.3%~0.65%，其中新蛇床内酯含量最高，占25.57%。药理实验表明，有显著的镇静、镇痛、解热和降温等中枢抑制作用。此外，水提物或醇提物有明显的降压作用，同时还能直接扩张血管，对抗乙酰胆碱所致肠肌兴奋，明显降低离体兔子宫张力，并能对抗催产素对子宫的兴奋作用。

*012* **Cocklebur Fruit [英]**

# 苍耳子

别　　名｜苍耳实、苍耳仁、胡苍子。

来　　源｜菊科植物苍耳 *Xanthium sibiricum* Patr. 干燥成熟带总苞的果实。

**植物形态**

一年生草本。高30~90厘米，茎粗糙，被短毛。单叶互生，有长柄，叶片宽三角形，先端锐尖，基部心脏形，边缘有缺刻及不规则粗锯齿，基部有显著的脉3条。头状花序近于无柄，聚生，单性同株；雄花序球形，总苞片小，1列；花托圆柱形，有鳞片；小花管状，顶端5齿裂，雄蕊5，花药近于分离，有内折的附片；雌花序卵形，总苞片2~3列，外列苞片小，内列苞片大，结成一个卵形、2室的硬体，外面有倒刺毛，顶有2个圆锥状的尖端，小花2朵，无花冠，花柱线形，突出在总苞外。瘦果倒卵形，无冠毛。花期5~6月，果期6~8月。

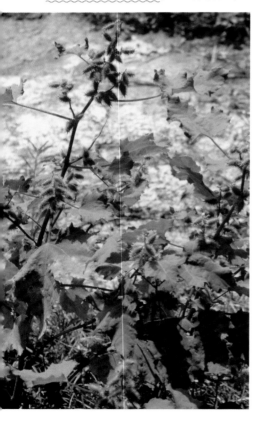

**生境分布**

生于荒坡草地或路旁。分布于全国各地。

**采　　制**

秋季果实成熟时采收，干燥，除去梗、叶等杂质。

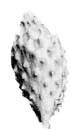

**药材性状**

纺锤形或椭圆形，长1~1.7厘米，直径4~7毫米。表面黄绿色、棕绿色或暗棕色，着生多数长约2毫米的钩刺。一端有2根较粗大的尖刺，分离或相连，外皮（总苞）坚韧，内分2室，各藏1个小瘦果。瘦果略呈纺锤形，一面较平坦，果皮灰黑色；一端具一刺状突起的花柱基；种子浅灰色，种皮膜质，内有2片子叶，胚根位于尖端。气微弱，味微苦，油样。以粒大饱满、色黄绿色者为佳。

| 性味归经 | 辛、苦，温；有毒。归肺经。 |
|---|---|
| 功　　效 | 散风寒、通鼻窍，祛风湿。 |
| 主　　治 | 用于风寒头痛，鼻塞流涕，鼻衄，鼻渊，风疹瘙痒，湿痹拘挛。 |
| 用　　法 | 用量3~10克。 |

**单方、验方**

1. 诸风眩晕或头脑攻痛：苍耳子、天麻、白菊花各10克。煎服。
2. 鼻流浊涕不止：辛夷25克，苍耳子10克，香白芷50克，薄荷叶3克。上药晒干，研成细末，每次服10克，用葱、茶清食后调服。

**现代研究**

含脂肪油9.2%，主要成分有棕榈酸、硬脂酸、油酸、亚麻酸、蜡醇、β-谷甾醇、γ-谷甾醇及δ-谷甾醇、卵磷脂、脑磷脂。此外，还含有亮氨酸、苯丙氨酸、甘氨酸、天冬氨酸等以及糖类、有机酸等。药理研究表明，苍耳子煎剂有镇咳、降血糖、降压、抗菌、消炎以及抗凝血酶作用。

## 013

# 辛夷

**别　名**｜辛夷花、木笔花、迎春花。
**来　源**｜木兰科植物望春花*Magnolia biondii* Pamp. 的干燥花蕾。

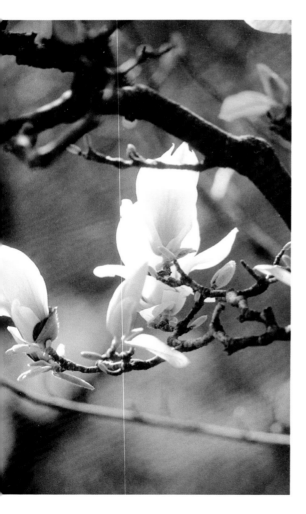

### 植物形态

落叶乔木。高达6~12米，树皮淡灰色，平滑。芽卵形，密被淡黄色柔毛。叶片长圆状披针形或卵状披针形，先端渐尖，基部圆形或楔形，全缘，两面无毛；花先叶开放，顶生幼枝顶，直径6~8厘米；芳香；花被片9，外轮3片，条形，内两轮近匙形，内轮较窄小，白色，外面基部带紫红色；雄蕊多数。聚合果圆柱形。花期3月，果期9月。

### 生境分布

生于山地阔叶林中。分布于我国甘肃、陕西、湖北、河南等地。

### 采　制

冬末春初花未开放时采收，除去枝梗，阴干。

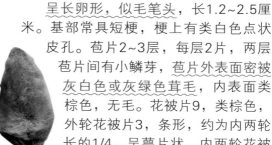

 **药材性状**

呈长卵形，似毛笔头，长1.2~2.5厘米。基部常具短梗，梗上有类白色点状皮孔。苞片2~3层，每层2片，两层苞片间有小鳞芽，苞片外表面密被灰白色或灰绿色茸毛，内表面类棕色，无毛。花被片9，类棕色，外轮花被片3，条形，约为内两轮长的1/4，呈萼片状，内两轮花被片6，每轮3，轮状排列。雄蕊和雌蕊多数，螺旋状排列。体轻，质脆。气芳香，味辛凉而稍苦。

| 性味归经 | 辛，温。归肺、胃经。 |
|---|---|
| 功　　效 | 散风寒，通鼻窍。 |
| 主　　治 | 用于风寒头痛，鼻塞流涕，鼻衄，鼻渊。 |
| 用　　法 | 用量3~10克，包煎。外用适量。 |

**单方、验方**

1. 鼻窦炎，鼻炎：辛夷9克，鸡蛋3克。同煮，吃蛋饮汤。
2. 鼻塞不知香味：辛夷、皂角、石菖蒲各等份。研末，棉裹塞鼻中。
3. 牙痛：辛夷50克，蛇床子100克，青盐15克。研成粉末外搽。
4. 咳嗽：辛夷5~7朵。水煎，调适量蜂蜜饮用。
5. 感冒鼻塞头痛：辛夷3克，鲜叶6克。开水泡服。

**现代研究**

含挥发油。油中主要成分为1,8-桉油精等。

**014**

# 葱白

别　　名｜葱茎白、葱白头。

来　　源｜百合科植物葱*Allium fistulosum* L.的新鲜鳞茎。

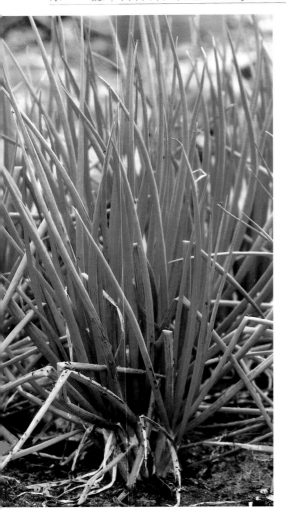

### 植物形态

多年生草本。高可达50厘米，通常簇生，全体具辛臭，折断后有辛味之黏液。须根丛生，白色。鳞茎圆柱形，先端稍肥大，鳞叶成层，白色，上具白色纵纹。叶基生；叶片圆柱形，中空，先端尖，叶鞘浅绿色。花葶约与叶等长；总苞白色，2裂；伞形花序球形，多花，密集；花被钟状，白色，花被片6，狭卵形，先端渐尖，具反折的小尖头；花丝锥形，基部合生并与花被贴生。蒴果三棱形。种子黑色，三角状半圆形。花期7~9月，果期8~10月。

### 生境分布

生于田园。全国各地均有栽植。

### 采　制

夏、秋二季采挖，除去须根、叶及外膜，鲜用。

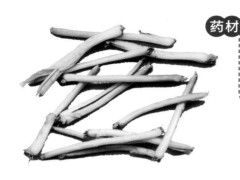

**药材性状**

鳞茎圆柱形，先端稍肥大，鳞叶成层。外表面白色，薄革质。有辛辣味。

| 性味归经 | 辛，温。归肺、胃经。 |
|---|---|
| 功　　效 | 发散解表，通阳散寒，解毒散结。 |
| 主　　治 | 用于风寒感冒，下利清谷，四肢厥逆，产后无乳，尿闭便秘，皮肤瘙痒，痈疡跌仆。 |
| 用　　法 | 用量3~10克，或煮酒。外用，捣敷、炒熨、煎水洗或塞耳、鼻窍中。 |

**单方、验方**

1. 风寒外感：葱白、胡荽各15克。煎服。
2. 风寒感冒、发热恶寒、无汗、心烦：葱白30克，淡豆豉、生姜各5克，黄酒30毫升。葱白、生姜洗净切片，与淡豆豉同放入500毫升水内煎煮，数沸后加黄酒，再稍煮片刻，即服。
3. 伤风感冒、发热、恶寒、头痛、鼻塞流涕、腹痛泻痢等：鲜葱白15~20根，粳米60克。连根葱白洗净切断，粳米煮粥，待米半生半熟时，加入葱白，同煮为粥。
4. 便秘腹胀：鲜葱白（连须洗净）50克，生姜30克，食盐15克，淡豆豉6克。上药共捣烂制成药饼，将药饼放火上烘热，敷于脐上，用绷带固定，冷后烘热再敷之，一般12~24小时气通自愈。

**现代研究**

主要含黏液质，粗脂肪，粗蛋白质，粗纤维，无氮浸出物，戊聚糖，多糖类等。

*015* | **Tamarisk Twig [英]**

# 西河柳

| | | |
|---|---|---|
| 别 | 名 | 山川柳、赤柽柳、丝柳。 |
| 来 | 源 | 柽柳科植物柽柳*Tamarix chinensis* Lour.的干燥细嫩枝叶。 |

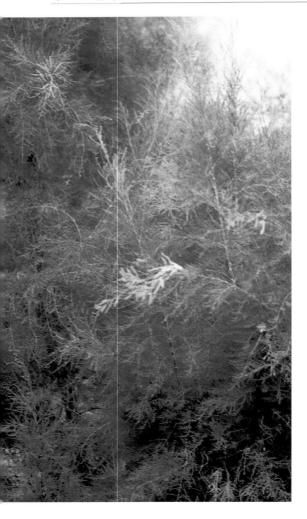

### 植物形态

落叶灌木或小乔木。高达5米，枝条红紫色或淡棕色，小枝细长下垂。叶互生，细小，鳞片状。总状花序集成疏散的圆锥花序，顶生于当年生枝端；花小，粉红色；苞片三角形；萼片5，卵形；花瓣5，雄蕊5，生于花盘裂片间；花盘10或5裂；花柱3，棍棒状。蒴果小，常3瓣裂。种子密生毛。花期7~9月，果期8~10月。

### 生境分布

生于山野、海滨盐碱沙滩地；庭园有栽培。分布于我国东北、华北至长江中下游，南至广东、广西、云南。

### 采 制

夏季花未开放时采收，阴干。

**药材性状**

枝条呈细圆柱形，直径0.5～1.5毫米。表面灰绿色，有多数互生的鳞片状小叶。质脆，易折断。稍粗的枝表面红褐色，叶片常脱落而残留突起的叶基，断面黄白色，中心有髓。气微，味淡。

| 性味归经 | 甘、辛，平。归心、肺、胃经。 |
|---|---|
| 功　　效 | 解表透疹，祛风除湿。 |
| 主　　治 | 用于麻疹不透，风湿痹痛。 |
| 用　　法 | 用量3~6克，外用适量，煎汤擦洗。 |

**单方、验方**

1　出疹期疹出不透：浮萍、苏叶、芫荽各15克，西河柳30克。煎水外擦全身。

2　慢性鼻炎：西河柳、浮萍各15克。煎水，每日2次，口服。

3　解毒透疹，适用于出疹不爽或出疹初期：西河柳120克，芫荽（香菜）30克。上药加水1000毫升，煮10分钟，再加黄酒30毫升煮10分钟。温后涂皮肤，每日2次。

4　风热感冒：霜桑叶、西河柳各10克，生姜3片，白茅根15克。煎服，每日1剂，分2次服。

**现代研究**

含柽柳酚、柽柳酮、柽柳醇、β-谷甾醇、胡萝卜苷、3',4'-二甲基槲皮素、硬脂酸等多种成分。水煎剂进行药理试验，结果证明，有明显的止咳祛痰作用，对肺炎链球菌、甲型链球菌、白色葡萄球菌及流感杆菌均有抑制作用。

*016* **Wild Mint Herb［英］**

# 薄荷

**别　　名**｜薄荷叶、山薄荷、土薄荷。

**来　　源**｜唇形科植物薄荷*Mentha haplocalyx* Briq. 的干燥地上部分。

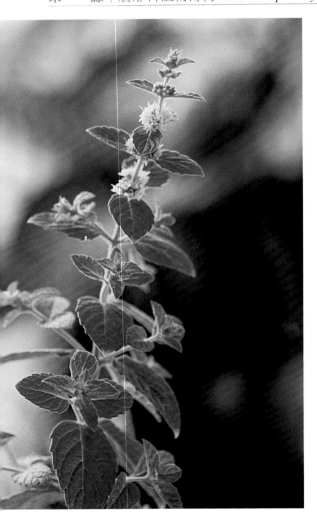

### 植物形态

多年生草本。茎方形，被逆生的长柔毛及腺点。单叶对生；叶片短圆状披针形或披针形，两面有疏柔毛及黄色腺点。轮伞花序腋生；萼钟形，外被白色柔毛及腺点，10脉，5齿；花冠淡紫色，4裂，上裂片顶端2裂；雄蕊4，2强，均伸出花冠外。小坚果卵圆形，黄褐色。花期7~10月，果期10~11月。

### 生境分布

生于河边、沟边、路边、小溪边及山野湿地。我国南北均产。

### 采　　制

夏、秋二季茎叶茂盛或花开至三轮时，选晴天，分次采割，晒干或阴干。

## 药材性状

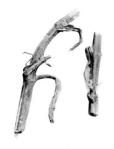

茎方柱形，长60~90厘米，直径2~8毫米；表面紫棕色或淡绿色，棱角处具茸毛。质脆，断面中空或白色。叶对生；叶片皱缩卷曲，展开后叶披针形、卵状披针形、长圆状披针形至椭圆形，两面均有柔毛及腺鳞。茎上部轮伞花序腋生，花萼钟状，先端5齿裂，花冠多数存在，黄棕色。气香，味辛凉。

| 性味归经 | 辛，凉。归肺、肝经。 |
|---|---|
| 功　　效 | 疏散风热，清利头目，利咽，透疹，疏肝行气。 |
| 主　　治 | 用于风热感冒，风温初起，头痛，目赤，喉痹，口疮，风疹，麻疹，胸胁胀闷。 |
| 用　　法 | 用量3~6克，后下。 |

### 单方、验方

1　夏季感冒、头晕、发热、口渴、小便短赤：薄荷、生甘草各3克，石膏18克。煎服。

2　伤风感冒：鲜薄荷6克，生桑叶15克，生姜4片，红糖适量。煎服。

3　麻疹初期，疹透不快：薄荷、升麻、葛根、蝉蜕各5克。煎服。

### 现代研究

主要含挥发油。具有发汗、解热、缓解胃肠平滑肌痉挛、促进呼吸道腺体分泌而具消炎及解痉等作用；还能刺激神经末梢冷感受器而产生冷感，并反向性地造成深部组织血管的变化而起到消炎、止痛、止痒作用；对革兰氏阳性、阴性球菌，革兰氏阳性、阴性杆菌及多种病毒有一定的抑制作用。

*017* **Burdock Fruit〔英〕**

# 牛蒡子

别　　名｜大力子、关大力、牛子。

来　　源｜菊科植物牛蒡 *Arctium lappa* L. 的干燥成熟果实。

## 植物形态

二年生草本。高1~2米，根粗壮，肉质，圆锥形。茎直立，上部多分枝，带紫褐色，有纵条棱。基生叶大形，丛生，有长柄；茎生叶互生；叶片长卵形或广卵形，先端钝，具刺尖，基部常为心形，全缘或具不整齐波状微齿，上面有疏毛，下面密被灰白色短茸毛。头状花序簇生于茎顶；总苞球形，苞片多数，覆瓦状排列，披针形或线状披针形，先端钩曲；花小，红紫色，均为管状花，两性，花冠先端5浅裂；聚药雄蕊5；花柱细长，柱头2裂。瘦果长圆形或长圆状倒卵形，灰褐色，具纵棱。花期6~8月，果期8~10月。

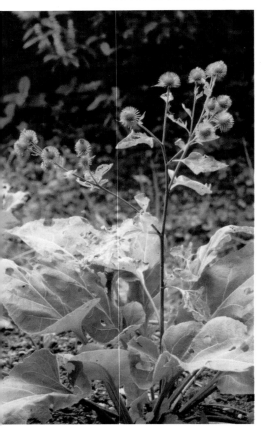

## 生境分布

生长于山野路旁、沟边、荒地、山坡向阳草地。分布于我国东北三省、华北等地。

## 采　　制

秋季果实成熟时采收果序，晒干，打下果实，除去杂质，再晒干。

## 药材性状

瘦果呈长倒卵形，两端平截，略扁，微弯，长5~7毫米，直径2~3毫米。表面灰褐色或浅灰褐色，具多数细小黑斑，并有明显的纵棱线。顶端较宽，有一圆环，中心有点状突起的花柱残迹；基部狭窄，有圆形果柄痕。果皮较硬，果实折断后可见子叶2片，淡黄白色，富油性。气特异，味苦、微辛，久嚼稍麻舌。以粒大、饱满、色灰褐者为佳。

牛蒡子 / 果实类

| 性味归经 | 辛、苦，寒。归肺、胃经。 |
| --- | --- |
| 功　效 | 疏散风热，宣肺透疹，解毒利咽。 |
| 主　治 | 用于风热感冒，咳嗽痰多，麻疹，风疹，咽喉肿痛，痄腮，丹毒，痈肿疮毒。 |
| 用　法 | 用量6~12克。 |

### 单方、验方

1. 流行性感冒：连翘、牛蒡子各10克，薄荷4克，甘草2克。煎服。
2. 黄水疮：牛蒡子适量。研末后调菜油搽。

### 现代研究

据有关报道，牛蒡子苷具有抗肾炎的作用；牛蒡子苷和拉帕酚A、拉帕酚C、拉帕酚F及牛蒡子粗提物等体外对人子宫癌细胞JTC-26及人正常胎儿成纤维细胞HE-1的增值有一定的抑制作用，与多种化疗药合用可减少或组织抗癌药耐药性的增加。

035

## *018* 　Cicada Exuviae［英］

# 蝉蜕

| 别　　名 | 蝉退、蝉衣、蝉壳。 |
| --- | --- |
| 来　　源 | 蝉科昆虫黑蚱*Cryptotympana pustulata* Fabricius的若虫羽化时脱落的皮壳。 |

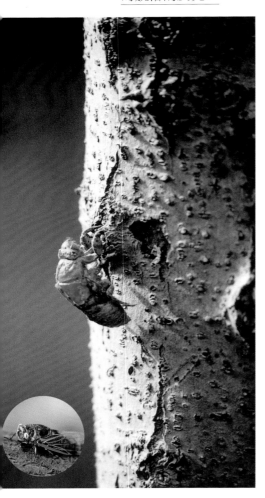

### 动物形态

　　体长4.5~4.8厘米，黑色有光泽，头部横宽，复眼1对，触角1对，刚毛状，口器发达，刺吸式，上唇宽短，下唇延长呈管状。中胸背板中央具"W"形的浅色斑，其两侧形成2个狭长的沟，颜色较浅些。中胸背板后端的"X"形隆起淡褐色。翅2对，膜质，透明，黑褐色。足3对。腹部11节。雌虫无鸣器，腹盖不发达。

### 生境分布

　　成虫多栖于杨、柳、枫及苹果、梨、桃等阔叶树上。若虫孵化后由树枝落入土中，经几次蜕皮羽化为成虫。辽宁以南各地区均有分布。

### 采　　制

　　夏、秋二季收集，除净泥沙，晒干。

**药材性状**

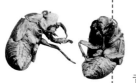

全形似蝉而中空，稍弯曲，长约3厘米，宽约2厘米。黄棕色，半透明，有光泽。头部触角多已脱落，复眼1对横生，略突出，透明。额部突出，上唇宽短，下唇延长成管状。胸部背面有"十"字形裂口，两侧具2对　小翅；腹面有足3对，前1对粗，具齿。腹部圆，具9条环节纹。体轻易碎。无臭，味淡。

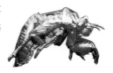

| 性味归经 | 甘，寒。归肺、肝经。 |
|---|---|
| 功　　效 | 疏散风热，利咽，透疹，明目退翳，解痉。 |
| 主　　治 | 用于风热感冒，咽痛音哑，麻疹不透，风疹瘙痒，目赤翳障，惊风抽搐，破伤风。 |
| 用　　法 | 用量3~6克。 |

**单方、验方**

1. 感冒、咳嗽失音：蝉蜕、甘草各5克，牛蒡子15克，桔梗8克。煎服。
2. 破伤风：蝉蜕（去土）适量。研成细末，撒在疮口上，毒气自散。
3. 小儿夜啼：蝉蜕5个，薄荷1克，冰糖15克。煎服。
4. 咳嗽，肺气壅滞不利：蝉蜕（去土，微炒）、人参（去芦）、五味子各50克，陈皮、甘草（炙）各25克。研成细末。每次服3克，用生姜水冲，频服。

**现代研究**

主要含角蛋白、24种氨基酸和大量的甲壳质、壳聚糖。本品具有解热、镇静、镇痛、抗惊厥等作用；尚有一定的抗癌、免疫抑制及抗过敏作用。实验表明，本品对机体免疫功能和变态反应有明显的抑制作用；其水提液在体外对艾氏腹水癌细胞显示出高度抗肿瘤活性。

*019*

# 桑叶

| 别　　名 | 冬霜叶、冬桑叶、霜桑叶。 |
| 来　　源 | 桑科植物桑*Morus alba* L. 的干燥叶。 |

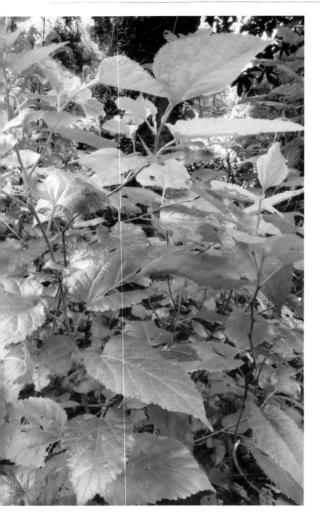

### 植物形态

　　落叶乔木。通常呈灌木状，根褐黄色。叶互生，卵圆形至广卵形，边缘有粗齿，下面沿脉有疏毛；托叶早落。花单性异株或同株；雄花集成柔荑花序，早落，花被片4，黄绿色，雄蕊4，与花被片对生；雌花集成穗状花序，排列紧密，花被片4，果时变肉质，柱头2裂，宿存。聚花果（桑椹）熟时紫黑色或白色。花期4~5月，果期5~6月。

### 生境分布

　　生于村旁、田埂、山坡。全国各地有栽培。

### 采　　制

　　初霜后采收，除去杂质，晒干。

## 药材性状

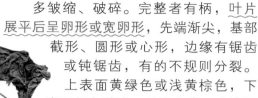

多皱缩、破碎。完整者有柄，叶片展平后呈卵形或宽卵形，先端渐尖，基部截形、圆形或心形，边缘有锯齿或钝锯齿，有的不规则分裂。上表面黄绿色或浅黄棕色，下表面颜色稍浅，叶脉突出，小脉网状，脉上被疏毛，脉基具簇毛。质脆。气微，味淡、微苦涩。

| 性味归经 | 甘、苦，寒。归肺、肝经。 |
|---|---|
| 功　效 | 疏散风热，清肺润燥，清肝明目。 |
| 主　治 | 用于风热感冒，肺热燥咳，头晕头痛，目赤昏花。 |
| 用　法 | 用量5~10克。 |

### 单方、验方

1. 风眼下泪：腊月不落桑叶适量。水煎，每日温洗。
2. 穿掌毒肿：新鲜桑叶适量。研烂外敷。
3. 咽喉红肿，牙痛：桑叶10克。煎服。
4. 头目眩晕：桑叶、菊花、枸杞子各10克，决明子10克。水煎代茶饮。
5. 火烧及汤烫泡疮：经霜桑叶适量。焙干，烧存性，研成细末，香油调敷或干敷。
6. 摇头风（舌伸出，流清水，连续摇头）：桑叶5~10克。煎服。

### 现代研究

　　主要含黄酮类化合物、甾体及三萜类化合物、香豆素、生物碱、绿原酸及微量挥发油等。药理试验表明，有抑菌、利尿、降压、降低血糖等作用。

*020* **Chrysanthemum Capitulum [英]**

# 菊花

| 别　　名 | 贡菊、亳菊、杭菊、滁菊。 |
|---|---|
| 来　　源 | 菊科植物菊*Chrysanthemum morifolium* Ramat. 的干燥头状花序。 |

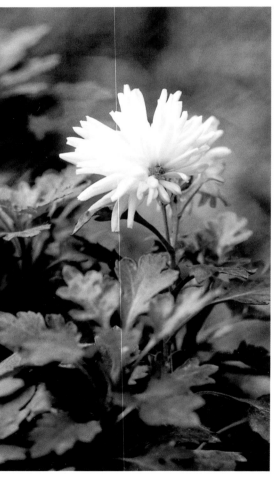

### 植物形态

多年生草本。根状茎木质化。茎直立，上部多分枝，密生灰白色柔毛。单叶互生；叶片卵形至披针形，边缘有粗大锯齿或深裂。头状花序顶生或腋生，单生或数个集生枝端；舌状花雌性，花冠舌状，白色、红色、紫色或黄色；管状花位于花序中央，花冠管状，先端5裂，子房下位。瘦果不发育。

### 生境分布

人工栽培。分布于我国安徽、河南、河北、山东、广东、广西、浙江、湖北、云南、贵州等地。

### 采　制

9～11月花盛开时分批采收，阴干或焙干，或熏、蒸后晒干。药材按产地和加工方法不同，分为"亳菊"、"滁菊"、"贡菊"、"杭菊"和"怀菊"。

## 药材性状

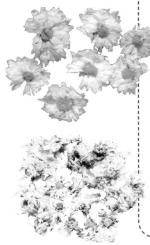

亳菊倒圆锥形或圆筒形，有时稍压扁呈扁形，直径1.5~3厘米，离散。总苞碟状。花托半球形，无托片或托毛。舌状花数层，雌性，位于外围，类白色，劲直，上举，纵向折缩。散生金黄色腺点；管状花多数，两性，位于中央，为舌状花所隐藏，黄色，顶端5齿裂。瘦果不发育，无冠毛。体轻，质柔润，干时松脆。气清香，味甘、微苦。杭菊碟形或扁球形，直径2.5~4厘米，常数个相连成片。舌状花类白色或黄色，平展或微折叠，彼此粘连，通常无腺点；管状花多数，外露。

| 性味归经 | 甘、苦，微寒。归肺、肝经。 |
| --- | --- |
| 功　效 | 散风清热，平肝明目，清热解毒。 |
| 主　治 | 用于风热感冒，头痛眩晕，目赤肿痛，眼目昏花，疮痈肿毒。 |
| 用　法 | 用量5~10克。 |

## 单方、验方

1. 外感风热：菊花、桑叶各10克，薄荷3克。煎服。
2. 阴虚视物不清、头晕：菊花、枸杞子各10克，地黄12克。煎服。
3. 头晕眼花：菊花、茯苓、泽泻、山茱肉、枸杞子、山药、熟地黄、牡丹皮各6克。煎服。

## 现代研究

含挥发油，油中主要含龙脑、乙酸龙脑酯、樟脑、菊油环酮等。尚含矢车菊苷、氯原酸、木犀草素-7-葡萄糖苷、大波斯菊苷、胆碱、水苏碱、腺嘌呤等。水煎剂具有扩张冠脉、增加冠脉流量、减慢心率的作用。可治疗高血压病、冠心病和感染性疾病。

*021* **Seashore Vitex Fruit [英]**

# 蔓荆子

别　　名｜蔓荆实、荆子、京子。

来　　源｜马鞭草科植物蔓荆*Vitex trifolia* L. 的干燥成熟果实。

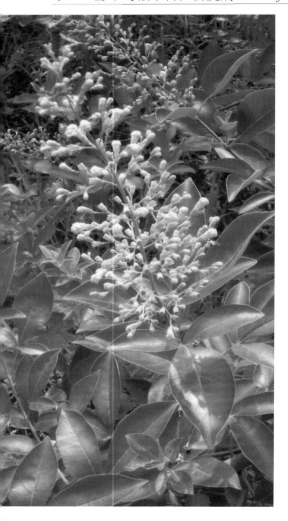

### 植物形态

灌木，稀为小乔木。小枝四棱柱形。叶为3小叶的复叶，有时有单叶，小叶倒卵形或倒披针形，先端急尖或钝，基部楔形，全缘，下面密被粉白色短茸毛，叶柄极短。圆锥花序顶生，花萼钟状，果后增大，常在一侧撕裂；花冠蓝紫色，先端5裂成二唇形，上唇2裂，下唇3裂，以中间的裂片最大；雄蕊4，伸出花冠外；柱头2裂。核果球形或倒卵形。花期7~9月，果期9~11月。

### 生境分布

生于平原、沙地、河滩、溪畔及灌丛，分布于我国广东、广西、云南等地。

### 采　　制

秋季果实成熟时采收，除去杂质，晒干。

## 药材性状

球形，直径4~6毫米。表面灰黑色或黑褐色，被灰白色粉霜状茸毛，有纵向浅沟4条，顶端微凹，基部有灰白色宿萼及短果梗。萼长为果实的1/3~2/3，5齿裂，其中2裂较深，密被茸毛。体轻，质坚韧，不易破碎。横切面可见4室，每室有种子1粒。气特异而芳香，味淡、微辛。

| 性味归经 | 辛、苦，微寒。归膀胱、肝、胃经。 |
| --- | --- |
| 功　效 | 疏散风热，清利头目。 |
| 主　治 | 用于风热感冒头痛，齿龈肿痛，目赤多泪，目暗不明，头晕目眩。 |
| 用　法 | 用量5~10克。 |

### 单方、验方

1. 偏头痛：蔓荆子200克，醇酒500毫升。药捣碎，用酒浸泡7日，去渣备用。每次慢饮10~15毫升，每日3次。
2. 风寒侵目，肿痛出泪，涩胀畏光：蔓荆子10克，荆芥、白蒺藜各10克，柴胡、防风各5克，甘草3克。煎服。
3. 急、慢性鼻炎：葱须20克，薄荷6克，蔓荆子10克。煎服，代茶频服。

### 现代研究

含挥发油、脂肪油、黄荆素，并含微量生物碱和维生素A。药理实验表明，蔓荆子黄素对金黄色葡萄球菌等有明显抑制作用。

# 022　Goldenrod Herb［英］

# 一枝黄花

| 别　　名 | 黄花仔、黄花草、一枝香。 |
|---|---|
| 来　　源 | 菊科植物一枝黄花 *Solidago decurrens* Lour. 的干燥全草。 |

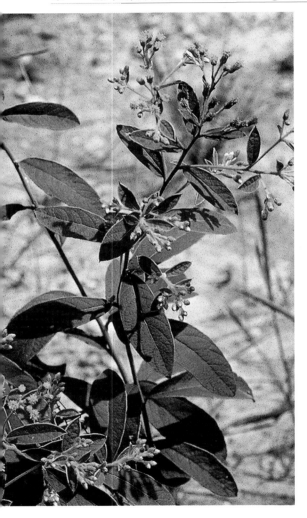

### 植物形态

多年生草本。高20~70厘米，茎直立，不分枝，具细棱，有毛。叶互生，下部叶具长柄，有翅，椭圆状披针形，先端渐尖，基部渐狭，下延，边缘有浅锯齿或近全缘，表面和边缘有短毛；上部叶较小，披针形，多全缘。头状花序在茎顶排列成总状花序，黄色，边缘舌状，1轮，中心花管状。瘦果圆柱形，冠毛白色。花期10月，果期11月。

### 生境分布

生于田野、路旁及山坡草丛中。分布于我国华东、华中、华南和西南等地。

### 采　　制

秋季花果期采挖，除去泥沙，晒干。

## 药材性状

茎呈圆柱形，上端有分枝；表面暗紫色或灰绿色，具纵纹，无毛，茎端有稀毛；质坚而脆，易折断，断面纤维性，中央有疏松的白色髓心。叶片多破碎而皱缩，上面有黄绿色，下面淡绿色。花冠多脱落，冠毛黄白色，外露。气微香，味微苦。

| 性味归经 | 辛、苦，凉。归肺、肝经。 |
|---|---|
| 功　　效 | 清热解毒，疏散风热。 |
| 主　　治 | 用于喉痹，乳蛾，咽喉肿痛，疮疖肿毒，风热感冒。 |
| 用　　法 | 用量9~15克。 |

## 单方、验方

1. 急性扁桃体炎：一枝黄花（干品）15克。水煎分2次服，每日1剂。
2. 口疮实证：一枝黄花、大青叶各15克。水煎，每日1剂，分3~4次服。
3. 百日咳：一枝黄花15克，地龙6克。煎服。

## 现代研究

含黄酮类、酚性物质、皂苷、苯甲酸苄酯类、当归酸桂皮类等成分，有抗菌作用，煎剂体外对金黄色葡萄球菌、肺炎杆菌、绿脓杆菌及舒氏、宋内痢疾杆菌、伤寒杆菌有不同程度的抑菌作用。对红色癣菌及禽类癣菌有极强杀菌作用。水煎醇提液有抗白色念珠菌作用，同时有平喘、祛痰作用。

**023** Chinese Hare's Ear [英]

# 柴胡

| 别　　名 | 北柴胡、竹叶柴胡、细叶柴胡。 |
|---|---|
| 来　　源 | 伞形科植物狭叶柴胡*Bupleurum scorzonerifolium* Willd.的干燥根。 |

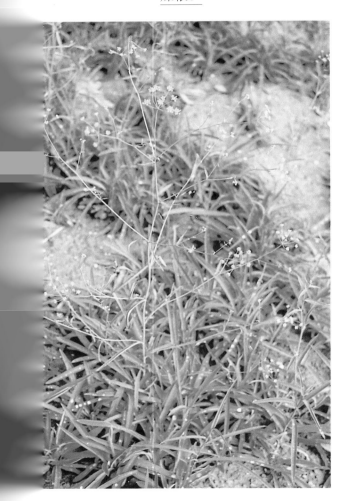

### 植物形态

多年生草本。常不分枝。茎丛生或单生，实心，上部多分枝，略呈"之"字形弯曲。基生叶有长柄，叶片线状披针形。有平行脉5~7条，下面具粉霜。复伞形花序，伞梗4~10，不等长；小总苞片5，披针形；小伞梗10~20，花鲜黄色；花瓣5；雄蕊5，花药卵形；雌蕊1，花柱2，极短。双悬果宽椭圆形，棱狭翅状。花期8~9月，果期9~10月。

### 生境分布

生于沙质草原、沙丘草甸或阳坡疏林下。分布于我国华东、华北、东北等地。

### 采　　制

春、秋二季采挖，除去茎叶及泥沙，干燥。

## 药材性状

根长圆锥形，稀分枝，长5~14厘米，直径0.3~0.6厘米；表面红棕色或棕褐色，近根头部有多数紧密的环纹，皮孔明显。质脆，易折断，断面平坦，淡棕色，不显纤维性，中间有油点。气微香，有油腻味。

| 性味归经 | 辛、苦，微寒。归肝、胆、肺经。 |
|---|---|
| 功 效 | 疏散退热、疏肝解郁，升举阳气。 |
| 主 治 | 用于感冒发热，寒热往来，胸胁胀痛，月经不调，子宫脱垂，脱肛。 |
| 用 法 | 用量3~10克。大叶柴胡B.longiradiatum Turcz.的干燥根茎，表面密生环节，有毒，不可当柴胡用。 |

### 单方、验方

1. 流行性感冒，急性支气管炎：柴胡12克，黄芩、制半夏各9克，党参、生姜各6克，甘草3克，大枣4枚。煎服。
2. 肝气郁滞所致肋痛、胃肠功能失调：柴胡、香附、郁金、青皮各9克。煎服。
3. 疟疾：柴胡6克，常山9克。煎服。

### 现代研究

除含挥发油、皂苷外，尚含有黄酮、多元醇、植物甾醇、香豆素、脂肪酸等多种成分。药理实验表明，本品具有镇静、安定、镇痛、解热、镇咳等广泛的中枢抑制作用；还有抗炎、抗脂肪肝、抗肝损伤、利胆、降转氨酶、降低血浆胆固醇及增强免疫功能等作用；对结核杆菌、感冒病毒、溶血性链球菌、霍乱弧菌和钩端螺旋体有一定的抑制作用；还有抗肝炎病毒和抑制Ⅰ型脊髓炎病毒引起病变的作用。

**024**

# 升麻

| 别　　名 | 西升麻、川升麻、缘升麻。 |
| 来　　源 | 毛茛科植物兴安升麻*Cimicifuga dahurica*（Turcz.）Maxim. 的干燥根茎。 |

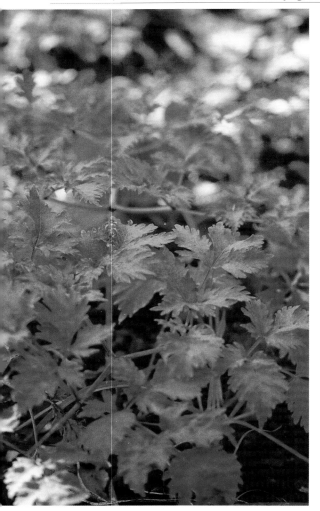

### 植物形态

多年生草本。根茎粗壮，多弯曲，有多数下陷的圆洞状老茎残基。下部茎生叶为2回或3回三出复叶。圆锥花序具分枝，花单性，雌雄异株；退化雄蕊叉状2深裂，先端有2个乳白色的空花药。果被白色柔毛，种子椭圆形，四周及中央生鳞翅。

### 生境分布

生于山地林缘灌丛、山坡疏林或草地中。分布于我国黑龙江、吉林、辽宁等地。

### 采　制

秋季采挖，除去泥沙，晒至须根干时，燎去或除去须根，晒干。

## 药材性状

不规则长条块状，多分枝呈条形结节状，长6~15厘米，直径1.5~2厘米，表面棕褐色至黑褐色，上有数个圆洞状茎基，洞内壁显纵向或网状沟纹，外皮脱落处可见网状的维管束纹理。质坚而轻，断面极不平坦，木质部纤维性，黄绿色，具裂隙，髓部中空。气微，味较苦。

| 性味归经 | 辛、微甘，微寒。归肺、脾、胃、大肠经。 |
|---|---|
| 功　　效 | 发表透疹，清热解毒，升举阳气。 |
| 主　　治 | 用于风热头痛，齿痛，口疮，咽喉肿痛，麻疹不透，阳毒发斑，脱肛，子宫脱垂。 |
| 用　　法 | 用量3~10克。 |

### 单方、验方

1　风热头痛，齿龈肿痛，面部神经痛：升麻、苍术各6克，荷叶1张。煎服。

2　脱肛，子宫脱垂，中气不足，脾虚泄泻：升麻、柴胡、黄芪、当归、白术、炙甘草、人参各12克。煎服。

3　麻疹初起，斑疹不透：升麻、葛根、甘草各3克，牛蒡子9克。煎服。

### 现代研究

主要含9,19-羊毛脂烷型三萜化合物、香豆素及酚酸化合物。升麻对结核杆菌等多种细菌和皮肤真菌具有抑制作用；煎剂能解平滑肌痉挛；提取物对实验动物有抑制心脏、减慢心率和降低血压的作用。

# 葛根

| 别　　名 | 山葛、干葛、野葛根。 |
| 来　　源 | 豆科植物野葛*Pueraria lobata*（Willd.）Ohwi的干燥根。 |

## 植物形态

藤本。全株被黄褐色长硬毛，根肥大。三出复叶，小叶片菱状卵形，先端渐尖，基部圆形，两面被糙毛；侧生小叶片宽卵形，有时3浅裂，基部斜形。总状花序腋生，花密集；萼齿披针形；花冠蓝紫色或紫色，旗瓣近圆形或卵圆形，先端微凹，基部有2短耳，翼瓣窄椭圆形，通常仅一边的基部有耳，龙骨瓣稍长于翼瓣；花柱弯曲。荚果线形，扁平，外被黄褐色长硬毛。种子卵圆形，褐色，光滑。花期5～9月，果期8～10月。

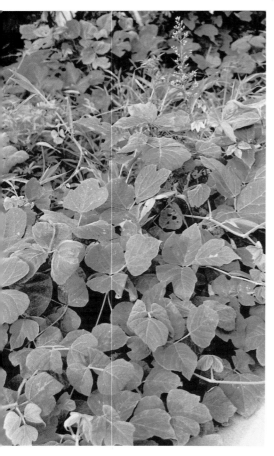

## 生境分布

生于山坡草丛、路旁及疏林中较阴湿的地方。除新疆、青海及西藏外，分布几遍全国。

## 采　制

秋、冬二季采挖，趁鲜切成厚片或小块，干燥。

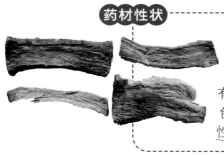

**药材性状**

纵切的长方形厚片或小方块，长5~35厘米，厚0.5~1厘米。外皮淡棕色，有纵皱纹，粗糙。切面黄白色，纹理不明显。质韧，纤维性强。无臭，味微甜。

| 性味归经 | 甘、辛，凉。归脾、胃、肺经。 |
| --- | --- |
| 功　　效 | 解肌退热，生津止渴，透疹，升阳止泻，通经活络，解酒毒。 |
| 主　　治 | 用于外感发热头痛，项背强痛，口渴，消渴，麻疹不透，热痢，泄泻，眩晕头痛，中风偏瘫，胸痹心痛，酒毒伤中。 |
| 用　　法 | 用量10~15克。 |

**单方、验方**

1. 高血压，心绞痛，心律失常：葛根10克。煎服。
2. 急性细菌性痢疾：葛根10克，黄芩、黄连、甘草各5克。煎服。
3. 饮酒过度，头痛，烦渴，胃胀，呕吐：葛根、葛花各10克。煎服。

**现代研究**

含葛根苷、黄豆苷元、黄豆苷、葛根素、黄酮、生物碱、挥发油等。黄豆苷元、黄豆苷、葛根素是葛根的主要有效成分。浸膏和葛根素具有β–受体阻断剂的作用，是其心血管作用的基础；葛根总黄酮和葛根素能减慢心率、降低血压、增加冠脉及心肌缺血区的血流量；水煎剂有缓解痉挛的作用，对颈项肌肉痉挛引起的疼痛及高血压病所致的项背强痛有治疗作用；葛根素和葛根黄豆苷元有扩张脑血管、增加脑血流量的作用；葛根素有明显降血糖、降血脂的作用，能抑制血小板聚集。水煎剂可治疗高血压、心绞痛、感染性发热。

# 粉葛

| 别　　名 | 家葛根、甘葛、葛根。 |
|---|---|
| 来　　源 | 豆科植物甘葛藤*Pueraria thomsonii* Benth. 的干燥根。 |

## 植物形态

缠绕藤本。被褐色短柔毛和倒生硬毛，有肥厚的块根。叶互生，为三出复叶，托叶以中部着生，披针状长圆形，有多条直出平行脉，被贴伏长硬毛；小叶阔卵形或卵状菱形，顶端短渐尖，基部阔而圆，两面被糙伏毛；小托叶线形。腋生总状花序，总轴被黄色茸毛；苞片钻形，早落；花冠蝶形，紫色，基部有内折的耳及硬痂状附属体，翼瓣倒卵状长圆形，基部两侧具小耳，龙骨瓣镰状长圆形，基部近截平；雄蕊10；花柱弯曲。荚果长椭圆形，扁平，密被褐色长硬毛。种子肾形或圆形。花期夏末秋初。

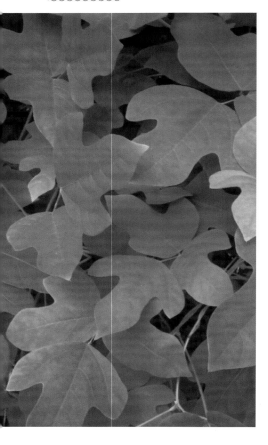

## 生境分布

栽培或野生于山野灌丛和疏林中。分布于我国广东、广西、四川、贵州、云南等地。

## 采　　制

秋、冬二季采挖，除去外皮，稍干，截段或再纵切两半或斜切成厚片，干燥。

**药材性状**

圆柱形、类纺锤形或半圆柱形；有的为纵切或斜切的厚片，大小不一。表面黄白色或淡棕色，未去栓皮的呈灰棕色。横切面可见纤维形成的浅棕色同心环纹，纵切面可见由纤维形成的数条纵纹。体重，质硬，富粉性。气微，味微甜。

| 性味归经 | 甘、辛，凉。归脾、胃经。 |
|---|---|
| 功 效 | 解肌退热，生津止渴，透疹，升阳止泻，通经活络，解酒毒。 |
| 主 治 | 用于外感发热头痛，项背强痛，口渴，消渴，麻疹不透，热痢，泄泻，眩晕头痛，中风偏瘫，胸痹心痛，酒毒伤中。 |
| 用 法 | 用量10~15克。 |

**单方、验方**

① 糖尿病：粉葛、生地黄、天花粉、麦冬、糯米各10克，五味子、甘草各3克。煮水，当茶喝，每日1剂，常服。

② 高血压病颈项强痛，眩晕耳鸣：粉葛10~30克。加水煮沸后当茶早晚饮用，或每日早上、中午服。

**现代研究**

含收缩和舒张平滑肌的成分。主要有效成分为黄豆苷元、黄豆苷、葛根素。葛根浸膏及其有效成分葛根素具 β–受体阻断剂作用，是其心血管作用的基础。葛根中总黄酮及葛根素具调节心功能及代谢作用，并能扩张冠状血管和脑血管的作用。葛根素具抗心肌缺血、抗脑缺血、抗心律失常、降低血压作用。各种制剂均有明显解热作用。此外，葛根素还具有降低血糖、调节血脂和解毒的作用。

粉葛

根类

**027**　　Fermented Soybean [英]

# 淡豆豉

别　　名 | 香豉、豆豉、清豆豉。

来　　源 | 豆科植物大豆*Glycine max*（L.）Merr. 的成熟种子的发酵加工品。

## 植物形态

一年生草本。茎密生黄色长硬毛。三出复叶；小叶3片，通常两侧的小叶为斜卵形，先端钝或急尖，中脉常伸出成棘尖，全缘或微波状；两面均被黄色长硬毛。总状花序腋生，有2~10朵花；花白色或紫色；花萼先端5齿裂，被黄色长硬毛；花冠蝶形，龙骨瓣略呈长方形，基部有爪；雄蕊10，二体。荚果密被黄色长硬毛。种子卵圆形或近于球形。花期8月，果期10月。

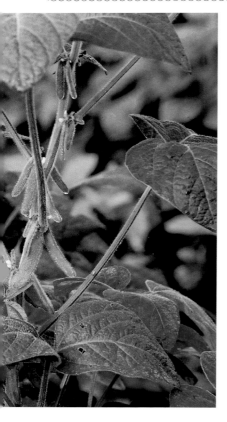

## 生境分布

原产于我国。全国均有栽培。

## 采　　制

10月果实成熟时采收，去壳取种仁。制法：取桑叶、青蒿各70~100克，加水煎煮，滤过，煎液拌入净大豆1 000克中，待吸尽后，蒸透，取出，稍凉，再置容器内，用煎过的桑叶、青蒿渣覆盖，闷使发酵至黄衣上遍时，取出，除去药渣，洗净，置容器内再闷15~20天，至充分发酵、香气溢出时，取出，略蒸，干燥，即得。

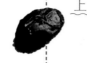 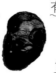

**药材性状**

椭圆形，略扁，长0.6~1厘米，直径0.5~0.7厘米。表面黑色，皱缩不平，有黄灰色膜状物。外皮多松泡，有的已脱落，露出棕色种仁。质柔软，断面棕黑色。气香，味微甘。

上

| 性味归经 | 苦、辛，凉。归肺、胃经。 |
|---|---|
| 功　　效 | 解表，除烦，宣发郁热。 |
| 主　　治 | 用于感冒，寒热头痛，烦躁胸闷，虚烦不眠。 |
| 用　　法 | 用量6~12克。 |

**单方、验方**

1　小儿流行性感冒：淡豆豉7粒，葱头20克，生姜1片。共捣烂，蒸熟敷在厚纸上如膏药状，微热贴在患儿囟门上，贴药后有发汗反应。

2　癃闭：生姜30克，淡豆豉9克，食盐6克，连须大葱300克。共捣敷脐，并固定，药冷则换热药，至愈为度。

**现代研究**

具有抗凝血酶作用，胃气虚弱而又易作恶心者慎服。

## 028

# 大豆黄卷

别　　名｜豆卷、大豆卷、黄豆卷。

来　　源｜豆科植物大豆*Glycine max*（L.）Merr. 的成熟种子经发芽干燥的炮制加工品。

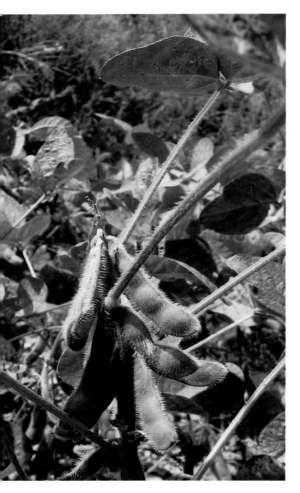

### 植物形态

同淡豆豉。

### 生境分布

原产于我国。全国均有栽培。

### 采　制

取净大豆，用水浸泡至膨胀，放去水，用湿布覆盖，每日淋水2次，待芽长至0.5~1厘米时，取出，干燥。

**药材性状**

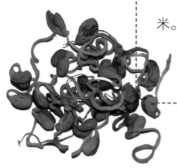

略呈肾形，长约8毫米，宽约6毫米。表面黄色或黄棕色，微皱缩，一侧有明显的脐点；一端有一弯曲胚根。外皮质脆，多破裂或脱落。子叶2，黄色。气微，味淡，嚼之有豆腥味。

| 性味归经 | 甘，平。归脾、胃、肺经。 |
|---|---|
| 功　　效 | 解表祛暑，清热利湿。 |
| 主　　治 | 用于暑湿感冒，湿温初起，发热汗少，胸闷脘痞，肢体酸重，小便不利。 |
| 用　　法 | 用量9~15克。 |

**单方、验方**

1. 水肿：大豆黄卷（醋拌炒干）、大黄（微煨去皮）各适量。捣为粉末混合，睡前用葱、橘皮煎汤送服，每次6克。
2. 头风，风湿痹痛：大豆黄卷（炒）25克。打成粉末，饭前用温水送服，每次1匙，每日2次。
3. 补肾益气：大豆黄卷500克。炒香后打粉，用温酒送服，每次3克，每日3次。
4. 小儿撮口发噤：大豆黄卷3克。研烂，以乳汁调和送服。

**现代研究**

含天门冬酰胺、胆碱、黄嘌呤及次黄嘌呤，另含钙、钾、硅等。此外，含有丰富的蛋白质、脂肪、碳水化合物以及甘氨酸、亮氨酸、异亮氨酸等。抑菌作用：对肺炎球菌、金黄色葡萄球菌等均有抑制作用。

029 **Common Ducksmeat Herb**［英］

# 浮萍

别　名｜紫萍、紫浮萍、浮萍草。

来　源｜浮萍科植物紫萍*Spirodela polyrrhiza*（L.）Schleid. 的干燥
全草。

### 植物形态

多年生漂浮植物。叶状茎扁平，倒卵形或椭圆形，直径3~6毫米，长6~9毫米，先端圆，上面绿色，有光泽，下面紫红色，常3~4片相连，自中央下垂10余条纤维状须根，中心有明显的维管束1条。佛焰苞矮小，唇形。花序由2朵雄花及1朵雌花组成，白色或淡绿色。花期夏季。

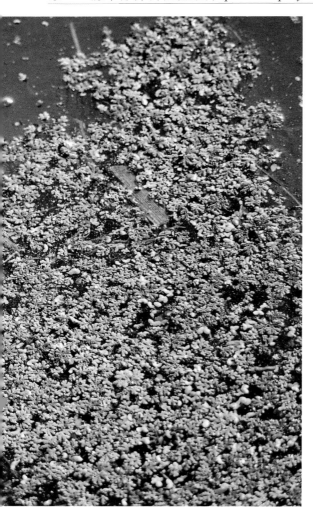

### 生境分布

生于湖沼、池塘或水田中。我国各地都有分布。

### 采　制

6~9月采收，洗净，除去杂质，晒干。

**药材性状**

扁平叶状体，卵形或卵圆形，长径2~5毫米。上表面淡绿色至灰绿色，偏侧有一小凹陷，边缘整齐或微卷曲。下表面紫绿色至紫棕色，着生数条须根。体轻，手捻易碎。气微，味淡。

| 性味归经 | 辛，寒。归肺经。 |
|---|---|
| 功　　效 | 宣散风热，透疹，利尿。 |
| 主　　治 | 用于麻疹不透，风疹瘙痒，水肿尿少。 |
| 用　　法 | 用量3~9克。外用适量，煎汤浸洗。 |

**单方、验方**

1. 热毒：鲜浮萍适量。捣汁，全身敷擦。
2. 鼻衄不止：浮萍适量。研末，吹入鼻中。
3. 小便不通，膀胱胀，水气流肿：浮萍适量。研成粉末，每次服3克，每日3次。
4. 急性肾炎：浮萍100克，黑豆50克。煎服。
5. 汗斑癜风：浮萍每次用200克。煎水浴，并用浮萍擦。
6. 荨麻疹：荆芥、蝉蜕、浮萍各9克。煎服。
7. 小儿湿疹：浮萍50克，荆芥6克，生甘草10克。水煎，洗患处，每日1次。

**现代研究**

含醋酸钾及氯化钾、碘、溴等物质。

解表药·发散风热药

# 木贼

别　　名｜木贼草、笔头草、节骨草。
来　　源｜木贼科植物木贼*Equisetum hiemale* L. 的干燥地上部分。

## 植物形态

多年生常绿草本。根茎黑色。地上茎直立，高50~100厘米，单一不分枝或于基部簇生，中空，具棱20~30条，脊上有疣状突起2行，触之有粗糙感。沟中有气孔线。叶鞘筒贴于茎上，灰绿色，顶部与基部有2个黑色圈，鞘齿顶部尾尖早落，呈钝头，鞘片背上有2条棱脊，形成浅沟。夏日于茎顶抽出孢子囊穗。孢子囊穗长圆形，无柄，具小尖头，由许多轮状排列的六角形盾状孢子叶组成，沿孢子叶边缘生数个孢子囊；孢子圆球形，有2条弹丝，十字形着生，卷绕在孢子上。

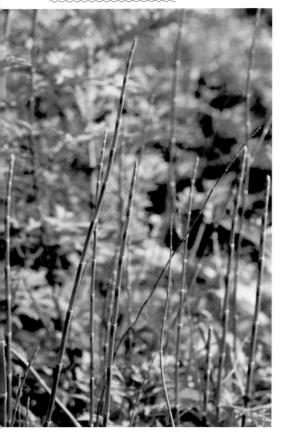

## 生境分布

生于海拔500~2 950米的林下湿地、山谷溪边、沟旁及杂草地。分布于我国东北三省、内蒙古、陕西等地。

## 采　　制

夏、秋二季采割，除去杂质，晒干或阴干。

## 药材性状

茎长管状，节明显，不分枝，长20~60厘米，直径2~6毫米；表面灰绿色或黄绿色，有纵棱20~30条，在放大镜下可见每条棱上有2条疣状突起，触之有粗糙感；节部有鞘状叶，完整的鞘筒基部棕黑色，中部灰色，上部棕灰色，茎基部的鞘状叶全为棕黑色。质脆，易折断，断面中空，周边有多数近圆形的小空腔。气无，味甘淡，微涩，嚼之有沙砾感。

| 性味归经 | 甘、苦，平。归肺、肝经。 |
|---|---|
| 功　　效 | 疏散风热，明目退翳。 |
| 主　　治 | 用于风热目赤，迎风流泪，目生云翳。 |
| 用　　法 | 用量3~9克。 |

### 单方、验方

1　头晕目赤耳鸣：木贼10克。每日开水冲泡，代茶饮。
2　寻常疣和扁平疣：木贼鲜品60克或干品30克，香附15克。煎服并外洗。
3　高血压：木贼30克。水煎或开水冲泡，频服。

### 现代研究

　　木贼有降低血压和扩张外周血管作用。木贼苷有降低毛细血管通透性作用；所含脂肪酸及酯有镇痛作用；醇提物低浓度兴奋回肠，高浓度抑制。

*031* Gypsum［英］

# 石膏

别　　名｜石羔、生石膏、细石。

来　　源｜硫酸盐类矿物硬石膏族石膏Gypsum的矿石，主含含水硫酸钙（$CaSO_4 \cdot 2H_2O$）。常产在海湾盐湖和内陆湖泊中形成的沉积岩中。

**矿物形态**

呈块状、片状、纤维状或粉末状。无色透明、白色半透明，或因含杂质而染成灰白、浅红、浅黄色等。玻璃光泽，解理面呈珍珠光泽。纤维状集合体呈绢丝光泽。硬度1.5~2.0，用指甲即可刻出划痕。相对密度2.3~2.37。解理薄片具挠性。

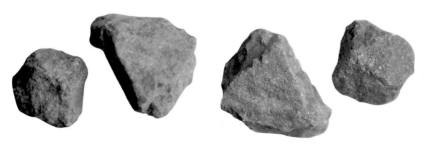

**生境分布**

分布于我国湖北、安徽、河南、山东、山西、四川、湖南、广西、广东、云南等地。

**采　　制**

全年均可采挖，多于冬季采挖，挖出后，除去杂石及泥沙。

## 药材性状

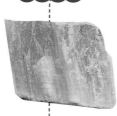

长块状或不规则块状，大小不一。全体类白色，常有夹层，内藏有青灰色或灰黄色片状杂质。体重，质软，易纵向断裂；断面具纤维状纹理，并显绢丝样光泽。气无，味淡。

| 性味归经 | 甘、辛，大寒。归肺、胃经。 |
|---|---|
| 功　　效 | 清热泻火，除烦止渴。 |
| 主　　治 | 用于外感热病，高热烦渴，肺热喘咳，胃火亢盛，头痛，牙痛。 |
| 用　　法 | 用量15~60克，先煎。 |

### 单方、验方

1. 外感热病、高热烦渴：麻黄5克，杏仁9克，炙甘草6克，石膏18克。煎服。

2. 风水恶风，一身悉肿：麻黄、生姜各9克，石膏18克，甘草5克，大枣5枚。煎服。

3. 固齿止痛：青盐、生石膏各15克，制补骨脂12克，花椒（去目）、白芷、细辛各5克，防风、薄荷叶、旱莲草各8克。将药研为细末，每日清晨用牙刷蘸药末，轻轻刷遍全牙，并稍含3~5分钟，再用清水漱口。

### 现代研究

主要含水硫酸钙，尚夹有黏土、有机物和硫化物等杂质，另含微量铁及镁。实验表明，石膏具有解热和中枢镇痛作用，可减轻实验动物口渴状态，具有解渴和增强免疫功能作用，此外还具有扩张血管作用。

**032**

# 知母

别　　名｜光知母、毛知母、淮知母。

来　　源｜百合科植物知母*Anemarrhena asphodeloides* Bge. 的干燥根茎。

### 植物形态

多年生草本。全株无毛，根茎肥厚，横走，残留许多黄褐色纤维状旧叶残基，下部生有多数肉质须根。叶基生，线形常扩大成鞘状，上面淡绿色，下面深绿色，质稍硬。花葶直立，不分枝，花2~6朵成一簇，散生在花序轴上，排列成长穗状，多夜间开放，有香气。蒴果长圆形，具6条纵棱。种子黑色，长三棱形，两侧有翼。花期5~8月，果期8~9月。

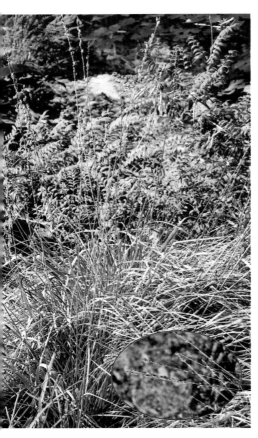

### 生境分布

生于向阳山坡、干燥丘陵或草原地带。分布于我国黑龙江、吉林、辽宁、河北、河南、山东、山西、内蒙古、陕西、甘肃等地。

### 采　　制

春、秋二季采挖，除去须根和泥沙，晒干，习称"毛知母"；或除去外皮，晒干，习称"知母肉"（光知母）。

**药材性状**

长条状，微弯曲，略扁，偶有分枝，长3~15厘米，直径0.8~1.5厘米。一端有浅黄色的茎叶残痕。表面黄棕色至棕色，上面有一凹沟，具紧密排列的环状节，节上密生黄棕色的残存叶基，由两侧向根茎上方生长；下面隆起而略皱缩，并有凹陷或突起的点状根痕。质硬，易折断，断面黄白色。气微，味微甜、略苦，嚼之带黏性。

| 性味归经 | 苦、甘，寒。归肺、胃、肾经。 |
| --- | --- |
| 功　　效 | 清热泻火，滋阴润燥。 |
| 主　　治 | 用于外感热病，高热烦渴，肺热燥咳，骨蒸潮热，内热消渴，肠燥便秘。 |
| 用　　法 | 用量6~12克。 |

**单方、验方**

1. 糖尿病口渴：知母、天花粉、麦冬各12克，黄连5克。煎服。
2. 泌尿系统感染：知母、茯苓、牡丹皮、泽泻各9克，黄柏6克，熟地黄24克，山茱肉、山药各12克。煎服。

**现代研究**

含知母皂苷、知母多糖、芒果苷、异芒果苷、胆碱、烟酸、鞣酸、黄酮及铁、锰、铬、铜等。有抗氧化、解热、镇痛、消炎和利尿作用。知母多糖具有降血糖作用；芒果苷有镇咳祛痰、利胆及免疫抑制作用；水煎剂对痢疾杆菌、大肠杆菌、肺炎双球菌、皮肤癣菌有抑制作用。

**033** Reed Rhizome［英］

# 芦根

| 别　名 | 芦芽根、芦莞根、莞子根。 |
|---|---|
| 来　源 | 禾本科植物芦莞 *Phragmites communis* Trin. 的新鲜或干燥根茎。 |

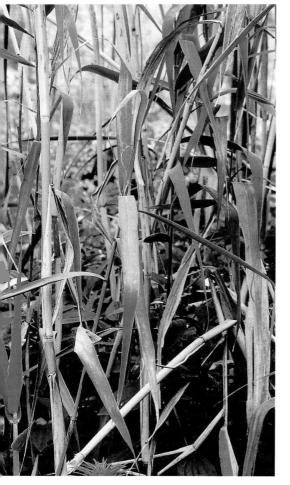

### 植物形态

多年生高大草本。具匍匐状中空地下茎，每节上具芽。茎高2~5米，节下通常具白粉。叶2列，叶鞘抱茎，无毛或具细毛，叶线状披针形，粗糙，先端渐尖，叶舌长1~2毫米，成一轮毛状。圆锥花序大型，顶生，直立，有时稍弯曲，小穗暗紫色或褐紫色，稀淡黄色，颖披针形，内颖比外颖长约1倍，第1花通常为雄性，两性花具雄蕊8，雌蕊1，花柱2，柱头羽状。颖果，椭圆形至长圆形，与内外稃分离。

### 生境分布

生于河流、池沼岸边浅水中。分布于全国大部分地区。

### 采　制

全年均可采挖，除去芽、须根及膜状叶，鲜用或晒干。

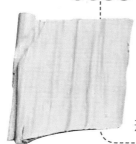

**药材性状**

鲜芦根：长圆柱形，有时略扁，长短不一，直径1~2厘米。表面黄白色，有光泽，外皮疏松可剥离，节呈环状，有残根及芽痕。体轻，质韧，不易折断。切断面黄白色，中空，壁厚1~2毫米，有小孔排列成环。无臭，味甘。干芦根：扁圆柱形。节处较硬，节间有纵皱纹。

| 性味归经 | 甘，寒。归肺、胃经。 |
|---|---|
| 功　　效 | 清热泻火，生津止渴，除烦，止呕，利尿。 |
| 主　　治 | 用于热病烦渴，肺热咳嗽，肺痈吐脓，胃热呕哕，热淋涩痛。 |
| 用　　法 | 用量15~30克；鲜品用量加倍，或捣汁用。 |

**单方、验方**

1. 生津润肺，降火解热：芦苇根、绿豆各25克。加1碗水煮开，加适量冰糖，去芦根绿豆喝汤。
2. 生津清热，养阴润燥：鲜芦根30克（干品15克），麦冬15克。冲入沸水，加盖焖10分钟即可饮用，其后可加开水频频代茶饮。
3. 泄热和胃，养阴止痛：鲜芦根100克，青皮5克，粳米100克，生姜2片。煮粥温服。
4. 预防和治疗流行性感冒：芦根50克，鲜萝卜200克，葱白7个，青橄榄7个。煮汤，代茶饮。
5. 清热生津解暑：鲜芦根、鲜麦冬各60克，鲜藕（去节）、荸荠（去皮）各90克，雪梨10个。绞汁，温饮或冷饮。
6. 牙龈出血：芦根水煎，代茶饮。

**现代研究**

含薏苡素、蛋白质、脂肪等成分。

**034**　Trichosanthes Root［英］

# 天花粉

| 别　名 | 花粉、栝楼根、瓜楼根。 |
|---|---|
| 来　源 | 葫芦科植物双边栝楼*Trichosanthes rosthornii* Harms的干燥根。 |

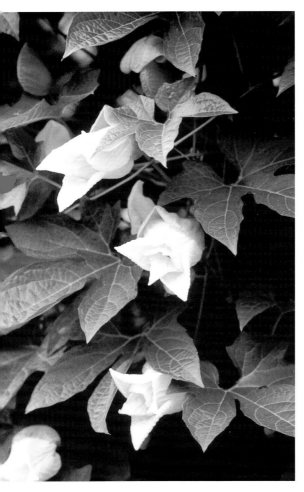

### 植物形态

多年生草质藤本。块根横生，肥厚，多为圆柱形或长纺锤形。茎有棱线；卷须2~3歧。叶互生，叶片宽卵状心形或扁心形。雄花3~8朵呈总状花序，花生于上端1/3处；小苞片菱状倒卵形；萼片线形，全缘；花冠白色；雌花单生。果实宽卵状椭圆形至球形。种子扁平，长椭圆形，深棕色。花期6~8月，果期9~10月。

### 生境分布

生于山坡、草丛、林缘半阴处。分布于我国西南、中南、华南及陕西、甘肃等地。

### 采　制

秋、冬二季采挖，洗净，除去外皮，切段或纵剖成2~4瓣，干燥。

**药材性状**

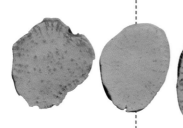

不规则圆柱形、纺锤形或瓣块状；表面黄白色或淡棕黄色，有纵皱纹、细根痕及略凹陷的横长皮孔，有的有黄棕色外皮残留。质坚实，断面白色或淡黄色，富粉性，横切面可见黄色木质部，略呈放射状排列，纵切面可见黄色条纹状木质部。无臭，味微苦。

| 性味归经 | 甘、微苦，微寒。归肺、胃经。 |
|---|---|
| 功　　效 | 清热泻火，生津止渴，消肿排脓。 |
| 主　　治 | 用于热病烦渴，肺热燥咳，内热消渴，疮疡肿毒。 |
| 用　　法 | 用量10~15克，孕妇慎用；不宜与川乌、制川乌、草乌、制草乌、附子同用。 |

**单方、验方**

1　黑疸病：鲜天花粉500克。捣成汁，顿服。

2　虚热咳嗽：天花粉50克，人参15克。研成粉末，每次服5克，米汤冲服。

3　痈疡尚未溃烂：天花粉、赤小豆各等份。研成粉末，醋调涂之。

4　胃及十二指肠溃疡：天花粉50克，贝母25克，鸡蛋壳10个。研成粉末，每次10克，白开水送下。

5　跌打损伤，胸部疼痛难忍，咳嗽多年不止：天花粉10克。用石膏豆腐卤调服。

**现代研究**

含淀粉及皂苷，并含天花粉蛋白及多种氨基酸。天花粉蛋白注射液大鼠皮下给药有抗早孕作用。天花粉注射液对大鼠和小鼠有抗癌作用。天花粉制剂临床上用于治疗中期妊娠、死胎、过期流产等引产。

*035* **Lophatherum Herb [英]**

# 淡竹叶

别　　名│碎骨草、山鸡米草、竹叶草。

来　　源│禾本科植物淡竹叶*Lophatherum gracile* Brongn. 的干燥茎叶。

**植物形态**

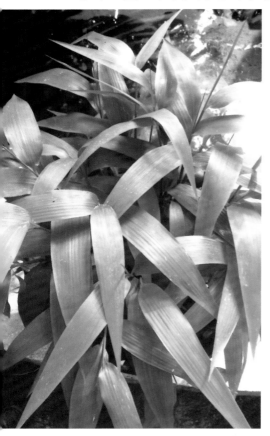

多年生直立草本。高达1米，根状茎粗短，须根稀疏，近顶部常肥厚成纺锤状的块根，秆纤弱，多少木质化。叶片广披针形，全缘，无柄或有短柄，平行脉多条，有明显横脉，呈小长方格状；叶鞘边缘光滑或具纤毛；叶舌截形，短小、质硬，有缘毛。圆锥花序顶生，分枝较少，小穗窄披针形，呈绿色，具粗壮小穗柄，颖片矩圆形，边缘呈膜质，第1颖短于第2颖；外稃较颖片长，先端具短芒，内稃较外稃短。颖果纺锤形。花期7~8月，果期10月。

**生境分布**

多生于山坡林下或阴湿处。分布于我国长江流域和华南、西南地区。

**采　　制**

夏季抽花穗前采割，晒干。

**药材性状**

茎圆柱形，长25~75厘米，有节，表面淡黄绿色，断面中空。叶鞘开裂。叶片披针形，有的皱缩卷曲，长5~20厘米，宽1~3.5厘米。表面浅绿色或黄绿色。叶脉平行，具横行小脉，形成长方形的网状格，下表面尤为明显。体轻，质柔韧。气微，味淡。

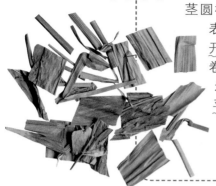

| 性味归经 | 甘、淡，寒。归心、胃、小肠经。 |
| --- | --- |
| 功　　效 | 清热泻火，除烦止渴，利尿通淋。 |
| 主　　治 | 用于热病烦渴，小便短赤涩痛，口舌生疮。 |
| 用　　法 | 用量6~10克。 |

**单方、验方**

1. 尿血：淡竹叶、白茅根各15克。煎服。
2. 热淋：淡竹叶20克，灯心草15克，海金沙10克。煎服。
3. 发热、心烦、口渴：淡竹叶3~5克。煎服。
4. 脂溢性皮炎：茵陈蒿、白花蛇舌草、淡竹叶各20克。水煮洗头。
5. 呼吸道感染发热，暑热感冒：淡竹叶50克。水煎10分钟，加入绿茶1克，酌饮。

**现代研究**

含三萜类和甾类物质芦竹素、白茅素、无羁萜、β–谷甾醇、豆甾醇、菜油甾醇、蒲公英甾醇等。通过家兔和猫的试验证明，淡竹叶有解热作用。利尿作用不强，但能明显增加尿中氯化物的含量。有升高血糖的作用。抑菌试验表明，水煎剂对金黄色葡萄球菌有一定的抑菌作用。

*036* **Lotus Leaf [英]**

# 荷叶

| 别　　名 | 莲叶、鲜荷叶、干荷叶。 |
| --- | --- |
| 来　　源 | 睡莲科植物莲 *Nelumbo nucifera* Gaertn. 的干燥叶。 |

### 植物形态

多年生水生草本。叶片圆盾形，全缘，稍呈波状，上面光滑，具白粉；叶柄着生于叶背中央，表面散生刺毛。花梗与叶柄等高或略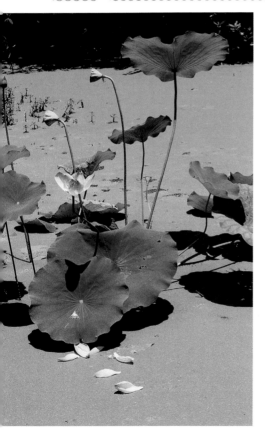高；花大，单一顶生，粉红色或白色，芳香；萼4~5，早落；花瓣多数，长圆状椭圆形至倒卵形，先端钝，由外向内逐渐变小；雄蕊多数，早落，花药线形，黄色，药隔先端成一棒状附属物，花丝细长，着生于花托下；花托倒圆锥形，顶部平，有小孔20~30个，呈海绵状，俗称"莲蓬"。坚果椭圆形或卵形，果皮坚硬、革质；内有种子1枚，俗称"莲子"。花期7~8月，果期9~10月。

### 生境分布

野生或栽培于池塘中。分布于全国各地。

### 采　制

夏、秋二季采收，晒至七八成干时，除去叶柄，折成半圆形或折扇形，干燥。

**药材性状**

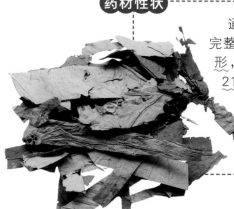

通常折叠成半圆形或扇形，完整或稍破碎。叶片展开后呈盾形，全缘，叶脉辐射状，粗脉21~22条，由中心向外射出，并分生多数细脉，在近边缘处先端联合，叶脉凸出。质脆而易碎。气微、味淡。

| 性味归经 | 苦，平。归肝、脾、胃经。 |
|---|---|
| 功　　效 | 消暑化湿，升发清阳，凉血止血。 |
| 主　　治 | 用于暑热烦渴，暑湿泄泻，脾虚泄泻，血热吐衄，便血崩漏。荷叶炭收湿化瘀止血。用于出血症及产后血晕。 |
| 用　　法 | 用量3~10克；荷叶炭3~6克。 |

**单方、验方**

1. 二便不通：生姜30克，带须葱白、莲叶各90克，皂角20克。水煎，用蒸汽熏阴部，或坐浴。
2. 暑热烦渴：荷叶15克，金银花10克，竹叶心6克。沸水泡，代茶饮。
3. 脾胃不和，少食腹泻：荷叶15克，陈皮6克，粳米150克。粳米煮饭，待饭近熟时，在饭上放荷叶、陈皮，蒸至饭熟。

**现代研究**

含多种生物碱。能降低血清三酰甘油–脂蛋白，升高高密度脂蛋白–胆固醇；显著升高高密度脂蛋白–胆固醇亚组分。

*037*

# 莲子心

| 别　名 | 莲心、莲子蕊、莲米心。 |
|---|---|
| 来　源 | 睡莲科植物莲*Nelumbo nucifera* Gaertn. 的成熟种子中的干燥幼叶及胚根。 |

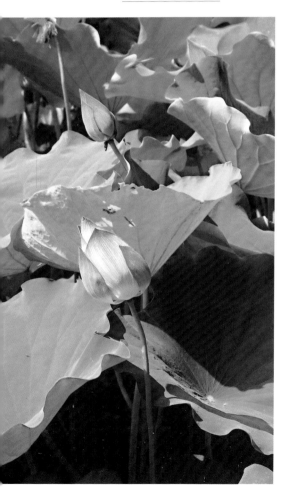

### 植物形态

多年生水生草本。根状茎肥厚，横走，中有多条空管，节部缢缩。叶具长柄，高出水面；叶片圆盾形。花单生于节上，花梗高出叶柄；花瓣多数，红色、粉红色或白色；雄蕊多数，花药线形，黄色；心皮多数，离生，埋藏于花托的穴内；花托在果期膨大，倒圆锥形，海绵质，俗称"莲蓬"。坚果椭圆形或卵形。种子宽卵形或长椭圆形，棕色，有丰富胚乳。花期7~8月，果期9~10月。

### 生境分布

野生或栽培于池塘中。分布于全国各地。

### 采　制

秋季果实成熟时采收莲房，取出果实，除去果皮，剥取莲子、取出莲子心，晒干。

**药材性状**

略呈细圆柱形，长1~1.4厘米，直径约0.2厘米。幼叶绿色，一长一短，卷成箭　形，先端向下反折，两幼叶间可见细小胚芽。胚根圆柱形，长约3毫米，黄白色。质脆，易折，断面有数个小孔。气微，味苦。

| 性味归经 | 苦，寒。归心、胃经。 |
|---|---|
| 功　效 | 清心安神，交通心肾，涩精止血。 |
| 主　治 | 用于热入心包，神昏谵语，心肾不交，失眠遗精，血热吐血。 |
| 用　法 | 用量2~5克。 |

**单方、验方**

1. 养心宁神：干莲子心1.5克。每日开水冲泡代茶饮。
2. 口干舌燥，咳嗽：莲子心适量。开水沏，不要过浓也不要过淡，日饮2~3次可预防口干舌燥、虚火上升、嗓子疼痒、声音嘶哑等。
3. 失眠：莲子心30个。水煎，加入少许盐，每晚临睡前顿服。

**现代研究**

含莲心总碱、黄酮等成分，具有降血压，抗心律失常，调脂抗癌等作用。

*038*

# 鸭跖草

别　　名｜竹节菜、大竹草、鸭食草。

来　　源｜鸭跖草科植物鸭跖草*Commelina communis* L. 的干燥地上部分。

**植物形态**

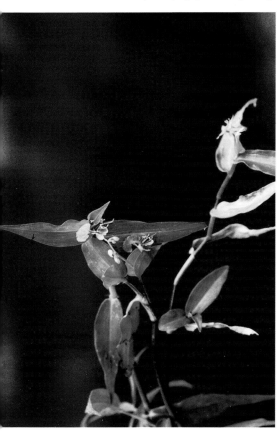

一年生草本。茎圆柱形，肉质，长30~60厘米，下部茎匍匐状，节常生根，节间较长，表面呈绿色或暗紫色，具纵皱纹。叶互生，带肉质，卵状披针形，先端短尖，全缘，基部狭圆成膜质鞘。总状花序，花深蓝色，着生于二叉状花序柄上的苞片内，苞片心状卵形，端渐尖，全缘，基部浑圆，绿色，花被6，2列，绿白色，小形，萼片状，内列3片中的前1片白色，卵状披针形，基部有爪，后2片深蓝色，成花瓣状，卵圆形，基部亦具爪，雄蕊6，后3枚退化，雌蕊1。蒴果椭圆形。

**生境分布**

生于田野间。分布于全国大部分地区。

**采　制**

夏、秋二季采收，晒干。

## 药材性状

茎有纵棱，直径约0.2厘米，多有分枝或须根，节稍膨大，节间长3~9厘米，质柔软，断面中心有髓。叶互生，多皱缩、破碎，完整叶片展平后呈卵状披针形或披针形，长3~9厘米，宽1~2.5厘米，先端尖，全缘，基部下延成叶鞘，抱茎，叶脉平行。花多脱落，总苞佛焰苞状，心形，两边不相连，花瓣皱缩，蓝色。气微，味淡。

| 性味归经 | 甘、淡，寒。归肺、胃、小肠经。 |
|---|---|
| 功 效 | 清热泻火，解毒、利水消肿。 |
| 主 治 | 用于感冒发热，热病烦渴，咽喉肿痛，水肿尿少，热淋涩痛，痈肿疔毒。 |
| 用 法 | 用量15~30克。外用适量。 |

### 单方、验方

1. 麦粒肿（睑腺炎）：鲜鸭跖草茎1枝。洗净，用手夹持呈45°置于酒精灯上燃烧上段，即可见下段有水珠泡沫液体沸出，随即将沸出的液体滴于睑及睑缘（麦粒肿之局部肿胀处及周围），睑皮表面也可趁热涂之。滴药前先用生理盐水冲洗结膜囊。涂药后患者有舒适感，无须冲洗或作任何其他处理。

2. 外伤出血：鲜鸭跖草适量。捣烂，外敷患处。

3. 水肿：鸭跖草80克，白茅根30克，鸭肉100克。水煎，喝汤吃鸭肉，每日1次。

### 现代研究

花瓣含鸭跖草黄酮苷，是一种黄色的色素。同属植物*Commelina pallida*茎叶的水浸剂或煎剂能兴奋子宫、收缩血管，并能缩短凝血时间。

**039**

# 栀子

| 别　　名 | 黄栀子、山栀子、红栀子。 |
| 来　　源 | 茜草科植物栀子 *Gardenia jasminoides* Ellis. 的干燥成熟果实。 |

### 植物形态

常绿灌木。小枝绿色，初被毛，后近无毛。叶对生或3叶轮生，革质，叶片椭圆形或卵状披针形，全缘，两面光滑；叶柄短；托叶2，膜质，连合成鞘包围小枝。花单生于枝端或叶腋，白色；花萼绿色，花冠高脚碟状，柱头棒状。果实卵圆形，表面橙红色，有5~8条翅状纵棱，顶端有条形宿萼。种子多数，扁椭圆形，鲜黄色。花期5~7月，果期8~11月。

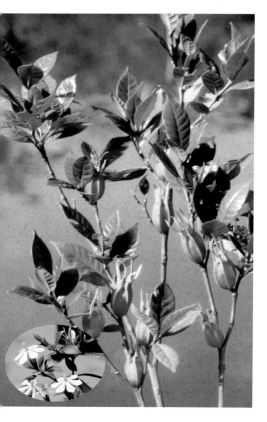

### 生境分布

生于气候温暖的山坡、林丛，多有栽培。分布于我国河南、安徽、江苏、浙江、江西、福建、台湾、广东、海南、广西、湖南、湖北、四川、贵州、云南等地。

### 采　　制

9~11月果实成熟呈红黄色时采收，除去果梗及杂质，放蒸笼内蒸至上气或置沸水中略烫，取出，干燥。

## 药材性状

长卵圆形或椭圆形，直径1~1.5厘米。表面红黄色或棕红色，具6条翅状纵棱，棱间常有1条明显的纵脉纹，并有分枝。顶端残存萼片，基部稍尖，有残留果梗。果皮薄而脆，略有光泽，内表面色较浅，有光泽，具2~3条隆起的假隔膜。种子多数，扁卵圆形，集结成团，深红色或红黄色，表面密具细小疣状突起。气微，味微酸而苦。

| 性味归经 | 苦，寒。归心、肺、三焦经。 |
| --- | --- |
| 功　效 | 泻火除烦，清热利湿，凉血解毒。外用消肿止痛。 |
| 主　治 | 用于热病心烦，湿热黄疸，淋证涩痛，血热吐衄，目赤肿痛，火毒疮疡。外治扭挫伤痛。 |
| 用　法 | 用量6~10克，外用生品适量，研末调敷。 |

### 单方、验方

1. 跌打扭伤肿痛：栀子适量。研粉，加面粉、鸡蛋清、米酒调匀，湿敷肿处。
2. 尿血、衄血、吐血：栀子10克，茅根30克。煎服。
3. 黄疸型肝炎，湿热黄疸：广金钱草、茵陈蒿、栀子各9克。煎服。

### 现代研究

含栀子苷、羟异栀子苷、京尼平-1-β-D-龙胆双糖苷、栀子新苷、山栀苷、栀子苷酸、藏红花素、藏红花酸、绿原酸、熊果酸。水煎剂能显著降低血中胆红素和转肽酶，减轻肝损害，对金黄色葡萄球菌、脑膜炎双球菌有抑制作用，能杀死钩端螺旋体及血吸虫，并有降血压作用。栀子苷能阻止胆固醇结石的形成；熊果酸有抗惊厥及很强的降温作用；藏红花酸能减少动脉硬化的发生率。

# 夏枯草

**别　　名** | 夏枯球、夏枯花、夏枯头。

**来　　源** | 唇形科植物夏枯草*Prunella vulgaris* L. 的干燥果穗。

## 植物形态

多年生草本，有匍匐茎。茎方形，直立，高达40厘米，带红色，被有向上的细毛。叶对生，卵形或卵状矩圆形，全缘或有疏齿，两面均有毛，下面有细点，基部叶有长柄。轮状花序密集成顶生假穗状花序；苞片心形，具骤尖头；花萼唇形，上唇3齿，下唇2齿，果熟时由于下唇2齿向上斜伸而闭合；花冠紫、蓝紫或红紫色，上唇盔状，下唇3裂，中间裂片边缘有流苏状小裂片，花冠筒内基部有毛环；雄蕊4，2强，花丝顶端2叉，1叉具花药。小坚果矩圆状卵形。花期4~6月，果期6~10月。

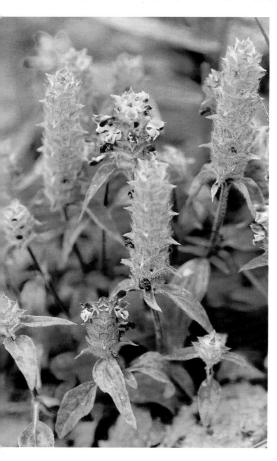

## 生境分布

生于路边、山坡、田野、草丛中。我国大部分地区均有分布。

## 采　　制

夏季果穗呈棕红色时采收，除去杂质晒干。

**药材性状**

棒状，略扁，长1.5~8厘米，直径0.8~1.5厘米，淡棕色或棕红色。全穗由数轮至十数轮宿萼与苞片组成，每轮有对生苞片2片，呈扇形，先端尖尾状，脉纹明显，外表面有白毛。每一苞片内有花3朵，花冠多已脱落，宿萼二唇形，内有小坚果4枚，卵圆形，棕色，尖端有白色突起。体轻。气微，味淡。

| 性味归经 | 辛、苦，寒。归肝、胆经。 |
|---|---|
| 功　　效 | 清肝泻火，明目，散结消肿。 |
| 主　　治 | 用于目赤肿痛，目珠夜痛，头痛眩晕，瘰疬，瘿瘤，乳痈，乳癖，乳房胀痛。 |
| 用　　法 | 用量9~15克。 |

**单方、验方**

1. 产后血晕，心气欲绝者：鲜夏枯草适量。捣烂绞汁，服用。
2. 头目眩晕：鲜夏枯草100克，冰糖25克。饭后炖服。
3. 羊痫风、高血压：鲜夏枯草150克，冬蜜50克。炖服。
4. 预防麻疹：夏枯草25克。煎服，每日1剂，连服3日。
5. 打伤、刀伤：把鲜夏枯草在口中嚼碎后敷在伤处。
6. 汗斑白点：夏枯草适量。煎成浓汁，每日洗患处。

**现代研究**

　　薄层层析鉴定证明，不同生长时期的果穗（红棕色、青色、黑色）均含熊果酸、齐墩果酸、咖啡酸和没食子酸，黑色果穗所含熊果酸的量较低，而根和茎叶检不出熊果酸和齐墩果酸。

041 **Foetid Cassia Seed [英]**

# 决明子

| 别　　名 | 草决明、生决明子、炒决明子。 |
| --- | --- |
| 来　　源 | 豆科植物决明*Cassia obtusifolia* L. 的干燥成熟种子。 |

## 植物形态

　　一年生半灌木状草本。叶互生，羽状复叶；小叶3对，叶片倒卵形或倒卵状长圆形，先端圆形，基部楔形，稍偏斜，下面及边缘有柔毛，最下1对小叶间有一条形腺体，或下面两对小叶间各有一腺体。花成对腋生，总花梗极短；萼片5，倒卵形；花冠黄色，花瓣5，倒卵形，基部有爪；雄蕊10，发育雄蕊7，3个较大的花药顶端急狭呈瓶颈状；子房细长，花柱弯曲。荚果细长，近四棱形；种子多数，棱柱形或菱形略扁。花期6~8月，果期8~10月。

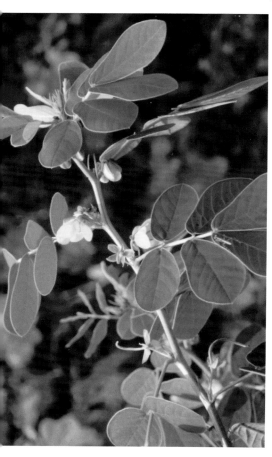

## 生境分布

　　生于村边、路旁、山坡等地。分布于江苏、安徽等地。

## 采　制

　　秋季果实成熟、荚果变黄褐色时采收，将全株割下晒干，打下种子，去净杂质即可。

## 药材性状

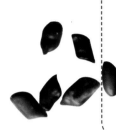

四棱状短圆柱形，一端钝圆，另一端倾斜并有尖头，长4~6毫米，宽2~3毫米。表面棕绿色或暗棕色，平滑，有光泽，背腹面各有一条凸起的棱线。棱线两侧各有一条从脐点向合点斜向的浅棕色线形凹纹。质坚硬。横切面黄色，两子叶重叠并呈S状折曲。破碎后有微弱豆腥气；味微苦，稍带黏性。

| 性味归经 | 甘、苦、咸，微寒。归肝、大肠经。 |
|---|---|
| 功　　效 | 清热明目，润肠通便。 |
| 主　　治 | 用于目赤涩痛，羞明多泪，头痛眩晕，目暗不明，大便秘结。 |
| 用　　法 | 用量9~15克。 |

### 单方、验方

1. 目赤肿痛：决明子适量。炒后研成粉末，茶调，敷两太阳穴。
2. 夜盲：决明子100克，地肤子50克。煎服。
3. 高血压：决明子25克。炒黄，水煎代茶饮。
4. 清肝泻火、养阴明目：枸杞子10克，菊花3克，决明子20克。开水冲泡，代茶频服。
5. 白内障：决明子15克，粳米60克，冰糖少许。先将决明子水煎去渣，再加粳米同煮粥，趁热加入冰糖至溶化，食用。

### 现代研究

含游离羟基蒽醌衍生物，为大黄酚、大黄素、大黄素甲醚、决明素、钝叶素、决明苷、橙黄决明素等多种成分。其水浸液有降压、利尿作用，并有缓泻、收缩子宫作用；其醇浸出液对葡萄球菌及白喉、巨大芽孢、伤寒、副伤寒、乙型副伤寒、大肠等杆菌均有抑制作用；其水浸剂对多种致病性皮肤真菌均有抑制作用，并有降血脂的作用。

# 谷精草

**别　名**｜流星草、移星草、谷精珠。

**来　源**｜谷精草科植物谷精草*Eriocaulon buergerianum* Koern. 的干燥带花茎的头状花序。

### 植物形态

　　一年生草本。叶簇生，线状披针形，先端稍钝，无毛。花茎多数，簇生，鞘部筒状，上部斜裂；头状花序半球形，总苞片倒卵形，苞片膜质，楔形，于背面的上部及边缘密生白色棍状短毛；花单性，生于苞片腋内，雌雄花生于同一花序上；雄花少数，生于花序中央，萼片愈合呈佛焰苞状，先端3浅裂，边缘有短毛；花瓣先端3裂，裂片卵形，上方有黑色腺体1枚；雄蕊6，花药圆形，黑色；雌花多数，生于花序周围，花瓣3，离生，匙状，倒披针形，上方的里面有黑色腺体1枚；柱头3裂。蒴果3裂。花期6~8月，果期9~11月。

### 生境分布

　　生于湖沼地、溪沟、田边潮湿处。分布于浙江、江苏、安徽等地。

### 采　制

　　秋季采收，将花序连同花茎拔出，晒干。

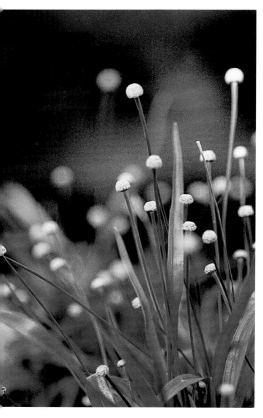

**药材性状**

全体呈淡黄棕色。花茎纤细，长短不一，长14~20厘米，直径1毫米以下，淡黄绿色，具4~5条扭曲棱线，有光泽，质柔软。头状花序呈半球形，直径4~5毫米，底部有黄白色总苞，总苞片层层紧密排列呈盘状，有光泽，淡黄色，上部边缘密生白色短毛，花序顶部灰白色。用针层层挑开，可见有数十朵雄、雌花，揉碎后有多数黑色花药及细小黄绿色未成熟的果实。气微，味淡。

| 性味归经 | 辛、甘，平。归肝、肺经。 |
|---|---|
| 功　　效 | 疏散风热，明目退翳。 |
| 主　　治 | 用于风热目赤，肿痛羞明，眼生翳膜，风热头痛。 |
| 用　　法 | 用量5~10克。 |

**单方、验方**

1　风热目翳或夜晚视物不清：谷精草50克，鸭肝1个。煎服。
2　目中翳膜：谷精草、防风各等份。研成粉末，用米汤分服。
3　小儿肝热，手足掌心热：谷精草全草100克，猪肝100克。加开水炖1小时服，每日1~2次。

**现代研究**

含谷精草素。本品水浸剂在试管内对奥杜盎氏小芽孢癣菌、铁锈色小芽孢癣菌等均有不同程度的抑制作用。毛谷精草水浸剂，也对絮状表面癣菌、羊毛状小芽孢癣菌等皮肤真菌有效。其煎剂对绿脓杆菌作用较强，对肺炎球菌和大肠杆菌作用弱。

**043**　　**Buddleia Flower [英]**

# 密蒙花

别　　名｜老蒙花、蒙花、羊春条。

来　　源｜马钱科植物密蒙花*Buddleja officinalis* Maxim. 的干燥花蕾和花序。

## 植物形态

落叶灌木。小枝略有4棱，密被棕黄色茸毛。叶对生，长椭圆形至披针形，全缘或有小齿，上面被细星状毛，下面密被灰白色至棕黄色星状毛。聚伞圆锥花序顶生，花序及花密被灰白色叉状分枝茸毛；花小，花萼钟形，4裂；花冠淡紫色至白色，略带黄色，筒状。先端4裂；雄蕊4，着生于花冠筒中部，花丝极短；子房上位，2室，顶端被茸毛。蒴果卵形，2瓣裂，花萼、花冠宿存，种子多数，细小，具翅。花期2~4月，果期5~8月。

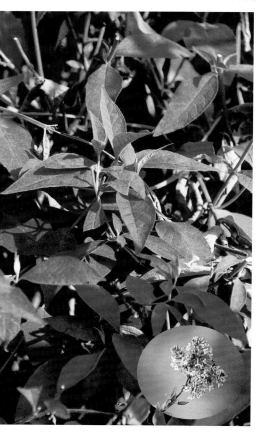

## 生境分布

生于山坡、丘陵地、河边、林边灌丛中。分布于我国西南、中南及陕西、甘肃。

## 采　制

春季花未开放时采收，除去杂质，干燥。

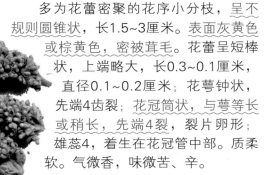

多为花蕾密聚的花序小分枝，呈不规则圆锥状，长1.5~3厘米。表面灰黄色或棕黄色，密被茸毛。花蕾呈短棒状，上端略大，长0.3~0.1厘米，直径0.1~0.2厘米；花萼钟状，先端4齿裂；花冠筒状，与萼等长或稍长，先端4裂，裂片卵形；雄蕊4，着生在花冠管中部。质柔软。气微香，味微苦、辛。

| 性味归经 | 甘，微寒。归肝经。 |
|---|---|
| 功　效 | 清热泻火，养肝明目，退翳。 |
| 主　治 | 用于目赤肿痛，多泪羞明，目生翳膜，肝虚目暗，视物昏花。 |
| 用　法 | 用量3~9克。 |

**单方、验方**

1 视物含混不清，夜盲症：鸭肝1个，密蒙花10克。加水半碗同炖吃，每日1次，连服3日。

2 清热凉血、止血、肝热上升之眼底出血、目赤肿痛：菊花、密蒙花各10克，红花3克。开水冲泡，加冰糖适量，代茶饮。

**现代研究**

含密蒙花苷。药理研究结果表明，密蒙花可降低小肠及皮肤毛细管的通透性，缓解肠痉挛，促进胆汁分泌及胆管平滑肌松弛，其解痛效力为罂粟碱的75%，并有利尿作用。

**044**

# 青葙子

| | | |
|---|---|---|
| 别 | 名 | 青葙、草决明、牛尾花子。 |
| 来 | 源 | 苋科植物青葙 *Celosia argentea* L. 的干燥成熟种子。 |

## 植物形态

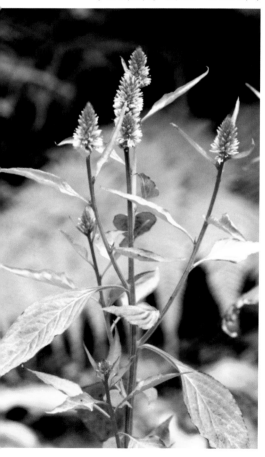

一年生草本。高60~80厘米，全体无毛。茎直立，绿色或红紫色，通常分枝。叶互生，披针形或椭圆状披针形，先端渐尖，基部下延成叶柄，全缘。穗状花序单生于茎顶或分枝末端，圆柱状或圆锥状，花着生甚密，初为淡红色，后变为银白色，每花具干膜质苞片3，花被5，干膜质，长圆状披针形，雄蕊5，子房长圆形，花柱线形。胞果球形盖裂，种子数粒，扁圆形，质坚硬，黑色有光泽。花期5~7月，果期7~9月。

## 生境分布

生于荒野路旁、山沟、河滩、沙丘等疏松土壤上，也有栽培。我国大部分地区有野生或栽培。

## 采制

秋季果实成熟时采割植株或摘取果穗，晒干，收集种子，除去杂质。

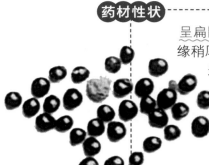

**药材性状**

呈扁圆形，少数呈圆肾形，中心较边缘稍厚，直径1~1.5毫米，厚约0.5毫米。表面平滑，黑色或红黑色，光亮，中间微隆起，侧边微凹处有种脐。种皮薄而脆，易破碎，内面白色。无臭，无味。

| 性味归经 | 苦，微寒。归肝经。 |
|---|---|
| 功　　效 | 清肝泻火，明目退翳。 |
| 主　　治 | 用于肝热目赤，目生翳膜，视物昏花，肝火眩晕。 |
| 用　　法 | 用量9~15克。本品有扩散瞳孔作用，青光眼患者禁用。 |

**单方、验方**

1. 风热泪眼：青葙子15克，鸡肝10个。炖服。
2. 高血压：青葙子30克。水煎2次，滤液混合，每日3次分服。
3. 夜盲，目翳：青葙子15克，黑枣50克。开水冲炖，饭前服。
4. 鼻衄出血不止：青葙子适量。煎汁灌鼻中。
5. 头风痛：青葙子15克。煎服。
6. 早年性白发：桑白皮30克，五倍子15克，青葙子60克。水煎取汁，外洗。
7. 肝火上炎：青葙子、夏枯草各12克，栀子10克，火麻仁6克。煎服。

**现代研究**

含脂肪油和丰富的硝酸钾。

# 蕤仁

别　　名｜蕤核仁、白蕤仁、茹茹子。
来　　源｜蔷薇科植物蕤核*Prinsepia uniflora* Batal. 的干燥成熟果核。

**植物形态**

落叶灌木。高达1.5米，茎多分枝，外皮棕褐色，叶腋处有短刺，先端微带红色。单叶互生或数叶簇生；具短柄或近于无柄；叶片线状长圆形，狭倒卵形或卵状披针形，先端圆钝，有小突或微凹，基部楔形，全缘或具疏锯齿，上面深绿色，有光泽，背面淡绿色，无毛，侧脉不明显。花1~3朵簇生于叶腋，萼筒杯状，顶端5裂，裂片阔而短，绿色；花瓣5，白色，近圆形，有爪；雄蕊10，花丝短，花药卵圆形；雌蕊1，柱头头状。核果球形，熟时黑色，表面微被蜡白粉；果核卵圆形，稍扁，有皱纹，棕褐色。花期4~6月，果期7~8月。

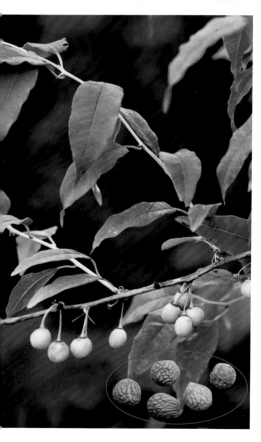

**生境分布**

生于山坡、林下、稀疏灌丛中或河川固定沙丘上。分布于我国山西、内蒙古、陕西等地。

**采　　制**

夏、秋二季采摘成熟果实，除去果肉，洗净，晒干。

**药材性状**

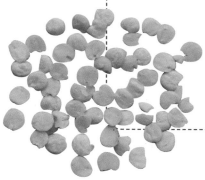

类卵圆形，稍扁，长7~10毫米，宽6~8毫米，厚3~5毫米。表面淡黄棕色或深棕色，有明显的网状沟纹，间有棕褐色果肉残留，顶端尖，两侧略不对称，质坚硬。种子扁平卵圆形，种皮薄，浅棕色或红棕色，易剥落；子叶2，乳白色。有油脂。气微，味微苦。

| 性味归经 | 甘，微寒。归肝经。 |
|---|---|
| 功　　效 | 疏风散热，养肝明目。 |
| 主　　治 | 用于目赤肿痛，睑弦赤烂，目暗羞明。 |
| 用　　法 | 用量5~9克。 |

**单方、验方**

病毒性角膜炎：蝉花5克，菴仁9克，猪瘦肉或鸡肉100克。慢火煮汤，饮汤食肉。

**现代研究**

含水分、灰分、蛋白质、脂肪、纤维素。种仁含油脂、生物碱。壳中含有黄酮、萜类、三萜类化合物、低聚糖类。

**046**

# 凉粉草

别　　名｜仙人草、仙草、凉粉。

来　　源｜唇形科植物凉粉草*Mesona chinesis* Benth. 的地上部分。

## 植物形态

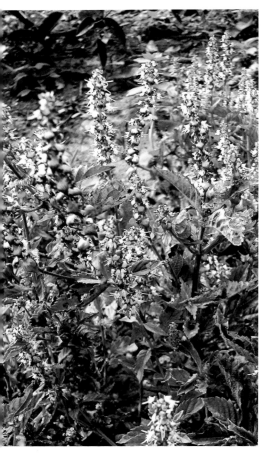

多年生草本。通常高15～50厘米，茎方柱形，下部伏地，上部直立，小枝初被毛。叶对生，纸质或近膜质，卵形、阔卵形或近圆形，先端短尖或钝，基部钝或圆，边缘有锯齿，两面被柔毛。花白色或淡红色，甚小，排成顶生且多花的总状花序，总花梗短；苞片圆形或菱状卵圆形；花萼钏形，被白色柔毛，花冠管极短，喉部阔大，冠檐二唇形，上唇4裂，侧生裂片明显较中间裂片大，下唇舟状，全缘；雄蕊4，伸出。果萼增大，筒状或近坛状。花期夏、秋季。

## 生境分布

栽培，田野间也有野生。分布于我国广东、广西等地，我国南部各省区普遍栽种。

## 采　　制

夏季收割地上部分，晒干。或晒至半干，堆叠焖之使发酵变黑褐色，再晒至足干。

**药材性状**

全草长20~45厘米，呈灰褐色或棕黄色，多切成长约20厘米的段。茎方形，有分枝，被灰棕色长毛，外表棕褐色或黑色，有沟槽，幼茎常扭曲；质脆易断，中心有髓。叶对生，多皱缩，展平后长圆形或卵圆形，两面皆被疏长毛；纸质，稍柔韧，手捻不易捻碎，水湿后显黏滑感，煎液有胶黏性。气微，味甘淡。

| 性味归经 | 甘、淡，微寒。归肺、胃、肝经。 |
|---|---|
| 功　　效 | 消暑，清热，凉血，解毒。 |
| 主　　治 | 用于中暑，糖尿病，黄疸，泄泻，痢疾，高血压病，肌肉、关节疼痛，急性肾炎，风火牙痛，烧烫伤，丹毒，梅毒，漆过敏。 |
| 用　　法 | 用量15~30克，大剂量可用至60克；外用适量。 |

**单方、验方**

足癣：野菊花、羊蹄草、犁头草、凉粉草各30克。煎水代茶饮。

**现代研究**

含黄酮类、酚类、萜类、鞣质、氨基酸、多糖等成分，已从中分离得到齐墩果酸、槲皮素。另据报道，将本品制成降糖制剂，降糖的有效部分为水溶性部分。

**047**　Baical Skullcap Root [英]

# 黄芩

| 别　　名 | 子芩、枯芩、片芩。 |
| 来　　源 | 唇形科植物黄芩 *Scutellaria baicalensis* Georgi 的干燥根。 |

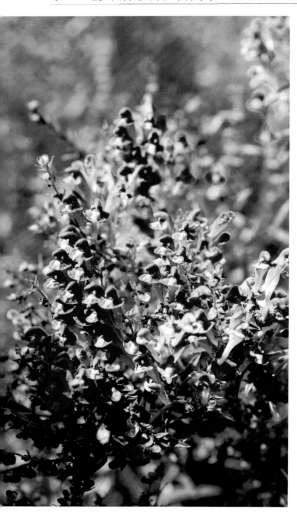

### 植物形态

多年生草本。全株稍有毛，根圆锥形，粗壮，断面鲜黄色。茎四棱形，自基部分枝多而细，基部稍木化。叶交互对生，披针形，上面深绿色，下面淡绿色，被下陷的腺点。圆锥花序顶生。小坚果4，球形，黑褐色；有瘤，包围于增大的宿萼中。花期6~9月，果期8~10月。

### 生境分布

生于山野向阳的干燥山坡，常见于路边及山坡草地。分布于我国黑龙江、吉林、辽宁、河北、河南、山东、山西、内蒙古、甘肃、陕西、宁夏等地。

### 采　制

春、秋二季采挖，除去须根和泥沙，晒后撞去粗皮，晒干。

## 药材性状

圆锥形，扭曲，长8~25厘米，直径1~3厘米。表面棕黄色或深黄色，有稀疏的疣状细根痕，上部较粗糙，有扭曲的纵皱或不规则的网纹，下部有顺纹和细皱纹。质硬而脆，易折断，断面黄色，中间红棕色；老根中间呈暗棕色或棕黑色，枯朽状或已成空洞。气微，味苦。

| | |
|---|---|
| 性味归经 | 苦，寒。归肺、胆、脾、大肠、小肠经。 |
| 功　　效 | 清热燥湿，泻火解毒，止血，安胎。 |
| 主　　治 | 用于湿温，暑湿，胸闷呕恶，湿热痞满，泻痢，黄疸，肺热咳嗽，高热烦渴，血热吐衄，痈肿疮毒，胎动不安。 |
| 用　　法 | 用量3~10克。 |

### 单方、验方

1. 上呼吸道感染、急性支气管炎、肺炎所致咳嗽：黄芩、桑白皮、浙贝母、麦冬各10克。煎服。
2. 菌痢、肠炎：黄芩9克，白芍药6克，甘草6克，大枣4枚。煎服。
3. 高血压、动脉硬化：黄芩、菊花各9克，夏枯草15克。煎服。

### 现代研究

　　主要含黄芩苷、黄芩苷元、黄芩素、汉黄芩素、汉黄芩苷等黄酮类化合物及磷、铜、锌、硒等。黄酮类化合物是有效成分，有广谱抗菌、抗病毒、降血压、抗过敏、抗炎和解热作用；黄芩苷能直接清除羟基自由基及各种氧自由基，是有前途的抗氧化剂；黄芩苷有增加脑血流量和抑制血小板凝集的作用，能防治糖尿病并发症；黄芩能预防治疗动脉粥样硬化和高脂血症，治疗支气管炎、急性菌痢、高血压病效果较好。

黄芩

根类

# 黄连

别　　名｜川连、味连、鸡爪黄连。

来　　源｜毛茛科植物黄连*Coptis chinensis* Franch. 的干燥根茎。

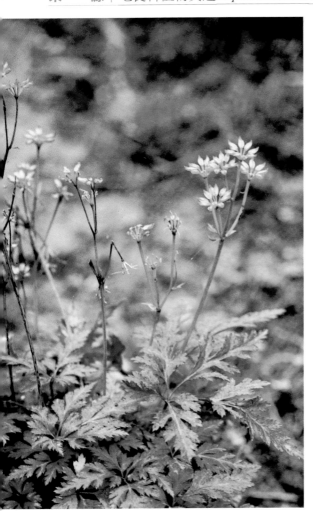

### 植物形态

多年生草本。根状茎黄色，常分枝。叶全部基生，叶片坚纸质，3全裂，中央裂片有细柄，卵状菱形，羽状深裂，边缘有锐锯齿。花葶1~2，花序顶生，花3~8，花瓣线状，披针形，中央有蜜槽。果具细柄。花期2~4月，果期3~6月。

### 生境分布

生于山地湿荫处，野生于海拔1 000~1 900米的山谷荫蔽密林中。分布于我国湖北、湖南、陕西、四川、贵州等地。

### 采　　制

秋季采挖，除去须根和泥沙，干燥，撞去残留须根。

## 药材性状

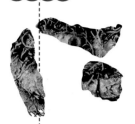

多集聚成簇，常弯曲，形如鸡爪，单枝根茎长3~6厘米。表面灰黄色或黄褐色，粗糙，有不规则结节状隆起、须根及须根残基，有的节间表面平滑如茎秆，习称"过桥"。上部多残留褐色鳞叶，顶端常留有残余的茎或叶柄。质硬，断面不整齐，皮部橙红色或暗棕色，木部鲜黄色或橙黄色，呈放射状排列，髓部有时中空。气微，味极苦。

| 性味归经 | 苦，寒。归心、脾、肝、胆、大肠经。 |
|---|---|
| 功　　效 | 清热燥湿，泻火解毒。 |
| 主　　治 | 用于湿热痞满，呕吐吞酸，泻痢，黄疸，高热神昏，心火亢盛，心烦不寐，心悸不宁，血热吐衄，目赤，牙痛，消渴，痈肿疔疮；外治湿疹，湿疮，耳道流脓。酒黄连善清上焦火热。用于目赤，口疮。姜黄连清胃和胃止呕。用于寒热互结，温热中阻，痞满呕吐。萸黄连舒肝和胃止呕。用于肝胃不和，呕吐吞酸。 |
| 用　　法 | 用量2~5克。外用适量。 |

### 单方、验方

1. 痢疾：黄连5克。研末，分3次吞服。
2. 热病吐血、衄血，发斑，疮疡疔毒：黄连5克，黄芩、黄柏、栀子各9克。煎服。
3. 目赤肿痛：黄连10克。切碎，蒸汁或人乳浸汁点眼。

### 现代研究

主要含小檗碱（黄连素）、甲基黄连碱、黄连碱、药根碱、非洲防己碱等。黄连或小檗碱对多种细菌、流感病毒及真菌均有明显的抑制作用，对阿米巴原虫有杀灭作用；小檗碱有抗癌、利胆、降压、降血糖、降胆固醇的作用，并有广谱抗心律失常作用，对伴有心衰的心律失常有效。

# 黄柏

| 别　　名 | 川柏、川黄柏、柏皮。 |
| 来　　源 | 芸香科植物黄皮树*Phellodendron chinense* Schneid. 的干燥树皮。习称"川黄柏"。 |

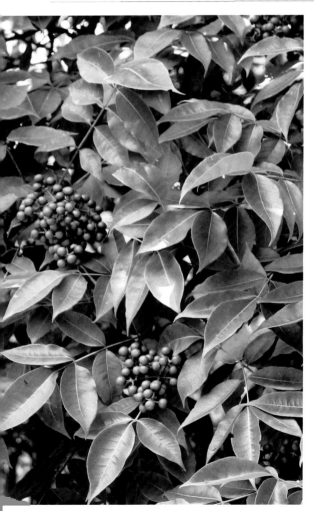

**植物形态**

落叶乔木。高10~12米。单数羽状复叶，对生，小叶7~15，矩圆状披叶形，顶端长渐尖，基部宽楔形，不对称，上面仅中腺密被短毛，下面密被长柔毛。花单性，雌雄异株，排成圆锥花序，花序轴密被短毛；花瓣5~8；雄花雄蕊5~6；雌花有退化雄蕊5~6。核果球形，熟时黑色。花期5~6月，果期10月。

**生境分布**

主产于我国四川、贵州等省。

**采　制**

剥取树皮后，晒干。

## 药材性状

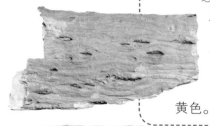

板片状或浅槽状，长宽不一，厚3~7毫米。外表面黄褐色或黄棕色，较平坦皮孔横生，嫩皮明显，具纵向浅裂纹。内表面暗黄色或棕黄色，具细密的纵棱纹。体轻，质硬，断面纤维性，呈裂片状分层，深黄色。气微，味苦，嚼之唾液染成黄色。

| 性味归经 | 苦，寒。归肾、膀胱经。 |
|---|---|
| 功　　效 | 清热燥湿，泻火除蒸，解毒疗疮。 |
| 主　　治 | 用于湿热泻痢，黄疸尿赤，带下阴痒，热淋涩痛，脚气痿躄，骨蒸劳热，盗汗，遗精，疮疡肿毒，湿疹湿疮。盐黄柏滋阴降水。用于阴虚火旺，盗汗骨蒸。 |
| 用　　法 | 用量3~12克。外用适量。 |

### 单方、验方

1 湿热泻痢：黄柏、白头翁、秦皮各10克。煎服。
2 口腔及舌生疮：黄柏适量。捣含之。
3 慢性皮肤溃疡：黄柏研细粉，清洁溃疡面后撒上药粉，用消毒纱布覆盖。

### 现代研究

含小檗碱、木兰花碱、黄柏碱、巴马汀、药根碱、黄柏内酯、甾醇、黏液质等。抗菌成分为小檗碱、巴马汀、药根碱。具有消炎、利尿作用，能促进胰岛素分泌和杀灭钩端螺旋体；小檗碱有降压、扩张冠状动脉、利胆、降血清胆固醇的作用；黄柏及黄柏内酯有降血糖、降血清转氨酶的作用。

**050**

# 龙胆

| 别　名 | 胆草、苏龙胆、关龙胆。 |
| --- | --- |
| 来　源 | 龙胆科植物龙胆 *Gentiana scabra* Bge.的干燥根或根茎。 |

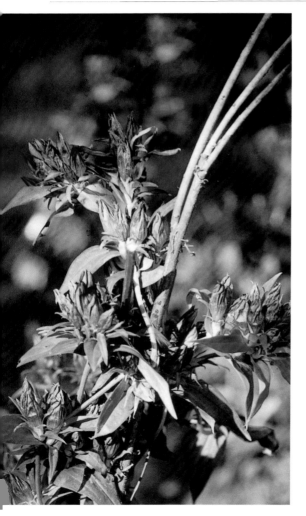

### 植物形态

多年生草本。全株通常绿色稍带紫色，根茎短，密生多数黄白色具横皱纹的根。茎直立，粗壮，单一。叶对生，无柄，基部稍抱茎，中部叶较大，卵形或卵状披针形，边缘及叶脉粗糙，具3条明显的主脉。花丛生于茎端或叶腋，花冠管筒状钟形，鲜蓝色或深蓝色，裂片间褶三角形，长为花冠的1/2，先端渐尖，稀具2齿。蒴果。

### 生境分布

生于草甸子、灌丛中。分布于我国黑龙江、吉林、辽宁、内蒙古等地。

### 采　制

春、秋二季均可采挖，洗净，干燥。

## 药材性状

根茎呈不规则块状，长0.5~3厘米，直径0.5~1厘米；表面灰棕色或深棕色，上端有多个茎痕或残留茎基，周围和下端丛生多数细长的根。根圆柱形，略扭曲，长10~20厘米，直径2~4毫米；表面淡黄色或黄棕色，上部多细密的横皱纹，下部有纵皱纹及细根痕。质脆，易吸潮变软；断面略平坦，黄棕色，木部呈黄白色点状，环列，髓明显。气微，味极苦。

| 性味归经 | 苦，寒。归肝、胆经。 |
|---|---|
| 功　　效 | 清热燥湿，泻肝胆火。 |
| 主　　治 | 用于湿热黄疸，阴肿阴痒，带下，湿疹瘙痒，肝火目赤，耳鸣耳聋，胁痛口苦，强中，惊风抽搐。 |
| 用　　法 | 用量3~6克。 |

### 单方、验方

1. 肝火上升眼红肿痛，阴部湿痒肿痛：龙胆3克，柴胡5克，栀子、黄芩、车前子各9克。煎服。
2. 黄疸尿赤：龙胆3克，栀子、苦参各9克。煎服。
3. 小儿高热惊风：龙胆2.5克，黄连1.5克，僵蚕、钩藤各9克。煎服。

### 现代研究

含龙胆苦苷、当药苷、当药苦苷、痕量苦当药酯苷、龙胆碱及龙胆黄碱。龙胆有保肝、利胆、健胃、抗炎及免疫、抗甲亢、抗菌、镇痛镇静等药理作用。

# 秦皮

别　　名｜白蜡条皮、秦白皮、蜡树皮。

来　　源｜木犀科植物白蜡树*Fraxinus chinensis* Roxb. 的干燥枝皮或干皮。

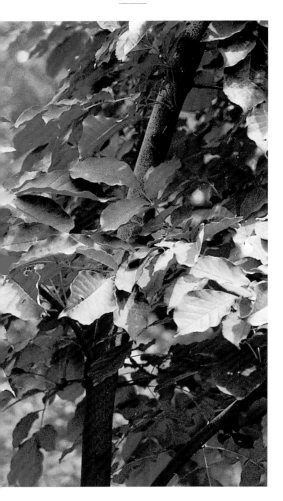

### 植物形态

落叶乔木。树皮灰褐色，较平滑，老时浅裂。单数羽状复叶，对生；小叶通常5片，叶片卵形，顶端1片最大，基部1对最小，先端钝尖或渐尖，基部阔楔形或略呈圆形，边缘有浅粗锯齿，下面沿中脉下部之两侧有棕色柔毛。雌雄异株。圆锥花序生于当年小枝顶端及叶腋，花小；花萼筒状，不规则齿裂；无花冠。雄花雄蕊2，外露。雌花雌蕊2，花柱细长，柱状棒状。翅果匙形，前部常勺状内曲。花期5~6月，果期8~9月。

### 生境分布

常栽培于低田埂或低山坡地。主产于我国四川、安徽、浙江等地。

### 采　制

春、秋二季剥取，晒干。

## 药材性状

卷筒形，长30~100厘米，厚1~3毫米。外表灰褐色或灰黑色，有细密的纵向细皱纹，有时可见绿色和黑色斑块及对生的分枝痕，分枝痕下沿可见半新月形叶痕；皮孔密布，圆点状或横长椭圆形，周边灰白色，中心紫红色；有时可见稍大的节部具数圈环纹。内表面较平滑，黄白色至黄棕色。质较坚硬，可折断，断面黄白色，纤维性，并显层片状。气微，味苦。

| 性味归经 | 苦、涩，寒。归肝、胆、大肠经。 |
|---|---|
| 功　　效 | 清热燥湿，收涩止痢，止带，明目。 |
| 主　　治 | 用于湿热泻痢，赤白带下，目赤肿痛，目生翳膜。 |
| 用　　法 | 用量6~12克。外用适量，煎洗患处。 |

### 单方、验方

1　慢性细菌性痢疾：秦皮12克，生地榆、椿皮各15克。煎服。
2　腹泻：秦皮15克。水煎加糖，分服。
3　麦粒肿，大便干燥：秦皮15克，大黄10克。煎服。孕妇忌服。
4　小儿惊痫发热：秦皮、茯苓各15克，甘草3克，灯心草20克。煎服。

### 现代研究

主要含七叶苷、七叶素和白蜡树内酯。本品热水浸出液呈黄绿色，日光下显碧蓝色荧光。含秦皮甲素不得少于1.36％。药理实验表明，本品对金黄色葡萄球菌、痢疾杆菌、大肠杆菌、卡他球菌、甲型链球菌等有抑制作用；有抗炎、镇咳、平喘、祛痰、镇静、镇痛及抗组胺作用。

# 苦参

**别　　名**｜山槐根、川参、牛参。

**来　　源**｜豆科植物苦参*Sophora flavescens* Ait. 的干燥根。

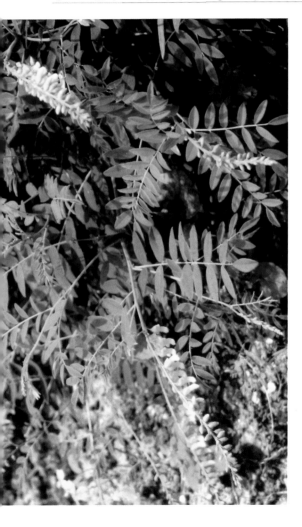

### 植物形态

亚灌木。根圆柱状，外皮黄色。茎枝具不规则纵沟，幼时被黄色细毛。单数羽状复叶，互生，下具线形托叶，小叶5~21，卵状椭圆形至长椭圆状披针形，先端圆形或钝尖，基部圆形或广楔形，全缘。总状花序顶生，被短毛，苞片线形，花淡黄白色，花冠蝶形，雄蕊10，花丝离生，仅基部愈合，雌蕊1。荚果线形，先端具长喙，成熟时不开裂。种子间有缢缩，近球形。

### 生境分布

生于山坡草地、平原、路旁、沙质土壤的向阳处。我国各地都有分布。

### 采　　制

春、秋二季采收，除去根头和小支根，洗净，干燥，或趁鲜切片，干燥。

## 药材性状

圆柱形，长10~30厘米，直径1~2厘米。表面灰棕色或棕黄色，具有明显纵皱，皮孔横向延长。栓皮很薄，多数破裂向外卷曲，易剥落而显现黄色的光滑皮部。质坚硬，不易折断，折断面粗纤维状。横断面黄白色，形成层明显。气刺鼻，味极苦。

| 性味归经 | 苦，寒。归心、肝、胃、大肠、膀胱经。 |
| --- | --- |
| 功　　效 | 清热燥湿，杀虫，利尿。 |
| 主　　治 | 用于热痢，便血，黄疸尿闭，赤白带下，阴肿阴痒，湿疹，湿疮，皮肤瘙痒，疥癣麻风；外治滴虫性阴道炎。 |
| 用　　法 | 用量4.5~9克。外用适量，煎汤洗患处。不宜与藜芦同用。 |

### 单方、验方

1. 心悸而脉数：苦参9克，益母草20克，炙甘草15克。煎服，每日1剂，每剂煎2次。1周为1个疗程。
2. 糖尿病外阴瘙痒，以及滴虫、霉菌等感染引起的外阴瘙痒：苦参9克，蛇床子、地肤子、白鲜皮各15克，花椒6克，青盐2撮。药装布袋放入水中，煮沸20分钟。温液坐浴，每日2~3次，每次15~20分钟。

### 现代研究

含多种生物碱。煎剂及其中所含苦参碱给家兔口服或注射，皆可产生利尿作用；煎剂在试管中高浓度对结核杆菌有抑制作用；煎剂、水浸液在体外对某些常见皮肤真菌有抑制作用；醇浸膏在体外有抗滴虫作用；苦参碱注射于家兔，发现中枢神经麻痹现象，同时发生痉挛，终则呼吸停止而死。注射于青蛙，初呈兴奋，继则麻痹，呼吸变为缓慢而不规则，最后发生痉挛，以致呼吸停止而死，其痉挛的发作可能起因于脊髓反射的亢进。对家兔的最小致死量为0.4克/千克。

**053** **Chinese Dattany Root-bark [英]**

# 白鲜皮

**别　　名**｜北鲜皮、古藓皮、白藓皮。

**来　　源**｜芸香科植物白鲜*Dictamnus dasycarpus* Turcz. 的干燥根皮。

## 植物形态

多年生草本。高约1米，全株具特异气味。根数条丛生，长圆柱形，具较强烈的羊膻气。茎直立，下部呈灌木状，外皮略带革质，常被白色细柔毛和腺体。奇数羽状复叶，互生，小叶通常9片，小叶片卵形至椭圆形，先端短渐尖，基部略带楔状或左右稍不对称，边缘具细锯齿，两面沿脉有细柔毛，叶柄及叶轴两侧有狭翼，狭翼密布明亮的油点。总状花序顶生，花轴、花梗、苞片及萼片均密被细柔毛和腺体，花瓣5。蒴果。

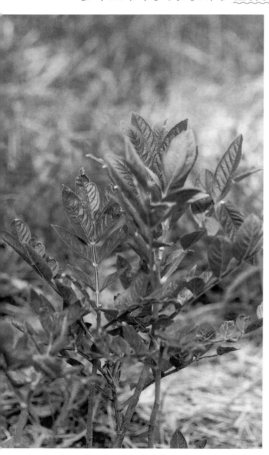

## 生境分布

生于山阳坡疏林或灌木丛中，以及开阔的多石山坡、平原草地。分布于我国黑龙江、吉林、辽宁、内蒙古等地。

## 采　　制

春、秋二季采挖根部，除去泥沙和粗皮，剥取根皮，干燥。

## 药材性状

卷筒状，长5~15厘米，直径1~2厘米，厚0.2~0.5厘米。外表面灰白色或淡灰黄色，具纵皱纹和侧根痕，常有突起的颗粒性小点，内表面淡黄色或类白色，有细纵纹，有时具小圆形侧根穿孔。质轻而脆，易折断，折断时有白粉飞扬，断面不平坦，乳白色，略呈层片状，迎光可见闪亮的小结晶状物。有羊膻样气，味微苦。

| 性味归经 | 苦，寒。归脾、胃、膀胱经。 |
| --- | --- |
| 功　　效 | 清热燥湿，祛风解毒。 |
| 主　　治 | 用于湿热疮毒，黄水淋漓，湿疹，风疹，疥癣疮癞，风湿热痹，黄疸尿赤。 |
| 用　　法 | 用量5~10克。外用适量，煎汤洗或研粉敷。 |

### 单方、验方

慢性荨麻疹：地骨皮、五加皮、丹皮、大腹皮、木槿皮各9克，桑白皮、白鲜皮、赤茯苓、冬瓜皮、扁豆皮各15克，干姜皮6克。煎服。

### 现代研究

含白鲜碱、菌芋碱、梣酮、黄柏酮等成分。水浸液对多种皮肤真菌有不同程度的抑制作用；水浸液对温刺发热兔有解热作用；对细胞免疫和体液免疫均有抑制作用，而不导致脾脏萎缩；本品多糖还能提高网状内皮系统的吞噬功能；白鲜碱对离体蛙心有兴奋作用，可使心肌张力增加，对离体兔耳血管有明显的收缩作用，崖椒碱能抗心律失常；此外本品能缩短凝血时间，松弛血管，梣酮对大鼠有抗生育、抗受精作用，白鲜碱有体外抗癌活性。葫芦巴碱大鼠灌服$LD_{50}$为5克/千克。

**清热药·清热解毒药**

## 054 　Wild Honeysuckle Flower［英］

# 山银花

| 别　　名 | 金银花。 |
|---|---|
| 来　　源 | 忍冬科植物华南忍冬*Lonicera confusa* DC. 的干燥花蕾或带初开的花。 |

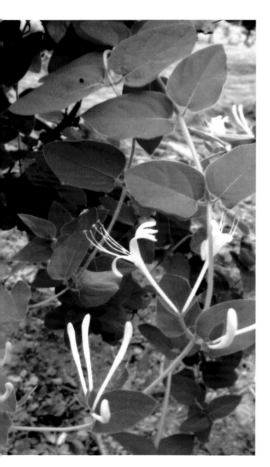

### 植物形态

多年生常绿藤本。老茎黄褐色至黑褐色，嫩茎节有环纹，幼时被毛，成长时全部脱落近无毛。单叶对生，卵圆形至椭圆形，主脉有短疏毛，叶背密生白短柔毛；叶柄长，有短柔毛；苞片披针形，极小，密生小硬毛，萼齿三角状披针形。花成对生于叶腋或顶的花序柄上，花冠管状，稍被柔毛，初时白色，后变成黄色，外面有倒生短糙毛及腺毛。浆果椭圆形，熟后黑色，种子1~2枚。

### 生境分布

生于山坡灌木丛或疏林中及路旁和乱石堆，野生和栽培均有。分布于我国广东、广西、云南等地。广东、广西有栽培。

### 采　　制

夏初花开放前采收，干燥。

## 药材性状

棒状，上粗下细，略弯曲。表面黄白色或绿白色（久贮色渐深），密被灰白色毛。偶见叶状苞片。花萼绿色，先端5裂，裂片有毛，开放者花冠筒状，先端二唇形；雄蕊5，附于筒壁，黄色；雌蕊1，子房无毛。气清香，味淡、微苦。

| 性味归经 | 甘，寒。归肺、心、胃经。 |
|---|---|
| 功　　效 | 清热解毒，凉散风热。 |
| 主　　治 | 用于痈肿疔疮，喉痹，丹毒，热毒血痢，风热感冒、温热发热。 |
| 用　　法 | 用量6~15克。 |

### 单方、验方

1. 咽喉炎：山银花15克，生甘草3克。煎水含漱。
2. 感冒发热，头痛咽痛：山银花60克，山楂20克。煎水代茶饮。
3. 腮腺炎：山银花、蒲公英各15克，甘草15克。煎服。
4. 初期急性乳腺炎：山银花15克，蒲公英15克，连翘、陈皮各9克，青皮、生甘草各6克。煎服。
5. 痈肿疮疡：山银花、野菊花、蒲公英、紫花地丁各15克，紫背天葵子6克。煎服。
6. 泌尿道感染：山银花15克，车前草、旱莲草、益母草各30克。煎服。

### 现代研究

含挥发油，油中含三十多种成分。另含木犀草素、异绿原酸、绿原酸等黄酮类化合物。具有抗菌作用和增强机体免疫功能作用。

**055**

# 金银花

| 别　　名 | 南银花、忍冬花、东银花。 |
|---|---|
| 来　　源 | 忍冬科植物忍冬*Lonicera japonica* Thunb.的干燥花蕾或带初开的花。 |

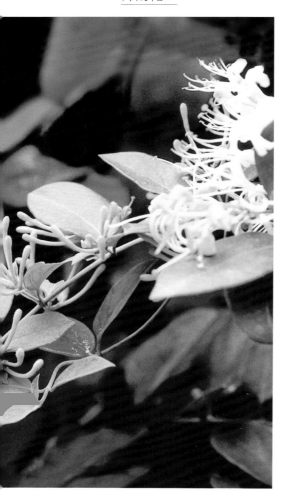

### 植物形态

常绿缠绕灌木。茎长达数米。幼枝密生柔毛和腺毛。叶对生；叶片卵形或宽披针形，先端渐尖或钝，基部圆形。花成对腋生；苞片叶状；萼筒无毛，萼齿5，花冠筒状，先白色略带紫色，后转黄色，生糙毛和腺毛，上部裂成唇形，上唇4裂片合并且直立，下唇反转，约等于花冠筒；雄蕊5，和花柱均稍超过花冠。浆果球形，黑色。花期4~6月，果期7~10月。

### 生境分布

生于山坡灌丛或疏林中及路旁和乱石堆，野生和栽培均有。分布于我国辽宁、陕西、山东、河南等地。

### 采　　制

夏初花开放前采收，干燥。

## 药材性状

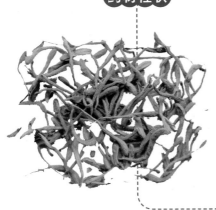

棒状，上粗下细，略弯曲，长2~3厘米，上部直径约3毫米，下部直径约1.5毫米。表面黄白色或绿白色，贮久色渐深，密被短柔毛。偶见叶状苞片。花萼绿色，先端5裂，裂片有毛，长约2毫米。开放者花冠筒状，先端二唇形；雄蕊5，附于筒壁，黄色；雌蕊1，子房无毛。气清香，味淡、微苦。

| 性味归经 | 甘，寒。归肺、心、胃经。 |
| --- | --- |
| 功　　效 | 清热解毒，凉散风热。 |
| 主　　治 | 用于痈肿疔疮，喉痹，丹毒，热毒血痢，风热感冒，温病发热。 |
| 用　　法 | 用量6~15克。 |

### 单方、验方

1　一切内外痈肿：金银花15克，甘草10克。煎服。
2　咽喉肿痛：金银花15克，甘草3克。煎服。

### 现代研究

含挥发油、绿原酸、异绿原酸、木犀草素、丁香苷白果酸、β-谷甾醇、芳樟醇、咖啡酸、肉豆蔻酸等。绿原酸、异绿原酸、木犀草素、芳樟醇是抗菌的有效成分，对伤寒杆菌、金黄色葡萄球菌、痢疾杆菌、肺炎双球菌、结核杆菌等均有抑制作用；能促进白细胞的吞噬功能，能增强机体免疫力；有保肝、抗早孕、降血脂和解热抗炎作用；水煎剂对流感病毒有灭活作用，并有显著的止血作用，其止血成分为绿原酸和咖啡酸。

*056*

# 忍冬藤

别　　名｜金银藤、金银花藤、银花藤。

来　　源｜忍冬科植物忍冬*Lonicera japonica* Thunb. 的干燥茎枝。

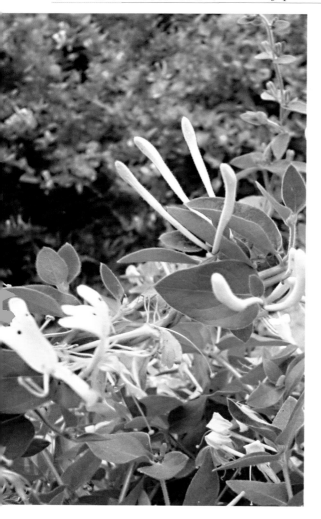

**植物形态**

同"金银花"。

**生境分布**

生于丘陵、林边、篱旁；野生和栽培均有。分布于我国辽宁、陕西、山东、河南等地。

**采　　制**

秋、冬二季采割，晒干。

**药材性状**

长圆柱形，多分枝，常缠绕成束，表面棕红色至暗棕色，外皮易剥落。枝上多节。质脆，断面黄白色，中空。气微，味微苦。

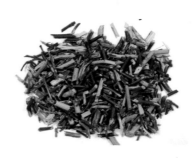

| 性味归经 | 甘，寒。归肺、胃经。 |
|---|---|
| 功　　效 | 清热解毒，疏风通络。 |
| 主　　治 | 用于温病发热，热毒血痢，痈肿疮疡，风湿热痹，关节红肿热痛。 |
| 用　　法 | 用量9~30克。 |

**单方、验方**

1. 急性风湿性关节炎：苍术、黄柏各9克，忍冬藤30克。煎服。
2. 慢性化脓性中耳炎：忍冬藤30克，生甘草10克。煎服，每日1剂，连服3~4日。
3. 防治流行性感冒：野菊花9克，忍冬藤、鱼腥草各15克。煎服。
4. 卡波济水痘样疹：忍冬藤、板蓝根各30克。煎服。

**现代研究**

含绿原酸、异绿原酸等，还含铁、钡、锰、锌、钛、锶、铜等微量元素。对多种致病菌均有一定的抑制作用。

## *057*

# 连翘

别　　名｜青翘、青连翘、北连翘。

来　　源｜木犀科植物连翘*Forsythia suspensa*（Thunb.）Vahl的干燥果实。

**（植物形态）**

灌木。茎直立，具较密而突起的皮孔。单叶对生，偶有三出小叶；叶片卵形或卵状椭圆形，边缘有不整齐锯齿。花先叶开放，一至数朵腋生；花冠黄色。蒴果狭卵形，先端尖，稍扁，木质，表面有多数散生瘤点，成熟时2瓣开裂。种子多数，棕色，扁平，一侧有薄翅，歪斜。花期3~5月，果期7~8月。

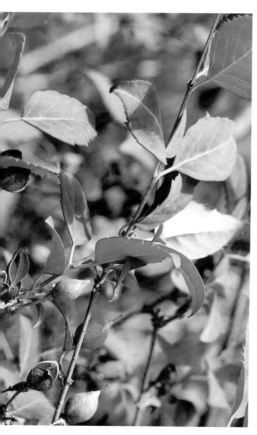

**（生境分布）**

生于山野、荒坡。各地多有栽培。分布于我国辽宁、河北、河南、山西、山东、江苏、湖北、陕西、甘肃、云南等地。

**（采　制）**

秋季果实初熟尚带绿时采收，除去杂质，蒸熟，晒干，称为"青翘"；果实熟透时采收，晒干，除去杂质，称为"老翘"。

## 药材性状

长卵形至卵形，稍扁，长1.5~2.5厘米，直径0.5~1.3厘米。表面有不规则纵皱纹及多数凸起的小斑点，两面各有1条明显纵沟。顶端锐尖。"青翘"多不开裂，表面绿褐色，凸起的灰白色小斑点较少；质硬；种子多数，黄绿色，细长，一侧有翅。"老翘"自顶端开裂或裂成两瓣，表面黄棕色或红棕色，内表面多浅黄棕色。平滑，具一纵隔；质脆；种子棕色，多已脱落。气微香，味苦。

| 性味归经 | 苦，微寒。归肺、心、小肠经。 |
|---|---|
| 功　　效 | 清热解毒，消肿散结，疏散风热。 |
| 主　　治 | 用于痈疽，瘰疬，乳痈，丹毒，风热感冒，温病初起，温热入营，高热烦渴，神昏发斑，热淋涩痛。 |
| 用　　法 | 用量6~15克。 |

### 单方、验方

1. 咽喉肿痛：连翘、玄参、板蓝根、生地黄各9克。煎服。
2. 预防流感：连翘、金银花各10克，贯众15克，甘草3克。煎服。

### 现代研究

含挥发油、连翘苷、连翘苷元、芦丁、连翘酚、连翘脂苷、熊果酸、齐墩果酸、罗汉松脂酸苷、香豆素等。挥发油、连翘苷、连翘脂苷是抗菌、抗病毒的活性成分，抗菌谱较广，对金黄色葡萄球菌、肺炎双球菌、溶血性链球菌、鼠疫杆菌、霍乱弧菌等均有抑制作用；连翘挥发油对流感病毒有抑制作用；醇提物有杀灭钩端螺旋体的作用；水浸剂有保肝、扩张血管、解热作用，能使血压显著下降，并具抗癌作用；齐墩果酸能明显降低血清谷丙转氨酶。

**058** | Common Andrographis Herb [英]

# 穿心莲

别　名｜一见喜、苦胆草、印度草。

来　源｜爵床科植物穿心莲*Andrographis paniculata*（Burm.f.）Nees 的干燥地上部分。

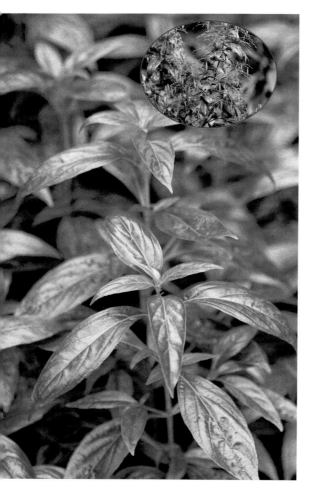

### 植物形态

多年生草本。单叶，对生，纸质，叶片卵状、矩圆状披针形。总状花序顶生或腋生，集成大型圆锥花序；裂片三角状披针形；花冠白色而下唇带紫色斑纹，二唇形；雄蕊2；子房上位。蒴果扁，有2条纵槽，疏生腺毛，成熟后开裂为2果瓣。种子多数，骨质，多皱纹，秃净，黄色或深褐色。花期8~9月，果期10月。

### 生境分布

生于湿热的平原、丘陵地区。江西、湖南、福建、广东、广西、四川有栽培。

### 采　制

秋初茎叶茂盛时采割，晒干。

**药材性状**

茎方柱形，多分枝，节稍膨大；质脆，易折断。单叶对生，叶柄短或近无柄；叶片皱缩、易碎，完整者展开后呈披针形或卵状披针形，先端渐尖，基部楔形下延，全缘或波状；上表面绿色，下表面灰绿色，两面光滑。气微，味极苦。

| 性味归经 | 苦，寒。归心、肺、大肠、膀胱经。 |
|---|---|
| 功　　效 | 清热解毒，凉血，消肿。 |
| 主　　治 | 用于感冒发热，咽喉肿痛，口舌生疮，顿咳劳嗽，泄泻痢疾，热淋涩痛，痈肿疮疡，蛇虫咬伤。 |
| 用　　法 | 用量6~9克。外用适量。 |

**单方、验方**

1　一般炎症感染：穿心莲9克。煎服，每日1剂。
2　皮肤化脓性感染创面：穿心莲适量。研末，制成1∶4水溶液，浸纱布外敷创口。

**现代研究**

含二萜内酯类化合物：主要有穿心莲内酯、脱水穿心莲内酯。另外，根茎含黄酮类化合物。主要具有解热作用；多种穿心莲内酯及各种注射剂均有解热效果；还有抗病原微生物及抗炎、增强免疫功能；总黄酮体内体外能抑制ADP诱导的血小板聚集，抗异丙肾上腺素所致大鼠心肌损伤和对实验性心肌梗死兔有一定保护作用；另外，还有抗蛇毒、抗生育作用。

## *059*

# 大青叶

| 别　　名 | 板蓝根叶、菘蓝叶、蓝靛叶。 |
|---|---|
| 来　　源 | 十字花科植物菘蓝*Isatis indigotica* Fort. 的干燥叶。 |

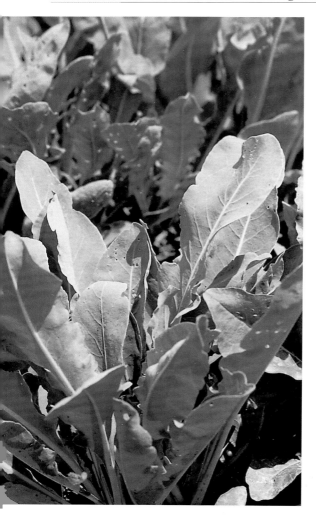

### 植物形态

二年生草本。高40~90厘米，无毛或稍有柔毛；主根灰黄色。茎直立，上部多分枝，稍带粉霜。茎生叶矩圆状椭圆形，有柄。基生叶矩圆形呈矩圆披针形，先端钝，基部箭形，半抱茎，全缘或有不明显锯齿。花序复总状；花黄色。短角果矩圆形，扁平，边缘有翅，紫色，无毛，有短尖，基部渐狭。种子椭圆形，褐色。

### 生境分布

多为栽培，分布全国各地。主产于我国河北、江苏、安徽等地。

### 采　　制

夏、秋二季采收，除去杂质，晒干。

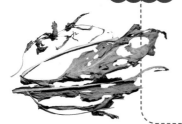

**药材性状**

多被缩卷曲。展平后是长椭圆形至长圆状倒卵形，长5~20厘米，宽2~6厘米；上面暗灰绿色，可见色较深而稍突起小点；先端钝，全缘成微波状，基部渐狭下延成翼状。质脆。气微，味微酸、苦、涩。

| 性味归经 | 苦，寒。归心、胃经。 |
|---|---|
| 功　　效 | 清热解毒，凉血清斑。 |
| 主　　治 | 用于温病高热，神昏，发斑发疹，痄腮，喉痹，丹毒，痈肿。 |
| 用　　法 | 用量9~15克。 |

### 单方、验方

1. 风湿性关节炎：大青叶15克。酒水各半炖服。
2. 腮腺炎、疮疡：鲜大青叶适量。捣烂敷患处。
3. 阴囊痛、睾丸脓肿：鲜大青叶50克，马鞭草、土牛膝、大蓟根各15克。酒水各半炖服。
4. 预防流行性乙型脑炎、流行性脑脊髓膜炎：大青叶25克，黄豆50克。煎服，连服7日。
5. 热甚黄疸：大青叶100克，茵陈、秦艽各50克，天花粉40克。煎服。
6. 无黄疸型肝炎：大青叶100克，丹参50克，大枣10枚。煎服。
7. 血淋，小便尿血：鲜大青叶100克，生地黄25克。水煎调冰糖服，每日2次。

### 现代研究

含黄酮苷—山大青苷，对大鼠有利尿作用，对大鼠蛋清性关节炎及右旋糖酐性关节炎均有明显的抗炎作用。此外，也含有靛玉兰、靛蓝等成分。

*060*

# 板蓝根

别　　名｜北板蓝根、大青根、蓝根。
来　　源｜十字花科植物菘蓝*Isatis indigotica* Fort. 的干燥根。

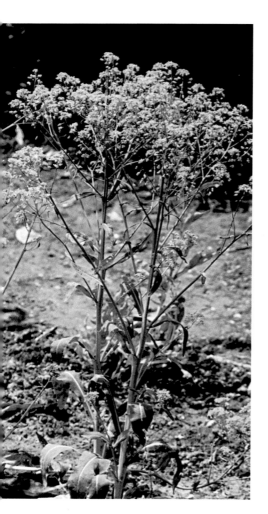

**植物形态、生境分布**

　　同大青叶。

**采　制**

　　秋季采挖，除去泥沙，晒干。

## 药材性状

圆柱形，稍扭曲，长10~40厘米，直径0.3~1.2厘米。表面灰黄色，有纵皱纹及支根痕，并有淡灰黄色横长的皮孔。根头略膨大，可见轮状排列的暗绿色叶柄残基、叶柄痕以及密集的疣状突起。质实而脆，折断面略平坦，皮部淡棕白色至淡棕色，占半径的1/2~3/4，木部黄色。气微，味微甜后涩。

| 性味归经 | 苦，寒。归心、胃经。 |
|---|---|
| 功　　效 | 清热解毒，凉血利咽。 |
| 主　　治 | 用于瘟疫时毒，发热咽痛、温毒发斑、痄腮、烂喉丹痧，大头瘟疫，丹毒，痈肿。 |
| 用　　法 | 用量9~15克。 |

### 单方、验方

1　流行性腮腺炎：板蓝根12克，黄芩、连翘、柴胡、牛蒡子、玄参各9克，黄连、桔梗、陈皮、僵蚕各6克，升麻、甘草各3克，马勃、薄荷各4.5克。水煎服。

2　急性传染性肝炎：板蓝根、茵陈各15克，栀子9克，水煎服。

### 现代研究

含靛玉兰、靛蓝，并含有18种氨基酸，其中精氨酸的含量较高，氨基酸可能是板蓝根中的一个主要有效成分。对乙型肝炎病毒DNA有中度抑制作用；对金黄色葡萄球菌等多种致病菌以及钩端螺旋体均有抑制作用。

## 061

Common Baphicacanthus Rhizome and Root [英]

# 南板蓝根

**别　　名** 土板蓝根、马蓝根、板蓝根。

**来　　源** 爵床科植物马蓝*Baphicacanthus cusia*（Nees）Bremek. 的干燥根茎和根。

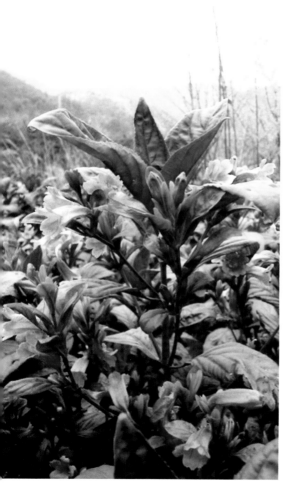

### 植物形态

多年生草本。茎基部稍木质化，多分枝，茎节明显，嫩枝被褐色细软毛。叶对生，叶片倒卵状长圆形至卵状长圆形，先端渐尖，基部渐窄，边缘浅锯齿，侧脉4~8对。穗状花序，着生枝顶；苞片叶状，早落；花萼裂片5，外被短柔毛；花冠筒状漏斗形，淡紫色，花冠筒近中部略向下弯曲，先端5裂；雄蕊4，2强；花柱细长，被毛。蒴果。

### 生境分布

生于山谷、疏林下阴湿地方，多为栽培。分布于我国福建、广东、四川，长江流域以南各地。

### 采　　制

夏、秋二季采挖，除去地上茎，洗净，晒干。

## 药材性状

根茎类圆形，多弯曲，有分枝。表面灰棕色，具细纵纹；节膨大，节上长有细根或茎残基；外皮易剥落，呈蓝灰色。质硬而脆，易折断，断面不平坦，皮部蓝灰色，木部灰蓝色至淡黄褐色，中央有髓。根粗细不一，弯曲有分枝，细根细长柔韧。气微，味淡。

| 性味归经 | 苦，寒。归心、胃经。 |
| --- | --- |
| 功　　效 | 清热解毒，凉血消斑。 |
| 主　　治 | 用于瘟疫时毒，发热咽痛，温病发斑，丹毒。 |
| 用　　法 | 用量9~15克。 |

### 单方、验方

1. 预防和治疗流感：大青叶、南板蓝根各15克，贯众15克。水煎代茶饮。

2. 预防流感：南板蓝根、大青叶各50克，野菊花、金银花各30克。上药同放入大茶缸中，沸水冲泡片刻，代茶频服。

3. 预防流感或流感所致恶寒，发热，咳嗽，流涕，头痛，肢体酸痛：藿香、生甘草各6克，桑叶、射干各10克，南板蓝根、连翘各15克，金银花、贯众、桔梗各12克。煎服。

### 现代研究

全草含三萜类。靛玉红有抗癌活性；4-（3H）-喹唑酮有抗炎、抗高血压活性；根含吲哚苷、大黄酚及多种氨基酸。水煎剂具一定的抑菌作用，体外对病毒增殖有抑制作用，还具解热、抗炎作用。临床主要用治病毒性及细菌性疾病，如乙型肝炎、水痘、扁桃体炎、咽炎等。

## 062 Indigoplant Leaf [英]

# 蓼大青叶

别　名｜大青叶、靛青叶、蓼蓝叶。

来　源｜蓼科植物蓼蓝 *Polygonum tinctorium* Ait. 的干燥叶。

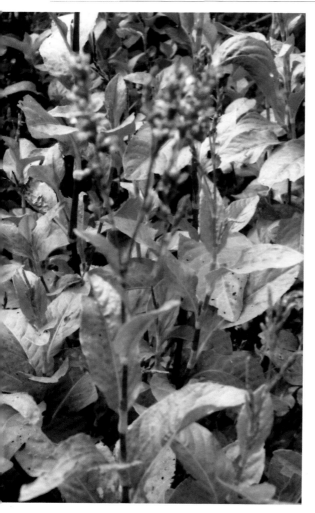

### 植物形态

一年生草本。高50~80厘米，茎圆柱形，淡紫红色，下部节处生须根。单叶互生，具膜质托叶梢。花序穗状，顶生或腋生，花淡红色，密集；花被5深裂。瘦果卵形，具3棱，黑褐色，含种子1枚，包于宿存的花被内。

### 生境分布

多栽培或半野生状态。主要分布于我国东北、华北、陕西、山东、湖北、四川、贵州、广西及广东等地。

### 采　制

夏、秋二季枝叶茂盛时采收两次，除去茎枝及杂质，干燥。

**药材性状**

多皱缩、破碎，完整者展平后呈椭圆形，长3~8厘米，宽2~5毫米。蓝绿色或黑蓝色，先端纯，基部渐狭，全缘。叶脉浅黄色，于下表面略突起。叶柄扁平，偶带膜质托叶鞘。质脆。气微，味微涩而稍苦。

| 性味归经 | 苦，寒。归心、胃经。 |
|---|---|
| 功　　效 | 清热解毒，凉血消斑。 |
| 主　　治 | 用于温病发热，发斑发疹，肺热喘咳，喉痹，痄腮，丹毒，痈肿。 |
| 用　　法 | 用量9~15克。 |

**单方、验方**

1. 流感：蓼大青叶、板蓝根、贯众各15克。水煎代茶饮。
2. 麦粒肿：板蓝根50克，金银花、紫花地丁、蓼大青叶、蒲公英各15克。每日1剂，煎服。
3. 扁平疣：蓼大青叶、生薏苡仁、生地榆各15克，苍术15克。每日1剂，煎服，并用药渣泡洗病变部位，6日1个疗程。

**现代研究**

含靛玉红、靛蓝3%~7%，还含色胺酮、青黛酮、异靛蓝、N–苯基–α萘胺、虫漆蜡醇、β–谷甾醇。靛玉红对小鼠白血病的抑制率较高，对大鼠瓦克瘤256，皮下和腹腔注射200毫克／千克，共6~7日，抑制率分别为47%~52%和50%~58%，灌胃500毫克／千克，抑制率为23%~33%，皮下注射200毫克／千克，2次，可延长荷大鼠瓦克瘤腹水型大鼠生存时间43%，对小鼠肺癌亦有明显的抑制作用。

*063* **Indigo [英]**

# 青黛

| 别　　名 | 花青、蓝靛、建青黛。 |
| 来　　源 | 蓼科植物蓼蓝*Polygonum tinctorium* Ait. 的叶或茎叶经加工制得的干燥粉末、团块或颗粒。 |

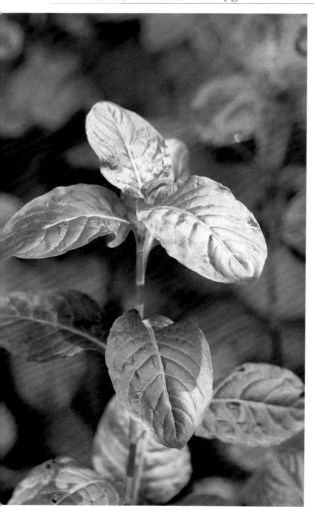

**植物形态**

　　同"蓼大青叶"。

**生境分布**

　　多栽培或半野生状态。主要分布于我国东北、华北、陕西、山东、湖北、四川、贵州、广西及广东等地。

**采　　制**

　　夏、秋二季枝叶茂盛时采收两次，除去杂质，干燥，粉碎。

**药材性状**

极细粉末，灰蓝色或深蓝色，质轻易飞扬，黏手黏纸，投水中浮于水面，也有呈多孔性小块。有特殊草腥气，味淡。

| 性味归经 | 咸，寒。归肝经。 |
|---|---|
| 功　　效 | 清热解毒，凉血消斑，泻火定惊。 |
| 主　　治 | 用于温毒发斑，血热吐衄，胸痛咳血，口疮，痄腮，喉痹、小儿惊痫。 |
| 用　　法 | 用量1~3克，宜入丸散用。外用适量。 |

**单方、验方**

1. 伤寒赤斑：青黛3克。水研服。
2. 带状疱疹：青黛10克，冰片2克。共研细末，麻油调匀涂于患处；破损处直接撒入药粉。每日涂药1次。
3. 尿布性皮炎：将患处洗净，外撒青黛适量，每日3~5次。
4. 病毒性腮腺炎：青黛3克，冰片1克。共研细末，鸡蛋清适量调匀，外敷患处，每日换药1次，连用3日。

**现代研究**

含靛玉红、靛蓝3%~7%，还含色胺酮、青黛酮、异靛蓝、N-苯基-α萘胺、虫漆蜡醇、β-谷甾醇。靛玉红对小鼠白血病的抑制率较高，对大鼠瓦克瘤256，皮下和腹腔注射200毫克/千克，共6~7日，抑制率分别为47%~52%和50%~58%，灌胃500毫克/千克，抑制率为23%~33%，皮下注射20毫克/千克，2次，可延长大鼠瓦克瘤腹水型大鼠生存时间43%，对小鼠肺癌亦有明显的抑制作用。

# 三丫苦

| 别　　名 | 三桠苦、三枝枪、三叉虎。 |
| --- | --- |
| 来　　源 | 芸香科植物三叉苦*Melicope pteleifolia*（Champ. ex Benth.）T.G.Hartley. 的干燥茎及带叶嫩枝。 |

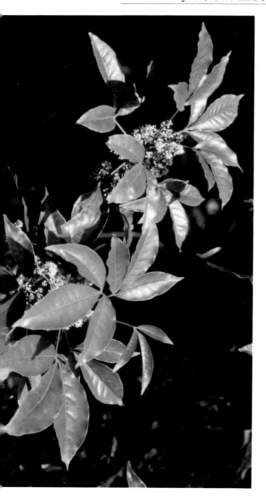

### 植物形态

小乔木或灌木。树皮灰白色或青灰色，全株味苦。叶对生，具3小叶；小叶片椭圆形或椭圆状披针形，顶端渐尖或急尖，基部楔形而下延，全缘或有不规则的浅波状。聚伞花序排成伞房花序式，腋生，花单性，黄白色，略芳香；萼片4，阔卵形，花瓣4，卵形至椭圆形，雄花有雄蕊4，退化雌蕊短小；雌花的退化雄蕊比花瓣短，柱头头状，4浅裂。果常2~3个聚生，稀1个或4个，暗黄棕色至红褐色，有腺点。种子卵形，黑色。

### 生境分布

生于丘陵、平原、山地、溪边的疏林中或灌木丛中。分布于我国广东、海南、广西等地。

### 采　　制

全年采收，横切或纵切成段，块，晒干。

128

## 药材性状

枝叶多已切成碎块。茎皮表面灰青色，间有白皮斑，皮部易脱落，木部白色，致密细结。茎枝断面中央有白色的髓，具油臕（哈喇、败油）气，味苦。完整叶片展平后呈三出指状复叶，具长柄；小叶纸质，先端长尖，基部渐窄下延成小叶柄，全缘或不规则微波状，叶上表面黄绿色，光滑，可见小油点，叶下表面颜色较浅。揉之有香气，味极苦。

| 性味归经 | 苦，寒。归肝、肺、胃经。 |
|---|---|
| 功　效 | 清热解毒，行气止痛，燥湿止痒。 |
| 主　治 | 用于热病高热不退，咽喉肿痛，热毒疮肿，风湿痹痛，湿火骨痛，胃脘痛，跌打肿痛。外用治皮肤湿热疮疹、皮肤瘙痒、痔疮。 |
| 用　法 | 用量15~30克。外用适量，捣敷或煎水洗。 |

### 单方、验方

1. 胃溃疡：菖蒲根、白银树、三丫苦各15克，九里香3克，海螵蛸6克。煎服。
2. 甲状腺肿大：大叶紫珠根60克，三丫苦15克。煎服。

### 现代研究

叶、根含生物碱。叶还含挥发油，油中主要成分为 α-蒎烯和糠醛。

*065*

# 金荞麦

| 别　名 | 野荞麦根、天荞麦、苦荞头。 |
| --- | --- |
| 来　源 | 蓼科植物金荞麦*Fagopyrum dibotrys*（D. Don）Hara. 的干燥根茎。 |

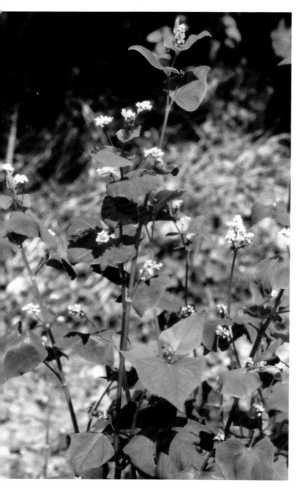

### 植物形态

多年生草本。具白色柔毛，主根结节状，横走，红褐色。茎多分枝，具棱槽，微带红色。单叶互生，叶柄长；叶片戟状三角形，先端渐尖或尾尖状，全缘，基部心戟形；顶端叶小无柄，抱茎；托叶鞘抱茎状。聚伞花序顶生或腋生；总花梗长，具白色短柔毛；花被5；雄蕊8；雌蕊3。瘦果三棱形，红褐色。花期7~9月，果期10~11月。

### 生境分布

生于荒地、路旁、河边阴湿地。分布于我国河南、江苏、安徽、浙江等地。

### 采　制

冬季采挖，除去茎及须根，洗净，晒干。

## 药材性状

不规则团块状，常具瘤状分枝，长短不一，直径1~4厘米。表面深灰褐色，有环节及纵皱纹，并密布点状皮孔，有凹陷的圆形根痕及须根残余；瘤状分枝顶端有茎的残基。质坚硬，不易折断，切面淡黄白色至黄棕色，有放射性纹理，中央有髓。气微、味微涩。

| 性味归经 | 微辛、涩，凉。归肺经。 |
|---|---|
| 功　效 | 清热解毒，排脓祛瘀。 |
| 主　治 | 用于肺痈吐脓，肺热喘咳，乳蛾肿痛。 |
| 用　法 | 用量15~45克，用水或酒隔水密闭炖服。 |

## 单方、验方

1　上消化道出血：金荞麦适量。研末吞服，每次4克，每日3~4次。

2　脱肛：鲜金荞麦、苦参各300克。水煎，趁热熏患处。

3　闭经：鲜金荞麦叶90克（干叶30克）。捣烂，调鸡蛋4个，用茶油煎熟，加米酒共煮，内服。

## 现代研究

有效成分为缩合原花色苷元，也称双聚原矢车菊苷元。进一步研究证明，金荞麦的有效成分是一类原花色素的缩合性单宁的混合物。应用薄层扫描法测定不同物候期的药材中有效成分原矢车菊素$B_2$的含量，结果表明花盛果初期（10月初至中旬）含量最高。药理研究表明，本品有抑菌、消炎作用，尤其对化脓性炎症有效；对金黄色葡萄球菌、肺炎球菌以及痢疾、伤寒、绿脓等杆菌有抑制作用。

# 拳参

**别　　名** 紫参、虾拳、拳头参。

**来　　源** 蓼科植物拳参*Polygonum bistorta* L. 的干燥根茎。

## 植物形态

　　多年生草本。高35~85厘米，根茎肥厚，常弯曲。茎单一，不分枝，无毛，具纵沟纹。基生叶具长柄，叶片长圆披针形或披针形，基部圆钝或截形，沿叶柄长延成窄翅，边缘外卷，两面稍被毛，老时渐脱落；茎生叶互生，向上柄渐短至抱茎；托叶鞘筒状，膜质。总状花序穗状，顶生，圆柱形，小花密集，苞片卵形，膜质，淡棕色，中脉色深而明显。花被淡红色或白色，5片，椭圆形；雄蕊8，较花被稍长；花柱3。瘦果椭圆形，有3棱，包于宿存萼内。花期6~9月，果期9~11月。

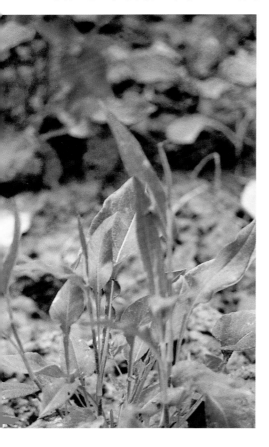

## 生境分布

　　生于山坡、草丛或林间阴湿草甸中。分布于我国吉林、辽宁、河北、山西、内蒙古、新疆等地。

## 采　　制

　　春初发芽时或秋季茎叶将枯萎时采挖，除去泥沙，晒干，去须根。

## 药材性状

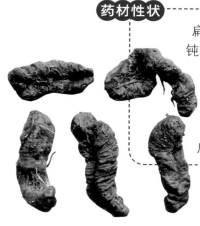

扁圆柱形，常弯曲成虾状，两端圆钝或稍细。表面紫褐色或紫黑色，稍粗糙，有较密环节及根痕，一面隆起，另一面较平坦或略具凹槽。质硬，断面近肾形，浅棕红色，有数十个黄白色细点排成断续环状。气微、味苦涩。

| 性味归经 | 苦、涩，微寒。归肺、肝、大肠经。 |
| --- | --- |
| 功　效 | 清热解毒，消肿，止血。 |
| 主　治 | 用于赤痢热泻，肺热咳嗽，痈肿瘰疬，口舌生疮，血热吐衄，痔疮出血，蛇虫咬伤。 |
| 用　法 | 用量5~10克。外用适量。 |

### 单方、验方

1. 风热型感冒：板蓝根25克，连翘9克，大青叶、拳参各10克。煎服。
2. 龋齿性牙痛：拳参1片。放在牙痛部位，用牙咬住，20分钟左右就能起到明显的止痛效果。

### 现代研究

　　含并没食子酸、没食子酸以及水解鞣质和缩合鞣质。又含羟基甲基蒽醌、维生素C、β–谷甾醇的异构体等。拳参提取物体外试验对金黄色葡萄球菌、绿脓杆菌、枯草杆菌、大肠杆菌等均有抗菌作用。拳参渗滤液与明胶制成的制剂有一定的止血作用。拳参毒性很小。现发现还对肿瘤细胞有一定的抑制作用。

# 紫萁贯众

别　　名│贯众、薇贯众、紫萁贯众。

来　　源│紫萁科植物紫萁*Osmunda japonica* Thunb.的干燥根茎和叶柄残基。

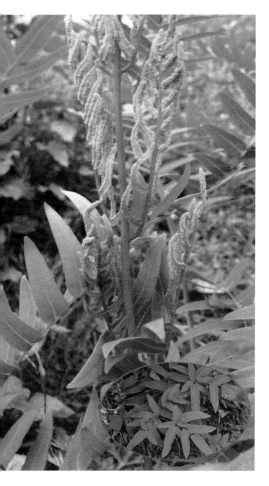

## 植物形态

多年生草本。根茎粗壮纺锤形、类球形，横卧或斜升，无鳞片。叶二型，幼时密被茸毛，营养叶有长柄；叶三角状阔卵形，顶部以下 2回羽状，小羽片长圆状披针形，先端钝或尖，基部圆形或宽楔形，边缘有细钝锯齿。孢子叶与营养叶异型，着生孢子囊的小羽片卷缩成条形，小羽片穗状，在孢子叶先端形成长大的深棕色孢子囊穗，成熟后枯萎。

## 生境分布

生于林下、山脚或溪边的酸性土上。分布于我国山东、江苏、浙江、江西、福建、湖北、湖南、广东、广西、四川、贵州等地。

## 采　　制

春、秋二季采挖，洗净，除去须根，晒干。

**药材性状**

略呈圆锥形或圆柱形，稍弯曲。根茎横生或斜生，下侧着生黑色而硬的细根；上侧密生叶柄残基，叶柄基部呈扁圆形，斜向上，表面棕色或棕黑色，切断面有"U"形筋脉纹（维管束），常与皮部分开。质硬，不易折断。气微，味甘、微涩。

| 性味归经 | 苦，微寒。有小毒。归肺、胃、肝经。 |
|---|---|
| 功　效 | 清热解毒，止血，杀虫。 |
| 主　治 | 用于疫毒感冒，热毒泻痢，痈疮肿毒，吐血，衄血，便血，崩漏，虫积腹痛。 |
| 用　法 | 用量5~9克。 |

**单方、验方**

1　防治脑膜炎：紫萁贯众根15~30克，大青叶15克。煎服。
2　麻疹、水痘不透：紫萁贯众根、升麻各3克，赤芍6克，芦根9克。煎服。

**现代研究**

紫萁贯众根茎含东北贯众素及多种内酯成分。具有驱虫、抗病毒、抑制凝血作用。

*068* **Violet Herb [英]**

# 紫花地丁

| 别 | 名 | 地丁、金剪刀、堇菜地丁。 |
|---|---|---|
| 来 | 源 | 堇菜科植物紫花地丁*Viola yedoensis* Makino的干燥全草。 |

**植物形态**

多年生草本。根状茎短，节密生。主根粗，有数条细根。叶基生；叶片呈三角状卵形或狭卵形，先端圆钝，基部截形或宽楔形，边缘具浅圆齿，两面无毛或被细短毛；托叶膜质。花具长梗；花瓣淡紫色或紫色，喉部色淡并带紫色条纹；萼片5，卵状披针形或披针形，基部附属物矩形或半圆形，顶端圆或截形；花瓣5，倒卵形或长圆状倒卵形；雄蕊5，花柱棍棒形，柱头三角形。种子卵球形，淡黄色。花期3~4月，果期5~9月。

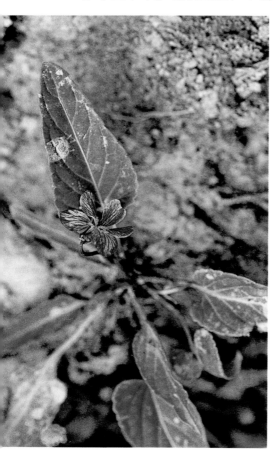

**生境分布**

生于路边、林缘、灌木丛、荒地、田埂阴湿处及水沟边。主产于我国江苏、浙江等地。

**采 制**

春、秋二季采收，除去杂质，晒干。

## 药材性状

多皱缩成团。主根圆锥形，直径1~3毫米。叶丛生，灰绿色，湿润展开后，叶片披针形或卵状披针形，长1.5~5.6厘米，宽1~2厘米，先端钝，基部截形或呈心形，边缘具钝锯齿；两面有毛；叶柄细长，上部有明显狭翅。花茎纤细；花瓣5，花紫色或淡棕色，矩形管状，蒴果通常三角状裂开，内有多数淡黄色种子。气微，味微苦而带黏性。

| 性味归经 | 苦、辛，寒。归心、肝经。 |
| --- | --- |
| 功　　效 | 清热解毒，凉血消肿。 |
| 主　　治 | 用于疔疮肿毒，痈疽发背，丹毒，毒蛇咬伤。 |
| 用　　法 | 用量15~30克。 |

### 单方、验方

1. 黄疸内热：紫花地丁适量。研末，每次15克，用酒送下。
2. 痈疽恶疮：紫花地丁（连根）、苍耳叶各等份。捣烂，加酒1杯，搅汁服下。
3. 疔疮肿毒：鲜紫花地丁适量。捣汁服。

### 现代研究

含有苷类、黄酮类、黏液质、棕榈酸等。近从全草中分离出一种在体外试验中具有高活性抗Ⅰ型艾滋病毒的高分子化合物，分子量为10 000~15 000的磺化多聚糖。本品具有抑菌、利胆、利尿和轻泻等作用；对金黄色葡萄球菌、卡他球菌、链球菌、肺炎双球菌均有抑制作用。

*069* **Dandelion Herb [英]**

# 蒲公英

别　　名｜蒲公丁、公英、鲜公英。

来　　源｜菊科植物蒲公英*Taraxacum mongolicum* Hand. -Mazz. 的干燥全草。

**植物形态**

多年生草本。含白色乳汁，高10~25厘米。根深长，单一或分枝。叶基生，排成莲座状，叶片矩圆状披针形、倒披针形或倒卵形，先端尖或钝，基部狭窄，下延成叶柄状，边缘浅裂或作不规则羽状分裂，裂片牙齿状或三角状，被白色丝状毛。花茎上部密被白色丝状毛，头状花序单一，顶生，全部为舌状花，两性，总苞片多层，外层较短，卵状披针形，内层线状披针形，花冠黄色，先端平截，5齿裂，雄蕊5，着生于花冠管上，花药合生成筒状，雌蕊1，花柱细长，柱头2裂，有短毛。瘦果倒披针形。

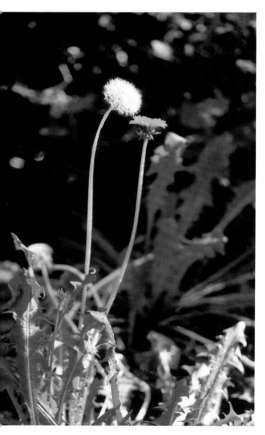

**生境分布**

生于山坡草地、路旁、河岸沙地及田野间。全国大部分地区有分布。

**采　　制**

春、秋二季花初开时采挖，除去杂质，洗净泥土，晒干。

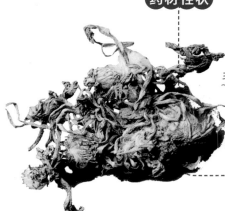

**药材性状**

根略呈圆锥状，弯曲，长4~10厘米，表面棕褐色，皱缩，根头部有棕色或黄白色的茸毛，或已脱落。叶皱缩成团，或成卷曲的条片。外表绿色或暗灰绿色，叶背主脉明显。有时有不完整的头状花序。气微，味微苦。

| 性味归经 | 苦、甘，寒。归肝、胃经。 |
|---|---|
| 功　　效 | 清热解毒，消肿散结，利尿通淋。 |
| 主　　治 | 用于疔疮肿毒，乳痈，瘰疬，目赤，咽痛，肺痈，肠痈，湿热黄疸，热淋涩痛。 |
| 用　　法 | 用量10~15克。 |

**单方、验方**

1　急性胆囊炎：鲜蒲公英50克，金钱草10克。煎服。连服15日。

2　小便淋涩：蒲公英、玉米须各15克。水煎加糖调服。

3　痈疮疔毒：蒲公英、紫花地丁各15克，绿豆60克。先煎药取汁，加入绿豆煮成粥食。

4　黄疸性肝炎：蒲公英、茵陈蒿、白糖各15克，大枣10枚。共煮粥食，每日1~2次。

**现代研究**

含蒲公英甾醇、胆碱、菊糖和果胶等。

*070*

# 野菊花

| 别　名 | 山菊花、野山菊、野黄菊。 |
| 来　源 | 菊科植物野菊*Chrysanthemum indicum* L. 的干燥头状花序。 |

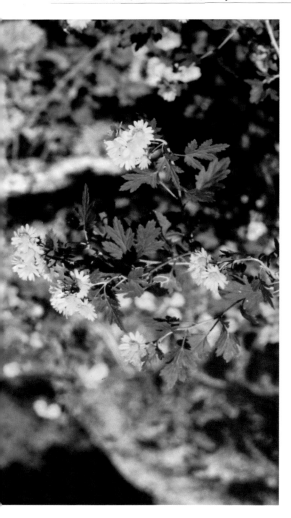

### 植物形态

多年生草本。茎直立或铺散。茎枝被稀疏的毛，上部花序枝上的毛稍多。基生叶和下部叶花期脱落。中部叶卵形或长卵形、椭圆状卵形，羽状半裂，浅裂或分裂不明显，边缘有浅锯齿。两面被稀疏短柔毛。头状花序小，多数在茎枝顶端排成疏松的伞房圆锥花序总苞片约5层，外层卵形或卵状三角形，中层卵形，内层长椭圆形，舌状花黄色，顶端全缘或2~3齿。瘦果。

### 生境分布

生于山坡草地、灌丛、河边水湿地、滨海盐渍地、田边及路旁。分布于我国东北、华北等地。

### 采　制

秋、冬二季花初开放时采摘，晒干，或蒸后晒干。

## 药材性状

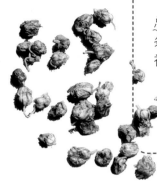

类球形，直径0.3~1厘米，棕黄色。总苞由4~5层苞片组成，外层苞片卵形或条形，外表面中部灰绿色或淡棕色，通常被白毛，边缘膜质，中层苞片卵形，内层苞片长椭圆形，膜质，外表面无毛。总苞基部有残留的总花梗。舌状花1轮，黄色，皱缩卷曲，管状花多数，深黄色。体轻。气芳香，味苦。

| 性味归经 | 苦、辛，微寒。归肝、心经。 |
| --- | --- |
| 功　　效 | 清热解毒，泻火平肝。 |
| 主　　治 | 用于疔疮痈肿，目赤肿痛，头痛眩晕。 |
| 用　　法 | 用量9~15克。外用适量，煎汤外洗或制膏外涂。 |

### 单方、验方

1. 疔疮：野菊花、黄糖各适量。共捣烂贴患处。如生于发际，加梅片、生地龙同敷。
2. 泌尿系统感染：野菊花50克，海金沙50克。煎服，每日2剂。
3. 头癣、湿疹：野菊花、苦楝根皮、苦参根各适量。水煎外洗。

### 现代研究

　　含野菊花内酯、野菊花三醇、野菊花酮等。挥发油中以含氧萜及倍半萜为主，是野菊花散发奇特香气的成分。煎剂体外实验表明具有一定的广谱抑菌作用，全草抑菌作用强于花，鲜品强于干品，加热则效果降低，挥发油有较强的抑菌作用；注射液能抑制血小板的聚集，增加冠脉流量，降低心肌耗氧量；浸膏对不麻醉大鼠、麻醉猫和麻醉犬有明显的降压作用。毒性：浸膏水溶液的致死量是其有效量的9倍，全草制剂的毒性大于花的提取物，慢性给药并无蓄积中毒现象。

*071*

# 漏芦

| 别　　名 | 白头漏芦、野兰、和尚头。 |
| --- | --- |
| 来　　源 | 菊科植物祁州漏芦*Rhaponticum uniflorum*（L.）DC. 的干燥根。 |

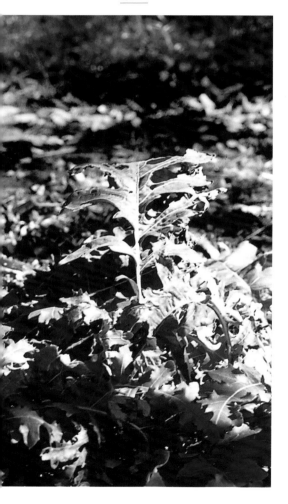

### 植物形态

多年生草本。全体密被白色棉毛，根肉质，圆锥形，根端具数芽，或具根生叶的残基而密被白色茸毛。茎单一，直立。叶互生，叶柄长，叶片羽状深裂，长椭圆形至披针形，边缘通常有不规则的浅裂，两面均有白色茸毛，茎上部叶稀少。头状花序单生茎顶，总苞片宽钟状，多层，具干膜质附片，花全部为管状花，淡紫色，花冠管细长，先端5裂，裂片线形，雄蕊5，聚药。瘦果倒卵形。

### 生境分布

生于山丘干燥地带。分布于我国黑龙江、吉林、辽宁、内蒙古等地。

### 采　制

春、秋二季采挖，除去须根和泥沙、晒干。

**药材性状**

倒圆锥状圆柱形，有的稍扭曲或扁压，通常不分枝，完整者长10~30厘米，直径1~2.5厘米。表面深棕色或黑棕色，粗糙，具不规则的纵形沟纹及菱形的网状裂隙，外皮常有剥裂。根头部膨大，有少数茎基及鳞片状的叶柄残基，顶端有灰白色茸毛。质轻而脆，易折断，折断时皮部常与木部脱离，皮部色泽较深，木部黄白色，呈放射状排列，多裂隙。气特异，味微苦。

| 性味归经 | 苦，寒。归胃经。 |
|---|---|
| 功　　效 | 清热解毒，消痈，下乳，舒筋通脉。 |
| 主　　治 | 用于乳痈肿痛，痈疽发背，瘰疬疮毒，乳汁不通。湿痹拘挛。 |
| 用　　法 | 用量5~9克。孕妇慎用。 |

**单方、验方**

流行性腮腺炎：板蓝根5克，漏芦7.5克，牛蒡子2克，甘草2.5克。煎服。

**现代研究**

含脱皮甾酮类化合物、挥发油及一些脂溶性成分。祁州漏芦醇提物对金葡萄球菌、绿脓杆菌有一定抗菌活性；水浸剂对14种皮肤真菌有不同程度活性；水煎剂能显著抑制大鼠及小鼠的脑、肝、心、肾及血清过氧化脂质的生成；醇提物能显著抑制大鼠大脑线粒体和肝单胺氧化酶-B的活性；给高脂饲料喂兔及鹌鹑同时给漏芦水煎剂，能降低血胆固醇和过氧化脂质，提高前列环素、血栓素AF比值，减少白细胞在动脉壁的浸润，并抑制平滑肌细胞的增生。毒性：小鼠灌服$LD_{50}$>25克/千克。

*072* **Paris Rhizome [英]**

# 重楼

| 别　　名 | 蚤休、草河车、独脚莲。 |
| 来　　源 | 百合科植物七叶一枝花*Paris polyphylla Smith* var. chinensis（Franch.）Hana.的干燥根茎。 |

## 植物形态

多年生直立草本。根茎肥厚，表面粗糙具节及鳞片状叶，具须根众多。茎单一，基部常紫红色。叶轮生茎顶，通常5~8片；叶片长椭圆形或椭圆状披针形，先端急尖或短尖，全缘，基部楔形，膜质或纸质；基出三出脉。花柄出自轮生叶中央，顶生一花；花两性，外轮花被片绿色，叶状，4~7片，长卵形至卵状披针形，先端渐尖；内轮花被与外轮同数，黄色或黄绿色，线形，一般短于外轮花片；雄蕊数与花被数同，花丝扁平，花药丝形，金黄色，纵裂，长于花丝2~3倍；花柱短，先端4~7裂，向外反卷。蒴果球形，熟时黄褐色。花期4~7月，果期8~11月。

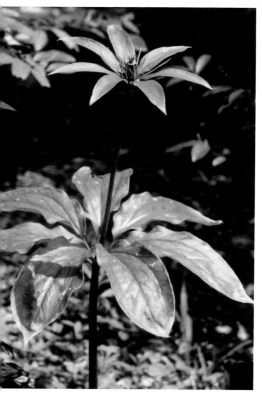

## 生境分布

生于山坡林下阴处。分布于我国江苏、安徽、福建等地。

## 采　制

秋季采挖，除去须根，洗净，晒干。

**药材性状**

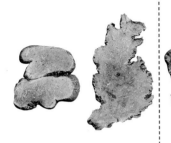

圆柱形略扁，结节状，长2~12厘米，直径1~3厘米。表面黄棕色或棕褐色；全体有粗环纹密生，背面有稀疏的须根及须根痕，顶端有茎的残基及鳞片。质坚硬，折断面粉性，灰白色或浅棕色略角质状，维管束呈环。气微，味微苦。

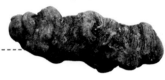

| 性味归经 | 苦，微寒。有小毒。归肝经。 |
|---|---|
| 功　效 | 清热解毒，消肿止痛，凉肝定惊。 |
| 主　治 | 用于疔疮痈肿、咽喉肿痛、蛇虫咬伤、跌扑伤痛、惊风抽搐。 |
| 用　法 | 用量3~9克。外用适量，研末调敷。 |

**单方、验方**

1. 流行性腮腺炎：重楼适量。研末用米醋调匀，外涂疼痛部位。
2. 慢性气管炎：重楼适量。根茎去皮捣碎磨粉，每次3克，每日2次，发病后服。
3. 神经性皮炎：重楼适量。研成细粉，用麻油或熟菜籽油调敷；若糜烂湿润病变则以粉剂直接撒布患处。

**现代研究**

含重楼皂苷A、重楼皂苷B、重楼皂苷C、重楼皂苷D、重楼皂苷E、重楼皂苷F、重楼皂苷G、重楼皂苷H，苷元为薯蓣皂苷。此外，尚含多种氨基酸及甾酮。动物实验表明，水煎剂有抑菌止咳作用；皂苷部分有抗癌作用，并有镇痛和镇静作用。

**073**

# 土茯苓

别　　名｜红土苓、硬饭头、鲜土苓。
来　　源｜百合科植物光叶菝葜*Smilax glabra* Roxb. 的干燥根茎。

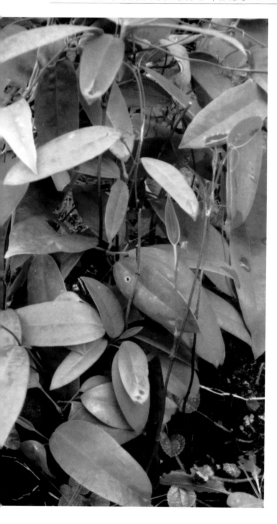

## 植物形态

　　攀缘状灌木。具圆柱状或弯曲的根状茎；地上茎无刺。叶互生，革质，椭圆形、卵状披针形或披针形；掌状脉5；常有2条纤细的卷须。花雌雄异株；伞形花序单生于叶腋，雄花的总花梗极短，小苞片三角形，宿存；花蕾三棱形，花被片6，外轮倒心形，背部凸起，内轮较小，圆形；雄蕊6；雌花序的总花梗较长，退化雄蕊3。浆果球形，成熟时红至黑色，外被白粉。种子球形。

## 生境分布

　　生于山地、山坡、山谷疏林下和灌木丛中或河岸林缘。分布于我国广东、海南、广西、福建等地。

## 采　　制

　　夏、秋二季采挖，除去须根，洗净，干燥；或趁鲜切成薄片，干燥。

**药材性状**

略圆柱形，稍扁或不规则条块，有结节状隆起，具短分枝。表面黄棕色或灰褐色，凹凸不平，有坚硬的须根残基，分枝顶端有圆形芽痕，有的外皮现不规则裂纹，并有残留的鳞叶，质坚硬。无臭，味微甘、涩。

| 性味归经 | 甘、淡，平。归肝、胃经。 |
| --- | --- |
| 功　　效 | 解毒，除湿，通利关节。 |
| 主　　治 | 用于梅毒及汞中毒所致的肢体拘挛，筋骨疼痛；湿热淋浊，带下，痈肿，瘰疬，疥癣。 |
| 用　　法 | 用量15~60克。 |

**单方、验方**

1　梅毒：土茯苓60克、皂角子7个。煎水代茶饮。

3　瘰疬溃烂：土茯苓适量。切片或研为末，煎服，或加在粥内吃下。

**现代研究**

　　根主含落新妇苷、异黄杞苷、胡萝卜苷、琥珀酸、棕榈酸、黄杞苷、（－）-表儿茶精、土茯苓苷、豆甾醇-3-O-β-D-吡喃葡萄糖苷、槲皮素、异落新妇苷等。此外，尚含鞣质、树脂、薯蓣皂苷元及微量挥发油。水提物在抗原致敏及攻击后给药均明显地抑制了三硝基氯苯所致的小鼠接触性皮炎，以攻击后给药作用较强。具抗菌作用。此外，对移植性肿瘤艾氏腹水癌和对黄曲霉素B$_1$（AFB$_1$）致大鼠肝癌病变均有一定抑制作用。现代临床用土茯苓复方治疗急性肾小球肾炎和慢性肾炎急性发作疗效良好，还可用于治疗乙型肝炎、前列腺炎、急性睾丸炎、阴道炎、溃疡性结肠炎以及治疗痛风、膝关节积液、淋病性尿道炎。

**074**　　**Fishword Herb [英]**

# 鱼腥草

别　　名｜狗贴耳、侧耳根、佛耳菜。

来　　源｜三白草科植物蕺菜*Houtturnia cordata* Thunb. 的新鲜全草或干燥地上部分。

### 植物形态

多年生草本。全株有腥臭气，茎下部伏地。节上生根，上部直立，茎叶常带紫红色。单叶生互生，托叶膜质，叶片心形或宽卵形，全缘，下面常为紫红色，有多腺点，叶脉5~7，脉上稍被柔毛，叶柄常与托叶合生成鞘，具缘毛，基部扩大而抱茎。穗状花序生于茎梢，与叶对生，总苞4，长圆状或倒卵形，花瓣状；花小而密，无花被，仅有极小的一小苞片；雄蕊3，长于子房；花柱3，柱头侧生。蒴果卵形，顶端开裂。种子多数，卵形，具条纹。花期5~7月，果期7~9月。

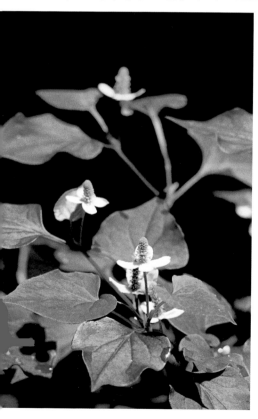

### 生境分布

常生于溪沟边、田边和林下阴湿处。分布于我国中部、东南部至西南各地。

### 采　　制

鲜品全年均可采割；干品夏季茎叶茂盛花穗多时采割，除去杂质，晒干。

**药材性状**

茎扁圆柱形，扭曲；表面棕黄色，具纵棱数条，节明显，下部节上有残存须根；质脆，易折断。叶互生，叶片卷折皱缩，展平后呈心形；先端渐尖，全缘；上表面暗黄绿色至暗棕色，下表面灰绿色或灰棕色；叶柄细长，基部与托叶合生成鞘状。穗状花序顶生，黄棕色。搓碎有鱼腥味，味微涩。

| 性味归经 | 辛，微寒。归肺经。 |
| --- | --- |
| 功　效 | 清热解毒，消痈排脓，利尿通淋。 |
| 主　治 | 用于肺痈吐脓，痰热喘咳，热痢，热淋，痈肿疮毒。 |
| 用　法 | 用量15~25克，不宜久煎。鲜品用量加倍，水煎或捣汁服。外用适量，捣敷或煎汤熏洗患处。 |

**单方、验方**

1. 肺脓疡，大叶性肺炎：鱼腥草25克，桔梗15克。煎服。
2. 肾炎水肿，小便不利：鱼腥草、旱莲草各18克，冬葵子、土茯苓各30克，甘草1.5克。煎服。
3. 肺痈：鱼腥草、筋骨草各15克。煎服。

**现代研究**

　　主含挥发油、黄酮类、有机酸、脂肪酸、生物碱、木脂素等。鲜汁对金黄色葡萄球菌有抑制作用；水煎剂在体外可明显促进人体周血蛋白吞噬金黄色葡萄球菌的能力。此外尚具抗肿瘤及利尿作用。

# 三白草

别　名｜白水鸡、塘边藕、水木通、白叶莲。

来　源｜三白草科植物三白草*Saururus chinensis*（Lour.）Baill. 的干燥地上部分。

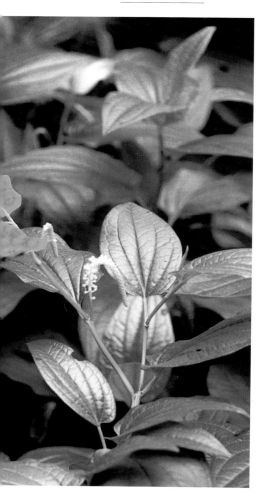

### 植物形态

多年生草本。高30~70厘米，根状茎肉质，白色，有须状根。茎直立，有棱脊，无毛。单叶互生，具长柄，叶片卵形或披针状卵形，先端尖或长尖，基部心形或耳形，全缘，两面均无毛；在茎端花序下的2~3片叶，开花时常乳白色；托叶与叶柄合生。总状花序于枝顶与叶对生，花序梗有毛；花小，无花被；雄蕊6；雌蕊由4枚近完全合生的心皮组成，柱头4，向外卷曲。蒴果，成熟后顶端分裂4个分果瓣；每个分果近球形，表面多疣状突起。花期4~6月。

### 生境分布

生于潮湿地及近水处。主产于我国江苏、安徽、江西等地。

### 采　制

全年均可采收，洗净，晒干。

**药材性状**

根茎圆柱形，稍弯曲，有分枝，长短不等；表面灰褐色，粗糙，有节及纵皱纹，节上有须根，呈环节状，节间长约2厘米，质硬而脆，易折断，断面类白色，粉性。茎呈圆柱形，有纵沟4条，1条较宽广；断面黄色，纤维性，中空。单叶互生，叶片卵形或卵状披针形，长4~15厘米，宽2~10厘米；先端渐尖，基部心形，全缘，基出脉5条；叶柄较长，有纵皱纹。总状花序于枝顶与叶对生，花小，棕褐色。蒴果近球形。气微，味淡。

| 性味归经 | 甘、辛，寒。归肺、膀胱经。 |
|---|---|
| 功　　效 | 利尿消肿，清热解毒。 |
| 主　　治 | 用于水肿，小便不利，淋沥涩痛，带下；外治疮疡肿毒，湿疹。 |
| 用　　法 | 用量15~30克。 |

**单方、验方**

1　白带：三白草30克，猪瘦肉200克。水煎，服汤食肉。
2　乳汁不足：三白草30克，猪前脚1只。水煎，服汤食肉。
3　脚气肿胀（脚气病）：三白草30克。水煎服。

**现代研究**

含挥发油。根、茎、叶均含可水解鞣质。叶含黄酮类化合物、槲皮素、金丝桃苷、异槲皮苷等。具有利尿、清热消炎、止咳祛痰等作用。

**076**

# 苦木

别　　名｜苦胆木、黄楝树、苦弹子。

来　　源｜苦木科植物苦木*Picrasma quassioides*（D. Don）Benn. 的干燥枝及叶。

### 植物形态

落叶灌木或小乔木。高可达10米，叶、枝、树皮均极苦。小枝灰绿色，具黄色皮孔。奇数羽状复叶互生，小叶9~13；小叶片卵形至椭圆形，先端渐尖，基部楔形或稍圆，两侧不对称，边缘具不整齐锯齿；柄极短。花小，黄绿色，雌雄异株，聚伞花序常腋生；总花梗被柔毛；萼片4~5，卵形；花瓣4~5，倒卵形，比花萼长；雄花雄蕊4~5，着生于4~5裂的花盘基部，长于花瓣而与之互生；雌花较雄花小，子房4~5室，花柱4~5裂，中部连合，果实由1~5个小核果组成，肉质，初时绿色，后转红色，熟后蓝黑色。花期5~6月，果期9~10月。

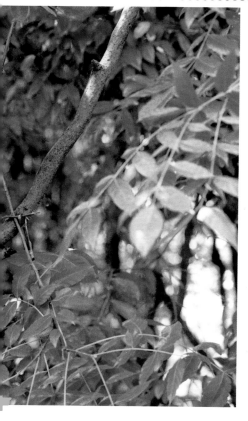

### 生境分布

生于山坡、山谷、沟边或岩石缝隙间。分布于我国黄河流域以南各地。

### 采　　制

夏、秋二季采收，干燥。

**药材性状**

枝呈圆柱形，长短不一，直径0.5~2厘米；表面灰绿色或棕绿色，有细密的纵纹及多数点状皮孔；质脆，易折断，断面不平整，淡黄色，嫩枝色较浅且髓较大。叶为单数羽状复叶，易脱落，小叶卵状长椭圆形或卵状披针形，近无柄，长4~16厘米，宽1.5~6厘米；先端锐尖，基部偏斜或稍圆，边缘具钝齿；两面通常绿色，有的下表面淡紫色，沿中脉有柔毛。气微，味极苦。

| 性味归经 | 苦，寒；有小毒。归肺、大肠经。 |
| --- | --- |
| 功　效 | 清热解毒，祛湿。 |
| 主　治 | 用于风热感冒，咽喉肿痛，温热泻痢，湿疹，疮疖，蛇虫咬伤。 |
| 用　法 | 用量：枝3~4.5克；叶1~3克。外用适量。 |

**单方、验方**

急性化脓性感染：苦木50克，金樱根25克。水煎浓缩成膏。外敷。

**现代研究**

茎含苦木素A至苦木素Ⅰ，苦木亚碱C至苦木亚碱E，苦木碱A至苦木碱G以及苦树素苷A、苦树素苷B等成分。药理试验结果表明：苦木碱E能增加胃和肠的血流量，苦木碱D和苦木碱B仅增加兔肠的血流量。苦树素苷B有抗肿瘤作用。

# 苦地丁

**别　　名**｜地丁草、地丁、草地丁。

**来　　源**｜罂粟科植物紫堇*Corydalis bungeana* Turcz.的干燥全草。

### 植物形态

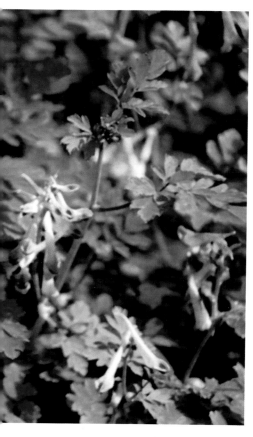

多年生草本。高10~30厘米，基本无毛。根细直，少分枝，淡黄棕色。茎3~4条，丛生。茎生叶互生；叶片灰绿色，2~3回羽状全裂，末裂片倒卵形，上部常2浅裂成3齿。总状花序顶生，苞片叶状，羽状深裂；萼片2枚，小，早落；花淡紫色，花瓣4，外轮2瓣，先端兜状，中下部狭细成距，内轮2瓣形小；雄蕊6，每3枚花丝合生，形成2束，蒴果狭扁椭圆形，花柱宿存，内含种子7~12枚。种子扁球形，黑色，表面光滑，具白色膜质种阜。花期4~5月，果期5~6月。

### 生境分布

生于旷野、宅旁草丛中或丘陵、山坡疏林下。分布于我国辽宁、内蒙古、河北、山西、陕西、宁夏、甘肃、山东、河南等地。

### 采　　制

夏季花果期采收，除去杂质，晒干。

**药材性状**

皱缩成团，长10~30厘米。主根圆锥形，表面棕黄色。茎细，多分枝，表面灰绿色或黄绿色，具5纵棱，质软，断面中空。叶多皱缩破碎，暗绿色或灰绿色，完整叶片2~3回羽状全裂。花少见，花冠唇形，有距，淡紫色。蒴果扁长椭圆形，呈荚果状。种子扁心形，黑色，有光泽。气微，味苦。

| 性味归经 | 苦，寒。归心、肝、大肠经。 |
|---|---|
| 功　效 | 清热解毒，散结消肿。 |
| 主　治 | 用于时疫感冒，咽喉肿痛，疔疮肿痛，痈疽发背，痄腮丹毒。 |
| 用　法 | 用量9~15克。外用适量，煎汤洗患处。 |

**单方、验方**

1　急性传染性肝炎：苦地丁15克。煎服。
2　治痢疾：苦地丁配火线草、地榆。煎服。
3　指头感染初起，淋巴管炎（红丝疔）红肿热痛：苦地丁、野菊花各15克。煎服。

**现代研究**

含苷类、黄酮类、蜡（蜡酸）及不饱和酸等的酯类。直接镜检法和试管培养法表明：地丁（醇提物31毫克/毫升，水煎剂62毫克/毫升）对钩端螺旋体有抑制作用，地丁水浸剂（1：4）在试管内对堇色毛癣菌有抑制作用。

**078** **Sargentgloryvine Stem [英]**

# 大血藤

**别　　名** | 五花血藤、红藤、红血藤。

**来　　源** | 木通科植物大血藤*Sargentodoxa cuneata*（Oliv.）Rehd. et Wils. 的干燥藤茎。

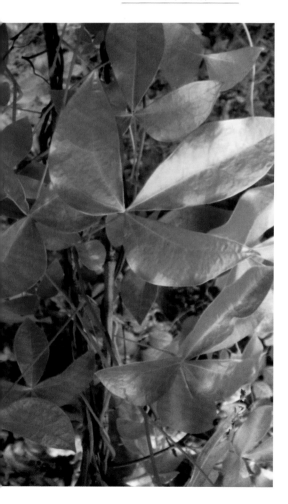

### 植物形态

　　落叶木质藤本。高可达10米，茎褐色，有条纹，光滑，老茎有厚木栓层。三出复叶，互生；叶柄长，上面有槽；中间小叶菱状卵形，两侧小叶较中间者大。总状花序腋生，下垂；花单性，雌雄异株，具苞片，花多数，芳香；雄花黄色，花萼6片，长圆形，花瓣小，6片，菱状圆形；雌花与雄花同，有退化雄蕊6，浆果卵圆形。种子卵形，黑色，有光泽。花期3~5月，果期7~9月。

### 生境分布

　　生于疏林或灌木丛中。分布于我国四川、贵州、云南等地。

### 采　制

　　秋、冬二季采收，除去侧枝，截段，干燥。

**药材性状**

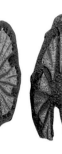

圆柱形，略弯曲，长30~60厘米，直径1~3厘米。表面灰棕色，粗糙，外皮常呈鳞片状剥落，剥落处显暗红棕色，有的可见膨大的节及略凹陷的枝痕或叶痕。质硬，断面皮部红棕色，有数处向内嵌入木部，木部黄白色，有多数细孔状导管，射线呈放射状排列。气微，味微涩。

| 性味归经 | 苦、平。归大肠、肝经。 |
|---|---|
| 功　效 | 清热解毒，活血，祛风止痛。 |
| 主　治 | 用于肠痈腹痛，热毒疮疡，经闭，痛经，跌扑肿痛，风湿痹痛。 |
| 用　法 | 用量5~15克。 |

**单方、验方**

驱蛔虫：大血藤15克，蜂蜜50克。煎服，轻者1次，重者2次即下。

**现代研究**

　　含大黄素、大黄素甲醚、胡萝卜苷、β–谷甾醇、硬脂酸、毛柳苷、鹅掌楸苷。动物实验表明，水提醇沉物可提高耐缺氧能力，减弱心缩力，减慢心率，减少心输出量，减轻心肌梗死和心肌缺血程度，改善心肌梗死所致心肌乳酸代谢紊乱，具直接扩张冠状动脉的作用，对胃肠道平滑肌具抑制作用，亦具降压、增加血液中cAMP（环磷酸腺苷）和cGMP（鸟嘌呤核糖苷）含量的作用。

**079**  **Belamcanda Rhizome [英]**

# 射干

| 别　　名 | 扁竹、寸干、乌扇。 |
|---|---|
| 来　　源 | 鸢尾科植物射干*Belamcanda chinensis*（L.）DC. 的干燥根茎。 |

## 植物形态

多年生草本。高50~120厘米，根状茎横走，略呈结节状，外皮鲜黄色，生多数须根。茎直立，下部生叶。叶2列，嵌叠状排列，宽剑形，扁平，绿色，常带白粉，基部抱茎，叶脉平行。聚伞花序伞房状顶生；总花梗和小花梗基部具膜质的苞片；花橘黄色，花被片6，椭圆形，散生暗红色斑点，内轮3片较外轮3片略小，基部合生成短筒；雄蕊3，着生在花被片基部；花柱棒状，顶端3浅裂，被短柔毛。蒴果倒卵圆球形，有3纵棱，成熟时沿缝线3瓣裂。种子黑色，近球形，有光泽。花期7~9月，果期8~9月。

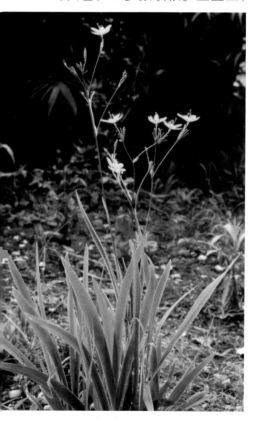

## 生境分布

生长于山坡、干草原、沟谷及滩地，亦有栽培供观赏用。广布于全国各地。

## 采　制

春初刚发芽或秋末茎叶枯萎时采挖，除去须根和泥沙，干燥。

**药材性状**

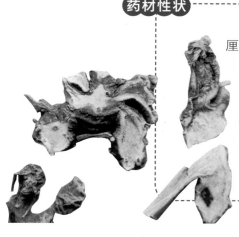

不规则结节状，长3~10厘米，直径1~2厘米。表面黄褐色、棕褐色或黑褐色，皱缩，有较密的环纹。上面有数个圆盘状凹陷的茎痕，偶有茎基残存；下面有残留细根及根痕。质硬，断面黄色，颗粒性。气微，味苦、微辛。

| 性味归经 | 苦，寒。归肺经。 |
| --- | --- |
| 功　　效 | 清热解毒，消痰，利咽。 |
| 主　　治 | 用于热毒痰火郁结，咽喉肿痛，痰涎壅盛，咳嗽气喘。 |
| 用　　法 | 用量3~10克。 |

**单方、验方**

1　腮腺炎：鲜射干15~25克。酌加水煎，饭后服，每日2次。
2　咽喉肿痛：射干、山豆根适量。研成粉末，吹喉部，有特效。
3　喉痹不通：射干1片。口含咽汁。
4　二便不通，诸药不效：鲜射干适量。研汁1碗，服下即通。

**现代研究**

　　近年来对射干成分和药理有不少研究，含野鸢尾苷和木芒果苷等成分。具抗菌、抗病毒、消炎作用，在临床上对治疗病毒性咽喉炎有很大意义，特别用于治疗喉头痉挛水肿效果较好。此外，与其他中药配伍对感冒、气管炎、慢性胃炎疗效颇佳。

# 功劳木

**别　　名**｜十大功劳、土黄连、黄柏刺。

**来　　源**｜小檗科植物阔叶十大功劳 *Mahonia bealei*（Fort.）Carr. 的干燥茎。

## 植物形态

绿灌木。高达4米，根和茎断面黄色，味苦。羽状复叶互生，长30~40厘米，叶柄基部扁宽抱茎，小叶7~15，厚革质，广卵形至卵状椭圆形，先端渐尖成刺齿，边缘反卷，每边有2~8刺状锯齿。总状花序粗壮，丛生于枝顶，苞片小，密生；萼片3~9轮；花瓣状；花瓣6，淡黄色，先端2浅裂，近基部内面有2蜜腺；雄蕊6，药瓣裂。浆果卵圆形，熟时蓝黑色有白粉。花期5~7月，果期11月至翌年1月。

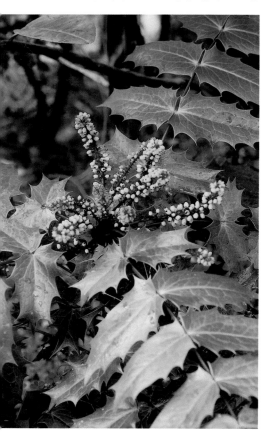

## 生境分布

生于山坡树林和灌木中；有栽培。分布于我国陕西、安徽、湖北、湖南等地。

## 采　制

全年均可采收，切块片，干燥。

160

**药材性状**

不规则块片，大小不等。外表面灰黄色至棕褐色，有明显的纵沟纹及横向细裂纹，有的外皮较光滑，有光泽，或有叶柄残基。切面皮部薄，棕褐色，木部黄色，可见数个同心性环纹及排列紧密的放射状纹理，髓部色较深，质硬。无臭，味苦。

| 性味归经 | 苦，寒。归肝、胃、大肠经。 |
|---|---|
| 功　　效 | 清热燥湿，泻火解毒。 |
| 主　　治 | 用于湿热泻痢，黄疸尿赤，目赤肿痛，胃火牙痛，疮疖痈肿。 |
| 用　　法 | 用量9~15克。外用适量。 |

**单方、验方**

1. 肺结核：功劳木15克，夏枯草、生地黄各15克。煎服。
2. 神经性失眠：功劳木10克，夜交藤15克，合欢花5克。煎服。
3. 肾虚腰膝无力：杜仲10克，功劳木、熟地黄、怀牛膝各15克。水煎代茶饮。
4. 疮疡红肿：功劳木鲜品适量。捣烂外敷。

**现代研究**

阔叶十大功劳主含小檗碱。细叶十大功劳含生物碱约0.3％，其中有小檗碱、药根碱、粉防己碱及微量木兰碱，并含氧基刺檗碱。

*081*

# 山豆根

| 别　　名 | 广豆根、苦豆根、豆根。 |
|---|---|
| 来　　源 | 豆科植物越南槐*Sophora tonkinensis* Gagnep. 的干燥根和根茎。 |

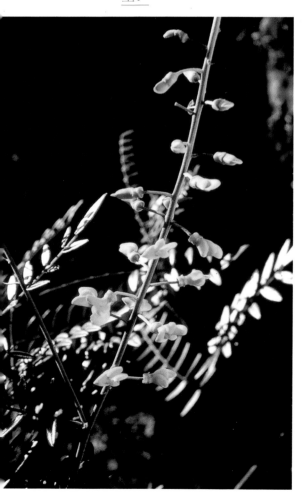

### 植物形态

直立或披散的常绿灌木。茎多分枝，小枝密被灰色短柔毛，有条状棱。奇数羽状复叶，有小叶11~17片，小叶长卵形或卵状披针形，顶端1片小叶较大，上面疏生短柔毛，下面密被灰棕色短柔毛。花排成顶生的总状花序，被灰色长柔毛；萼钟状，顶端5齿裂，被毛；花冠黄白色，蝶形；雄蕊10，单体；花柱弯曲。荚果串珠状，内有种子3~5。

### 生境分布

生于山地石隙或灌木丛中。分布于我国广东、广西、贵州等地。

### 采　制

秋季采挖，除去杂质，洗净，干燥。

**药材性状**

根茎不规则结节状，顶端常残存茎基，其下着生数条根。根长圆柱形，有分枝，长短不等。表面棕色至棕褐色，有纵皱纹及横长皮孔。质坚硬，难折断，断面皮部浅棕色，木部淡黄色。有豆腥气，味极苦。

| 性味归经 | 苦，寒；有毒。归肺、胃经。 |
|---|---|
| 功　　效 | 清热解毒，消肿利咽。 |
| 主　　治 | 用于火毒蕴结，乳蛾喉痹，咽喉肿痛，齿龈肿痛，口舌生疮。 |
| 用　　法 | 用量3~6克。 |

**单方、验方**

1　咽喉肿痛、失音：荆芥、山豆根、射干、桔梗各6克，木蝴蝶、黄芩各12克。煎服，每日服3次，每日1剂，一般服3~5剂可愈。

2　寻常疣：板蓝根、山豆根、香附、木贼各30克，食醋500毫升。以上前4味药加入食醋中，煎煮10分钟，去渣待温备用。泡洗患处15分钟，早晚各1次，每剂可用5日。

3　肺脓疡，咯吐脓血：桔梗15克，山豆根6克。煎服。

**现代研究**

　　主含生物碱和黄酮类成分，其他尚含苯丙素类、三萜及甾醇等。生物碱有苦参碱、氧化苦参碱、槐果碱、氧化槐果碱、山豆根碱等；黄酮有广豆根素、广豆根酮、紫檀素、三叶豆紫檀苷等。生物碱含量为1.37%~1.88%，苦参碱含量为0.039%~0.177%，氧化苦参碱含量为0.339%~1.336%。生物碱是其抗肿瘤的有效成分，对多种实验肿瘤有抑制作用。

# 北豆根

| 别　　名 | 磨石豆根、黄根、黄条香。 |
| 来　　源 | 防己科植物蝙蝠葛*Menispermum dauricum* DC. 的干燥根茎。 |

**植物形态**

多年生缠绕草本。长达10米以上，全体近无毛。根茎多横生，细长。茎基部稍木质，小枝绿色，有纵条纹。叶互生，叶柄盾状着生，被稀短毛；叶片圆肾形或卵圆形，先端尖，基部心形或截形，叶缘近全缘或5~7浅裂，裂片近三角形，上面绿色，下面苍白色，具掌状脉5~7条。花序腋生，短圆锥状，花小，单性异株，雄花序总花梗基部具小苞片1，线状披针形，雄花萼片5，窄倒卵形，花瓣6~9，黄绿色，卵圆形，较花萼小，雄蕊10~20，花药球形，雌花花柱短。核果球形，熟时黑紫色。

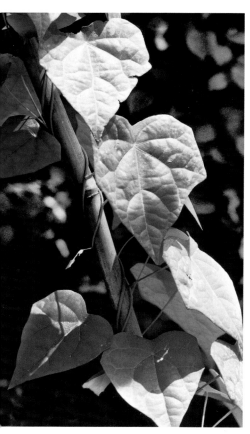

**生境分布**

生于山地灌木丛中或攀缘于岩石上。分布于我国黑龙江、吉林、辽宁、河北、内蒙古等地。

**采　制**

春、秋二季采挖，除去须根和泥沙，干燥。

## 药材性状

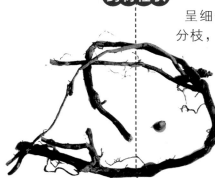

呈细长圆柱形，常弯曲，有时可见分枝，长约50厘米，直径3~8毫米。表面黄棕色至暗棕色，有纵皱纹及稀疏的细根或突起的细根痕，外皮易成片脱落。质韧，不易折断，折断面不整齐，纤维性，维管束呈放射状排列，木质部淡黄色，中心有类白色的髓。气微，味苦。

| 性味归经 | 苦，寒；有小毒。归肺、胃、大肠经。 |
|---|---|
| 功　效 | 清热解毒，祛风止痛。 |
| 主　治 | 用于咽喉肿痛，热毒泻痢，风湿痹痛。 |
| 用　法 | 用量3~9克。 |

### 单方、验方

血热风燥型脱屑发痒：土茯苓、草河车、白鲜皮各30克，山豆根9克。水煎服，每日1剂。

### 现代研究

根茎中含有多种生物碱，如山豆根碱、去甲山豆根碱、山豆根酚碱、蝙蝠葛碱、蝙蝠葛苏林碱等。蝙蝠葛碱为广泛的抗心律失常药，直接抑制窦房结，减慢心率，能降低血压，扩张冠状动脉；蝙蝠葛苏林碱静脉注射能明显对抗小鼠常压缺氧，抗脑缺血；此外，蝙蝠葛碱具抗菌作用，对金黄色葡萄球菌、溶血性链球菌等有抑制作用。毒性：蝙蝠葛碱腹腔注射小鼠$LD_{50}$为（205±24）毫克/千克。

**Puffball Sporocarp [英]**

# 马勃

别　　名｜脱皮马勃、大马勃、紫色马勃。

来　　源｜灰包科真菌紫色马勃*Calvatia lilacina*（Mont. et Berk.）
Lloyd 的干燥子实体。

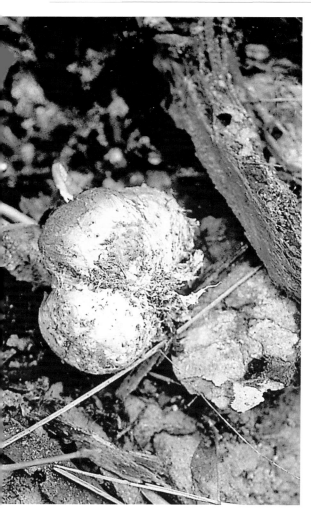

### 植物形态

　　子实体球形或陀螺形，不孕基部发达，宽15~20厘米。包被薄，初期白色，后污褐色带紫色，光滑或有斑纹，两层，上层常裂成小块，逐渐脱落。孢体紫色，当孢子及孢丝散失后遗留的不孕基部呈杯状。孢子近球形，带紫色。无柄或稀有柄，具小刺。孢丝长，分枝，有横隔，相互交织，色淡。

### 生境分布

　　生于草地上。分布于我国东北、西南、西北各地。

### 采　　制

　　夏、秋二季子实体成熟时及时采收，除去泥沙，干燥。

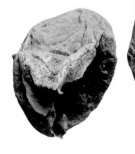

陀螺形，或已压扁呈扁圆形，直径5~12厘米，不孕基部发达。包被薄，两层，紫褐色，粗皱，有圆形凹陷，外翻，上部常裂成小块或已部分脱落。孢体紫色。气微，味淡。

| 性味归经 | 辛，平。归肺经。 |
|---|---|
| 功　效 | 清肺利咽，止血。 |
| 主　治 | 用于风热郁肺咽痛，音哑，咳嗽；外治鼻衄、创伤出血。 |
| 用　法 | 用量2~6克。外用适量，敷患处。 |

**单方、验方**

1　流行性腮腺炎：芦根15克，金银花、连翘、牛蒡子、蒲公英、板蓝根、竹叶各10克，马勃、薄荷（后下）各6克，甘草5克。煎服。

2　扁桃体炎：连翘、牛蒡子、金银花、射干各9克，马勃（布包煎）6克，芦根15克。煎服。

**现代研究**

含抗菌成分马勃酸、苯基氧化偶氮氰化物、类固醇二聚体。此外，还含有氨基酸和磷酸盐。

*084*

# 青果

别　　名｜橄榄、广青果、干青果。

来　　源｜橄榄科植物橄榄*Canarium album* Raeusch. 的干燥成熟果实。

## 植物形态

常绿乔木。树冠呈圆塔形，树干直立，呈灰白色，有黏性的芳香树脂溢出。奇数羽状复叶，互生；小叶9~15，对生，椭圆状披针形，革质，先端渐尖，基部偏斜，全缘，上面深绿色，光滑，下面黄绿色，网脉上有小窝点，略粗糙。圆锥花序顶生或腋生，与叶等长或略短；花小，两性或杂性；萼杯状，通常3裂，很少5裂；花瓣3~5，白色，芳香，顶端钝；花盘明显；雄蕊6，着生于花盘的边缘，花药箭状，花丝粗短；雌蕊1。核果卵状纺锤形，青绿色或青黄色，光滑；果核坚硬，纺锤形，两端锐尖，有棱及槽。花期5~7月，果期8~10月。

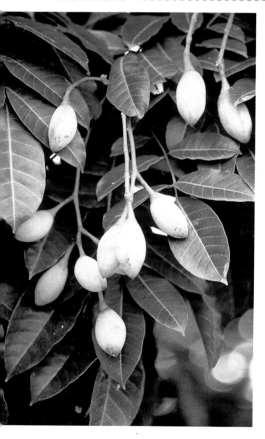

## 生境分布

栽培于低海拔的杂木林或山坡上。分布于我国福建、台湾、广东、广西、云南、四川等地。

## 采　制

秋季果实成熟时采收，干燥。

168

## 药材性状

纺锤形，两端钝尖。表面棕黄色或黑褐色，有不规则皱纹。果肉灰棕色或棕褐色，质硬。果核梭形，暗红棕色，具纵棱，内分3室，各有种子1粒。无臭，果肉味涩，久嚼微甜。

| 性味归经 | 甘、酸，平。归肺、胃经。 |
|---|---|
| 功　　效 | 清热解毒，利咽，生津。 |
| 主　　治 | 用于咽喉肿痛，咳嗽痰黏，烦热口渴，鱼蟹中毒。 |
| 用　　法 | 用量5~10克。 |

### 单方、验方

1. 咽喉肿痛：鲜青果30克，鲜白萝卜60克。水煎，频频含咽。
2. 慢性咽喉炎：生梨1个，青果3枚。将生梨去皮切碎，用白糖渍半小时，再加捣烂的青果3枚，冲入开水，凉后当茶缓慢咽下。
3. 猩红热：白萝卜125克切片，青果6克捣碎。煎服。每日2次。

### 现代研究

含蛋白质、脂肪、碳水化合物、钙、磷、铁、复合维生素，并含滨蒿内酯、没食子酸等。种子含挥发油，油中含香树脂醇等；种仁含多种脂肪酸，油酸是主要成分，还含己酸、辛酸、癸酸、月桂酸、肉豆蔻酸、硬脂酸、棕榈酸、亚麻酸和亚油酸。青果水提液具抗乙肝表面抗原（HBsAg）作用；青果能兴奋唾液腺、增加唾液分泌从而起助消化作用。

**085**

# 锦灯笼

| 别　　名 | 鬼灯笼、红灯笼、酸浆果。 |
| --- | --- |
| 来　　源 | 茄科植物酸浆 *Physalis alkekengi L. var. franchetii*（Mast.）Makino 的干燥宿萼或带果实的宿萼。 |

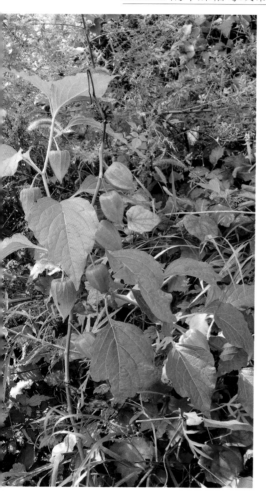

### 植物形态

一年生或多年生草本。高可达1米，根茎横走。茎直立，多单生，有纵棱，无毛或有柔毛。叶互生，上部叶常成假对生，长卵形或广卵形，基部偏斜，全缘、波状或有粗齿，仅叶缘有短毛。花单生于叶腋，花梗近无毛或仅有稀疏毛，果时无毛；花萼钟状，5裂，裂片毛较密；花冠白色，外有柔毛，5浅裂；雄蕊5；花柱线形，柱头不明显2裂。浆果球形，橙红色，外包以膨大的橙红色宿萼；宿萼卵形，光滑无毛，基部稍内凹。花期6~8月，果期8~10月。

### 生境分布

生于山坡、田野、路边、村旁。分布于辽宁、山东、江苏等地。

### 采　　制

秋季果实成熟，宿萼呈红色或橙红色时采收，干燥。

**药材性状**

宿萼膨大而薄，略似灯笼，常皱缩或扁压，长2.5~3厘米，直径2~2.5厘米。表面橙红色或橙黄色，具5条明显的纵棱，棱间有纵脉纹及网状细脉纹；顶端渐尖，微5裂，基部内凹，具细果柄。质柔韧，撕开后可见类球形浆果，直径约1.2厘米，橙黄色或橙红色，果皮皱缩，内含种子多数。气微，宿萼味苦，果实微甘而微酸。

| 性味归经 | 苦，寒。归肺经。 |
|---|---|
| 功　效 | 清热解毒，利咽化痰，利尿通淋。 |
| 主　治 | 用于咽痛音哑，痰热咳嗽，小便不利，热淋涩痛；外治天疱疮，湿疹。 |
| 用　法 | 用量5~9克。外用适量，捣敷患处。 |

**单方、验方**

1　外感风热、肺经有热：山豆根、锦灯笼各9克。煎服。
2　慢性肾炎：锦灯笼5个，木瓜4片，大枣10枚，车前草2棵。煎服，每日1剂，连服7日。后改为隔日1剂。
3　急性扁桃体炎：马勃2克，山豆根、锦灯笼各9克。煎服。每日1剂，2次服完。

**现代研究**

　　果实含枸橼酸、草酸、维生素C、酸浆红色素、酸浆醇A、酸浆醇B等成分。有人对果实鲜汁采用平板打洞法进行试验，对金黄色葡萄球菌、绿脓杆菌等有抑制作用。

**086**

# 木蝴蝶

| 别　名 | 千张纸、云故纸、千层纸。 |
| --- | --- |
| 来　源 | 紫葳科植物木蝴蝶*Oroxylum indicum*（L.）Vent. 的干燥成熟种子。 |

## 植物形态

大乔木。树皮厚，有皮孔。叶极大，对生，3~4回奇数羽状复叶；小叶多数，小叶片厚纸质，椭圆形至阔卵形，先端短尖或渐尖，基部圆形或斜形，全缘，两面无毛。总状花序顶生，花萼钟形，顶端截断状，宿存，肥厚；花冠橙红色，钟形，顶端5浅裂，裂片大小不等；雄蕊5，稍伸出花冠外，花丝基部被棉毛，其中1花丝较短；花盘大，肉质；柱头2裂为2个半圆形薄片。蒴果扁平，先端短尖，基部楔形，中间有一条稍突出的背缝，果瓣木质，熟时沿腹缝线开裂。种子多数，种子除基部外全被翅包围。花期8~10月，果期10~12月。

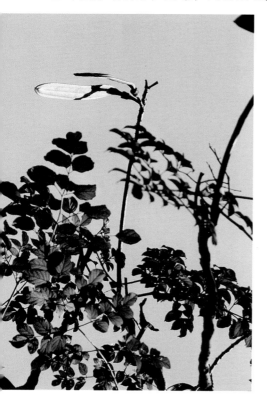

## 生境分布

生于山坡、溪边、山谷或灌木丛中。分布于我国广西、贵州、云南、四川等地。

## 采　制

秋、冬二季采收成熟果实，暴晒至果实开裂，取出种子，晒干。

## 药材性状

蝶形薄片，除基部外三面延长成宽大菲薄的翅，长5~8厘米，宽3.5~4.5厘米。表面浅黄白色，翅半透明，有绢丝样光泽，上有放射状纹理，边缘多破裂。体轻，剥去种皮，可见一层薄膜状的胚乳紧裹于子叶之外。子叶2，蝶形，黄绿色或黄色，长径1~1.5厘米。无臭，味微苦。

| 性味归经 | 苦、甘，凉。归肺、肝、胃经。 |
| --- | --- |
| 功　效 | 清肺利咽，疏肝和胃。 |
| 主　治 | 用于肺热咳嗽，喉痹，音哑，肝胃气痛。 |
| 用　法 | 用量1~3克。 |

## 单方、验方

1. 急性气管炎、百日咳等：木蝴蝶、甘草各3克，桔梗8克，安南子、桑白皮、款冬花各15克。水煎，加冰糖150克，溶化于药液，制成糖浆，一日数回，频频服之。
2. 肝气痛：木蝴蝶20张。铜壶上焙燥研细，用酒调服。

## 现代研究

含脂肪油，其中油酸占80.4%。又含黄芩苷元、苯甲酸、白杨黄素、木蝴蝶苷A、木蝴蝶苷B、千层纸苷、黄芩苷、野黄芩苷元和野黄芩苷。可以纠正模型大鼠晶状体的代谢紊乱，从而防治白内障。

*087*

# 白头翁

别　　名｜老翁须、白头公、白头翁草。

来　　源｜毛茛科植物白头翁*Pulsatilla chinensis*（Bge.）Regel 的干燥根。

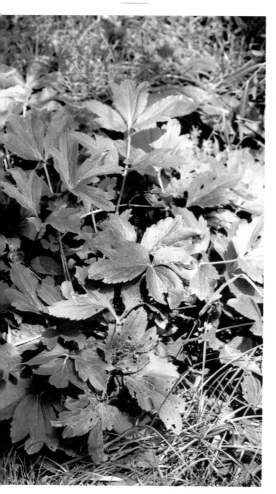

### 植物形态

多年生草本。高达50厘米，全株密被白色长柔毛。主根粗壮，圆锥形，有时扭曲，外皮黄褐色。叶基生，3全裂，顶生小裂片具短柄，侧生小叶片无柄，上面疏被伏毛，下面密被伏毛。花茎1~2，花后伸长，密被长柔毛，花单一，萼片6，花瓣状，紫色，外面密被长棉毛，雄蕊多数，花柱丝状，果时延长，密被白色羽状毛。瘦果密集成头状，顶端有细长的羽毛状宿存花柱。

### 生境分布

生于山野、山坡及田野间，喜生于向阳处。分布于我国黑龙江、吉林、辽宁、内蒙古、河北等地。

### 采　制

春、秋二季采挖，除去泥沙，干燥。

## 药材性状

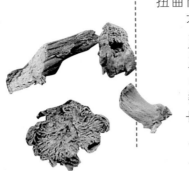

长圆柱形或圆锥形，稍弯曲，有时扭曲而稍扁。表面黄棕色或棕褐色，有不规则的纵皱纹或纵沟，皮部易脱落而露出黄色木质部，常朽蚀成凹洞，可见纵向突起的网状花纹，根头部稍膨大，有时分叉，顶端残留数层鞘状叶柄基及幼叶，密生白色长茸毛。质硬脆，折断面稍平坦，黄白色，皮部与木质部间有时出现空隙。气微，味微苦涩。

| 性味归经 | 苦，寒。归胃、大肠经。 |
|---|---|
| 功　　效 | 清热解毒，凉血止痢。 |
| 主　　治 | 用于热毒血痢，阴痒带下。 |
| 用　　法 | 用量9~15克。 |

### 单方、验方

1. 外痔肿痛：白头翁适量。捣涂之。
2. 原虫性痢疾：白头翁15克。水煎分3次服，7日为1个疗程。
3. 细菌性痢疾：白头翁15克，黄柏9克，秦皮5克，木香、陈皮、甘草各2.5克。煎服。

### 现代研究

　　全草含原白头翁素；根含三萜皂苷，水解后得苷元及葡萄糖和鼠李糖。煎剂及其皂苷体内外均有明显的抗阿米巴原虫作用，毒性很低；水提醇沉注射液能明显抑制体内移植瘤和荷瘤小鼠存活时间，还能提高机体免疫力，降低脾指数，升高胸腺指数；乙醇提取液对试管内的多种细菌和真菌有不同程度的抑制作用，抗菌有效成分是原白头翁素和白头翁素；此外，还有抗滴虫、镇静、镇痛等作用。

**088** Semiaquilegia Root［英］

# 天葵子

| | |
|---|---|
| 别　　名 | 紫背天葵、天葵草、天葵根。 |
| 来　　源 | 毛茛科植物天葵*Semiaquilegia adoxoides*（DC.）Makino 的干燥块根。 |

**植物形态**

多年生小草本。块根外皮棕黑色。茎直立，1~3条，上部有分枝，被稀疏白色柔毛。基生叶为三出复叶，叶柄茎部扩大呈鞘状，叶片圆形或肾形，小叶扇状菱形或倒卵状菱形，3深裂，两面无毛，下面常带紫色，小叶柄短，有细柔毛；茎生叶较小，互生。花单生叶腋，花柄果后伸长，中部有细苞片2枚；花小，白色；萼片5，花瓣状，卵形；花瓣5，楔形，较萼片稍短；雄蕊通常10，其中有2枚不完全发育；雌蕊3~4，花柱短，向外反卷。果3~4枚，熟时开裂；种子细小，倒卵形。花期3~4月，果期5~6月。

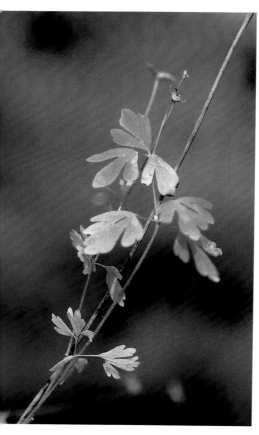

**生境分布**

主产于我国江苏、湖南、江西、浙江等地。

**采　　制**

夏初采挖，洗净，干燥，除去须根。

**药材性状**

不规则短块状、纺锤状或块状，略弯曲，长1~3厘米，直径0.5~1厘米。表面暗褐色至灰黑色，具不规则的皱纹及须根或须根痕。顶端常有茎叶残基，外被数层黄褐色的鞘状鳞片。质较软，易折断，断面皮部类白色，木部黄白色或黄棕色，略呈放射状。气微，味甘、微苦辛。

| 性味归经 | 甘、苦，寒。归肝、胃经。 |
|---|---|
| 功　　效 | 清热解毒，消肿散结。 |
| 主　　治 | 用于痈肿疔疮，乳痈，瘰疬，蛇虫咬伤。 |
| 用　　法 | 用量9~15克。 |

**单方、验方**

1. 慢性鼻炎：生麻黄6克，石菖蒲、鬼箭羽、辛夷花、苍耳子、天葵子各10克，细辛3克，七叶一枝花15克，水煮泡洗双脚。
2. 长期反复性咽喉疼或咽喉不适、有异物感：野菊花、紫花地丁各3克，银花10克，蒲公英、天葵子各6克，用开水泡后代茶饮。

**现代研究**

　　含生物碱、内酯、香豆精、酚类及氨基酸等成分。本品100%煎剂用平板纸片法，对金黄色葡萄球菌有抑制作用。断面置于紫外光（365纳米）下观察，显黄白色荧光，加酸或碱后荧光减退。取粉末1克，加入70%乙醇10毫升，加热回流半小时，滤过，滤液蒸干，残渣加盐酸溶液（1%）5毫升溶解，滤过，滤液分置两试管中，一管中加碘化铋钾试液1~2滴，生成橘红色沉淀；另一管中加硅钨酸试液1~2滴，生成黄色沉淀。

**089**　**Purslane Herb [英]**

# 马齿苋

别　　名｜瓜子菜、酸味菜、马舌菜。

来　　源｜马齿苋科植物马齿苋*Portulaca oleracea* L. 的干燥地上部分。

## 植物形态

　　一年生草本。茎圆柱形，下部平卧，上部斜生或直立，多分枝，常显紫色。叶互生或对生，叶柄极短，在节处有鳞片状附属体，叶肥厚，楔状矩圆形或倒卵形，全缘，顶端圆或平截，有时微凹，下面暗红色，侧脉不明显。花常3~5朵簇生于枝端，总苞片4~5，膜质；萼片2，小型，基部与子房合生；花瓣5，黄色，常呈倒心形，基部合生；雌蕊1，花柱较花丝短，柱头4~6深裂，线形。蒴果短圆锥形；种子多数，黑色，细小，表面密布细点。花期6~9月，果期7~10月。

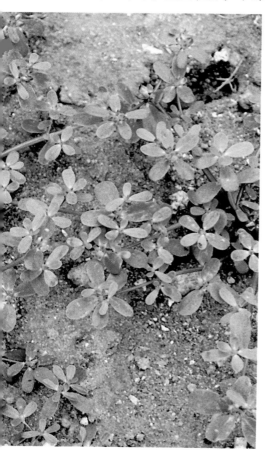

## 生境分布

　　常生于田间、菜地、住宅附近旷地和路旁，耐旱，生命力强。分布于全国大部分地区。

## 采　　制

　　夏、秋二季采收，除去残根和杂质，洗净，略蒸或烫后晒干。

## 药材性状

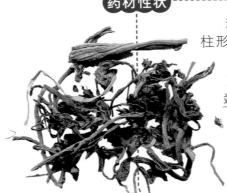

多皱缩卷曲，常结成团。茎圆柱形，表面黄褐色，有明显纵沟纹。叶对生或互生，易破碎，完整叶片倒卵形；黄褐色，先端钝平或微缺，全缘。花小，3~5朵生于枝端，花瓣5，黄色。蒴果圆锥形，内含多数细小种子。气微，味微酸。

| 性味归经 | 酸，寒。归肝、大肠经。 |
| --- | --- |
| 功　效 | 清热解毒，凉血止血，止痢。 |
| 主　治 | 用于热毒血痢，痈肿疔疮，湿疹，丹毒，蛇虫咬伤，便血，痔血，崩漏下血。 |
| 用　法 | 用量9~15克。外用适量，捣敷患处。 |

### 单方、验方

1　小便热淋：鲜马齿苋适量。煎服。

2　阑尾炎：鲜马齿苋100克。洗净捣绞汁30毫升，加冷开水100毫升，白糖适量，服用，每日3次，每次100毫升。

3　多年恶疮：鲜马齿苋适量。捣敷。

4　风齿肿痛：鲜马齿苋1把。嚼汁浸患处，肿即消退。

### 现代研究

主含维生素、有机酸、氨基酸、糖类、脂肪酸、黄酮类、微量元素、黏液质等成分。醇提物或水煎剂对多种痢疾杆菌有显著抑制作用；对大肠杆菌、伤寒杆菌、金黄色葡萄球菌及奥杜盎氏小芽孢癣菌等致病性皮肤真菌有抑制作用，对痢疾杆菌能产生耐药性，还能促进溃疡愈合、收缩血管、调血脂。

*090*

# 鸦胆子

| 别 名 | 苦胆子、苦参子、鸭蛋子。 |
|---|---|
| 来 源 | 苦木科植物鸦胆子*Brucea javanica*（L.）**Merr.** 的干燥成熟果实。 |

### 植物形态

常绿灌木或小乔木。全株密被淡黄色柔毛。奇数羽状复叶，互生，小叶5~11；叶片呈卵状披针形或长卵形，先端渐尖，基部两侧不对称，边缘有粗锯齿。花单性，异株或同株；圆锥聚伞花序，腋生；花小，红黄色至紫色，雄花萼片4；花瓣4，披针形，外面中脉上疏生茸毛，边缘疏生茸毛及腺体，雄蕊4，与萼对生；雌花萼片4，三角形，边缘有茸毛及腺体，花柱下弯，柱头长尖形；两性花雄蕊几无花丝。核果卵形或长卵形，黑色。花期3~8月，果期4~10月。

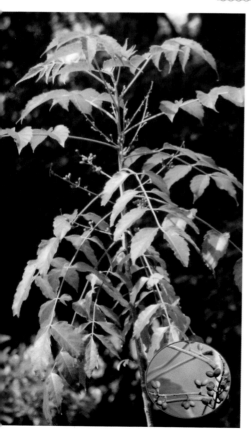

### 生境分布

生长于土壤疏松的海滨地带以及沟边、林缘、灌木丛中。分布于我国福建、台湾、广东、海南、广西、云南等地。

### 采 制

秋季果实成熟时采收，除去杂质，晒干。

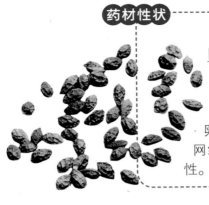

**药材性状**

呈卵形。表面黑色或棕色，有隆起的网状皱纹，网眼呈不规则的多角形，两侧有明显的棱线，顶端渐尖，基部有凹陷的果梗痕。果壳质硬而脆，种子卵形，表面类白色或黄白色，具网纹；种皮薄，子叶乳白色，富油性。无臭，味极苦。

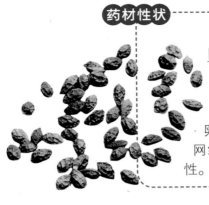

| 性味归经 | 苦，寒；有小毒。归大肠、肝经。 |
| --- | --- |
| 功　效 | 清热解毒，截疟，止痢；外用腐蚀赘疣。 |
| 主　治 | 用于痢疾，疟疾；外治赘疣、鸡眼。 |
| 用　法 | 用量0.5~2克，用龙眼肉包裹或装入胶囊吞服。外用适量。 |

**单方、验方**

1. 里急后重：鸦胆子去壳留肉1粒，包龙眼肉，温热水饮。
2. 足鸡眼：鸦胆子20个。砸开取仁，用针尖戳住，放灯头上稍烤，烤至黄色后放一小块胶布上，用刀压成片，贴于患处（在贴药前用温开水将患处洗净，并用刀将厚皮除去）。每日换药1次，20日左右即痊愈。

**现代研究**

　　主要抗癌成分为苦木内酯，还含黄酮等成分。鸦胆子苦醇对黑色素瘤–L1210及黑色素瘤P388等瘤株具显著抑制效果。去油鸦胆子水浸液1：1 000及苦木苦味素具有很强的抗阿米巴作用；还具有抗疟作用及抗肠道寄生虫作用；醇提物体内体外实验对人鼻KB、小鼠艾氏腹水癌、P388细胞白血病、大鼠W256肉瘤等具有显著的抗癌活性。此外，鸦胆子仁有显著毒性，挥发油毒性低但有显著的局部刺激作用。

*091*

# 飞扬草

别　名｜奶子草、天泡草、大乳汁草。
来　源｜大戟科植物飞扬草*Euphorbia hirta* L.的干燥全草。

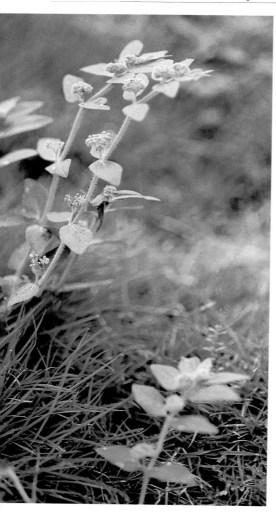

### 植物形态

一年生草本。被粗毛，含白色乳汁，通常由茎基部分枝。枝常淡红色或淡紫色，匍匐状或扩展。叶对生，卵形至矩圆形，基部略狭而偏斜，边缘有小锯齿，中部通常有紫斑。杯状花序多数密集成腋生头状花序；总苞宽钟形，外被柔毛，顶端4裂；腺体4，漏斗状，有短柄及花瓣状附属物；花单性，无花被；雌雄花同生于总苞内；雄花多数，雄蕊1；雌花单1，生于花序中央，花柱3。蒴果阔卵形，被毛，三角形。花期全年。

### 生境分布

生于旷地、路旁、园边。分布于我国广东、广西、福建等地。

### 采　制

夏、秋二季采挖，洗净，晒干。

**药材性状**

根细长弯曲；茎圆柱形，稍屈曲，红棕色，有不规则的浅纵皱及小疣点，节明显，被黄绿色粗毛；质坚脆易断，断面木质白色，中空；叶多卷缩，纸质易碎；叶腋有花序，花细小，极多，干缩，或带蒴果。气弱而特异，味微苦。

| 性味归经 | 辛、酸，凉；有小毒。归肺、膀胱、大肠经。 |
|---|---|
| 功　　效 | 清热解毒，利湿止痒，通乳。 |
| 主　　治 | 用于肺痈，乳痈，疔疮肿毒，牙疳，痢疾，泄泻，热淋，血尿，湿疹，脚癣，皮肤瘙痒，产后少乳。 |
| 用　　法 | 用量6~9克。外用适量，煎水洗。孕妇慎用。 |

**单方、验方**

1. 赤白痢疾：飞扬草9克。赤痢加白糖，白痢加红糖，开水炖服。
2. 小便不利，淋血：鲜飞扬草50克。煎服，每日2次。
3. 乳痈：飞扬草100克，豆腐200克。炖服。另取飞扬草1把，加食盐少许，捣烂加热水外敷。
4. 小儿疳积：飞扬草9克，猪肝200克。炖服。
5. 脚癣：鲜飞扬草150克，加75%酒精500毫升，浸泡3~5日，取浸液外擦。

**现代研究**

含黄酮苷、酚类、三萜类。茎含三十烷醇、蒲公英赛醇、无羁萜、β-香树脂醇、β-谷甾醇及三十一烷。花含没食子酸。雌性豚鼠在性成熟期前给予飞扬草，可使乳腺加快发育及泌乳。飞扬草还具某些利尿、致泻作用。

# 地锦草

**别　　名**｜卧单草、铺地锦、地锦。

**来　　源**｜大戟科植物地锦*Euphorbia humifusa* Willd. 的干燥全草。

### 植物形态

　　一年生匍匐小草本。长约15厘米，含白色乳汁。茎纤细，假二歧分枝，枝柔细，初带浅红色，秋季变紫红色，疏生短细毛。单叶

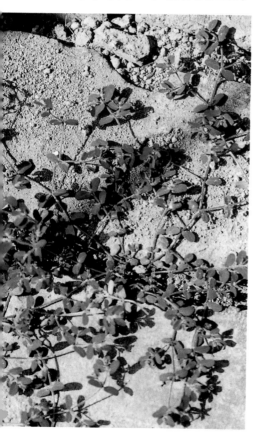

对生，偶有互生者，柄短；叶片长圆形至长矩圆形，先端钝圆，微凹陷，基部偏斜，边缘有浅细齿状缺刻，下面灰绿色或略带紫色，无毛或疏生短毛。杯状聚伞花序生于叶腋，花单性同株。总苞倒圆锥形，浅红色，顶端4裂，裂片长三角形；腺体4，横矩圆形，具白色花瓣状附属物；花柱3，2裂。蒴果三棱状锥形，成熟时先裂为3瓣，每瓣再2裂。种子卵形，黑褐色，外被白色蜡粉。花果期夏、秋季。

### 生境分布

　　生于路旁、田间。分布于全国各地。

### 采　制

　　夏、秋二季采收，除去杂质，晒干。

**药材性状**

常皱缩卷曲，根细小。茎细，呈叉状分枝，表面带紫红色，光滑无毛或疏生白色细柔毛；质脆，易折断，断面黄白色，中空。单叶对生，具淡红色短柄或几无柄；叶片多皱缩或已脱落，展平后呈长椭圆形，长5~10毫米，宽4~6毫米；绿色或带紫红色，通常无毛或疏生细柔毛；先端钝圆，基部偏斜，边缘具小锯齿或呈微波状。杯状聚伞花序腋生，细小。蒴果三棱状球形，表面光滑。种子细小，卵形，褐色。气微，味微涩。

| 性味归经 | 辛，平。归肝、大肠经。 |
|---|---|
| 功　效 | 清热解毒，凉血止血，利湿退黄。 |
| 主　治 | 用于痢疾，泄泻，咯血，尿血，便血，崩漏，疮疖痈肿，温热黄疸。 |
| 用　法 | 用量9~20克。外用适量。 |

**单方、验方**

　　菌痢、肠炎及其他肠道传染病：地锦草20克，青木香10克。水煎成100毫升药液，3岁以上每次15毫升，3岁以下10毫升，均日服3次。

**现代研究**

　　含黄酮类化合物、没食子酸、内消旋肌醇。叶含肌醇。具有抑菌、止血、中和毒素等作用。

# 委陵菜

**别　　名**｜白头翁、翻白草、翻白叶。

**来　　源**｜蔷薇科植物委陵菜 *Potentilla chinensis* Ser. 的干燥全草。

### 植物形态

　　多年生草本。高30~60厘米，全株密生长柔毛。主根发达，圆锥形或圆柱形。茎直立或略斜生。羽状复叶，顶端小叶最大，两侧小叶渐次变小，有托叶；基生叶通常有小叶15片以上；茎生叶有小叶3~13片；小叶片长圆形至长圆状倒披针形，边缘缺刻状羽状深裂，裂片三角形，常反卷，上面具疏短柔毛，下面密被白色棉毛。聚伞花序聚集；花萼5，阔卵圆形，与副萼互生，副萼线状披针形；花瓣5，深黄色；雄蕊多数，子房近卵形，花柱侧生，短。瘦果有毛，多数，聚生于被有棉毛的花托上，花萼宿存。花期5~8月，果期6~9月。

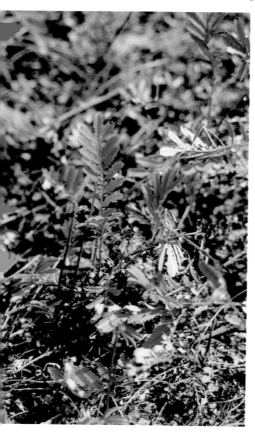

### 生境分布

　　生于向阳山坡或荒地。分布于我国黑龙江、吉林、辽宁等地。

### 采　　制

　　春季未抽茎时采挖，除去泥沙，晒干。

## 药材性状

主根圆锥形或圆柱形，偶有弯曲，长短不一，时有分枝，直径0.5~1cm；表面暗棕色或红棕色，有不规则纵裂纹及横裂纹，栓皮粗糙，多呈片状剥落，露出浅棕色内皮；质坚实，断面皮部及射线浅棕红色，不平坦。叶基生，单数羽状复叶，有柄；小叶狭长椭圆形，多向内对折，边缘羽状深裂，向外反卷，下表面及叶柄均密被灰白色茸毛。气微，味苦。

| 性味归经 | 苦，寒。归肝、大肠经。 |
|---|---|
| 功　　效 | 清热解毒，凉血止痢。 |
| 主　　治 | 用于赤痢腹痛，久痢不止，痔疮出血，痈肿疮毒。 |
| 用　　法 | 用量9~15克。外用适量。 |

### 单方、验方

1. 风瘫：鲜委陵菜500克。泡酒1000毫升，每次服50毫升。第2次用量同样。另加何首乌50克（痛加指甲花根100克）。
2. 疔疮初起：委陵菜根15克。煎服。
3. 刀伤止血生肌：委陵菜适量。研末外撒或鲜根捣烂外敷。

### 现代研究

含黄酮类，如山奈素、槲皮素、α-茶酚；三萜类，如熊果酸、丝石竹皂苷元；有机酸，如没食子酸、壬酸、3,4,3'-三甲氧基-鞣化酸。还含有维生素C、蛋白质、脂肪、纤维素等。本品煎剂对痢疾杆菌、绿脓杆菌、枯草杆菌、金黄色葡萄球菌、阿米巴原虫等均有一定的抑制作用。在一定的剂量下对子宫有兴奋作用，大剂量可引起子宫痉挛性收缩。

# 094

# 败酱草

**别　　名**｜败酱、苦斋菜、土柴胡。
**来　　源**｜败酱科植物白花败酱*Patrinia villosa* Juss.的干燥带根全草。

## 植物形态

　　多年生草本。高达1米。地下茎细长；地上茎直立，密被白色倒生粗毛或仅两侧各有1列倒生粗毛。基生叶簇生，卵圆形，边缘有粗齿，叶柄较叶片稍长；茎生叶对生，卵形或长卵形，顶端渐尖，基部楔形，1~2对羽状分裂，基部裂片小，上部不裂，边缘有粗齿，两面有粗毛，近无柄。花呈伞房状的圆锥聚伞花序；花序分枝及梗上密生或仅2列粗毛；花萼不显；花冠白色。瘦果倒卵形，基部贴生在增大的圆翅状膜质苞片上；苞片近圆形。花期5~6月。

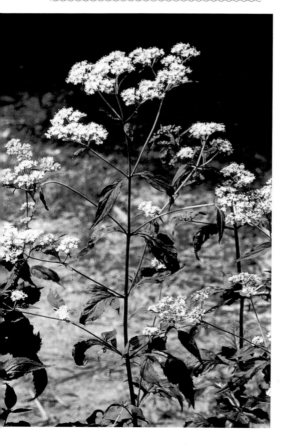

## 生境分布

　　生于山坡草地及路旁，产于各地山区。分布于我国北部、东部、中南和西南等地。

## 采　　制

　　夏季植株生长旺盛、花开前采收，连根拔起，洗净泥沙，晒至半干，扎成束，再阴干。

**药材性状**

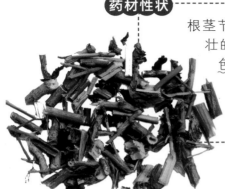

根茎节间长3~6厘米，着生数条粗壮的根。茎不分枝，有倒生的白色长毛及纵沟纹，断面中空。茎生叶多不分裂，叶柄长1~4厘米，有翼。气特异，味微苦。

| 性味归经 | 辛、苦，微寒。归胃、大肠、肝经。 |
| --- | --- |
| 功　　效 | 清热解毒，消痈排脓，祛瘀止痛。 |
| 主　　治 | 用于热毒疮痈，肠痈，肺痈，血瘀，胸腹疼痛。 |
| 用　　法 | 用量9~15克。外用适量，鲜品捣烂敷疮疖。 |

**单方、验方**

1. 预防病毒性感冒：败酱草15克，大青叶、野菊花、生黄芪、炒白术各10克。水煎服。
2. 盆腔瘀血综合征：败酱草、红藤、当归、三棱、莪术各30克。浓煎100毫升，灌肠。
3. 扁平疣：马齿苋60克，败酱草、紫草、大青叶各15克。煎服。
4. 阑尾炎：薏苡仁30克，败酱草15克，制附子6克。煎服。

**现代研究**

根茎和根含环烯醚萜苷类成分，即白花败酱苷、番木鳖和莫诺苷。此外，尚含少量挥发油和有机酸。煎剂对金黄色葡萄球菌有较强的抑制作用，对志贺痢疾杆菌、伤寒杆菌、白色葡萄球菌等的抑制作用较弱。

# 095 Potentillae Discoloris Herba［英］

# 翻白草

| 别　　名 | 番白草、反白草、天青地白。 |
| 来　　源 | 蔷薇科植物翻白草*Potentilla discolor* Bge.的干燥全草。 |

## 植物形态

多年生草本。高15~40厘米，全株密生白色茸毛和混生长柔毛。

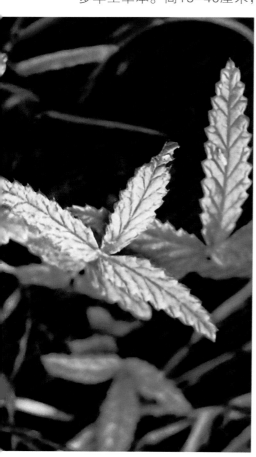

根粗壮，下端常膨大呈纺锤形。茎直立，多分枝。羽状复叶，有托叶；基生叶通常具5~9小叶，有长柄；茎生叶常为3小叶，有短柄或几无柄；小叶片长圆状披针形，顶端圆钝或有短突尖，基部楔形或宽楔形；边缘具粗锯齿，下面密被白色棉毛。聚伞花序，萼绿色，5裂，裂片三角状卵形，副萼披针形，外面均被白色茸毛，花瓣5，黄色。雄蕊和雌蕊多数，聚生；花柱侧生，柱头淡紫色。瘦果光滑，多数，聚生于密被棉毛的花托上，具宿存花萼。花期5~8月。

## 生境分布

生于丘陵地山坡、路旁。分布于我国南北各地。

## 采　制

夏、秋二季开花前采挖，除去泥沙和杂质，干燥。

**药材性状**

块根呈纺锤形或圆柱形，表面黄棕色或暗褐色，有不规则扭曲沟纹；质硬而脆，折断面平坦，呈灰白色或黄白色。基生叶丛生，单数羽状复叶，多皱缩弯曲，小叶5~9片，柄短或无，长圆形或长椭圆形，顶端小叶片较大，上表面暗绿色或灰绿色，下表面密被白色茸毛，边缘有粗锯齿。气微，味甘、微涩。

| 性味归经 | 甘、微苦，平。归肝、胃、大肠经。 |
| --- | --- |
| 功　效 | 清热解毒，止痢，止血。 |
| 主　治 | 用于湿热泻痢，痈肿疮毒，血热吐衄，便血，崩漏。 |
| 用　法 | 用量9~15克。 |

**单方、验方**

1　痢疾：翻白草根15克。煎服，每日3~4次，连服2~3日。
2　风湿麻木瘫痪，筋骨久痛：翻白草、大风藤、五香血藤、兔耳风各250克。泡酒连续服用，早晚各服50克。
3　疔疮初起：翻白草15克。煎服。
4　久痢不止：翻白草、白木槿花各15克。煎服。

**现代研究**

全草含延胡索酸、没食子酸、槲皮素、原儿茶酸、柚皮素、山柰酚、间苯二酸等。

**Chinese Lobelia Herb [英]**

# 半边莲

别　　名｜细米草、半边菊、蛇利草。

来　　源｜桔梗科植物半边莲 *Lobelia chinensis* Lour. 的干燥全草。

**植物形态**

多年生矮小草本。高5~15厘米。全株光滑无毛，有乳汁。根细圆柱形，淡黄白色。茎细弱匍匐，上部直立。叶互生，无柄；叶片条形或条状披针形，全缘或有疏齿。叶腋开单生淡紫色或白色小花；花冠基部合成管状，上部向一边5裂展开，中央3裂片较浅，两侧裂片深裂至基部；雄蕊5，花丝基部分离，花药彼此连合，围抱柱头，花药位于下方的2个有毛，上方的3个无毛。蒴果顶端2瓣开裂；种子细小，多数。花期5~8月，果期8~10月。

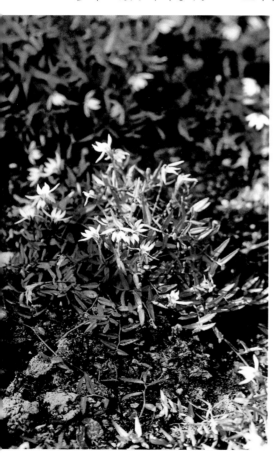

**生境分布**

生于水田边、路沟旁、潮湿的阴坡、荒地。分布于我国江苏、浙江、安徽等地。

**采　制**

夏季采收，除去泥沙，洗净，晒干。

**药材性状**

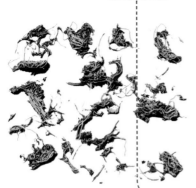

常缠成团。根茎细长圆柱形，直径1~2毫米，表面淡黄色或黄棕色，多有细纵根。茎细长，有分枝，灰绿色，节明显，有的可见附生的细根。叶互生，无柄，绿色，呈狭披针形或长卵圆形，叶缘有疏锯齿。花梗细长，花小，单生于叶腋，花冠筒内有白色茸毛。花萼5裂，裂片绿色线形。气微，味微甘而辛。

| 性味归经 | 辛，平。归心、小肠、肺经。 |
|---|---|
| 功　　效 | 清热解毒，利尿消肿。 |
| 主　　治 | 用于痈肿疔疮，蛇虫咬伤，膨胀水肿，温热黄疸，湿疹湿疮。 |
| 用　　法 | 用量9~15克。 |

**单方、验方**

1. 急性黄疸型肝炎：半边莲、溪黄草、积雪草、白马骨各15克。煎服。
2. 急性肠炎：半边莲15克。煎服。
3. 肝硬化腹水：半边莲、车前草、大蓟根各15克。煎服。

**现代研究**

含生物碱，主要有半边莲碱、去氧半边莲碱、氧化半边莲碱等。动物实验证明本品有利尿作用；对毒蛇咬伤的狗有良好的保护作用；在非经口给药时能通过颈动脉球反射性地引起呼吸兴奋，大剂量时可引起血压下降；对小鼠剪尾出血有止血作用；对金黄色葡萄球菌、伤寒杆菌、副伤寒杆菌、福氏痢疾杆菌、大肠杆菌、绿脓杆菌均有抑制作用。

*097* **Barbed Skullcap Herb [英]**

# 半枝莲

**别　　名**｜狭叶韩信草、半支莲、狭叶黄芩。

**来　　源**｜唇形科植物半枝莲*Scutellaria barbata* D.Don.的干燥全草。

## 植物形态

多年生直立草本。茎四棱形，分枝多，下部略呈紫色。叶对生，叶片三角状长卵形至披针形，顶端略钝，边缘具疏钝齿，基部截形，叶上面被稀柔毛，下面仅叶脉及边缘有稀柔毛。花顶生于茎及分枝的上部，每轮有花2朵，并生，集成偏一侧的总状花序；花萼紫色，萼筒外面密被短柔毛，内面无毛，上唇背部附有盾片，果期增大；花冠蓝紫色，外面密被长柔毛，内面无毛，冠筒基部前方囊状，下唇中间裂片呈盔状；雄蕊4，2强；柱头2裂。花期5~10月，果期6~11月。

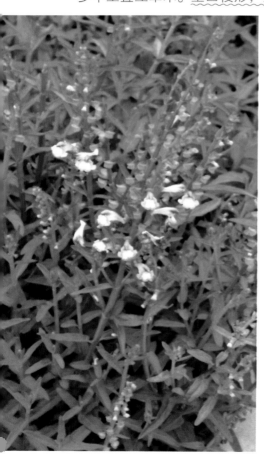

## 生境分布

常生于田埂、溪边或潮湿草地上。分布于我国广东、浙江、福建、台湾、广西、海南等地。

## 采　制

夏、秋二季茎叶茂盛时采挖，洗净，晒干。

**药材性状**

无毛或花轴上疏被毛。根纤细。茎丛生，较细，方柱形；表面暗紫色或棕绿色。叶对生，有短柄；叶片多皱缩，展平后呈三角状卵形或披针形；先端钝，基部宽楔形，全缘或有少数不明显的钝齿；上表面暗绿色，下表面灰绿色。花单生于茎枝上部叶腋，花萼裂片钝较圆；花冠二唇形，棕黄色或浅蓝紫色，被毛。果实扁球形，浅棕色。气微，味微苦。

| 性味归经 | 辛、苦，寒。归肺、肝、肾经。 |
| --- | --- |
| 功　效 | 清热解毒，化瘀利尿。 |
| 主　治 | 用于疔疮肿毒，咽喉肿痛，跌扑伤痛，水肿，黄疸，蛇虫咬伤。 |
| 用　法 | 用量15~30克。 |

**单方、验方**

1　尿血：半枝莲、生黄芪各15克，知母、山萸肉各10克，黄柏12克，旱莲草15克，白茅根30克。煎服。

2　胃脘灼痛：半枝莲、白花蛇舌草各15克，佐以石膏、石斛、延胡索、川楝子（炒）。煎服。

**现代研究**

主含生物碱、黄酮苷、皂苷、氨基酸、多糖；次含菊糖。具有利尿、兴奋呼吸及解蛇毒的作用。

**098**

# 白花蛇舌草

别　　名｜蛇舌草、蛇删草、蛇针草。

来　　源｜茜草科植物白花蛇舌草*Hedyotis diffusa* Willd. 的干燥全草。

### 植物形态

一年生小草本。茎略扁，细长。叶对生，膜质，无柄，线形，顶

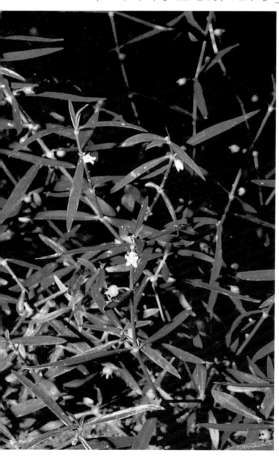

端急尖，仅具1条主脉；托叶基部合生，顶端芒尖。春、夏季开花；花单生或成对生于叶腋，无花梗或有短的花梗；萼管球形，4裂，裂片长圆状披针形，顶端渐尖，边缘有缘毛；花冠白色，管状，顶部4裂，裂片卵状长圆形；雄蕊4，着生于冠管喉部，花药突出冠管外；花柱顶端2裂，裂片扩展。蒴果膜质，扁球形，顶部有宿存的萼檐裂片。种子细小，有棱。果期8~9月。

### 生境分布

生于水田田埂和潮湿的旷地上。分布于我国广东、海南、广西等地。

### 采　制

夏、秋二季采挖，除去杂质，洗净，晒干鲜用。

**药材性状**

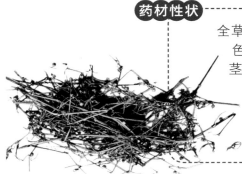

全草扭缠成团状，灰绿色或灰棕色。有主根1条，须根纤细。茎细而卷曲，质脆易折断，中央有白色髓部。<u>叶多破碎，极皱缩，易脱落；有托叶。花通常单生于腋，多具梗</u>。气微，味淡。

| 性味归经 | 微苦、微甘，微寒。归心、肝、脾经。 |
|---|---|
| 功　效 | 清热解毒，消痈散结，利水消肿。 |
| 主　治 | 用于咽喉肿痛，肺热喘咳，热淋涩痛，湿热黄疸，毒蛇咬伤，疮肿热痛。 |
| 用　法 | 用量30~60克。外用鲜品适量捣烂敷患处。 |

**单方、验方**

1 急性肾炎，小便有蛋白：白花蛇舌草、车前草各15克，白茅根30克，山栀子9克，苏叶6克。煎服。

2 盆腔炎：白花蛇舌草45克，入地金牛9克，穿破石15克。煎服。

**现代研究**

挥发油中提取的34种化合物，其中主要是对乙烯基苯酚、对乙烯基愈创木酚和芳樟醇，有抗肿瘤、增强免疫、增强肾上腺皮质功能及抗溃疡、抑制生精等作用。

# 马蹄金

**别　名** | 黄疸草、小金钱草、小马蹄草。
**来　源** | 旋花科植物马蹄金 *Dichondra repens* Forst的干燥全草。

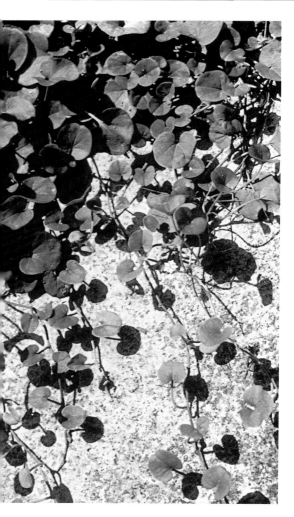

## 植物形态

多年生小草本。长约30厘米，茎多数，纤细，丛生，匍匐地面，节着地可生出不定根，通常被"丁"字形着生的毛。单叶互生，具柄，叶片圆形或肾形，有时微凹，基部深心形，形似马蹄，故名马蹄金。夏初开花，花小，单生于叶腋。蒴果膜质，近球形，径约2毫米。种子2。花期4月，果期7~8月。

## 生境分布

生于阔叶林间、灌丛、河畔、田野、路旁。分布于我国四川、贵州、云南、广东、广西、福建、浙江、江苏、湖南、湖北、江西、台湾等地。

## 采　制

夏、秋二季采收，拔取全草，抖净泥沙，晒干。

**药材性状**

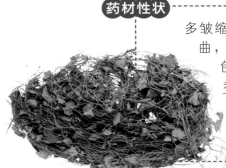

多皱缩成团，茎细长，方形，常扭曲，具纵棱线，灰绿色或微带紫色，有短毛，断面中空。叶多卷曲，肾形或心形，边缘具有钝齿，质脆易碎。叶柄常多扭曲。花果不常见。气微香，味辛凉。

| 性味归经 | 苦、辛，凉。归肝、肾经。 |
|---|---|
| 功　　效 | 清热利湿，解毒消肿。 |
| 主　　治 | 用于湿热黄疸，下焦湿热，石淋涩痛，喉痹肿痛；近有用于急性肾炎水肿，白喉。外用治颈淋巴结结核，疮肿，乳痈，跌打损伤，肿痛。 |
| 用　　法 | 用量15~30克。外用适量，鲜品捣烂敷患处。 |

**单方、验方**

1. 急性菌痢：马蹄金30克。煎服。
2. 感寒肚腹疼痛：马蹄金30克。绞汁和酒温服。药渣炒热敷肚腹疼痛处。
3. 跌打损伤及骨折：鲜马蹄金适量。捶烂敷患处。
4. 中暑昏眩、不省人事：马蹄金、鼎盖草、铺地锦、生莲地、牛契埔各30克。捶烂取汁服。

**现代研究**

　　煎剂及酊在体外对白喉杆菌有较强抑菌作用，对金黄色葡萄球杆菌、溶血性链球菌、枯草杆菌及大肠杆菌也有一定抗菌作用。大鼠急性及慢性利尿试验均证明煎剂有明显利尿及利钠作用。

# 山慈姑

| 别　名 | 毛慈姑、茅慈姑、土田七。 |
| 来　源 | 兰科植物杜鹃兰*Cremastra appendiculata*（D. Don）Makino的干燥假鳞茎。 |

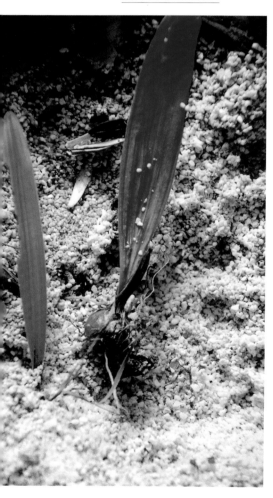

### 植物形态

多年生草本。假鳞茎聚生，卵形。叶通常1枚，顶生；叶片狭长圆形，下部渐狭成柄。花葶侧生于假鳞茎顶端，通常高于叶，下部疏生2~3枚筒状鞘；总状花序生花10~20朵，苞片薄膜质，狭披针形，花偏向一侧下垂，玫瑰色至淡紫色；萼片和花瓣倒披针形，唇瓣近匙形，顶部3裂，侧裂较小，中裂片长圆形，基部有1枚附属物；合蕊柱纤细，略短于萼片。花期5~6月。

### 生境分布

生于山沟林下阴湿处。分布于我国黄河流域至西南、华南等地。

### 采　制

夏、秋二季采挖，除去地上部分及泥沙，分开大小置沸水锅中蒸煮至透心，干燥。

**药材性状**

呈不规则扁球形或圆锥状，顶端渐突起，基部有须根痕。长1.8~3厘米，膨大部直径1~2厘米。表面黄棕色或棕褐色，有纵皱纹或纵沟，中部有2~3条微突起的环节，节上有鳞片叶干枯腐烂后留下的丝状纤维。质坚硬，难折断，断面灰白色或黄白色，略呈角质。气微，味淡、带黏性。

| 性味归经 | 甘、微辛，凉。归肝、脾经。 |
| --- | --- |
| 功　效 | 清热解毒，化痰散结。 |
| 主　治 | 用于痈肿疔毒，瘰疬痰核，蛇虫咬伤，癥瘕痞块。 |
| 用　法 | 用量3~9克。外用适量。 |

**单方、验方**

1. 结节或囊肿性痤疮：山慈姑适量。研细末，温开水调成糊状，夜间临睡前涂敷痤疮处。
2. 痛风发作期：山慈姑30克。煎服。
3. 乳疮：核桃肉（捣烂）3个，山慈姑（研末）3克。调匀，黄酒送服。

**现代研究**

含杜鹃兰素Ⅰ、杜鹃兰素Ⅱ。现代药理试验证实杜鹃兰素有降血压的作用。

# 千里光

| | |
|---|---|
| **别　名** | 九里明、千里及、九里光。 |
| **来　源** | 菊科植物千里光 *Senecio scandens* Buch. -Ham. 的干燥地上部分。 |

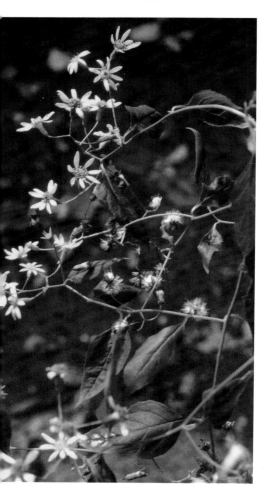

### 植物形态

多年生攀缘状亚灌木。茎木质，枝具线纹，稍呈"之"字形，被脱落性微毛。叶互生，卵形或卵状披针形，不分裂或基部有2~4对裂片，边缘具不规则齿或微波状至全缘，两面被细微毛。头状花序排成疏松、开展的伞房花序式，总苞片10~12枚，狭长圆形，基部有极小的苞片数枚，小花异型，缘花为舌状花，雌性，黄色，顶端3齿裂，盘花两性，管状，顶端5裂。瘦果圆柱形，冠毛白色，细软。花期10月至翌年3月，果期2~5月。

### 生境分布

生于山坡、路旁、林边、山脚疏林下、沟边草丛中。分布于我国广东、广西、浙江等地。

### 采　制

全年均可采收，除去杂质，阴干。

**药材性状**

茎圆柱形，表面棕黄色；质坚硬，断面髓部发达，白色。叶多皱缩，破碎，完整叶呈椭圆状三角形或卵状披针形，基部戟形或截形，边缘有不规则缺刻，暗绿色或灰棕色，质脆，偶见枝梢带黄色头状花序。瘦果成熟时则露出白色冠毛。气微，味苦。

| 性味归经 | 苦，寒。归肺、肝经。 |
|---|---|
| 功　效 | 清热解毒，明目，利湿。 |
| 主　治 | 用于痈肿疮毒，感冒发热，目赤肿痛，泄泻痢疾，皮肤湿疹。 |
| 用　法 | 用量15~30克。外用适量，煎水熏洗。 |

**单方、验方**

1. 轻度日光性皮炎：千里光50克，大黄30克。上药放入70％酒精400毫升中浸泡1周，用棉签蘸药液涂擦患处，每日3~4次。
2. 阴囊湿疹：千里光、大叶桉树叶各500克。加水煎汤去渣，趁热熏洗患部，每日早、中、晚各1次。用于湿疹日久不愈。
3. 清热、解毒、燥湿消肿：野菊花、嫩苦参、千里光各15克。加水煎煮，去渣，取药液，待温，外洗患处，每日早、中、晚各1次。每日1剂，连用7~10日。

**现代研究**

含千里光宁碱、千里光菲林碱等。煎剂具有抗菌、抗钩端螺旋体、抗滴虫等作用；毒性小，煎剂灌服不能测出小鼠的半数致死量。

# 白蔹

| 别　　名 | 白蔹片、白蔹根、山苦瓜。 |
|---|---|
| 来　　源 | 葡萄科植物白蔹*Ampelopsis japonica*（Thunb.）Makino 的干燥块根。 |

### 植物形态

木质藤本。块根矩圆形，数个聚生。茎多分枝，带淡紫色，散生点状皮孔，卷须与叶对生。掌状复叶互生，小叶3~5，常羽状分裂，裂片卵形，先端渐尖，边缘疏生粗锯齿，基部楔形，叶轴有阔翅；叶柄带淡紫色。聚伞花序与叶对生，序梗细长而缠绕；花小，萼片5，不明显；花瓣5，淡黄色；雄蕊5，与花瓣对生，花丝短；花盘杯状，边缘稍分裂；花柱甚短。浆果圆球形或肾形，熟时蓝色。花期7~8月，果期9~10月。

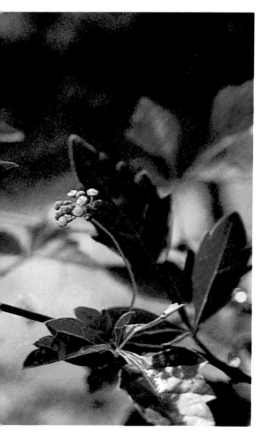

### 生境分布

生于山野、路旁杂草丛中。分布于我国华北、华东及中南地区。

### 采　制

春、秋二季采挖，除去泥沙和细根，切成纵瓣或斜片，晒干。

## 药材性状

纵瓣长圆形或近纺锤形，长4~10厘米，直径1~2厘米。切面周边常向内卷曲，中部有一突起的棱线；外皮红棕色或红褐色，有纵皱纹、细横纹及横长皮孔，易层层脱落，脱落处呈淡红棕色。斜片卵圆形，长2.5~5厘米，宽2~3厘米。切面类白色或浅红棕色，可见放射状纹理，周边较厚，微翘起或略弯曲。体轻，质硬脆，易折断，折断时有粉尘飞出。气微，味甘。

| 性味归经 | 苦，微寒。归心、胃经。 |
|---|---|
| 功 效 | 清热解毒，消痈散结，敛疮生肌。 |
| 主 治 | 用于痈疽发背，疔疮，瘰疬，烧烫伤。 |
| 用 法 | 用量5~10克。外用适量，煎汤洗或研成极细粉敷患处。 |

### 单方、验方

1. 冻耳成疮，或痒或痛者：黄柏、白蔹各25克。研成粉末。先洗疮，后用麻油调涂。
2. 痈疽发背、疔疮、瘰疬、水火烫伤：白蔹4.5~9克。煎服；鲜品捣烂或干品研细粉外敷。
3. 汤火灼烂：白蔹适量。研末敷。

### 现代研究

　　为外科常用中药，历代皆用治疮疡、疖肿等，以外用效果较好。近年来化学及药理方面的研究报道表明，含黏液质、淀粉，还含鞣质、黄酮苷、葡萄糖等。水浸剂对共心性毛癣菌、奥杜盎小孢子菌、腹股沟表面癣菌等有抑制作用。另有报道，提取物醋酸乙酯可溶部分，对四氯化碳致小鼠肝损伤具有保护作用。

## 103

# 苘麻子

**别　名** | 苘实、苘麻实、顷实。

**来　源** | 锦葵科植物苘麻*Abutilon theophrasti* Medic. 的干燥成熟种子。

### 植物形态

　　一年生草本。高1~2米，栽培的可达3~4米。茎直立，上部分枝，全株被星状毛。单叶互生，圆心形，长7~18厘米，宽与长几相等，先端渐尖，基部心形，边缘具圆锯齿，两面密被星状毛，叶脉掌状，6~7出；叶柄8~18厘米，密被星状毛。花单生于叶腋，花萼绿色，上部5裂，裂片卵圆形，先端渐尖，花瓣5，黄色，阔倒卵形；雄蕊多数。蒴果半球形，直径约2厘米，分果爿15~20，顶端有二长芒，外被粗毛。种子1至数粒，三角状黑肾形，黑褐色。花期7~8月，果期9~10月。

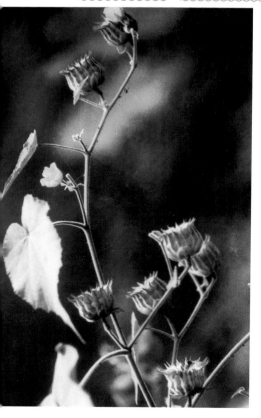

### 生境分布

　　生于路旁、田野、荒地、堤岸上；或为栽培。分布于全国各地。

### 采　制

　　秋季采收成熟果实，晒干，打下种子，除去杂质。

**药材性状**

三角状肾形，长3.5~6毫米，宽2.5~4.5毫米，厚1~2毫米。表面灰黑色或暗褐色，有白色稀疏茸毛，凹陷处有类椭圆状种脐，淡棕色，四周有放射状细纹。种皮坚硬，子叶2，重叠折曲，富油性。气微，味淡。

| 性味归经 | 苦，平。归大肠、小肠、膀胱经。 |
|---|---|
| 功　效 | 清热解毒，利湿，退翳。 |
| 主　治 | 用于赤白痢疾，淋病涩痛，痈肿疮毒，目生翳膜。 |
| 用　法 | 用量3~9克。 |

**单方、验方**

1　乳汁不通：苘麻子9克，王不留行15克，穿山甲6克。煎服。
2　目生翳膜：苘麻子适量。装布袋中蒸熟，晒干研末，加蜜做成丸子，温水送服。

**现代研究**

　　种子含胆甾醇（cholesterol）、十六碳酸、十八碳烯酸、十八碳二烯酸等7种脂肪酸。又含球蛋白（globulin）C。

# 四季青

| 别　名 | 冬青叶、四季青叶、冻青叶。 |
| 来　源 | 冬青科植物冬青*Ilex chinensis* Sims的干燥叶。 |

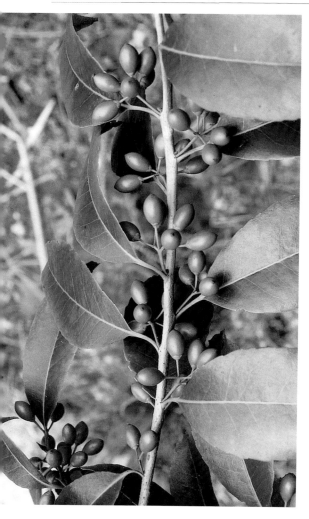

### 植物形态

　　常绿乔木。高可达12米，树皮灰色或淡灰色，无毛。叶互生，叶片革质，通常狭长椭圆形，先端渐尖，基部楔形，很少圆形，边缘疏生浅锯齿，上面深绿色而有光泽，冬季变紫红色，中脉在下面隆起。花单性，雌雄异株，聚伞花序着生于叶腋外或叶腋内；花萼4裂；花瓣4，淡紫色；雄蕊4。核果椭圆形，熟时红色。内含核4枚。花期5月，果期10月。

### 生境分布

　　常生长于疏林中。分布于我国长江以南各地。

### 采　制

　　秋、冬二季采收，晒干。

**药材性状**

呈椭圆形或狭长椭圆形，先端急尖或渐尖，基部楔形，边缘具疏浅锯齿。上表面棕褐色或灰绿色，有光泽；下表面色较浅。革质。气微清香，味苦、涩。

| 性味归经 | 苦、涩，凉。归肺、大肠、膀胱经。 |
| --- | --- |
| 功　效 | 清热解毒，消肿祛瘀。 |
| 主　治 | 用于肺热咳嗽，咽喉肿痛，痢疾，胁痛，热淋；外治烧烫伤，皮肤溃疡。 |
| 用　法 | 用量15~60克。外用适量，水煎外涂。 |

**单方、验方**

1. 感冒发热，肺热咳嗽，咽喉肿痛，小便淋沥涩痛：四季青50克。煎服。
2. 凉血清热，利湿解毒：鲜生地黄、四季青、紫花地丁各30克，京赤芍、半枝莲各15克，粉丹皮、金银花、连翘、制大黄、车前子各9克。煎服，每日2次。
3. 热疖肿痛：四季青、野冬青各50克。水煎外擦。

**现代研究**

含有原儿茶酸、原儿茶醛，原儿茶酸为抗菌、抗炎成分，对绿脓杆菌、大肠杆菌、伤寒杆菌、福氏痢疾杆菌、产碱杆菌、枯草杆菌、金黄色葡萄球菌、小鼠甲醛性足肿有明显的抑制作用。原儿茶醛动物实验显示能降低心肌耗氧量，而对心血管系统影响不大。

四季青

叶类

**105** Hairy Holly Root [英]

# 毛冬青

| 别　　名 | 毛披树根、茶叶冬青、山冬青。 |
|---|---|
| 来　　源 | 冬青科植物毛冬青*Ilex pubescens* Hook. et Arn. 的干燥根及茎。 |

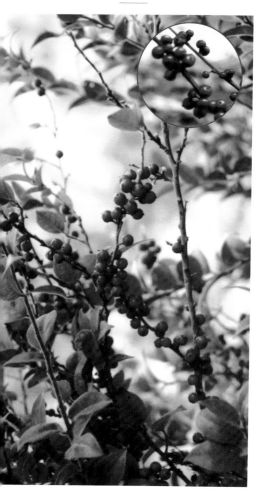

### 植物形态

常绿灌木。小枝具棱，被粗毛。叶互生，膜质或纸质，椭圆形或倒卵状椭圆形，顶端尖，基部阔楔形或略钝，上面无毛，下面被稀疏的毛，全缘或有芒齿。花雌雄异株，淡紫色或白色，花序簇生；雄花序的花单生或3朵排成聚伞花序，萼5~6裂，花瓣4~6，倒卵状长椭圆形；雌花序由花1~3组成，萼6~7裂，花瓣5~8，长椭圆形；具退化雄蕊；花柱短。浆果状核果，卵状圆球形，宿存柱头头状或厚盘状。花期4~5月，果期7~8月。

### 生境分布

生于山坡疏林中和灌木丛中。分布于我国广东、海南、广西等地。

### 采　　制

全年均可采挖，洗净，砍成块或片，晒干。

## 药材性状

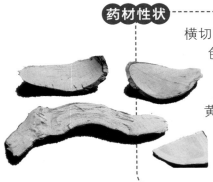

横切或斜切不规则片块状。表面灰褐色或棕褐色，粗糙，有纵向细皱纹及横向皮孔。皮部菲薄，有时脱落；木部幼结，暗灰黄色或暗黄白色，可见类白色致密的放射状纹（射线）及环纹（年轮）。质坚硬，难折断。气微，味苦微涩后回甘。

| 性味归经 | 苦，涩，寒。归肺、心经。 |
|---|---|
| 功 效 | 清热解毒，活血通络，止咳平喘。 |
| 主 治 | 用于风热感冒，肺热咳喘。咽喉肿痛，乳蛾，牙龈肿痛，丹毒，胸痹心痛，中风偏瘫，痰疽，水火烫伤。 |
| 用 法 | 用量30~90克。外用适量，研末调敷。 |

### 单方、验方

1. 高血压：毛冬青30克。配白糖或鸡蛋炖服，亦可水煎代茶常饮。
2. 烧伤：毛冬青适量。晒干研末，加茶油适量，调成油剂涂患处。
3. 无名肿毒：毛冬青、山苍子叶各适量。同捣烂外敷。

### 现代研究

含毛冬青苷、毛冬青甲素等。毛冬青黄酮苷类能扩张冠状血管，使冠脉血流量显著增加，但不引起心肌耗氧量增加；能增强心肌收缩力，对垂体后叶素引起的心肌缺血有一定对抗作用，对垂体后叶素所致家兔心律失常有一定保护作用。毛冬青甲素对体外培养大鼠乳鼠心肌细胞缺血有保护作用，还能降低狗的心肌耗氧量。

# 救必应

别　名｜冬青仔、龙胆仔、熊胆木皮。

来　源｜冬青科植物铁冬青*Ilex rotunda* Thunb. 的干燥树皮。

## 植物形态

常绿乔木。树皮厚，灰白色；茎枝圆柱形，淡灰绿色；小枝多

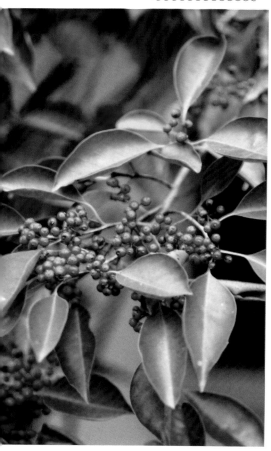

少有棱，红褐色。叶互生，薄革质，卵形至倒卵状椭圆形，顶端急尖或钝，基部楔形或钝，全缘。夏、秋季开白色小花；花雌雄异株，常排成聚伞花序或伞形花序，雄花序一般由5~16朵花组成，萼4浅裂，裂片三角形，花瓣4~5，长椭圆形，基部合生，雄蕊与花瓣同数；雌花序一般由3~7朵花组成，萼碟状，花瓣5~7，倒卵状长椭圆形，有退化雄蕊，子房上位。浆果状核果，圆球形。

## 生境分布

生于山谷、溪边的疏林中或丘陵地带。分布于我国广东、海南、江苏、浙江、台湾、福建等地。

## 采　制

夏、秋二季剥取，晒干。

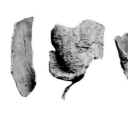

**药材性状**

卷筒状或卷曲长片状，长短不一，外表面青灰白色、灰黄色或灰褐色，粗糙，常有横皱纹及灰白色斑块；内表面有细纵皱纹，稍平滑，微具光泽，棕褐色或黑褐色。质坚硬而脆，断面略平坦，稍呈颗粒性，黄棕色或棕褐色。气微香，味苦微涩。

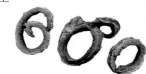

| 性味归经 | 苦，寒。归肺、胃、大肠、肝经。 |
|---|---|
| 功　效 | 清热解毒，利湿止痛。 |
| 主　治 | 用于暑湿发热，咽喉肿痛，湿热泻痢，脘腹胀痛，风湿痹痛，湿疹，疮疖，跌打损伤。 |
| 用　法 | 用量9~30克。外用适量，煎浓汤涂敷患处。 |

**单方、验方**

1. 胃痛：救必应15克，土茵陈12克，新鲜猪瘦肉200克。煲汤，饮汤食肉。
2. 外感风热头痛：救必应15克。水煎，每日服3次。
3. 跌打肿痛：救必应10克。研粉，加白糖50克，开水冲服。
4. 烫伤：救必应适量。研粉，冷开水调成糊状，日涂5~6次。
5. 神经性皮炎：救必应150克。煎水外洗患部。

**现代研究**

　　含丁香苷、铁冬青酸、长梗冬青苷、芥子醛葡萄糖苷、铁冬青酸异丙叉酮缩醇、酚类、β–香树脂醇和硬脂酸、鞣质、3–乙酰齐墩果酸、丁香醛及挥发性成分等。醇提物能增加冠脉流量，提高耐缺氧能力，对降低猫血压和对心肌缺氧有保护作用；正丁醇提取物对大鼠有降压作用，以舒张压更为明显，而对心率影响不大。

# 岗梅

别　　名｜苦梅、秤星木、点秤星。

来　　源｜冬青科植物梅叶冬青*Ilex asprella*（Hook. et Arn.）Champ. ex Benth. 的干燥根及茎。

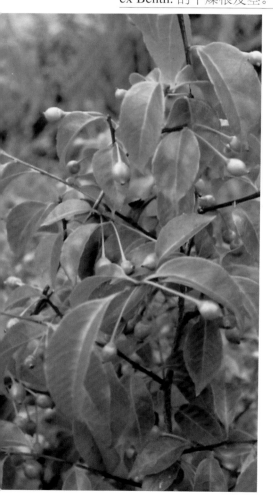

### 植物形态

落叶灌木。高可达3米；枝条表面散生多数大小似秤星的黄白色皮孔。叶互生，膜质，卵形，顶端渐尖，基部短尖或浑圆，边缘有小锯齿，叶面光亮。白色花，雌雄异株；雄花单生于叶腋，花瓣白色，通常4片，间有5~6片，仅在基部合生，雌蕊1，花柱短，柱头浅裂。果为浆果状核果，圆球形，成熟时黑色，内分核4~6，内果皮骨质。

### 生境分布

多生于丘陵地的灌木丛中和低山的疏林下及村边、路边的旷地上。分布于我国广东、海南、湖南、福建、台湾等地。

### 采　制

全年均可采收，除去嫩枝及叶，洗净，趁鲜时切或劈成片、块或段，晒干。

**药材性状**

片块近圆形或不规则形，外皮表面棕褐色或灰黄色，稍粗糙，微有皱纹，有侧根痕及多数白色圆形的小皮孔，大小似秤星；外皮薄，不易剥落，剥去外皮显灰白色或灰黄色，可见较密的点状或短条状突起，质坚硬，不易折断，断面木部宽广，黄白色或淡黄白色，有细微的放射状纹理及不规则环纹。气微，味先苦后回甘。

| 性味归经 | 苦、微甘，凉。归肺、脾、胃经。 |
|---|---|
| 功　　效 | 清热解毒，生津止渴，利咽消肿，散瘀止痛。 |
| 主　　治 | 用于感冒发热，肺热咳嗽，热病津伤口渴，咽喉肿痛，跌打瘀痛。 |
| 用　　法 | 用量15~30克。治跌打损伤可内服并外敷。 |

**单方、验方**

1　流感：鬼针草、岗梅、板蓝根各30克。煎水代茶饮。

2　急性乳腺炎：岗梅50克，青皮鸭蛋1个。同入锅，加水500毫升煮至蛋熟，去壳再煮15分钟，去岗梅。饮汤食蛋。

3　肺痈：岗梅30克。煎服。

4　喉蛾：岗梅30克，竹蜂4只，陈皮6克，细辛3克。煎服。

**现代研究**

含三萜皂苷、内脂及少量生物碱。具有抗菌作用。体外试验表明，对金黄色葡萄球菌、溶血性链球菌有抑制作用，对乙型溶血性链球菌有轻度抑制作用。

## 108　Glabrous Sarcandra Herb ［英］

# 肿节风

别　　名｜鸡爪兰、接骨莲、九节茶。

来　　源｜金粟兰科植物草珊瑚 *Sarcandra glabra*（Thunb.）Nakai 的干燥全草。

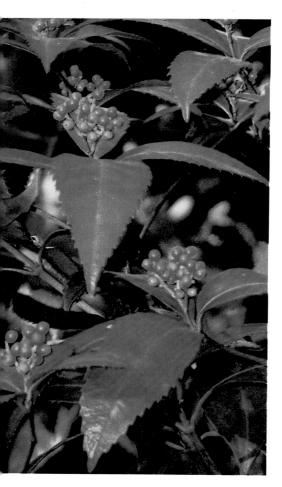

### 植物形态

　　常绿亚灌木。节明显膨大。单叶对生，革质，椭圆形、卵形至卵状披针形，顶端渐尖，基部楔尖，边缘有锐利的粗锯齿，齿的尖端有一球状小腺体，两面无毛，略有光泽；基部合生；托叶小，钻形。夏季开花；花两性，黄绿色，顶生，穗状花序或复穗状花序；苞片三角形；雄蕊1，棒状，花丝粗厚，药隔肥大，每边有1药室；柱头头状。核果，红色、球形。

### 生境分布

　　常生于常绿阔叶林下阴湿处或沟谷边。分布于我国广东、浙江、福建、台湾、广西、海南等地。

### 采　　制

　　夏、秋二季采收，除去杂质，晒干。

**药材性状**

主根粗短。茎圆柱形，暗褐色，节膨大，节上有明显的叶鞘痕，质脆，易折断或从节部脱离，断面中空，边缘纤维状。叶对生，基部合生抱茎，棕褐色或暗褐色，多皱缩，易破碎，近革质。完整叶片为卵状披针形或卵状椭圆形，边缘有疏锯齿，对光透视，齿尖可见一黑褐色腺体，茎顶有时可见穗状花序，黄绿色，气微香，味微苦、微辛。

| 性味归经 | 苦、辛，平。归心、肝经。 |
| --- | --- |
| 功　效 | 清热凉血，活血消斑，祛风通络。 |
| 主　治 | 用于血热发斑发疹，风湿痹痛，跌打损伤。 |
| 用　法 | 用量9~30克。 |

**单方、验方**

流行性感冒：爵床30克，白英15克，肿节风10克。煎服。

**现代研究**

含左旋类没药素甲、异秦皮定等，也含挥发油。具抗菌、抗肿瘤、促进骨折愈合及抗病毒作用；浸膏及其总黄酮对动物的细胞吞噬作用有促进作用；对非特异性炎症，特别是胃溃疡有明显的促进胃细胞黏膜保护层修复的作用。

# 绿豆

**别　　名** ｜青小豆、绿豆衣、小豆。

**来　　源** ｜豆科植物绿豆*Phaseolus radiatus* L. 的干燥成熟种子。

## 植物形态

　　一年生直立或顶端微缠绕草本。高约60厘米，被短褐色硬毛。三出复叶，互生；小叶3，叶片阔卵形至菱状卵形，侧生小叶偏斜，先端渐尖，基部圆形、楔形或截形，两面疏被长硬毛；托叶阔卵形，小托叶线形。总状花序腋生，总花梗短于叶柄或近等长；苞片卵形或卵状长椭圆形，有长硬毛；花绿黄色，萼斜钟状，萼齿4，最下面1齿最长，近无毛；旗瓣肾形，翼瓣有渐窄的爪，龙骨瓣的爪截形，其中一片龙骨瓣有角；雄蕊10，二体。荚果圆柱形，成熟时黑色，被疏褐色长硬毛。种子绿色或暗绿色，长圆形。花期6~7月，果期8月。

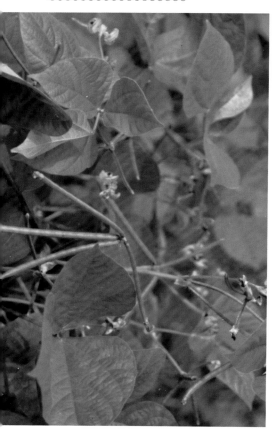

## 生境分布

　　全国各省区多有栽培。

## 采　制

　　秋季果实成熟而未开裂时拔取全株，晒干，打下种子，除去杂质，晒干。

**药材性状**

短矩圆形，长4~6毫米。表面绿黄色、暗绿色、绿棕色，光滑而有光泽，种脐位于种子的一侧，白色，条形，约为种子长的1/2，种皮薄而坚韧，剥离后露出淡黄绿色或黄白色2片肥厚的子叶。气微，味微甜，嚼之有腥味。

| 性味归经 | 甘，凉。归心、胃经。 |
|---|---|
| 功　效 | 清热解毒，消暑，利水。 |
| 主　治 | 用于暑热烦渴，丹毒，痈肿，水肿，泻痢，药食中毒。 |
| 用　法 | 用量15~30克。外用适量，生研绞汁或研末调敷。 |

**单方、验方**

1　高血脂、高血压：海带、绿豆、红糖各150克。将海带浸泡，洗净，切块；绿豆淘洗净，共煮至豆烂，红糖调服。每日2次，可连续食用。

2　皮肤瘙痒：大枣20枚，绿豆100克，猪油1匙，冰糖适量。加水共煮至绿豆开花，每天1剂，分次服下，一般服药3日即可减轻瘙痒感。

**现代研究**

含有丰富的蛋白质，生绿豆水浸磨成的生绿豆浆蛋白含量颇高，内服可保护胃肠黏膜。此外，绿豆中含有的植物甾醇中通过减少肠道对胆固醇的吸收、阻止胆固醇的合成等环节，起到降低血清胆固醇含量的作用，因而特别适合高血脂患者食用。

## 110 Chinese Fox-glove Root【英】

# 地黄

| 别　　名 | 干地黄、生地、生地黄。 |
|---|---|
| 来　　源 | 玄参科植物地黄 *Rehmannia glutinosa* Libosch. 的新鲜或干燥块根。 |

### 植物形态

多年生草本。全株密被灰白色长柔毛及腺毛。根肥厚肉质，呈块状、圆柱形或纺锤形。基生叶成丛，叶片倒卵状披针形，先端钝，基部渐窄下延成长叶柄，叶面多皱，边缘有不整齐钝齿。花茎直立，圆柱状，单生或2~3枝；总状花序。蒴果球形或卵圆形，先端尖，上有宿存花柱，外为宿存花萼所包。种子多数。花期4~5月，果期5~6月。

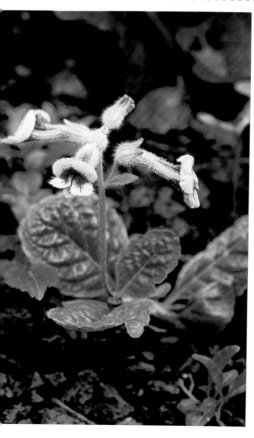

### 生境分布

生于荒山坡、田埂、路旁等处。分布于我国辽宁、河北、河南、山东、山西、内蒙古、江苏、安徽、浙江、湖北、湖南、陕西、四川等地。

### 采　制

秋季采挖，除去芦头、须根及泥土，鲜用；或将地黄缓缓烘焙至约八成干，前者习称"鲜地黄"，后者习称"生地黄"。

**药材性状**

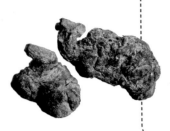

多不规则团块状或长圆形，中间膨大，两端稍细，长6~12厘米，直径3~6厘米。有的细小，长条状，稍扁而扭曲。表面棕黑色或棕灰色，极皱缩，具不规则横曲纹。体重，质较软而韧，不易折断，断面棕黑色或乌黑色，有光泽，具黏性。无臭，味微甜。

| 性味归经 | **鲜地黄：**甘、苦，寒。归心、肝、肾经。**生地黄：**甘，寒。归心、肝、肾经。 |
|---|---|
| 功　效 | **鲜地黄：**清热生津，凉血，止血。**生地黄：**清热凉血，养阴生津。 |
| 主　治 | **鲜地黄：**用于热病伤阴，舌绛烦渴，温毒发斑，吐血，衄血，咽喉肿痛。**生地黄：**用于热入营血，温毒发斑，吐血衄血，热病伤阴，舌绛烦渴，津伤便秘，阴虚发热，骨蒸劳热，内热消渴。 |
| 用　法 | 用量鲜地黄12~30克，生地黄10~15克。 |

**单方、验方**

1　舌绛、口渴、便秘、失眠：地黄、麦冬各24克，玄参30克。煎服。

2　吐血、衄血：地黄、茅根、芦根各10克。煎服。

**现代研究**

　　含地黄苷、桃叶珊瑚苷、梓醇、地黄素、氯化环烯醚萜苷、脑苷脂、益母草苷、密力特苷、地黄苦苷、挥发油等。水煎剂可减轻激素的副作用；生地黄有抗炎、抗过敏和抗衰老作用；生、熟地黄均能促进红细胞和血红蛋白的恢复，有活血作用；地黄多糖能抑制癌细胞的增殖。

*111* **Figwort Root [英]**

# 玄参

**别　名**｜元参、乌玄参、黑玄参。

**来　源**｜玄参科植物玄参*Scrophularia ningpoensis* Hemsl.的干燥根。

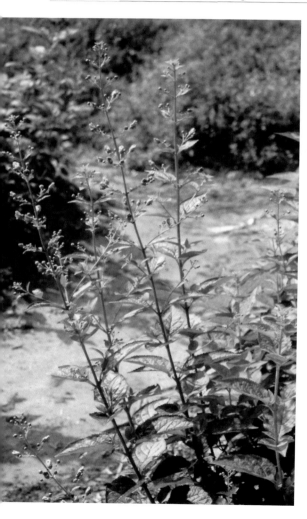

## 植物形态

多年生高大草本。高1米以上，根肥大，纺锤形。茎四棱形，有线槽。下部叶多对生而具柄，上部叶有时互生，叶片孵形或卵状椭圆形，边缘具细锯齿。聚伞状圆锥长序顶生，花序轴及花梗被腺毛；花萼5裂；花冠暗紫色，顶端5裂，可育雄蕊4，不育雄蕊1。蒴果卵圆形。花期7~8月，果期9~10月。

## 生境分布

多栽培，主产于我国浙江省。

## 采　制

冬季茎叶枯萎时采挖，除去根茎、幼芽、须根及泥沙，晒或烘至半干，堆放3~6天，反复数次至干燥。

**药材性状**

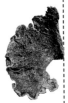

呈圆锥形，中部略粗，有的弯曲如羊角状，长6~20厘米，直径1~3厘米，表面灰黄色，具明显纵沟及横长皮孔样疤痕。质坚硬，断面略平坦，乌黑色，微有光泽。有焦糖气，味甘、微苦。以水浸泡，水呈墨黑色。

| 性味归经 | 甘、苦、咸，微寒。归肺、胃、肾经。 |
| --- | --- |
| 功　效 | 清热凉血，滋阴降火，解毒散结。 |
| 主　治 | 用于热入营血，温毒发斑，热病伤阴，舌绛烦渴，津伤便秘，骨蒸劳嗽，目赤，咽痛，白喉，瘰疬，痈肿疮毒。 |
| 用　法 | 用量9~15克。不宜与藜芦同用。 |

**单方、验方**

1　慢性咽炎：红花、桃仁各15克，桔梗、甘草、生地黄、玄参各12克。水煎服。

2　老年性便秘：玄参15克，炒莱菔子30克，黄芪、枳实各15克，白术10克，陈皮6克。每日1剂，水煎早晚分服。

3　口腔溃疡：玄参、太子参各15克，麦冬、生地黄、淡竹叶各10克，莲子心6克，甘草3克。每日1剂，水煎早晚分服。

**现代研究**

根中含哈巴苷（70%~80%）、8-邻甲基对香豆酰-哈巴苷，均系变黑的物质。北玄参水浸、醇浸液灌服或注射给正常（猫、犬、兔）及肾型高血压犬均有降压作用，醇浸膏还能抗缺氧、抗心肌缺血、增加心肌营血量；水浸液对离体豚鼠支气管有明显的舒张作用，并能加强肾上腺素的作用。毒性：小鼠腹腔注射水煎剂的$LD_{50}$为15.99~19.91克/千克。

## 172 Tree Peony Bark [英]

# 牡丹皮

**别　名**｜东丹皮、丹皮、粉丹皮。

**来　源**｜毛茛科植物牡丹*Paeonia suffruticosa* Andr. 的干燥根皮。

### 植物形态

落叶小灌木。根皮厚，外皮灰褐色至紫棕色。叶互生；叶片通常为2回三出复叶，顶生小叶宽卵形，不等2裂至3浅裂或不裂，近无柄，上面绿色，无毛，下面淡绿色，有时带白粉，沿叶脉被短柔毛或

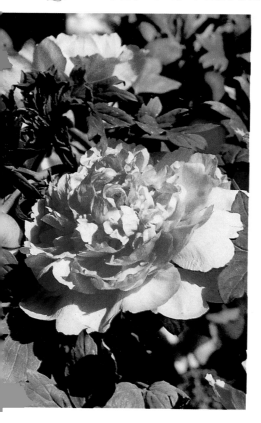

近无毛。花单生于枝顶，大型；苞片5，长椭圆形；萼片5，宽卵形，大小不等；花瓣5，栽培品多为重瓣，变异很大，通常倒卵形，顶端有不规则的缺刻，玫瑰色、红紫色、粉红色或白色；雄蕊多数，花药长圆形；花盘革质，杯状，密生柔毛。蓇葖果长卵圆形，密被黄褐色硬毛。花期5月，果期6月。

### 生境分布

生于向阳及土壤肥沃处。分布于我国安徽、四川、陕西、山东、甘肃、湖南、湖北、贵州等地。

### 采　制

秋季采挖根部，除去细根和泥沙，剥取根皮，晒干或刮去粗皮，除去木心，晒干。前者习称连丹皮，后者习称刮丹皮。

**药材性状**

筒状或半筒状，有纵剖开的裂缝，略向内卷曲或张开。外表面灰褐色或黄褐色，有多数横长皮孔及细根痕，栓皮脱落处粉红色；内表面淡灰黄色或浅棕色，有明显的细纵纹，常见发亮的结晶。质硬而脆，易折断，断面较平坦，粉性，淡粉红色。气芳香，味微苦而涩。

| 性味归经 | 苦、辛，微寒。归心、肝、肾经。 |
| --- | --- |
| 功　效 | 清热凉血、活血化瘀。 |
| 主　治 | 用于热入营血，温毒发斑，吐血衄血，夜热早凉，无汗骨蒸，经闭痛经，跌扑伤痛，痈肿疮毒。 |
| 用　法 | 用量6~12克。孕妇慎用。 |

**单方、验方**

1. 经闭腹痛：牡丹皮、当归、川牛膝各10克，桂枝3克。煎服。
2. 虚劳夜热：牡丹皮、地骨皮、青蒿、知母各10克。煎服。
3. 紫斑：生地黄、水牛角、紫草各30克，黄连、黄芩各10克，牡丹皮、栀子各12克，赤勺、玄参、茜根各15克。煎服。

**现代研究**

含芍药苷、羟基芍药苷、苯甲酰芍药苷、苯甲酰羟基芍药苷、丹皮酚、丹皮酚苷、丹皮酚原苷、丹皮酚新苷、挥发油。水煎剂或丹皮酚具有降压、抗炎、抗菌、抑制血小板聚集、镇静、催眠、解热降温的作用，能增强肝肺吞噬细胞吞噬功能；对血小板减少性紫癜、过敏性疾病、菌痢、高血压病有较好疗效。

225

**Red Paeony Root [英]**

# 赤芍

别　名｜赤芍药、芍药根、草芍药。
来　源｜毛茛科植物川赤芍 *Paeonia veitchii* Lynch 的干燥根。

**植物形态**

多年生草本。根圆柱形，单一或少分枝。茎直立，有粗而钝的棱，光滑无毛。叶互生，茎下部叶为2回三出复叶，叶片轮廓呈卵形；小叶通常2回深裂，小裂片宽披针形至披针形，先端急尖或锐尖，全缘，上面沿脉疏生短毛，下面无毛或沿脉被短硬毛。花2~4朵生茎顶端和其下的叶腋，萼片约4，绿色；花瓣6~9片，紫红色至粉红色，宽倒卵形；雄蕊多数，花药黄色；花盘肉质，仅包裹心皮基部。果2~5，密被黄色细茸毛。花期6~7月，果期7~9月。

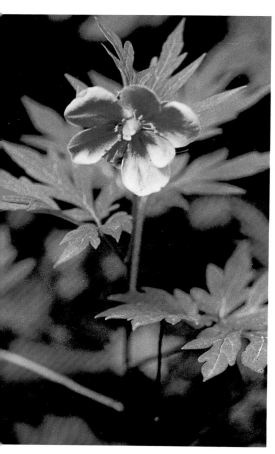

**生境分布**

生于山坡林缘、草坡上。分布于我国陕西、甘肃、青海、四川等地。

**采　制**

春、秋二季采挖，除去根茎、须根及泥沙，晒干。

## 药材性状

圆柱形，稍弯曲，长5~40厘米，直径0.5~3厘米。表面棕褐色，粗糙，有纵沟及皱纹，并有须根痕及横向凸起的皮孔，有的外皮易脱落。质硬而脆，易折断，断面粉白色或粉红色，皮部窄，木部放射状纹理明显，有的有裂隙。气微香，味微苦，酸涩。

| 性味归经 | 苦，微寒。归肝经。 |
|---|---|
| 功　效 | 清热凉血，散瘀止痛。 |
| 主　治 | 用于热入营血，温毒发斑，吐血衄血，目赤肿痛，肝郁胁痛，经闭痛经，癥瘕腹痛，跌扑损伤，痈肿疮疡。 |
| 用　法 | 用量6~12克。不宜与藜芦同用。 |

### 单方、验方

1. 急性乳腺炎：赤芍25克，生甘草6克。煎服。如发热加黄芩，另用白蔹根、食盐少许捣敷患处。
2. 鼻衄不止：赤芍10克。煎服。
3. 痢疾腹痛：赤芍、黄柏各10克。水煎，去渣，加蜂蜜服。

### 现代研究

含芍药苷、新芍药苷、赤芍甲素、赤芍乙素及棕榈酸等。提取物在体外对肾上腺素、ADP、烙铁头蛇毒和花生烯酸诱导的血小板聚集均有明显抑制作用。水煎剂在体外对伤寒杆菌、痢疾杆菌、金黄色葡萄球菌、溶血性链球菌等有较强抑制作用。正丁醇提取物腹腔注射对小鼠S180实体瘤有抑制作用。

# 紫草

| 别　　名 | 紫草根、软紫草、硬紫草。 |
|---|---|
| 来　　源 | 紫草科植物新疆紫草*Arnebia euchroma*（Royle）Johnst. 的干燥根。 |

**植物形态**

多年生草本。高15~25厘米，全株被粗硬毛。根直生，略呈圆锥形，含有紫色物质，根头部常与支根扭在一起，外皮暗红紫色，多栓皮。茎直立，单一或基部分枝。基生叶披针形或条形，全缘，无柄；茎生叶较短小。蝎尾状聚伞花序密集茎顶，苞片叶状，具硬毛；花萼5裂；裂片狭条形；花冠紫色或淡紫色，筒状，5裂，筒与萼近等长，基部无毛环，喉部无附属物；雄蕊5，生于花冠筒的喉部（短柱花），或生于筒中部（长柱花），花柱顶端2裂。小坚果卵形，有疣状突起。花期6~7月，果期8~9月。

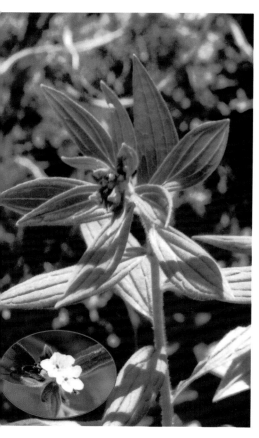

**生境分布**

生于高山多石砾山坡及草坡。分布于我国新疆、西藏等地。

**采　　制**

春、秋二季采挖，除去泥沙，干燥。

**药材性状**

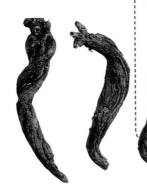

不规则长圆柱形，多扭曲，长7~20厘米，直径1~2.5厘米。表面紫红色或紫褐色，皮部疏松，呈条形片状，常10余层重叠，易剥落。顶端有的可见分歧的茎残基。体轻，质松软，易折断，断面不整齐，木部较小，黄白色或黄色。气特异，味微苦、涩。

| 性味归经 | 甘、咸，寒。归心、肝经。 |
|---|---|
| 功　　效 | 清热凉血，活血解毒，透疹消斑。 |
| 主　　治 | 用于血热毒盛，斑疹紫黑，麻疹不透，疮疡，湿疹，水火烫伤。 |
| 用　　法 | 用量5~10克。外用适量，熬膏或用植物油浸泡涂擦。 |

**单方、验方**

1　玫瑰糠疹：紫草25~50克（小儿20~25克）每日煎服1剂，10日为1个疗程。经一定间歇后可继续服用几个疗程。
2　预防麻疹：紫草适量。煎服。
3　小儿白秃：紫草适量。煎汁涂之。
4　豌豆疮，面皶，恶疮，癣：紫草适量。用油煎液涂患处。
5　恶虫咬：油浸紫草涂之。

**现代研究**

　　含紫草素、乙酰紫草素以及多糖类成分。目前认为，紫草素及乙酰紫草素是抗炎症的主要成分。此外，药理试验还证实，有抗癌、抗生育和降糖等作用。抗促性腺激素（LH、FSH）的作用至少部分是紫草酸的作用，这种成分含量占紫草干重的2%~3%。

# 115

# 水牛角

**别　　名**｜沙牛角。
**来　　源**｜牛科动物水牛*Bubalus bubalis* Linnaeus的角。

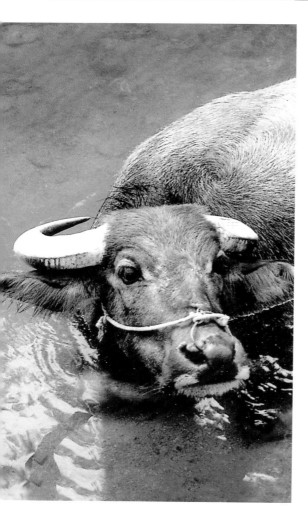

## 动物形态

　　大型家畜，体粗壮，长达2.5米以上。头大额方，鼻宽口大，上唇上部有2个大鼻孔，其间皮肤硬而光滑，无毛。眼、耳部很大，雌雄均有角1对，弧形，角面上部有许多节纹，中空。头长，颈短。无门齿和犬齿，臼齿强大。腰腹隆凸。四肢较短，强健，蹄较大。皮厚无汗腺。毛短而粗，体前部较密，后背及胸腹部稀疏。体色大多灰黑色，偶有黄褐色或白色者。

## 生境分布

　　原产于印度，性喜群居。我国淮河以南各地均有饲养。

## 采　　制

　　取角后，水煮，除去角塞，干燥。

## 药材性状

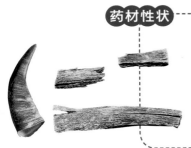

弯曲，呈上圆下扁的锥形，长短不一。表面棕黑色或灰黑色，一侧有数条横向沟槽，另一侧有密集横向凹陷条纹。上部渐尖，有纵纹，基部略呈三角形。质坚硬，断面角质，中空。气微腥，味淡。

| 性味归经 | 苦，寒。归心、肝经。 |
|---|---|
| 功　效 | 清热凉血，解毒，定惊。 |
| 主　治 | 用于温病高热，神昏谵语，发斑发疹，吐血衄血，惊风，癫狂。 |
| 用　法 | 用量15~30克，宜先煎3小时以上。 |

### 单方、验方

1. 过敏性紫癜：水牛角30克，生地黄10克，赤芍、牡丹皮各10克。水牛角煎半小时以上。后下余药，半小时后取汁服，每日1剂，重则2剂。

2. 病毒性肝炎：水牛角、柴胡、茯苓、黄芪、丹参、甘草各15克。煎服。

### 现代研究

　　含天门冬氨酸、苏氨酸、丝氨酸、谷氨酸等多种氨基酸，并含铁、锌、铜、锰等多种微量元素。实验表明，水牛角水煎剂具有抗实验性凝血功能障碍的作用；对大鼠有明显的镇静作用；并具抗休克和抗感染作用；连续两周给药，可显著增强实验小白鼠网状内皮系统吞噬功能；对离体蛙心有加强收缩的作用；对正常家兔或人工发热的家兔之体温皆无降低作用。以水牛角配制的安宫牛黄丸细粉剂，对流行性乙型脑膜炎具明显的治疗效果；水牛角浓缩粉或水牛角片配伍清热利湿药治疗慢性肝炎患者1~2个月，转氨酶至正常，HAA亦转阴，肝功能恢复正常，热象消失，而且胃纳增加，无不良反应。

# 116　Sweet Wormwood Herb［英］

# 青蒿

别　　名｜草蒿、臭蒿、臭青蒿。

来　　源｜菊科植物黄花蒿*Artemisia annua* L. 的干燥地上部分。

## 植物形态

一年生草本。茎直立，具纵纹，多分枝，光滑无毛。叶互生，无毛，常为3回羽状分裂。裂片短而细，先端尖，表面深绿色，有极小的粉末状短柔毛，背面淡绿色，具细小的毛或粉末状腺状斑点；叶轴两侧具狭翅；叶柄基部稍扩大抱茎；茎上部的叶向上逐渐细小呈线形，无柄，基生叶在开花时凋谢。头状花序细小球形，具细软短梗，排列成圆锥状；总苞的苞片2~3层，无毛，外层卵形，内层椭圆形，花皆为管状花，黄色；雌花较少，围于外层，雌蕊1，柱头2裂；内为两性花，花冠先端分裂；雄蕊5，聚药。瘦果椭圆形。花期8~10月，果期10~11月。

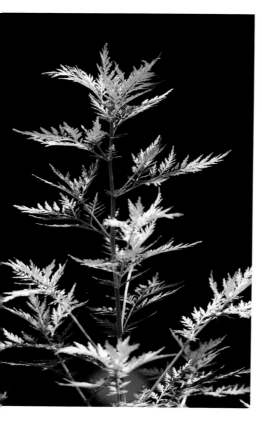

## 生境分布

生于山坡草地、荒地、河岸、路旁、村边。分布于全国。

## 采　制

秋季花盛开时采割，除去老茎，阴干。

**药材性状**

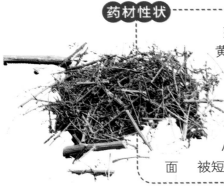

茎圆柱形，上部多分枝；表面黄绿色或棕黄色，具纵棱线；质略硬，易折断，断面中部有髓。叶互生，暗绿色或棕绿色，卷缩易碎，完整者展平后为3回羽状深裂，裂片及小裂片矩圆形或长椭圆形，两面 被短毛。气香特异，味微苦。

| 性味归经 | 苦、辛，寒。归肝、胆经。 |
|---|---|
| 功　效 | 清虚热，除骨蒸，解暑热，截疟，退黄。 |
| 主　治 | 用于温邪伤阴，夜热早凉，阴虚发热，骨蒸劳热、暑邪发热，疟疾寒热，湿热黄疸。 |
| 用　法 | 用量6~12克，后下。 |

**单方、验方**

1. 血虚发热，潮热盗汗，骨蒸劳热：青蒿、地骨皮各9克，白薇3克，秦艽6克。煎服。
2. 疟疾，寒热往来：青蒿、知母、生地黄各9克，牡丹皮6克。煎服。
3. 鼻出血：鲜青蒿，捣烂取汁加冷开水冲服。

**现代研究**

　　主含多种倍半萜内酯、黄酮类、香豆素类、挥发油等，主要用于抗疟、抗肿瘤、抗血吸虫。

# 白薇

| 别 名 | 东白薇、实白薇、山白薇。 |
| 来 源 | 萝科植物白薇 *Cynanchum atratum* Bge. 的干燥根和根茎。 |

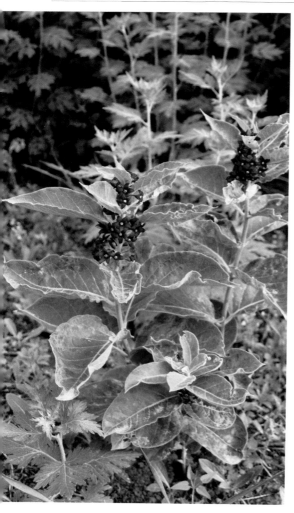

### 植物形态

多年生草本。高40~70厘米，植物体具白色乳汁。根茎短，簇生多数细长的条状根。茎直立，圆柱形，密被灰白色短柔毛。叶对生，具短柄，叶片卵形或卵状长圆形，先端短渐尖，基部圆形，全缘，两面均被有白色茸毛，尤以叶背及脉上为密。花多数，密集成伞形聚伞花序，花深紫色，副花冠5裂，与合蕊柱等长，花粉块每室1个。蓇葖果。种子多数，种毛白色。

### 生境分布

生于山坡或树林边缘。分布于我国黑龙江、吉林、辽宁等地。

### 采 制

春、秋二季采挖，洗净，干燥。

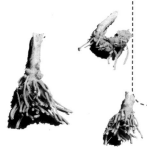

**药材性状** 类圆柱形，有结节，长1.5~5厘米，直径0.5~1.2厘米。上面可见茎基，直径在5毫米以上，下面及两侧簇生多数细长的根似马尾状。气微，味苦。

| 性味归经 | 苦、咸，寒。归胃、肝、肾经。 |
|---|---|
| 功　效 | 清热凉血，利尿通淋，解毒疗疮。 |
| 主　治 | 用于温邪伤营发热，阴虚发热，骨蒸劳热，产后血虚发热，热淋，血淋，痈疽肿毒。 |
| 用　法 | 用量5~10克。 |

### 单方、验方

1. 体虚低烧、夜眠出汗：白薇、地骨皮各10克。煎服。
2. 金疮出血不止：白薇适量。研末贴之。
3. 尿道感染：白薇10克，车前草50克。煎服。
4. 火眼：白薇10克。煎服。
5. 肺实鼻塞，不知香臭：百部100克，款冬花、贝母（去心）、白薇各50克。上药为散，每次5克，米汤调服。
6. 瘰疬：鲜白薇、鲜天冬各等份。捣烂敷患处。
7. 风湿关节痛：白薇、臭山羊、大鹅儿肠根各25克。泡酒服。

### 现代研究

　　根中主要含强心苷、挥发油等，挥发油中主要成分是白薇素，强心苷中主要成分为甾体多糖苷。甾体多糖苷能使心肌收缩力增强，心率减慢；水提物有一定的祛痰作用，而无镇咳和平喘作用。毒性：腹腔注射醇提物$LD_{50}$为7.5克/千克。

**118**　

# 地骨皮

别　　名│枸杞根皮、骨皮、土苦皮。
来　　源│茄科植物宁夏枸杞*Lycium barbarum* L. 的干燥根皮。

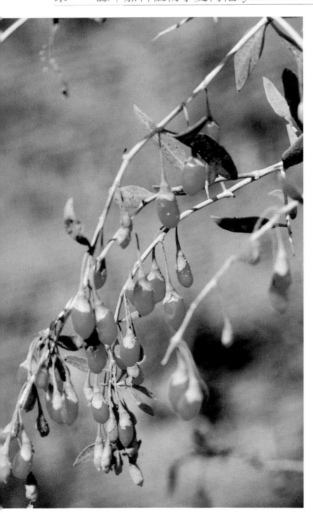

### 植物形态

灌木。主茎粗壮，先端通常弯曲下垂，外皮淡灰黄色。叶互生或数片簇生于短枝上；叶片卵状披针形，全缘。花腋生，常单一或2~6朵簇生于短枝上；花萼钟状，先端多2~3裂，花冠漏斗状，先端5裂，粉红色或淡紫色，具暗紫色脉纹，边缘有疏纤毛；雌蕊5，外露。浆果椭圆形，红色。种子多数。花期6~9月，果期7~10月。

### 生境分布

野生和栽培均有。分布于我国河北、内蒙古、陕西等地。

### 采　制

春初或秋后采挖根部，洗净，剥取根皮，晒干。

## 药材性状

呈筒状或槽状。外表面灰黄色至棕黄色，粗糙，易成鳞片状剥落。内表面黄白色至灰黄色，有细纵纹。体轻，质脆。气微，味微甘而后苦。

| 性味归经 | 甘，寒。归肺、肝、肾经。 |
| --- | --- |
| 功　效 | 凉血除蒸，清肺降火。 |
| 主　治 | 用于阴虚潮热，骨蒸盗汗，肺热咳嗽，咯血，衄血，内热消渴。 |
| 用　法 | 用量9~15克。 |

### 单方、验方

1. 便血：陈醋250毫升，地骨皮15克。稍加些水熬汤服用。
2. 过敏性紫癜肾病早中期抗过敏：地骨皮15克，徐长卿25克。煎服，每日2次。
3. 肺结核，阴虚潮热，干咳少痰：鲜桑椹子60克，地骨皮、冰糖各15克。煎服，每日早晚各1次。
4. 龋齿牙痛：鲜地骨皮60克，食醋250毫升。地骨皮洗净放入醋内浓煎，去渣取液，连续口含数次。
5. 鸡眼：红花3克，地骨皮6克。共研细粉，加适量香油和少许面粉，调成糊状。先将患部硬皮削掉，再将药糊摊于患部，纱布包扎，2日换药1次。
6. 手足癣：地骨皮30克，甘草15克。水煎外洗患处，每日1次。

### 现代研究

含桂皮酸和大量的酚类物质等。对结核病及慢性炎症引起的低热、潮热等有较好效果，并能改善口渴及降低血糖、血压等症状。

# 银柴胡

**别　　名**｜银胡、土参、白根子。

**来　　源**｜石竹科植物银柴胡*Stellaria dichotoma* L. var. *lanceolata* Bge. 的干燥根。

## 植物形态

多年生草本。高20~40厘米，根头处有许多疣状的茎部残基。茎直立而纤细，上部二叉状分枝，密被短毛，节略膨大。单叶对生，无柄；叶片披针形，全缘，上面疏被短毛或几无毛，下面被短毛。花单生于叶腋；萼片5，披针形，绿色，边缘白色膜质；花瓣5，白色，先端2深裂；雄蕊10，2轮，花丝基部合生，黄色；花柱3，细长。蒴果近球形，外被宿萼，成熟时顶端6齿裂。种子1粒，椭圆形，深棕色，种皮有多数小突起。

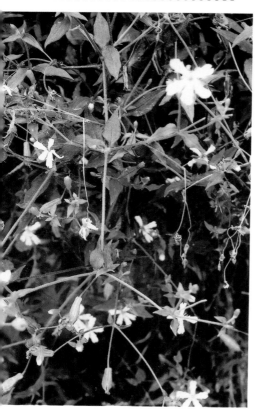

## 生境分布

生于山坡林下阴湿处，河岸湿地，溪边。分布于我国东北、华北、西北、华中、西南。

## 采　制

春、夏间植株萌发或秋后茎叶枯萎时采挖；栽培品于种植后第三年9月中旬或第四年4月中旬采挖，除去残茎、须根及泥沙，晒干。

**药材性状**

本品呈类圆柱形，偶有分枝，长15~40厘米，直径0.5~2.5厘米。表面浅棕黄色至浅棕色，有扭曲的纵皱纹及支根痕，多具孔穴状或盘状凹陷，习称"砂眼"。根头部略膨大，有密集的呈疣状突起的芽苞、茎或根茎的残基，习称"珍珠盘"。质硬而脆，易折断，断面不平坦，较疏松，有裂隙，皮部甚薄，木部有黄、白色相间的放射状纹理。气微，味甘。栽培品几无砂眼。折断面质地较紧密，几无裂隙。

| 性味归经 | 甘，微寒。归肝、胃经。 |
| --- | --- |
| 功　　效 | 清虚热，除疳热。 |
| 主　　治 | 用于阴虚发热，骨蒸劳热，小儿疳热。 |
| 用　　法 | 用量3~10克。 |

**单方、验方**

1. 骨蒸劳热：银柴胡4.5克，胡黄连、秦艽、鳖甲（醋炙）、地骨皮、青蒿、知母各3克，甘草1.5克。煎服。
2. 发汗解表，清热解毒：青蒿（后下）6克，银柴胡、桔梗、黄芩、连翘、金银花、板蓝根各10克。煎服，每日1剂，每日2次。

**现代研究**

含甾体类、黄酮类、挥发性成分及其他物质。有解热作用；还能降低主动脉类脂质的含量，有抗动脉粥样硬化作用。此外，本品还有杀精子作用。

## *120*

# 胡黄连

**别　　名** | 甲黄连、胡连、绿色胡黄连。

**来　　源** | 玄参科植物胡黄连*Picrorhiza scrophulariiflora* Pennell的干燥根茎。

### 植物形态

多年生草本。有毛，根茎圆柱形，稍带木质，长15~20厘米。叶近于根生，稍带革质；叶片匙形，先端尖，基部狭窄成有翅的具鞘叶柄，边缘有细锯齿。花茎长于叶；穗状花序，下有少数苞片，苞片长圆形或披针形，与萼等长，萼片5，披针形，有缘毛；花冠短于花萼，先端5相等的裂片，裂片卵形，具缘毛，内面具疏柔毛，外面无毛或近无毛；雄蕊4，花丝细长，伸出花冠，无毛；花柱细长，柱头单一。蒴果长卵形，侧面稍有槽。种子长圆形。花期6月，果期7月。

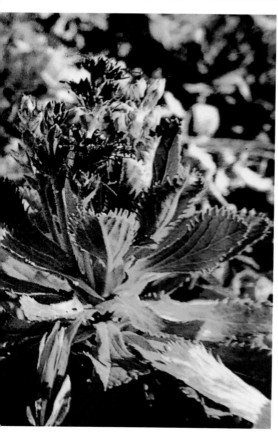

### 生境分布

生于高山草地。分布于我国喜马拉雅山区西部。

### 采　制

秋季采挖，除去须根及泥沙，晒干。

## 药材性状

呈圆柱形，略弯曲，偶有分枝，长3~12厘米，直径0.3~1厘米。表面灰棕色至暗棕色，粗糙，有较密的环状节，具稍隆起的芽痕或根痕，上端密被暗棕色鳞片状的叶柄残基。体轻，质硬而脆，易折断，断面略平坦，淡棕色至暗棕色，木部有4~10个类白色点状维管束排列成环。气微，味极苦。

| 性味归经 | 苦，寒。归肝、胃、大肠经。 |
| --- | --- |
| 功　效 | 退虚热，除疳热，清湿热。 |
| 主　治 | 用于骨蒸潮热，小儿疳热，湿热泻痢，黄疸尿赤，痔疮肿痛。 |
| 用　法 | 用量3~10克。 |

### 单方、验方

1　小儿疳泻，冷热不调：胡黄连25克，棉姜（炮制）50克，共研成粉末。每次15克，用甘草汤送服。

2　小儿黄疸：胡黄连、川黄连各50克。共研为末。另取黄瓜1条，挖去瓤，把药放进去。瓜外用面裹一层，煨熟，剥掉面层，捣烂药瓜做成丸子，如绿豆大。按年龄大小酌给药量，温水送服。

### 现代研究

含有环烯醚萜苷及少量生物碱，酚酸及其糖苷，少量甾醇等。根提取物有明显的利胆作用，能明显增加胆汁盐、胆酸和脱氧胆酸的排泌，具有抗肝损伤的作用。胡黄连中所含有的香荚兰乙酮对平滑肌有收缩作用，对各种痉挛剂引起的平滑肌痉挛又具有拮抗作用。胡黄连水浸剂在试管内对多种皮肤真菌有不同程度抑制作用。此外，胡黄连苷Ⅰ、胡黄连苷Ⅱ、香草酸、香荚兰乙酮对酵母多糖引起的PMN白细胞的化学反应发生和自由基的产生有抑制作用。

241

**121**　Rhubarb Root and Rhizome［英］

# 大黄

**别　　名**｜西大黄、北大黄、锦纹大黄。

**来　　源**｜蓼科植物唐古特大黄 *Rheum tanguticum* Maxim. ex Balf. 的干燥根和根茎。

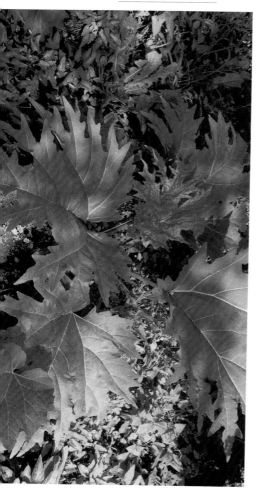

### 植物形态

多年生草本。根茎及根肥大。茎直立，中空。基生叶具长柄，叶片掌状半裂，裂片3~5，有时再羽状深裂，裂片呈三角状披针形或窄线形。茎生叶较小，有短柄；托叶鞘膜质筒状。圆锥花序顶生；花梗纤细，中下部有关节；花小，紫红色；花被6，两轮排列；雄蕊9；花柱3。瘦果有3棱，沿棱有翅。花期6~7月，果期7~8月。

### 生境分布

生于山地林缘或草坡。分布于我国甘肃、青海、四川、西藏等地。

### 采　　制

秋末茎叶枯萎或次春发芽前采挖，除去细根，刮去外皮，切瓣或段，绳穿成串干燥或直接干燥。

## 药材性状

圆柱形、圆锥形、卵圆形或不规则块状，长3~17厘米，直径3~10厘米。除尽外皮者表面黄棕色至红棕色，有的可见类白色网状纹理，残留的外皮棕褐色，多具细孔及粗皱纹。质坚实，有的中心稍松软，断面淡红棕色或黄棕色，显颗粒性；根茎髓部宽广，有星点环列或散在；根木部发达，具放射状纹理，无星点。气清香，味苦而微涩，嚼之黏牙，有沙粒感。

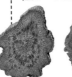 

| 性味归经 | 苦，寒。归脾、胃、大肠、肝、心包经。 |
|---|---|
| 功　　效 | 泻下攻积，清热泻火，凉血解毒，逐瘀通经，利湿退黄。 |
| 主　　治 | 用于实热积滞便秘，血热吐衄，目赤咽肿，痈肿疔疮，肠痈腹痛，瘀血经闭，产后瘀阻，跌打损伤，湿热痢疾，黄疸尿赤，淋证，水肿；外治烧烫伤。酒大黄善清上焦血分热毒。用于目赤咽肿，齿龈肿痛。熟大黄泻下力缓，泻火解毒。用于火毒疮疡。大黄炭凉血化瘀止血。用于血热有瘀出血症。 |
| 用　　法 | 用量3~15克；用于泻下不宜久煎。外用适量，研末敷于患处。孕妇及月经期、哺乳期慎用。 |

## 单方、验方

1. 大便秘结：大黄6克，牵牛子1.5克。研细末，煎服。
2. 急性阑尾炎属湿热内蕴：大黄10克，冬瓜仁6克，芒硝7克，牡丹皮、桃仁各2.5克。煎服。

## 现代研究

含蒽醌类衍生物、萘衍生物、鞣质类化合物等。泻下成分为结合性蒽醌苷类，抑菌成分为游离性蒽醌。动物实验表明，提取物有泻下、抑菌、止血、促进胆汁分泌、降脂、降压和抗肿瘤作用。

# 芒硝

**别　　名**｜朴硝、皮硝、毛硝。

**来　　源**｜硫酸盐类矿物芒硝族芒硝Glauber's salt经加工精制而成的结晶体。主含含水硫酸钠（$Na_2SO_4 \cdot 10H_2O$）。

### 矿物形态

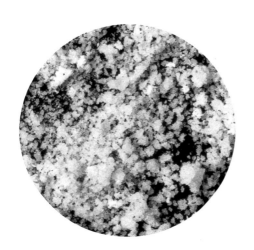

晶体结构属单斜晶系。粒或针状个体，块体松散。无色透明，有玻璃光泽。一组解理完全，断口贝壳状。硬度1.5~2，1.8脆、易碎。相对密度1.8~1.9。性凉，微带苦咸。极易溶于水。干、热条件下失水变为白色、粉末状无水芒硝，火焰色黄。可含微量混入物如氯化钠、氯化钾等。含钙、镁量高的当属粗制品朴硝。

### 生境分布

分布于我国河北、河南、山西、陕西、山东、内蒙古、江苏、安徽、福建、湖北、四川、云南、贵州、青海、新疆等地。

### 采　制

全年可采制，以秋、冬季为好。取天然产的不纯芒硝，加水溶解，放置，使杂质沉淀，再过滤，滤液加热浓缩，放冷析出结晶，取出晾干。上层结晶为芒硝，下层结晶为朴硝。如结晶不纯，可重复处理，直至获得洁净的芒硝结晶。

## 药材性状

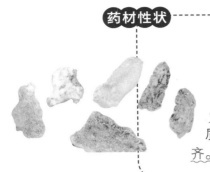

棱柱状、长方形或不规则结晶，两端不整齐，大小不一。无色透明，表面有直棱，暴露空气中则表面渐风化而覆盖一层白色粉末。具玻璃样光泽。质脆，易碎，条痕白色。断口不整齐。无臭，味苦、咸。

| 性味归经 | 咸、苦，寒。归胃、大肠经。 |
|---|---|
| 功　效 | 泻下通便，润燥软坚，清火消肿。 |
| 主　治 | 用于实热积滞，腹满胀痛，大便燥结，肠痈肿痛；外治乳痈，痔疮肿痛。 |
| 用　法 | 用量6~12克，一般不入煎剂，待汤剂煎得后，溶入汤剂中服用。外用适量。孕妇慎用。不宜与硫黄、三棱同用。 |

### 单方、验方

1. 急性黄疸型肝炎：芒硝、生大黄各9克。开水冲泡服。
2. 腮腺炎：芒硝、地龙各等份。共研细末，米醋拌匀（醋药比2：1），外敷患处。
3. 冻疮：黄柏60克，芒硝30克。研末，凉开水调成糊状，敷于患处。

### 现代研究

　　主含含水硫酸钠，并常夹杂微量氯化钠、硫酸钙和硫酸镁等杂质。本品为渗透性泻下药，口服后在肠中形成高渗盐溶液状态，促使肠道蠕动而致泻。以芒硝为主的方剂有显著的抗炎、抗菌及溶解胆结石作用。

## 123 Medicinal Aloe Leaf Extract [英]

# 芦荟

| 别　名 | 老芦荟、肝色芦荟、新芦荟。 |
|---|---|
| 来　源 | 百合科植物库拉索芦荟*Aloe barbadensis* Miller叶的汁液浓缩干燥物。习称"老芦荟"。 |

### 植物形态

年生肉质草本。茎极短。叶簇生于茎顶，近于直立，肥厚多汁；叶片呈狭披针形，先端长渐尖，基部宽阔，粉绿色，边缘有刺状小齿。花茎单生或稍分枝。总状花序疏散，位于花序下部的花下垂，黄色或有赤色斑点；花被管状，先端6裂，裂片稍外弯；雄蕊6，花药"丁"字形着生；雌蕊1~3，每室有多数胚珠。蒴果三角形，室背开裂。花期2~3月。

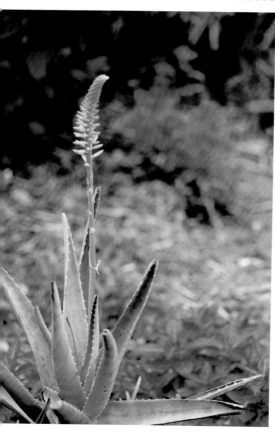

### 生境分布

主要分布在非洲北部，目前在南美洲及西印度群岛广泛栽培。我国南部部分地区有引种。

### 采　制

全年均可采。自基部割取叶片，收集流出的汁液于容器中，蒸发浓缩至适当的浓度，任其逐渐冷却凝固。

**药材性状**

不规则块状，常破裂为多角形，大小不一。表面呈暗红褐色或深褐色，无光泽。体轻，质硬，不易破碎，断面粗糙或显麻纹，富吸湿性。有特殊臭气，味极苦。

| 性味归经 | 苦，寒。归肝、胃、大肠经。 |
|---|---|
| 功 效 | 泻下通便，清肝泻火，杀虫疗疳。 |
| 主 治 | 用于热结便秘，惊痫抽搐，小儿疳积；外治癣疮。 |
| 用 法 | 用量2~5克，宜入丸散。外用适量，研末敷患处。孕妇慎用。 |

**单方、验方**

1. 外伤出血：出血较缓者用芦荟粉5~10克撒敷出血处，出血量多者用消毒棉或油纱布蘸芦荟粉填塞或压迫出血处。

2. 头癣：芦荟30克，蟾酥5克。切细酒浸，加水200毫升，文火熬如饴状，待冷，外涂1~3次，次日洗净再涂，连用10日有效。

3. 便秘：芦荟20克，朱砂15克。共研细粉，每次服5克。

**现代研究**

含芦荟苷、异芦荟苷、芦荟大黄素、芦荟苦素、芦荟素A、多糖等。芦荟及芦荟苷能刺激大肠蠕动引起缓泻。水浸剂对星形奴卡氏菌、红色表皮癣菌及腹股沟表皮癣菌等均有抑制作用；芦荟大黄素对人鼻咽癌KB瘤株、人肝癌细胞株BEL-T40、人胃癌BGC瘤株和人食管癌ESCL瘤株有抑制作用。

## 124　**Hemp Fruit**［英］

# 火麻仁

**别　　名**｜大麻仁、麻仁、麻子。
**来　　源**｜桑科植物大麻*Cannabis sativa* L. 的干燥成熟种子。

### 植物形态

　　一年生草本。高1~3米，茎直立，多分枝，表面有纵直沟纹，密被细茸毛。掌状复叶，互生或下部对生；托叶线状披针形；小叶片3~11，披针形至线状披针形，先端长尖，基部狭楔形，边缘具粗锯齿，上面被糙毛，深绿色，下面密被毡毛，灰白色。花单性，雌雄异株；雄花集成疏散的圆锥花序，顶生或腋生，花被片5，黄绿色，长卵形，覆瓦状排列，雄蕊5；雌花丛生于叶腋，每花外有1苞片，卵形，花被片1，膜质，绿色，雌蕊1，子房圆球形。瘦果扁卵圆形，胚珠倒生，种子1粒。花期5~7月，果期6~9月。

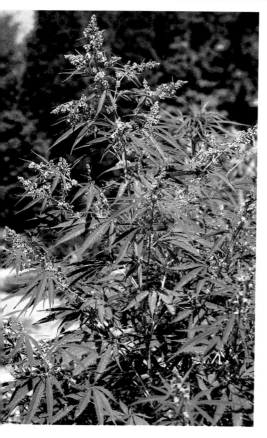

### 生境分布

　　排水良好的沙质土壤或黏质土壤均宜生长。我国南北各地都有栽培。

### 采　　制

　　秋季果实成熟时采收，除去杂质，晒干。

**药材性状**

扁卵圆形，长4~5毫米，宽3~4毫米。表面灰绿色或稍带灰褐色，具光泽，并有细微的白色、棕色或黑色的网状纹理，顶端略尖，基部钝圆，有微凹的果柄痕，两侧各有1条浅色棱线，果皮薄而脆，易破碎。种皮暗绿色，常黏附于内果皮上，胚弯曲，卵圆形，被菲薄胚乳，顶端棕色，另一端白色，子叶与胚根等长，乳白色，富油性。气微味淡，嚼后稍有麻舌感。

| 性味归经 | 甘，平。归脾、胃、大肠经。 |
|---|---|
| 功　效 | 润燥通便。 |
| 主　治 | 用于血虚津亏，肠燥便秘。 |
| 用　法 | 用量10~15克。 |

**单方、验方**

1. 便秘：火麻仁10克，枳实10克。煎服。
2. 大渴，小便赤涩：火麻仁适量。煎服。
3. 火烫伤：火麻仁、黄柏、黄栀子适量。研为粉末，用猪油调匀，外敷。

**现代研究**

　　油中含饱和脂肪酸10%、油酸12%、亚油酸53%、亚麻酸25%，内服后在肠道内分解产生脂肪酸，能刺激肠黏膜，使分泌增加，蠕动加快，减少大肠的水分吸收而致泻。不良反应：火麻仁含蕈毒素、胆碱、脂肪等，如食入量超过50克，1~2小时即可致中毒，症状为恶心、呕吐、腹泻、四肢麻木、失去定向力、痉挛、昏迷、瞳孔放大等。

## 125

**Chinese Dwarf Cherry Seed [英]**

# 郁李仁

**别　　名** ｜ 李仁、李仁肉、小李仁。

**来　　源** ｜ 蔷薇科植物欧李 *Prunus humilis* Bge. 的干燥成熟种子。

**植物形态**

落叶灌木，直立。小枝被短柔毛。叶互生，叶柄短，托叶2，线形，呈篦状分裂，早落；叶片长圆形或椭圆形，先端急尖或短渐尖，基部楔形，边缘具细锯齿，无毛或在脉间被微毛。花先叶开放或与叶同时开放，单生或2朵并生，具花柄，无毛；花萼钟状，萼片5，边缘具浅乳突状锯齿；花瓣5，白色或近粉红色；雄蕊多数，花丝不等长；雌蕊1。核果近球形，鲜红色，核近球形或倒卵形，顶端微尖，表面有1~3沟。种子卵形。花期4~5月，果期7月。

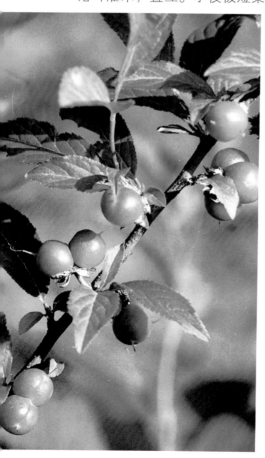

**生境分布**

生于荒山坡或固定的沙丘边上。分布于我国黑龙江、吉林、辽宁、内蒙古等地。

**采　　制**

夏、秋二季采摘成熟果实，除去果肉及核壳，取出种子，干燥。

**药材性状**

长卵圆形或卵圆形，长5~8毫米，直径3~5毫米。表面浅棕色或黄棕色。顶端尖，基部圆，尖端一侧有一线形种脐，基部合点圆形，直径约0.7毫米，在此点散出多数棕色维管束纹理。种皮薄，内面贴有白色半透明的残余胚乳，子叶2，乳白色，富有油质。气微，味微苦。

| 性味归经 | 辛、苦、甘，平。归脾、大肠、小肠经。 |
| --- | --- |
| 功　效 | 润燥滑肠，下气利水。 |
| 主　治 | 用于津枯肠燥，食积气滞，腹胀便秘，水肿，脚气，小便不利。 |
| 用　法 | 用量6~10克。孕妇慎用。 |

**单方、验方**

1. 小儿肾炎：薏苡仁、郁李仁各10克，粳米200克。煮粥食用。
2. 便秘：梨1个，郁李仁20克，冰糖2克。放入碗内加水适量，蒸熟食用，每晚睡前服用较佳。
3. 清热解毒，通便：马齿苋、郁李仁各6克。煎服。

**现代研究**

　　含苦杏仁苷、郁李仁苷A和郁李仁苷B。薄层色谱法和可溶性蛋白电泳分析均具鉴定意义。郁李仁苷有强烈的泻下作用；皂苷类有止咳、祛痰、平喘作用；提取的蛋白质成分IR-AI和IR-B静脉注射有抗炎镇痛作用。

## 126

**Korean Pine Seed [英]**

# 海松子

**别　名** | 松子、红松子、松子仁。

**来　源** | 松科植物红松*Pinus koraiensis* Sieb. et Zucc.的干燥成熟种子。

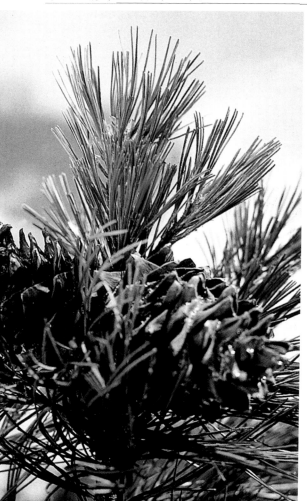

### 植物形态

常绿乔木。一年生枝密生黄褐色柔毛，冬芽常淡红褐色。针叶5针1束，粗硬而直，树脂管3个，中生，叶鞘早落。球果大，圆锥状长卵形或圆锥状矩圆形，熟后种鳞张开，种子不脱落，种鳞先端向外反曲，种子倒卵状三角形，无翅。

### 生境分布

生于山坡干燥的沙砾地。分布于我国吉林、辽宁等地。

### 采　制

9~10月种子成熟时采下球果，剥取种子，干燥。

**药材性状**

种仁卵状长圆形，先端尖，淡黄色或白色。有松脂香气，味淡，有油腻感。

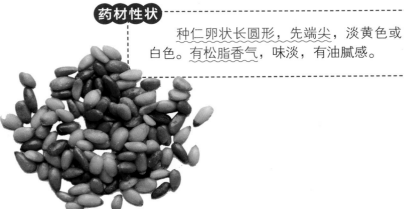

| 性味归经 | 甘，温。归肺、胃、肝经。 |
| --- | --- |
| 功　　效 | 滋阴润肺，滑肠通便。 |
| 主　　治 | 用于身体虚弱，肺燥咳嗽、便秘。 |
| 用　　法 | 用量15~30克。 |

**单方、验方**

1　老视伴头晕目眩：松子仁10克，粳米50克。松子仁置锅中，加清水500毫升，加粳米，武火煮开3分钟，改文火煮30分钟，成粥，趁热分次食用。

2　大便虚秘：葱白、皂角刺各12克，松子仁8克，淡豆豉、五倍子各6克。将药捣烂，拌匀，外敷贴于脐中。

**现代研究**

研究表明，松子仁含有蛋白质、脂肪、糖，此外还含有钙、磷、铁等矿物质和多种维生素。其脂肪油中主要成分是油酸、亚油酸等不饱和脂肪酸，经常食用可防治动脉硬化，预防心脑血管疾病。

## 127

**Flax Seed [英]**

# 亚麻子

别　　名｜胡麻子、胡麻仁、亚麻仁。

来　　源｜亚麻科植物亚麻*Linum usitatissimum* L. 的干燥成熟种子。

## 植物形态

　　一年生草本。高30~100厘米，茎直立，上部分枝，基部稍木质，表面具纵纹。单叶互生，无柄或近于无柄；叶片线形或线状披针形，先端渐尖，基部渐窄，全缘，叶脉常三出。花单生于枝顶及上部叶腋；萼片5，宿存；花瓣5，蓝色或白色，边缘微有波状缺刻；雄蕊5，与花瓣互生，花药线状，纵裂，花丝基部逐渐膨大，略呈三角状，退化雄蕊5，仅留齿状痕迹，与雄蕊互生；花柱5，分离，柱头条形。蒴果球形，稍扁，淡褐色，成熟时顶端5瓣裂。种子扁平，卵形或椭圆状卵形，黄褐色或暗褐色，有光泽。花期6~7月，果期7~9月。

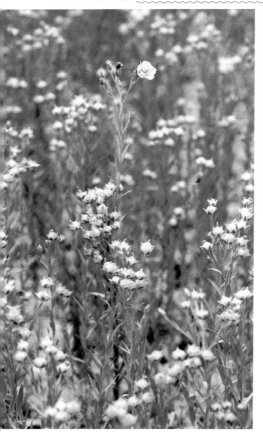

## 生境分布

　　分布于黑龙江、吉林、辽宁等地。全国各地有栽培。

## 采　制

　　秋季果实成熟时采收植株，晒干，打下种子，除去杂质，再晒干。

**药材性状**

扁平卵圆形，长4~7毫米，宽2~3毫米。表面红棕色或灰褐色，平滑而有光泽，一端钝圆，另一端尖而略偏斜，在放大镜下可见微小的凹点。种脐位于尖端的凹陷处，种脊位于一侧的边缘。种皮薄脆，胚乳薄膜状，棕色，子叶2，黄白色，富油性。用水浸泡后，种皮表皮中的黏液质膨胀而成透明黏液膜，包围整个种子。气无，嚼之有豆腥味。

| 性味归经 | 甘，平。归肺、肝、大肠经。 |
|---|---|
| 功　　效 | 润燥通便，养血祛风。 |
| 主　　治 | 用于肠燥便秘，皮肤干燥，瘙痒，脱发。 |
| 用　　法 | 用量9~15克。大便滑泻者禁用。 |

**单方、验方**

1　老年性皮肤干燥、起鳞屑：亚麻子、当归各90克，紫草30克。做成蜜丸，每次9克，开水送服。

2　疮疡湿疹：白鲜皮12克，亚麻子、地肤子、苦参各15克。水煎，熏洗患处。

3　溢脂性脱发：鲜柳枝、亚麻子各15克。煎服。

**现代研究**

主含亚麻子油。有轻微致泻、防癌、调血脂作用。由于含氰苷，服用时应注意其毒副作用。

# 玄明粉

**别　　名** 白龙粉、风化硝、元明粉。

**来　　源** 芒硝经风化干燥制得的白色粉末 *Exsiceated Sodium Sulfare*。主含硫酸钠（$Na_2SO_4$）。

## 矿物形态

　　无水芒硝 *Thenardite* 晶体结构属斜方晶系。晶体呈又锥状、柱状、板状或粒状，集合体为散粒状、粉末状或块状。无色透明，或呈灰白、黄、黄褐等色，透明度亦降低。玻璃状或油脂状光泽。解理多组，完全、中等、不完全。硬度2.5~3。相对密度2.66~2.68。易溶于水，在潮湿空气中易水化，逐渐变成粉末状的芒硝。味微咸。

## 生境分布

　　我国大部分地区有产。以河南、山东、山西、河北、内蒙古等地产量较大。

## 采　制

　　取芒硝溶于水，加1/10的萝卜片共煮，煮烂后，滤去萝卜片及其他不溶物，滤液凉后析出结晶。将结晶收集并晾干，用纸包裹悬挂于通风处，待其风化成白色粉末即可。或在秋、冬季，将芒硝放在平底盆内或用纸包裹露置于通风干燥处，令其风化，使水分消失，变成白色粉末亦可制得。

白色粉末，显光泽，手捻之如细沙。气无，味咸。有吸湿性。

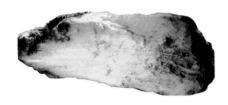

| 性味归经 | 咸、苦，寒。归胃、大肠经。 |
|---|---|
| 功　效 | 泻下通便，润燥软坚，清火消肿。 |
| 主　治 | 用于实热积滞，大便燥结，腹满胀痛；外治咽喉肿痛，口舌生疮，牙龈肿痛，目赤，痈肿，丹毒。 |
| 用　法 | 用量3~9克，溶入煎好的汤液中服用。外用适量。孕妇慎用；不宜与硫黄、三棱同用。 |

**单方、验方**

1. 大便不通：全瓜蒌15克，玄明粉3克。将全瓜蒌加水煎取250毫升冲服玄明粉。
2. 咽喉、口齿新旧肿痛及久嗽痰火咽哑作痛：冰片1.5克，朱砂3克，玄明粉、硼砂各15克。共研极细末。吹搽患部，情况严重的每日搽5~6次。
3. 鼻衄不止：玄明粉6克。临睡前用冷开水冲服。
4. 口腔溃疡：大黄、玄明粉各9克，金银花、连翘各12克。煎服。

**现代研究**

主含无水硫酸钠，尚含少量氧化钙、氧化钾、氧化镁等。玄明粉有致泻、清热作用。临床用作肠道清洁剂。以玄明粉为主的复方制剂外用治时行热眼、急性腮腺炎和慢性肾功能衰竭。

**129**  **Gansui Root [英]**

# 甘遂

| 别　　名 | 生甘遂、漂甘遂、醋甘遂。 |
| 来　　源 | 大戟科植物甘遂*Euphorbia kansui* T. N. Liou ex T. P. Wang的干燥块根。 |

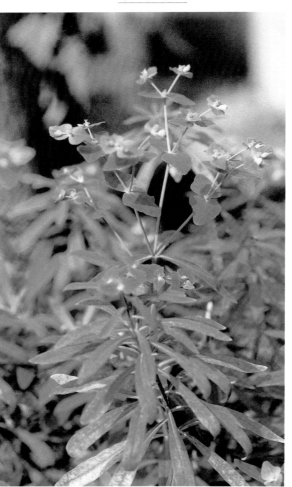

### 植物形态

多年生草本。高2.5~40厘米，全株含白色乳汁。根细长而弯曲，外皮棕褐色。茎丛生，直立，基部淡红紫色。叶互生，线状披针形或披针形，先端钝，基部楔形，全缘。总花序顶生，有5~9伞梗；杯状聚伞花序总苞钟状，雄花多数，长短不等；雌花1，位于总苞中央。蒴果近球形。花期4~9月，果期6~10月。

### 生境分布

生于山坡草地、路旁。分布于我国山西、山东、陕西、河南、宁夏、甘肃等地。

### 采　制

春季开花前或秋末茎叶枯萎后采挖，撞去外皮，晒干。

**药材性状** ┄┄┄ 椭圆形、长圆柱形或连珠状，长1~5厘米，直径0.5~2.5厘米。表面类白色或黄白色，凹陷处有棕色外皮残留。质脆，易折断，断面粉性，白色，木部显放射状纹理；长圆柱状者纤维性较强。气微，味微甘而辣。

| 性味归经 | 苦，寒；有毒。归肺、肾、大肠经。 |
|---|---|
| 功　　效 | 泻水逐饮，消肿散结。 |
| 主　　治 | 用于水肿胀满，胸腹积水，痰饮积聚，气逆喘咳，二便不利。风痰癫痫，痈肿疮毒。 |
| 用　　法 | 用量0.5~1.5克，炮制后多入丸散用。外用适量，生用。孕妇禁用；不宜与甘草同用。 |

**单方、验方**

1　癫狂症：甘遂末10克，辰砂末、代赭石末各12克。上药与猪心血拌匀，纳入猪心中，慢火煨熟，药物取出与朱砂和匀分做8丸。每日清晨空腹服1丸。

2　小便不通：甘遂末9克，面粉适量，冰片少许。加温开水调成糊状，外敷中极穴处（脐下13厘米），方圆约7厘米，一般30分钟即见小便通利，无效可继续使用或加热敷。

**现代研究**

含 γ-大戟甾醇、甘遂甾醇、α-大戟甾醇。另有报道，根尚含20-去氧巨大戟萜醇的衍生物（Ⅰ），20-去氧巨大戟萜醇的衍生物（Ⅱ），巨大戟萜醇的衍生物（Ⅲ），13-氧化巨大戟萜醇的衍生物（Ⅳ），甘遂萜酯A及甘遂萜酯B，上述成分均有毒性，另含 β-谷甾醇。本品为峻泻药，用于胸水及腹水有较好的疗效，但与甘草配伍有一定的毒性反应。单用即有效，也可与其他中药配伍使用。现代药理试验表明，甘遂可刺激动物肠管、显著提高肠管紧张性、增加肠蠕动而引起泻下作用。另还有明显的利尿和引产作用。

# 京大戟

别　　名｜大戟、龙虎草、醋京大戟。
来　　源｜大戟科植物大戟*Euphorbia pekinensis* Rupr. 的干燥根。

**植物形态**

多年生草本。高30~80厘米，全株含有白色乳汁。根细长，圆锥状。茎直立，上部分枝，表面被白色短柔毛。单叶互生；几无柄；长圆形或披针形，全缘，下面稍被白粉。杯状聚伞花序，通常5枝，排列呈复伞形；基部有叶状苞片5；每枝再作2至数回分枝，分枝处着生近圆形的苞叶4或2，对生；雌花、雄花均无花被，花序基部苞叶近肾形；萼状总苞内有雄花多数，每花仅有雄蕊1，花线细柱形；花序中央有雌花1，仅雌蕊1，花柱3，顶端分叉，伸出总苞外并常下垂。蒴果三棱状球形，表面具疣状突起物。花期4~6月，果期6~7月。

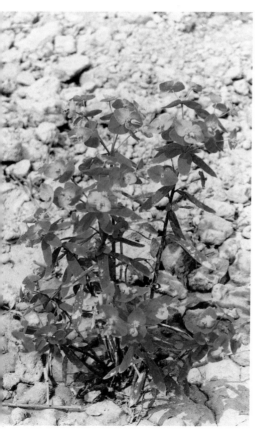

**生境分布**

生于路旁、山坡、荒地及较阴湿的树林下。分布于我国东北、华东及河北等地。

**采　　制**

秋、冬二季采挖，洗净，晒干。

**药材性状**

根呈圆柱形或圆锥形，长15~20厘米，直径可达4厘米，表面灰棕色至深棕色，粗糙而具侧根，顶端多膨大，上有许多圆形的地上茎痕，向下渐细，有纵直沟纹及横生皮孔与支根痕。质坚硬，不易折断，折断面纤维性，类白色至灰棕色。气无，味苦涩。

| 性味归经 | 苦，寒；有毒。归肺、脾、肾经。 |
|---|---|
| 功　效 | 泻水逐饮，消肿散结。 |
| 主　治 | 用于水肿胀满，胸腹积水，痰饮积聚，气逆咳喘，二便不利，痈肿疮毒，瘰疬痰核。 |
| 用　法 | 用量1.5~3克。入丸散服，每次1克；内服醋制用。外用适量，生用。孕妇禁服；不宜与甘草同用。 |

**单方、验方**

1　急、慢性肾炎水肿：京大戟500克，食盐9 克。水适量拌匀，烘干成淡黄色，研成细末装入胶囊。空腹温开水送服。

2　顽固性便秘：京大戟5克研末，与8枚大枣肉共捣烂成膏，敷于脐部，点燃艾条在其上施灸20分钟，然后用纱布覆盖，胶布固定。

**现代研究**

　　京大戟的乙醚提取物有致泻作用，热水提取物对猫有剧泻作用。根皮70％乙醇提取液注射于动物，血压轻微上升，肾容积显著缩小，无论剂量大小，利尿作用均不显著。提取液对末梢血管有扩张作用，能抑制肾上腺素的升压作用。东北的大戟（*Euphorbia* sp.）鲜叶汁在试管内对金黄色葡萄球菌及绿脓杆菌有抑制作用，但除去鞣质后，抗菌作用即消失，制剂保存数天或加热亦可使抗菌作用减弱甚至丧失。

# 红大戟

别　　名 | 红芽大戟、红毛大戟、紫大戟。

来　　源 | 茜草科植物红大戟*Knoxia valerianoides* Thorel et Pitard 的干燥块根。

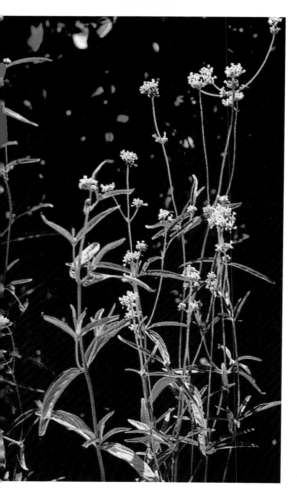

## 植物形态

多年生草本。块根纺锤形，1~3个。茎稍呈蔓状，具槽。叶对生；叶片长椭圆形或线状披针形，叶脉被疏柔毛；托叶2~4裂，裂片钻形。顶生聚伞花序，花小，多为淡紫红色或有时白色；花萼4齿裂；花冠筒状漏斗形，先端4裂；雄蕊4。果实小，卵形或椭圆形，有4~8棱。花期8~9月，果期10~11月。

## 生境分布

生于低山坡草丛中的半阴半阳处。分布于我国福建、广东、广西、云南、四川等地。

## 采　制

秋、冬二季采挖，除去须根，洗净，置沸水中略烫，干燥。

## 药材性状

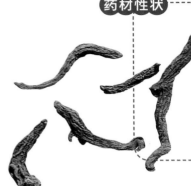

长圆锥形或圆锥形，多不分枝，稍弯曲，长3~12厘米，直径0.6~1.2厘米。表面棕红色或灰棕色，有扭曲的纵皱纹；顶端可见茎痕。质坚实而易折断，断面皮部红褐色，木部棕黄色。气微，味辛。

| 性味归经 | 苦，寒。有小毒。归肺、脾、肾经。 |
|---|---|
| 功　效 | 泻水逐饮，消肿散结。 |
| 主　治 | 用于水肿胀满，胸腹积水，痰饮积聚，气逆咳喘，二便不利，痈肿疮毒，瘰疬痰核。 |
| 用　法 | 用量1.5~3克；入丸散服，每次1克。内服醋制用。外用适量，生用。孕妇禁用。 |

### 单方、验方

1. 狂证：红大戟（新鲜全草）3克。煎服。
2. 瘰疬：甘遂100克，红大戟150克，白芥子40克，麻黄9克，生南星、直僵蚕、朴硝、藤黄、半夏（姜制）各50克。熬膏贴之。
3. 慢性咽炎：红大戟根，每次3克，放入口中含服。

### 现代研究

含蒽醌成分。根中蒽醌类化合物的含量据分析，总蒽醌为0.22%，其中结合型为0.1%，游离型为0.12%。本品乙醚和热水提取物能刺激肠管而导泻；能兴奋妊娠离体子宫；扩张毛细血管，对抗肾上腺素有升压作用；动物实验证明，配甘草会使毒性增强。

# 蓖麻子

别　　名｜蓖麻子、蓖麻仁、大麻子。

来　　源｜大戟科植物蓖麻*Ricinus communis* L. 的干燥成熟种子。

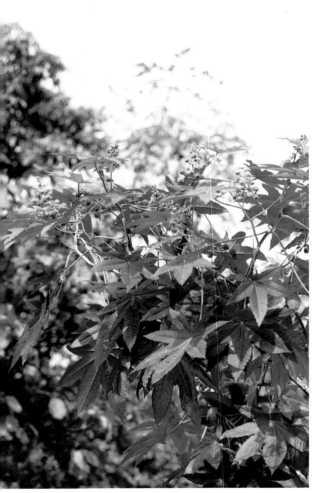

## 植物形态

一年生草本，在热带变成多年生灌木。茎直立，无毛，绿色或稍紫色，具白粉。单叶互生，具长柄，叶片盾状圆形，掌状分裂至叶片的一半以下，7~9裂，边缘有不规则锯齿，主脉掌状。花单性，总状或圆锥花序，顶生，下部生雄花，上部生雌花。蒴果球形，有刺，成熟时开裂。花期5~8月，果期7~10月。

## 生境分布

生于村旁疏林或河流两岸冲积地。我国大部分地区有栽培。

## 采　制

秋季采摘成熟果实，晒干，除去果壳，收集种子。

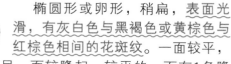

**药材性状**

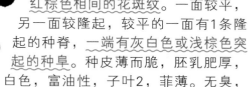

椭圆形或卵形，稍扁，表面光滑，有灰白色与黑褐色或黄棕色与红棕色相间的花斑纹。一面较平，另一面较隆起，较平的一面有1条隆起的种脊，一端有灰白色或浅棕色突起的种阜。种皮薄而脆，胚乳肥厚，白色，富油性，子叶2，菲薄。无臭，味微苦、辛。

| 性味归经 | 甘、辛，平；有毒。归大肠、肺经。 |
| --- | --- |
| 功　效 | 泻下通滞，消肿拔毒。 |
| 主　治 | 用于大便燥结，痈疽肿毒，喉痹，瘰疬。 |
| 用　法 | 用量2~5克。外用适量。 |

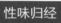

**单方、验方**

1 鸡眼：蓖麻子1粒。去外壳，灰火内埋烧爆胀为度，然后将蓖麻子捏软乘热敷于患处，外用胶布固定，3~5日换1次，一般3次见效。

2 脱肛：蓖麻子25克。水煎20~30分钟，去渣取液，放入浴盆中，兑适量温开水，水面以超过足踝为度，药温保持在39℃左右，浸泡脚部20~30分钟，每日2次。

**现代研究**

含脂肪油40％~50％，油饼含蓖麻碱、蓖麻毒蛋白及脂肪酶。种子中的油本身并无致泻作用，在十二指肠内受脂肪分解酶的作用，皂化成蓖麻油酸钠与甘油，蓖麻油酸对小肠有刺激性，引起肠蠕动增强；蓖麻油可作为皮肤润滑剂，用于皮炎及其他皮肤病，制成油膏剂用于烫伤及溃疡。毒性：蓖麻子含蓖麻毒蛋白及蓖麻碱，可引起中毒，4~7岁小孩服蓖麻子2~7粒可引起中毒、致死，成人20粒可致死。

## 133　Daphne Flower Bub [英]

# 芫花

**别　　名**｜紫芫花、南芫花、醋芫花。

**来　　源**｜瑞香科植物芫花*Daphne genkwa* Sieb. et Zucc. 的干燥花蕾。

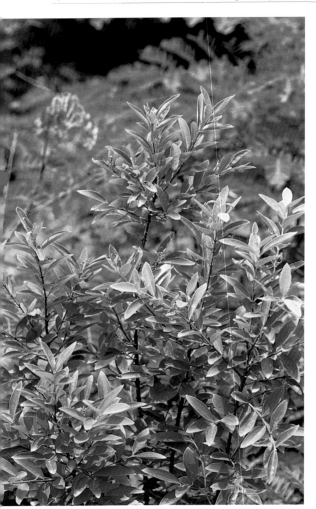

### 植物形态

　　落叶灌木。高达1米，茎略带褐紫色，幼时有柔毛。叶对生，有时互生，椭圆形，背面有绢状毛。花先叶开放，3~7朵簇生于叶腋；花被筒状，先端4裂，淡紫色，外被白色短柔毛；雄蕊8，2轮，生于花被筒内面；柱头头状，红色。核果肉质，白色。种子1粒。花期4~5月，果期6月。

### 生境分布

　　生于路旁及山坡林间；有栽培。分布于我国北部及中部。

### 采　制

　　春季花未开放时采收，除去杂质，干燥。

**药材性状**

常3~7朵簇生于短花轴上,基部有苞片1~2片,多脱落为单朵。单朵花蕾呈棒槌状,多弯曲,长1~1.7厘米,直径约1.5毫米;花被筒表面淡紫色或灰绿色,密被短柔毛,先端4裂,裂片淡紫色或黄棕色。质软。气微,味甘、微辛。

| 性味归经 | 苦、辛,温;有毒。归肺、脾、肾经。 |
|---|---|
| 功　效 | 泻水逐饮;外用杀虫疗疮。 |
| 主　治 | 用于水肿胀满,胸腹积水,痰饮积聚,气逆咳喘,二便不利;外治疥癣秃疮、痈肿、冻疮。 |
| 用　法 | 用量1.5~3克,醋芫花研末吞服,一次0.6~0.9克,一日1次。外用适量。孕妇禁用;不宜与甘草同用。 |

**单方、验方**

1. 渗出性胸腺炎:芫花、甘遂、大戟各等份。研末,另用大枣15枚煎汁,用大枣汤送服。
2. 冻疮:芫花、甘遂各10克。水煎浸洗部患。

**现代研究**

含芫花素、芹菜素、羟基芫花素,尚含谷甾醇、苯甲酸及刺激性有毒油状物。另含12-苯甲酰瑞香素,为抗白血病活性成分。多种药理试验证明,有较强的导泻作用,同时还具有利尿的作用。动物试验中,醋制芫花醇提取物还表现出有镇咳和抑菌等作用。

# 商陆

**别　名**｜花商陆、商陆片、生商陆。

**来　源**｜商陆科植物商陆*Phytolacca acinosa* Roxb. 的干燥根。

## 植物形态

多年生草本。无毛。根肥大，肉质，圆锥形。茎直立，圆柱形，具纵沟，绿色或带紫红色。叶互生，纸质；叶片椭圆形至长椭圆形，顶端锐尖或渐尖，基部楔形，全缘。总状花序顶生或与叶对生，直立；苞片线形，膜质；花两性，小型，花被片5，白色、淡黄绿色或带粉红色，椭圆形至长圆形；雄蕊8~10，罕见10枚以上；心皮5~8（或5~10），分离但紧贴，花柱短，顶端下弯。浆果扁球形，由5~8（或5~10）个分果组成，熟时紫黑色。种子肾形，黑褐色。花期4~7月，果期7~10月。

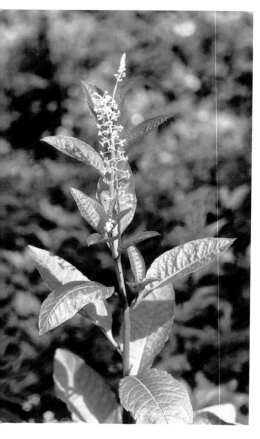

## 生境分布

生于山沟边或林下，以及林缘路边湿润的土壤中；常栽培或半野生。分布于我国大部分地区。

## 采　制

秋季至次年春季采挖，除去须根及泥沙，切成块或片，晒干或阴干。

## 药材性状

横切或纵切的不规则块片，厚薄不等。外皮灰黄色或灰棕色。横切片弯曲不平，边缘皱缩，直径2~8厘米；切面浅黄棕色或黄白色，木部隆起，形成数个突起的同心环轮。纵切片弯曲或卷曲，长5~8厘米，宽1~2厘米，木部呈平等条状突起。质硬。气微，味微甜，久嚼麻舌。

| 性味归经 | 苦，寒。有毒。归肺、脾、肾、大肠经。 |
|---|---|
| 功　效 | 逐水消肿，通利二便，外用解毒散结。 |
| 主　治 | 用于水肿胀满，二便不通；外治痈肿疮毒。 |
| 用　法 | 用量3~9克。外用适量，煎汤熏洗。孕妇禁用。 |

### 单方、验方

1. 血小板减少性紫癜：商陆适量。切成薄片，煎服。
2. 肾炎及血吸虫肝硬化引起的腹水：商陆、泽泻、杜仲各9克。煎服。
3. 消化道出血：商陆9克（鲜品30克）。水煎成200毫升，分2次服。

### 现代研究

含商陆皂苷E、商陆毒素、生物碱、α-菠菜甾醇等。动物试验表明，提取物有利尿作用。水煎剂有明显的祛痰作用，还有镇咳、平喘和抗菌作用。

# 牵牛子

**别　名**｜二丑、黑牵牛、白牵牛。

**来　源**｜旋花科植物圆叶牵牛*Pharbitis purpurea*（L.）Voigt 的干燥成熟种子。

## 植物形态

　　一年生缠绕草本。茎左旋，长2米以上，多分枝，被短毛。叶互生；具长叶柄；叶片心状卵形，常3裂至中部，呈戟形，先端急尖，基部心形，两面均被伏生毛。夏季开花，花1~3朵腋生，小花梗极短，总梗一般较叶柄短；萼5深裂，裂片条状披针形，先端长尖，基部被长毛，外展；花冠漏斗状，形似喇叭，蓝色、紫色或白色，边缘5浅裂，早晨开放，日中渐萎；雄蕊5，不等长，花丝基部有毛。蒴果球形，基部有外层或反卷的宿萼。种子3棱卵状。花、果期夏秋季。

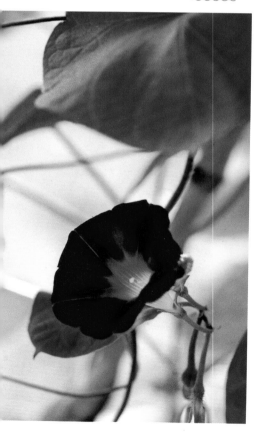

## 生境分布

　　生于山坡灌木林中或住宅旁；多栽培。全国各地均产。

## 采　制

　　秋末果实成熟、果壳未开裂时采割植株，晒干，打下种子，除去杂质。

## 药材性状

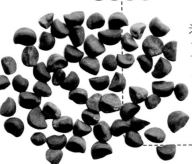

橘瓣状。长4~8毫米，宽3~5毫米。表面灰黑色或淡黄白色。背面有1条浅纵沟，腹面棱线的下端处有一点状种脐，微凹。质硬，横切面可见淡黄色或黄绿色皱缩折叠的子叶，微显油性。无臭，味辛、苦，有麻舌感。

| 性味归经 | 苦，寒；有毒。归肺、肾、大肠经。 |
|---|---|
| 功　　效 | 泻水通便，消痰涤饮，杀虫攻积。 |
| 主　　治 | 用于水肿胀满，二便不通，痰饮积聚，气逆喘咳，虫积腹痛。 |
| 用　　法 | 用量3~6克，入丸散服，每次1.5~3克。孕妇禁用；不宜与巴豆、巴豆霜同用。 |

### 单方、验方

1　水肿：牵牛子适量。研粉，温水调服，每次1克，日服多次，以小便利为度。

2　顽固性便秘：牵牛子适量。文火炒，研粉，睡前温开水送服2~3克。

3　风热赤眼：牵牛子适量。研为末，调葱白汤敷患处。

### 现代研究

　　含牵牛树脂苷（又称牵牛子素），是牵牛子泻下的有效成分。其中牵牛子酸C、牵牛子酸D结构式已经证明，具有泻下、利尿、兴奋平滑肌、驱虫等作用。

# 巴豆

别　　名｜川巴豆、巴豆仁、巴豆肉。
来　　源｜大戟科植物巴豆*Croton tiglium* L.的干燥成熟果实。

### 植物形态

　　常绿小乔木。树皮深灰色，平滑，幼枝绿色，被稀疏星状柔毛。叶互生，托叶早落；叶片卵形，顶端渐长尖，基部圆形或阔楔形，叶缘有疏浅细锯齿，两面均具稀疏星状毛，掌状三出脉，近叶柄两侧各有一无柄腺体。花小，单性，雌雄同株，顶生总状花序，花绿色，雄上雌下，花梗有星状毛；雄花萼片5深裂，花瓣5，反卷，内面密生绵状毛，雄蕊15~20，着生于花盘边缘；花盘腺体与萼片对生；雌花花萼5裂，花瓣5，有的无花瓣，花柱3，柱头深2裂。蒴果长圆形至倒卵形，有3~4钝棱，密生星状毛。种子长卵形，淡褐色。花期3~6月，果期6~9月。

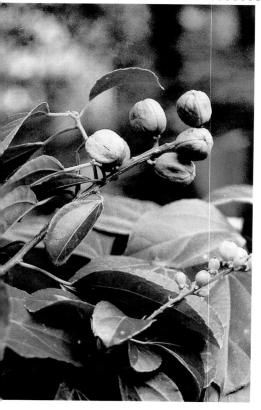

### 生境分布

　　生于山谷、林缘、溪旁或密林中；多为栽培。分布于广西、云南、贵州、四川等地。

### 采　制

　　秋季果实成熟时采收，堆置2~3天，摊开，干燥。

**药材性状**

卵圆形，一般具3棱，长1.8~2.2厘米，直径1.4~2厘米。表面灰黄色或稍深，粗糙，有纵线6条，顶端平截，基部有果梗痕。破开果壳，可见3室，每室含种子1。种子呈略扁的椭圆形，长1.2~1.5厘米，直径0.7~0.9厘米，表面棕色或灰棕色，一端有小点状的种脐及种阜的疤痕，另一端有微凹的合点，其间有隆起的种脊；外种皮薄而脆，内种皮呈白色薄膜；种仁黄白色，油质。无臭，味辛辣。

| 性味归经 | 辛，热；有大毒。归胃、大肠经。 |
| --- | --- |
| 功　　效 | 外用蚀疮。 |
| 主　　治 | 用于恶疮疥癣，疣痣。 |
| 用　　法 | 外用适量，研末涂患处，或捣烂以纱布包擦患处。孕妇禁用；不宜与牵牛子同用。 |

**单方、验方**

1. 白喉：巴豆（生，去壳，研末）、朱砂各0.5克。混合，撒普通牛皮纸膏药上，贴于两眉间。
2. 急性阑尾炎：巴豆、朱砂各0.5克。研细混匀，置膏药或胶布上，贴于阑尾穴上。

**现代研究**

种子含巴豆油，有毒。尚含巴豆醇的双酯化合物及疏水性三酯化合物，具刺激性和致癌活性。口服巴豆油1滴可致激烈腹泻。煎剂对金黄色葡萄球菌、流感杆菌等在体外均有一定抑制作用，对小鼠艾氏腹水癌等有明显抑制作用。

# 千金子

别　名｜续随子、千两金、千层楼。
来　源｜大戟科植物续随子*Euphorbia lathyris* L. 的干燥成熟种子。

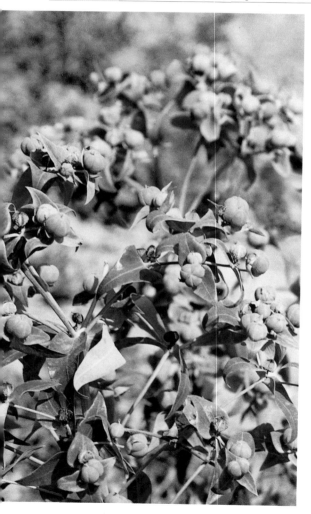

### 植物形态

　　二年生草本。全株无毛，微被白粉，含白色乳汁。茎直立。单叶，对生，茎下部叶较密，线状披针形，无柄，茎上部叶具短柄，叶片广披针形，顶端锐尖，基部近心形，全缘。总花序顶生，伞状，基部有2~4叶状苞片，花序总苞杯状，花单性，无花被，雄花多数，每花有雄蕊1，雌花1。蒴果近球形。种子矩圆形。

### 生境分布

　　生于向阳山坡；多栽培。分布于我国黑龙江、吉林、辽宁等地。

### 采　制

　　夏、秋二季果实成熟时采收，除去杂质，干燥。

## 药材性状

椭圆形或倒卵形，长约5毫米，直径约4毫米。表面灰棕色或灰褐色，具不规则网状皱纹，网孔凹陷处灰黑色，形成细斑点。一侧有纵沟状种脊，上端有突起的合点，下端有一灰白色线形种脐，长约1毫米，基部有类白色突起的种阜，常已脱落，留有圆形疤痕。种皮薄脆，种仁白色或黄白色，胚乳丰富，油质，胚直，细小。气微，味辛。

| 性味归经 | 辛，温；有毒。归肝、肾、大肠经。 |
|---|---|
| 功　效 | 泻下逐水，破血消癥。外用疗癣蚀疣。 |
| 主　治 | 用于二便不通，水肿，痰饮，积滞胀满，血瘀经闭；外治顽癣、赘疣。 |
| 用　法 | 用量1~2克，去壳，去油用，多入丸散服。外用适量，捣烂敷患处。孕妇禁服。 |

### 单方、验方

血瘀经闭：千金子3克，丹参、制香附各9克。煎服。

### 现代研究

含脂肪油约48%，其中含油酸等的甘油酯及多种二萜醇酯等。此外，含有游离的二萜醇、甾类、香豆精类、黄酮类等成分。

## 138 Double Teeth Pubescent Angilica Root[英]

# 独活

| 别　名 | 肉独活、香独活、川独活。 |
| 来　源 | 伞形科植物重齿毛当归*Angelica pubescens* Maxim. f. biserrata Shan et Yuan的干燥根。 |

### 植物形态

多年生高大草本。茎直立，粗壮，中空，常带紫色，有纵沟纹，上部有短糙毛。叶2回三出羽状全裂，叶片宽卵形；茎生叶有长柄，

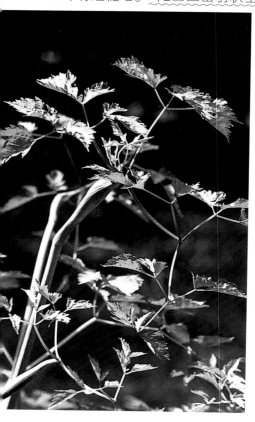

叶柄基部膨大呈兜状叶鞘，鞘背面无毛或稍被短柔毛，边缘有不整齐的尖锯齿，或重锯齿，齿端有内曲的短尖头，顶生小叶片3裂，边缘常带软骨质。复伞形花序顶生或侧生，花序梗密被短糙毛；伞形花序有花17~28朵。果实椭圆形，侧翅与果体等宽或略狭，背棱线形，隆起。花期8~9月，果期9~10月。

### 生境分布

生于阴湿山坡、林下草丛中或稀疏灌丛中。分布于我国安徽、浙江、江西、湖北、四川等地。

### 采制

春初苗刚发芽或秋末茎叶枯萎时采挖，除去须根和泥沙，烘至半干，堆置2~3天，发软后再烘至全干。

## 药材性状

略圆柱形，下部2~3分枝或较多，长10~30厘米。根头部膨大，圆锥状，多横皱纹，直径1.5~3厘米，顶端有茎、叶的残基或凹陷，表面灰褐色或棕褐色，具纵皱纹，有隆起的横长皮孔及稍突起的细根痕。质较硬，受潮则变软，断面皮部灰白色，有多数散在的棕色油室，木部灰黄色至黄棕色，形成层环棕色。有特异香气，味苦辛、微麻舌。

| 性味归经 | 辛、苦，微温。归肾、膀胱经。 |
|---|---|
| 功　　效 | 祛风除湿，通痹止痛。 |
| 主　　治 | 用于风寒湿痹，腰膝疼痛，少阴伏风头痛，风寒挟湿头痛。 |
| 用　　法 | 用量3~10克。 |

### 单方、验方

1. 风湿性腰膝疼痛：独活10克，乌豆100克。加水煎至400毫升，兑入米酒适量，每日2次，温服。

2. 头痛、头晕：独活、羌活、藁本、蔓荆子各9克。煎服。

### 现代研究

含挥发油、二氢山芹醇乙酸乙酯、二氢山芹醇当归酸酯、蛇床素、椒毒素、伞形花内酯、二氢山芹醇葡萄糖苷、欧芹酚甲醚、二氢欧山芹醇、佛手柑内酯、二氢山芹醇、当归醇、皂苷等。水煎剂有镇痛、抗炎和降压作用；醇提物能抑制血小板聚集和血栓形成；对人型结核杆菌有抗菌作用，并能抗心律失常。可治疗风湿病、骨质增生等症。

# 威灵仙

| | |
|---|---|
| **别　名** | 铁灵仙、铁脚威灵仙、粉威仙。 |
| **来　源** | 毛茛科植物东北铁线莲*Clematis manshurica* Rupr.的干燥根及根茎。 |

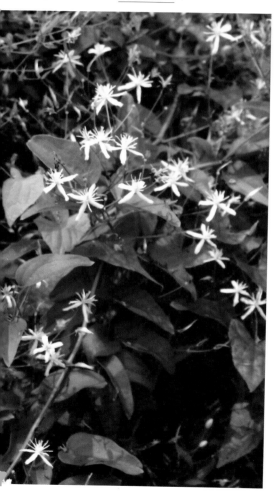

### 植物形态

藤本。高3~10米，地上部分干后不变黑色。根丛生于块状根茎上，细长圆柱形。茎具明显条纹，近无毛。叶对生，1回羽状复叶，小叶5，略带革质，全缘，主脉3，上面沿叶脉有细毛。圆锥花序顶生或腋生，总苞片窄线形，密生细白毛，花萼4或5，花瓣状，外被白色柔毛，雄蕊、心皮多数，离生，子房及花柱上密生白毛。瘦果，黄褐色，花柱宿存，延长成白色羽毛状。

### 生境分布

生于山坡灌丛、杂木林、山地林边阳坡或草坡上。分布于我国黑龙江、吉林、辽宁、内蒙古等地。

### 采　制

秋季采挖，除去泥沙、晒干。

**药材性状**

根茎呈不规则圆柱形，横长，长1.5~3.5厘米，直径约2.5厘米，表面灰黄色至棕褐色，皮部常脱落而呈纤维状，有隆起的节，顶端常残留木质残茎，根茎上生多数细根，较细而长并弯曲如马尾状，长10~20厘米，直径1~2毫米，表面棕黑色或棕褐色，有多数明显的细皱纹。断面皮部白色，木心较细小。气微，味淡。

| 性味归经 | 辛、咸，温。归膀胱经。 |
|---|---|
| 功　　效 | 祛风湿，通经络。 |
| 主　　治 | 用于风湿痹痛，肢体麻木，筋脉拘挛，屈伸不利。 |
| 用　　法 | 用量6~10克。 |

**单方、验方**

1. 腰脚疼痛久不瘥：威灵仙150克。研成细末，每次3克，食前以温酒调下，每日少量服用。
2. 痔疮肿痛：威灵仙90克。水1 000毫升煎汤，先熏后洗，冷再温之。
3. 牙痛：鲜威灵仙、鲜毛茛各等量。洗净捣烂取汁，每1 000毫升药汁加75%乙醇10毫升用以防腐，用时以棉签蘸药水擦痛牙处。注意不可多擦，以免起泡。

**现代研究**

　　根中含三萜皂苷A等。威灵仙煎剂对小鼠热板法实验有镇痛效果并能增加大鼠胆汁分泌量，对金黄色葡萄球菌、志贺氏痢疾杆菌及奥杜盎氏小芽孢癣菌有抑制作用；总皂苷对体外培养的艾氏腹水癌、S180实体瘤；煎剂对离体蟾蜍以及先抑制后兴奋，使麻醉犬血压下降，浸剂作用更强。毒性：白头翁素有刺激性，使皮肤发泡，黏膜充血，煎服过量可引起胃出血。

# 川乌

**别　　名**｜川乌头、龙川乌头、乌药。

**来　　源**｜毛茛科植物乌头*Aconitum carmichaelii* Debx. 的干燥母根。

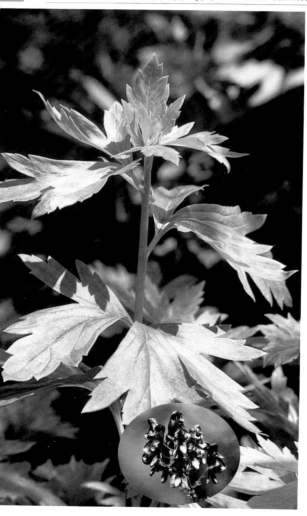

## 植物形态

多年生草本。块根通常2个连生，栽培品的侧根（子根）通常肥大，倒卵圆形至倒卵形，茎直立。叶互生，具柄；叶片卵圆形，革质，上面暗绿色，下面灰绿色。总状花序，花序轴上被贴伏反曲的柔毛；花青紫色，盔瓣盔形。果长圆形，无毛。花期6~7月，果期7~8月。

## 生境分布

栽培于平地肥沃的沙质壤土中。主要分布于我国四川、湖北、湖南、陕西、云南等地。

## 采　制

6月下旬至8月上旬采挖，除去子根、须根及泥沙，晒干。

**药材性状**

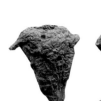

不规则圆锥形，稍弯曲，顶端常有残茎，中部多向一侧膨大。表面棕褐色或灰棕色，皱缩，有小瘤状侧根及子根脱离后的痕迹。质坚实，断面类白色或浅灰黄色，形成层环纹呈多角形。气微，味辛辣麻舌。

| 性味归经 | 辛、苦，热；有大毒。归心、肝、肾、脾经。 |
|---|---|
| 功　效 | 祛风除湿，温经止痛。 |
| 主　治 | 用于风寒湿痹，关节疼痛，心腹冷痛，寒疝作痛，麻醉止痛。 |
| 用　法 | 一般炮制后用。生品内服宜慎；孕妇禁用；不宜与半夏、瓜蒌、瓜蒌子、瓜蒌皮、天花粉、川贝母、浙贝母、平贝母、伊贝母、湖北贝母、白蔹、白及同用。 |

**单方、验方**

1　风湿性关节炎，类风湿性关节炎，腰腿痛：制草乌6克，制川乌、制何首乌各15克，追地风、千年健各9克。白酒浸2日，内服。

2　心腹冷痛，食少便溏，畏寒肢冷，浮肿：川乌、肉桂、干姜各3克，炒白术9克。煎服。

**现代研究**

含次乌头碱、乌头碱、新乌头碱、塔拉乌头胺等生物碱。实验表明，乌头碱及其水解产物有镇痛和镇静作用。乌头碱有局部麻醉作用，能使血压下降，抑制呼吸中枢而使呼吸变缓，并能反射性地引起唾液分泌亢进。水煎剂及总生物碱可引起冠状动脉血流量增加。注射液对人和小鼠胃癌细胞有抑制作用，可抑制胃癌细胞的有丝分裂。

# 草乌

**别　　名**｜草乌头、乌头、生草乌。

**来　　源**｜毛茛科植物北乌头*Aconitum kusnezoffii* Reichb. 的干燥块根。

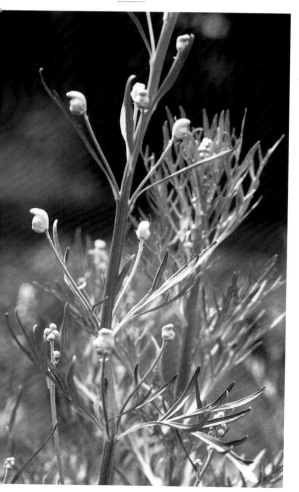

### 植物形态

多年生草本。块根通常2，倒圆锥形，外皮黑褐色。茎直立，粗壮。叶互生，叶片坚纸质，卵圆形，两面均无毛或上面疏被短毛。花序总状，花萼蓝紫色，上萼片盔形，侧萼片倒卵状圆形。

### 生境分布

生于山地、丘陵草坡、林下或林缘。分布于我国黑龙江、吉林、辽宁、河北、内蒙古等地。

### 采　　制

秋季茎叶枯萎时采挖，除去须根和泥沙，干燥。

**药材性状**

长圆锥形，略弯曲，末端尖而长，形如乌鸦头。顶端常有残茎或茎痕，表面黑褐色或灰褐色，皱缩有纵皱纹及须根痕，有时具瘤状突起的侧根。气微，味辛辣麻舌（有毒，尝时须注意）。

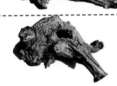

| 性味归经 | 辛、苦，热；有大毒。归心、肝、肾、脾经。 |
| --- | --- |
| 功　效 | 祛风除湿，温经止痛。 |
| 主　治 | 用于风寒湿痹，关节疼痛，心腹冷痛，寒疝作痛，麻醉止痛。 |
| 用　法 | 一般炮制后用。生品内服宜慎。孕妇禁用；不宜与半夏、瓜蒌、瓜蒌子、瓜蒌皮、天花粉、川贝母、浙贝母、平贝母、伊贝母、湖北贝母、白蔹、白及同用。 |

**单方、验方**

1　顽固性头痛：制川乌、制草乌、全蝎各6克，白芷18克，白僵蚕10克，甘草5克。共研细粉，每次3~5克，每日3次，温开水送服。

2　坐骨神经痛：制川乌、制草乌、制南星、乳香、没药各9克，地龙15克。每日1剂，水煎，早晚2次分服。

**现代研究**

含剧毒的双酯类生物碱乌头碱、中乌头碱、次乌头碱等，其中乌头碱等具有镇痛、局部麻醉作用。

# 蕲蛇

别　　名｜大白花蛇、白花蛇、蕲蛇棍。

来　　源｜蝰科动物五步蛇*Agkistrodon acutus*（Guenther）的干燥体。

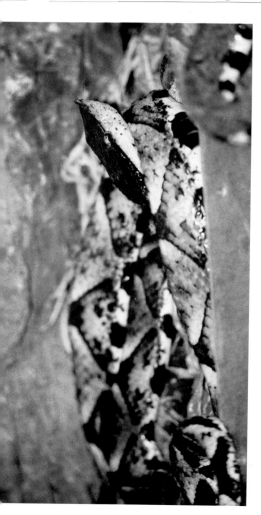

## 动物形态

全长120~150厘米。头大，三角形，吻端由鼻间鳞与吻鳞尖出形成一上翘的突起；鼻孔与眼之间有一椭圆形颊窝。背鳞具强棱。尾末端鳞片角质化程度较高，形成一尖出硬物。体背灰褐色，有灰白色菱形斑纹，两侧有"V"形暗褐色大斑纹，通常15~20个，在背正中相接，偶尔也相互错开。腹面黄白色，两侧有黑色圆斑。

## 生境分布

栖息于丘陵或林木繁茂的山区、溪流沟边的岩石下或杂草中。分布于我国贵州、湖北、安徽、浙江、江西、湖南、福建、台湾、广东、广西等地。

## 采　制

多于夏、秋二季捕捉（注意有剧毒），剖开蛇腹，除去内脏，洗净，用竹片撑开腹部，盘成圆盘状，干燥后拆除竹片。

**药材性状**

圆盘形。头在中央稍向上，呈三角形而扁平，吻端向上，习称"翘鼻头"。背部两侧各有黑褐色与浅棕色组成的"V"形大斑纹17~25个，习称"方胜纹"。腹部灰白色，有黑色类圆形的斑块，习称"连珠斑"。尾部骤细，末端有三角形深灰色的角质鳞片1枚，习称"佛指甲"。气腥臭，味微咸。

| 性味归经 | 甘、咸，温；有毒。归肝经。 |
| --- | --- |
| 功　效 | 祛风、通络、止痉。 |
| 主　治 | 用于风湿顽痹，麻木拘挛，中风口眼㖞斜，半身不遂，抽搐痉挛，破伤风，麻风，疥癣。 |
| 用　法 | 用量3~9克，研末吞服，一次1~1.5克，一日2~3次。 |

**单方、验方**

1. 中风：蕲蛇1条，蜈蚣1条，全蝎10克。共为细末，每日1剂，分3次口服。
2. 腰腿疼痛：金钱白花蛇3条，蕲蛇100克，干枫荷梨根150克。置容器中加酒适量，略高于药面10厘米左右，密封，浸1个月左右，饮用，每次30~50毫升，每日3次。

**现代研究**

　　蛇体主含蛋白质、脂肪、皂苷等；肌肉中含精胺、蛇肉碱、δ-羟基赖氨酸等多种氨基酸，以及硬脂酸、棕榈酸、胆甾醇等。用本品制成的注射液能治疗高血压病，在麻醉犬身上亦可产生显著降压作用。本品对小鼠有镇静、催眠作用，还有某些镇痛作用。

**143**

# 金钱白花蛇

| 别　　名 | 银环蛇、小金白花蛇、小花蛇。 |
| --- | --- |
| 来　　源 | 眼镜蛇科动物银环蛇*Bungarus multicinctus* B1yth的幼蛇干燥体。 |

## 动物形态

头稍大于颈，眼小。鼻鳞2片，鼻孔椭圆形；无颊鳞，上下唇鳞片各7片；眼前鳞片1片，眼后鳞2片；前颞鳞1片或2片，后颞鳞2片；体鳞光滑，全身为15列，背部中央鳞片特别大，呈六角形；腹鳞200~218片，肛鳞1片；尾下鳞单行，40~51片。尾细长而尖。体黑色，每隔3鳞或3鳞半有宽约1鳞左右的白色横斑，体部有35~45个，尾部有9~16个。腹部白色，略有灰黑色小斑点。

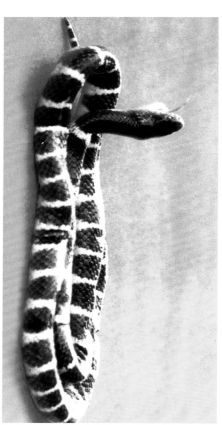

## 生境分布

常栖息于林区潮湿林地，多以鱼、蛙、鼠或其他蛇类为食。分布于我国云南、贵州、广东等地。

## 采制

夏、秋二季捕捉，剖开腹部，除去内脏，擦净血迹，用乙醇浸泡处理后，盘成圆形，用竹签固定，干燥。

**药材性状**

呈圆盘状，盘径3~6厘米，蛇体直径0.2~0.4厘米。头盘在中间，尾细，常纳口内。背部黑色或灰黑色，微有光泽，有45~58个宽1~2鳞的白色环纹，与宽3~5鳞的黑鳞黑白相间，并有1条显著突起的脊棱。脊棱鳞片较大，呈六角形；背鳞细密，通身15行；尾部鳞片单行。气微腥，味微咸。

| 性味归经 | 甘、咸，温；有毒。归肝经。 |
|---|---|
| 功　　效 | 祛风，通络，止痉。 |
| 主　　治 | 用于风湿顽痹，麻木拘挛，中风口眼㖞斜，半身不遂，抽搐痉挛，破伤风，麻风，疥癣。 |
| 用　　法 | 用量2~5克，研粉吞服1~1.5克。 |

**单方、验方**

1　风湿性关节炎：金钱白花蛇4.5克，木防己、羌活、独活、秦艽、乌梢蛇各10克，络石藤30克，桑枝、木瓜、老鹤草、海风藤各15克。煎服。

2　类风湿性关节炎：金钱白花蛇4.5克，毛冬青、生石膏、络石藤、白花蛇舌草各30克，玄参、生地黄、粳米、桑枝、老鹤草、海风藤各15克，乌梢蛇10克。水煎服。

**现代研究**

主要含蛋白质、脂肪、鸟嘌呤核苷，蛇毒含α-银环蛇毒素、β-银环蛇毒素、γ-银环蛇毒素、磷脂酶A、磷脂酶C、鱼精蛋白、透明质酸酶、乙酰胆碱酯酶同工酶。动物实验表明，α-银环蛇毒素具有神经肌肉和神经节阻断作用，并能抑制呼吸酶；蛇毒中含有蛇毒素，是一种神经性毒素；白花蛇蛇毒注射液治疗脑卒中后遗症之瘫痪、麻木疗效较好。

*144* **Garter Snake [英]**

# 乌梢蛇

**别　　名** 乌蛇、乌蛇肉、黑乌梢。

**来　　源** 游蛇科动物乌梢蛇 *Zaocys dhumnades*（Cantor）的干燥体。

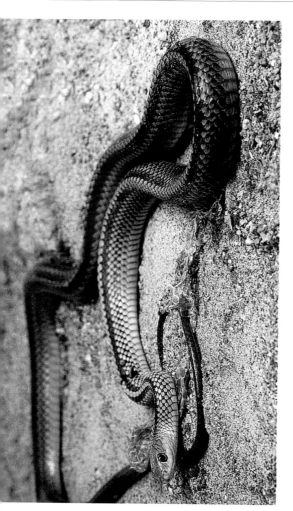

## 动物形态

体长达2米。头扁圆形，尾细长，眼大而不陷，鼻孔大而椭圆。脊部高耸呈屋脊状，俗称剑脊。背鳞14~18列，从颈后起背部中央有2~4行鳞片起棱显著，形成2条纵贯全体的黑线。尾部渐细，呈青灰色或黑褐色。

## 生境分布

生活于平原、丘陵、山区的田野间，5~10月常见于农田水域附近，行动敏捷。越冬前后喜在树上活动。在树洞中、泥堆中冬眠。分布于我国河南、陕西、甘肃、四川、安徽、广东、广西等地。

## 采　制

多于夏、秋二季捕捉，剖开腹部或先剥皮留头尾，除去内脏，盘成圆盘状，干燥。

## 药材性状

圆盘状，盘径约16厘米。口内为多数同形细齿，上下唇鳞片近无色，上唇鳞8。颊鳞1，眼较大，有光泽，有一较小的眼前下鳞。头背及体背部黑褐色或绿黑色，背脊高耸呈屋脊状，习称"剑脊"，背鳞大部分平滑，仅中央2~4行起棱，鳞行为偶数排列。尾明显细长，尾下鳞双行。气腥，味淡。

| 性味归经 | 甘，平。归肝经。 |
|---|---|
| 功　　效 | 祛风，通络，止痉。 |
| 主　　治 | 用于风湿顽痹，麻木拘挛，中风口眼㖞斜，半身不遂，抽搐痉挛，破伤风，麻风，疥癣。 |
| 用　　法 | 用量6~12克。 |

### 单方、验方

1　风湿性关节炎：乌梢蛇、木防己、羌活、独活、秦艽各10克，络石藤30克，金钱白花蛇4.5克，桑枝、木瓜、老鹤草、海风藤各15克。煎服。

2　顽痹：全蝎6克，蜈蚣2条，土鳖虫10克，地龙、乌梢蛇、当归各15克，海桐皮、威灵仙、豨莶草各30克，姜黄60克。煎服。

3　银屑病：乌梢蛇、生地黄、生槐花、赤芍、紫草、水牛角、小红参各30克，牡丹皮、枯芩、荆芥各15克。煎服。

### 现代研究

含17种氨基酸、脂肪酸和多种微量元素，鲜肉含蛇肌果糖、蛇肌醛缩酶等。实验表明，乌梢蛇水煎和醇提取物具有抗炎、镇痛、抗惊厥等作用。

## 145

# 蛇蜕

别　　名│蛇退、蛇皮、龙衣。

来　　源│游蛇科动物黑眉锦蛇*Eliaphe taeniurua* Cope蜕下的干燥表皮膜。

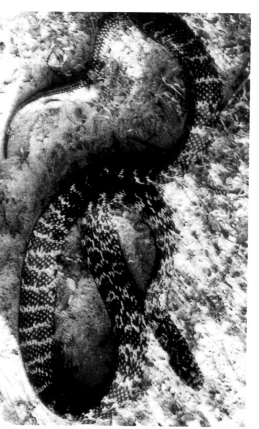

### 动物形态

体较大，全长可达2米。头颈区分明显，上唇和咽喉部黄色，背面黄绿色、灰绿色或棕灰色，体前部背正中具黑色梯状横纹，体后4条黑色纵线延伸至尾末端，眼后具黑色眉纹，腹部灰白色，但前端、尾部及体侧为黄色。

### 生境分布

栖息于平原、丘陵及山地。以鼠、鸟及蛙类为食，无毒。分布于我国河北至长江流域以南及西南地区。

### 采　制

春末夏初或冬初采集，除去泥沙，干燥。

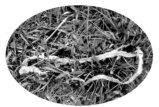

## 药材性状

圆筒形，多压扁而皱缩，完整者形似蛇，长可达1米以上。背部银灰色或淡灰棕色，有光泽，鳞迹菱形或椭圆形，衔接处白色，略抽皱或凹下；腹部乳白色或略显黄色，鳞迹长方形，呈覆瓦状排列。手捏有润滑感和弹性，轻轻搓揉，沙沙作响。气微腥，味淡或微咸。

| 性味归经 | 咸、甘，平。归肝经。 |
|---|---|
| 功　效 | 祛风，定惊，退翳，解毒。 |
| 主　治 | 用于小儿惊风，抽搐痉挛，翳障，喉痹，疔肿，皮肤瘙痒。 |
| 用　法 | 用量2~3克，研末吞服0.3~0.6克。 |

### 单方、验方

1. 小儿口疮：蛇蜕，水渍令湿软，拭口内疮。
2. 蛲虫：蛇蜕（焙黄）10克，冰片1克。共研细末。临睡前抹肛门处。
3. 中耳炎：蛇蜕97%，小蜘蛛2%，冰片1%。共研细粉，瓶贮。先将耳内脓液洗净，吹入药粉，每日1次。
4. 漏疮血水不止：蛇蜕（焙焦）、五倍子、龙骨各5克，续断25克。上为末，入麝香少许，津唾调敷。
5. 乳糜尿：蛇蜕30厘米长。放瓦上焙干，研细末。加适量红糖冲服，每日1剂。

### 现代研究

含骨胶原。其水提液具有抗炎作用；在体外具有抑制红细胞溶血作用。

## 146

# 木瓜

| 别　名 | 皱皮木瓜、宣木瓜、云木瓜。 |
| --- | --- |
| 来　源 | 蔷薇科植物贴梗海棠*Chaenomeles speciosa*（Sweet）Nakai 的干燥近成熟果实。 |

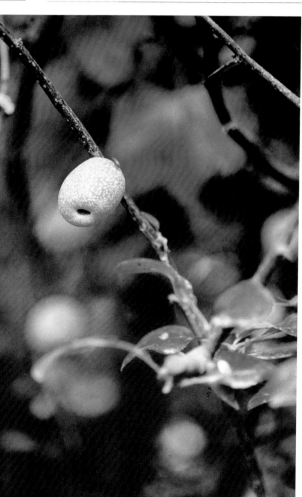

### 植物形态

小落叶灌木。高达2米，小枝棕褐色，无毛，有刺。单叶互生，叶片卵形至椭圆形，先端急尖，基部楔形至宽楔形，边缘有尖锐锯齿，托叶大，草质，常为肾形或半圆形，花簇生，淡红色或白色，花柱5，基部合生，无毛。梨果球形或长圆形，干后果皮皱缩。花期3~4月，果期9~10月。

### 生境分布

生于丘陵和半高山。主产于我国安徽、湖北、四川等地。

### 采　制

夏、秋二季果实绿黄时采收，置沸水中烫至外皮灰白色，对半纵剖，晒干。

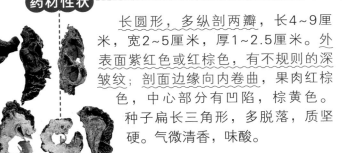

**药材性状**

长圆形，多纵剖两瓣，长4~9厘米，宽2~5厘米，厚1~2.5厘米。外表面紫红色或红棕色，有不规则的深皱纹；剖面边缘向内卷曲，果肉红棕色，中心部分有凹陷，棕黄色。种子扁长三角形，多脱落，质坚硬。气微清香，味酸。

| 性味归经 | 酸，温。归肝、脾经。 |
|---|---|
| 功　效 | 舒筋活络，和胃化湿。 |
| 主　治 | 用于湿痹拘挛，腰膝关节酸重疼痛，暑湿吐泻，转筋挛痛，脚气水肿。 |
| 用　法 | 用量6~9克。 |

**单方、验方**

1. 脚气水肿：干木瓜1个，明矾50克。煎水，趁热熏洗。
2. 荨麻疹：木瓜9克。水煎，分2次服，每日1剂。
3. 脐下绞痛：木瓜1~2片，桑叶7片，大枣3枚。碎之，煎服。
4. 脚膝筋急痛：煮木瓜令烂，研作浆粥样，用裹痛处。
5. 泻不止：米豆子100克，木瓜、干姜、甘草各50克。为细末，每次服10克。

**现代研究**

含苹果酸、酒石酸、柠檬酸、抗坏血酸、反丁烯二酸和皂苷，还含苹果酸钾盐及齐墩果酸、黄酮和鞣质等。木瓜冲剂对由四氯化碳引起的大鼠急性肝损害有保护作用。体外试验，对多种肠道菌、葡萄球菌等有不同程度的抑制作用。水浸液对小鼠艾氏腹水癌有明显抑制作用，其抗癌有效成分是有机酸。

**147**

# 伸筋草

| 别　　名 | 筋骨草、过山龙、舒筋草。 |
|---|---|
| 来　　源 | 石松科植物石松*Lycopodium japonicum* Thunb.的干燥全草。 |

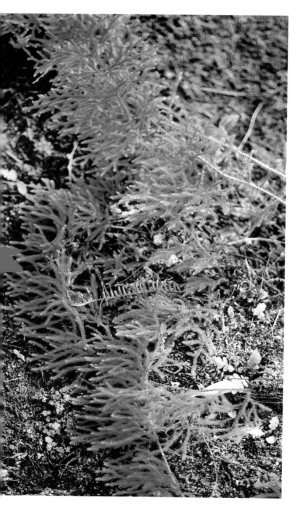

### 植物形态

多年生草本。主茎下部伏卧，随处生根，直立茎高15~30厘米，营养枝上部多回分枝，密生叶。叶线状钻形或稍呈镰刀状，螺旋状排列，顶部有易脱落的芒状长尾，全缘或微锯齿。孢子枝远高于营养枝，孢子囊穗棒状，具柄，通常2~6个呈总状排列，孢子叶卵状三角形，先端具长尾尖，边缘有微锯齿，腋生一横卧孢子囊。7~8月孢子成熟。

### 生境分布

生于海拔290~2300米的疏林及溪边酸性土壤中。分布于我国东北、华北、华东等地。

### 采　　制

夏、秋二季茎叶繁茂时采收，除去杂质，晒干。

## 药材性状

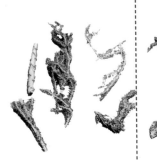

匍匐茎呈圆柱形，细长而弯曲，长达2米，直径2~5毫米；表面浅绿色或黄色，质韧，不易折断；断面浅黄色，中央有白色木心。匍匐茎下有多数黄白色不定根。二歧分枝，叶密生，线状钻形，常皱缩而弯曲；黄绿色或灰绿色，先端呈芒状，全缘或有微锯齿，叶脉不明显。枝端有时具一直立棒状孢子囊穗。气无，味淡。

| 性味归经 | 微苦、辛，温。归肝、脾、肾经。 |
| --- | --- |
| 功　　效 | 祛风除湿，舒筋活络。 |
| 主　　治 | 用于关节酸痛，屈伸不利。 |
| 用　　法 | 用量3~12克。 |

### 单方、验方

1. 关节酸痛：伸筋草、大血藤各12克，虎杖根25克。煎服。
2. 关节酸痛，手足麻痹：伸筋草12克，丝瓜络、爬山虎各25克。水、酒各半煎服。
3. 带状疱疹：伸筋草（焙）适量。研粉，青油或麻油调成糊状，涂患处，每日数次。

### 现代研究

含多种生物碱、三萜类及少量黄酮化合物和酸性物质等。对福氏痢疾杆菌、宋内氏痢疾杆菌高度敏感，对志贺氏痢疾杆菌中度敏感。但另有报道指出，本品无抗菌作用。石松水浸液及乙醇提取物皮下注射对实验性发热兔有明显降温作用。动物实验表明，伸筋草能显著延长戊巴比妥钠催眠小鼠的睡眠时间；本品醇提取物喂饲小鼠，有持久、缓和的镇痛作用，但其作用仍弱于目前的较强镇痛药。

## *148*

# 海风藤

别　名｜风藤、大风藤、细叶青蒌藤。

来　源｜胡椒科植物海风藤*Piper kadsura*（Choisy）Ohwi的干燥藤茎。

### 植物形态

木质藤本。茎有纵棱，幼时被疏毛，节上生根。叶近革质，具白色腺点，卵形或长卵形，先端短尖或钝，基部心形，稀钝圆，上面无毛，下面通常被短柔毛。叶脉5，基出或近基部发出；叶鞘仅限于基部具有。花单性，雌雄异株，聚集成与叶对生的穗状花序；雄花序长；花序轴被微硬毛；苞片圆形，近无柄，盾状，上面淡白色粗毛；雄蕊2~3，花丝短；雌花序短于叶片；苞片和花序轴与雄花序的相同；子房球形，离生，柱头3~4，线形，被短柔毛。浆果球形，褐黄色。花期5~8月。

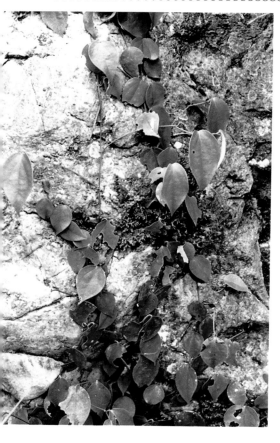

### 生境分布

常攀缘于树上或岩石上。分布于我国浙江、福建、台湾、广东等地。

### 采　制

夏、秋二季采割，除去根、叶，晒干。

## 药材性状

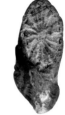

扁圆柱形，微弯曲，长15~60厘米，直径0.3~2厘米，节部膨大，上生不定根。体轻，质脆，易折断，断面不整齐，皮部窄，木部宽广，灰黄色，导管孔多数，射线灰白色，放射状排列，皮部与木部交界处常裂隙，中心有灰褐色髓。气香，味微苦、辛。

| 性味归经 | 辛、苦，微温。归肝经。 |
|---|---|
| 功　效 | 祛风湿，通经络，止痹痛。 |
| 主　治 | 用于风寒湿痹，肢节疼痛，筋脉拘挛，屈伸不利。 |
| 用　法 | 用量6~12克。 |

### 单方、验方

1　跌打损伤：海风藤、大血藤、竹根七、山沉香、红牛膝、地乌龟各60克，加40%白酒1 000毫升浸泡2周。内服每次10毫升，每日1次。外用适量，擦患处。

2　支气管哮喘、支气管炎：海风藤、追地风各100克。用白酒500毫升，浸泡1周，日服2次，每次10毫升，早晚空腹服。服时不可加温，否则失败。心脏病人及孕妇忌服，感冒及月经期暂停服。

### 现代研究

　　木脂素类：海风藤酮，风藤素M、风藤素A、风藤素B、风藤素C等；其他：β–谷甾醇，挥发油等。

## 149 Ovientvine Vine [英]

# 青风藤

**别　　名** | 大风藤、青藤、土藤。

**来　　源** | 防己科植物青藤 *Sinomenium acutum*（Thunb.）Rehd. et Wils.的干燥藤茎。

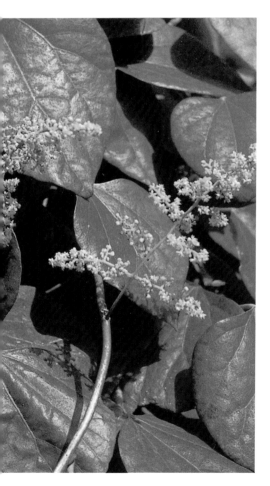

### 植物形态

木质落叶藤本。枝条灰褐色，无毛，具细沟纹。叶互生，厚纸质或革质，宽卵形，先端渐尖，基部圆形、截形或心形，全缘，基部叶常5~7浅裂，上部叶有时3~5浅裂，上面浓绿色，下面苍白色，近无毛，基出5~7脉。花单性异株，聚伞花序排成圆锥状；雄花序花小，雄花萼片6，淡黄色，2轮，花瓣6，淡绿色，雄蕊9~12；雌花序上的雌花的萼片、花瓣与雄花相似，具退化雄蕊9。核果扁球形，蓝黑色。花期6~7月，果期8~9月。

### 生境分布

生于山区路旁及山坡林缘、沟边。分布于我国湖北、陕西、江苏、浙江等地。

### 采　制

秋末冬初采割，扎把或切长段，晒干。

## 药材性状

长圆柱形，常微弯曲，长20~70厘米或更长，直径0.5~2厘米。表面绿褐色至棕褐色，有的灰褐色，有细纵纹及皮孔。节部稍膨大，有分枝。体轻，质硬而脆，易折断，断面不平坦，灰黄色或淡灰棕色，皮部窄，木部射线呈放射状排列，髓部淡黄白色或黄棕色。气微，味苦。

| 性味归经 | 苦、辛，平。归肝、脾经。 |
| --- | --- |
| 功　效 | 祛风湿，通经络，利小便。 |
| 主　治 | 用于风湿痹痛，关节肿胀，麻痹瘙痒。 |
| 用　法 | 用量6~12克。 |

### 单方、验方

1　骨节风气痛：青风藤根或茎叶适量。煎水常洗痛处。

2　类风湿性关节炎：青风藤12克，秦艽、寻骨风各15克，何首乌30克。水煎2次，混合后分上午、下午服，每日1剂。

### 现代研究

主含青藤碱、华青藤碱、双青藤碱等多种生物碱。药理试验证实，有镇痛、镇静和抗炎、抗过敏等作用。对心血管系统的作用表现在多方面，如抗心律失常、抗心肌缺血、降血压等。

# 丁公藤

| 别　　名 | 麻辣子、麻辣子藤、包公藤。 |
| 来　　源 | 旋花科植物丁公藤*Erycibe obtusifolia* Benth. 的干燥藤茎。 |

## 植物形态

高大木质藤本。小枝黄绿色，有明显的棱，无毛。叶互生，淡红色，革质，椭圆形或倒长卵形，顶端钝或钝圆，基部渐狭呈楔形，两面有毛，侧脉4~7对，在叶背面微突起，至边缘以内网结上举。聚伞花序，集成圆锥花序，腋生或顶生，花序轴、花序梗被淡褐色柔毛；花萼球形，萼片近圆形，外被淡褐色柔毛，有缘毛，毛不分叉；花冠白色，每一裂片具一近于三角形的外被毛的瓣中带；雄蕊5，不等长，花药与花丝近等长，花丝之间有鳞片；柱头圆锥状，贴着子房，两者近等长。浆果卵状椭圆形。

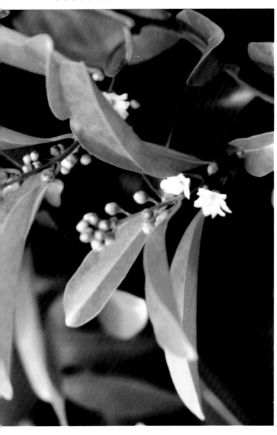

## 生境分布

生于山谷湿润密林中或路旁灌丛。分布于我国广东、海南、云南等地。

## 采　制

全年均可采收，切段或片，晒干。

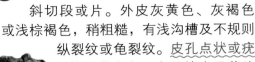

**药材性状**

斜切段或片。外皮灰黄色、灰褐色或浅棕褐色，稍粗糙，有浅沟槽及不规则纵裂纹或龟裂纹。<u>皮孔点状或疣状</u>，黄白色。老的栓皮呈薄片剥落。质坚硬，纤维较多，不易折断。切面椭圆形，黄褐色或浅黄棕色，<u>异型维管束呈花朵状或块状</u>，木质部导管呈点状。气微，味淡。

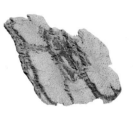

| 性味归经 | 辛，温。有小毒。归肝、脾、胃经。 |
|---|---|
| 功　效 | 祛风除湿、消肿止痛。 |
| 主　治 | 用于风湿痹痛，半身不遂，跌扑肿痛。 |
| 用　法 | 用量3~6克，用于配制酒剂，内服或外搽。本品有强烈的发汗作用，虚弱者慎用；孕妇禁服。 |

**单方、验方**

1. 癌症止痛：延胡、川楝子各15克，丁公藤、鸡血藤、白芷各6克，重楼6克，五灵脂10克。煎服。

2. 风湿：羌活、小茴香、五加皮、独活、防己各8克，桂枝、白芷、青蒿、葳灵仙各10克，麻黄20克，当归尾、栀子、川芎各6克，丁公藤120克，白酒、冰糖适量。上述药材浸泡饮服。每次15毫升，每日2次，饭前饮服。

**现代研究**

含包公藤甲素、包公藤丙素、凹脉丁公藤碱、东莨菪素、东莨菪苷等及酚酯类和有机胺等。丁公藤碱II可作为丁公藤的鉴别。丁公藤乙素具抗炎镇痛作用，并能解痉；丁公藤甲素具缩瞳、降眼压作用，并有强心作用。临床用治慢性风湿性关节炎、青光眼、各种疼痛等。

# 徐长卿

**别　名**｜了刁竹、寮刁竹、逍遥竹。

**来　源**｜萝摩科植物徐长卿 *Cynanchum paniculatum*（Bge.）Kitag. 的干燥根和根茎。

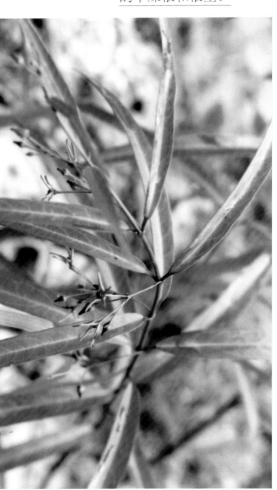

### 植物形态

　　高大木质藤本。小枝黄绿色，多年生直立草本。高达1米，根细呈须状，具特殊气味。茎不分枝，无毛或被微毛。叶对生，纸质，披针形至线形，两端急尖，两面无毛或上面具疏柔毛，叶缘稍反卷有睫毛。圆锥聚伞花序近顶腋生，有花10余朵，花萼内面有或无腺体，花冠黄绿色，近辐状，副花冠裂片5，顶端钝，基部增厚，花粉块每室1个，下垂，臂短，平伸，柱头五角形，顶端略突起。果。种子长圆形，顶端具白绢质种毛。

### 生境分布

　　生于阳坡草丛中。分布于我国黑龙江、吉林、辽宁、内蒙古等地。

### 采　制

　　秋季采挖，除去杂质，阴干。

**药材性状**

根茎呈不规则柱形，有盘节，四周着生多数细长的根。根呈圆柱形，弯曲，表面淡褐色或淡棕黄色，具微细的纵皱纹，并有纤细的须根。质脆，易折断，断面粉性，韧皮部黄白色，形成层环淡棕色，木质部细小，淡黄色，具丹皮香气，味微辛辣。

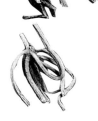

| 性味归经 | 辛，温。归肝、胃经。 |
|---|---|
| 功　效 | 祛风，化湿，止痛，止痒。 |
| 主　治 | 用于风湿痹痛，胃痛胀满，牙痛，腰痛，跌扑伤痛，风疹，湿疹。 |
| 用　法 | 用量3~12克，后下。 |

**单方、验方**

1. 腰痛，胃寒气痛，肝硬化腹水：徐长卿6克。煎服。
2. 腹胀：徐长卿12克。酌加水煎成半碗，温服。
3. 跌打肿痛，接骨：鲜徐长卿适量。捣烂敷患处。
4. 小便不通：徐长卿（炙）、瞿麦穗各5克，茅根、槟榔各1克，木通、冬葵子各10克，滑石20克。水煎，温服。

**现代研究**

含丹皮酚、异丹皮酚、丹皮酚原苷和丹皮酚苷。丹皮酚有镇痛作用；煎剂有一定抑菌作用；丹皮酚具有抗炎及抗变态反应；徐长卿中丹皮酚具调血脂及抗动脉粥样硬化作用。

# 路路通

**别　名** 狼目、狼眼、枫树果。

**来　源** 金缕梅科植物枫香树*Liquidambar formosana* Hance 的干燥成熟果序。

### 植物形态

乔木。高达40米，树皮灰褐色，粗糙，有皮孔。单叶互生，叶片宽卵形，常3裂，幼枝及萌发枝的叶多为掌状5裂，上面深绿色，下面淡绿色，托叶线形，早落。花单性，雌雄同株；雄花为柔荑花序，无花被，雄蕊多数，花丝不等长；雌花为球形的头状花序，有花23~43，花序梗长，萼齿5，钻形，无花瓣，花柱2，柱头弯曲。蒴果多数集生成头状球形果序，蒴果长椭圆形，下部藏于花序轴内，成熟时顶孔开裂。种子有发育不完全和发育完全两型。花期3~4月，果期9~10月。

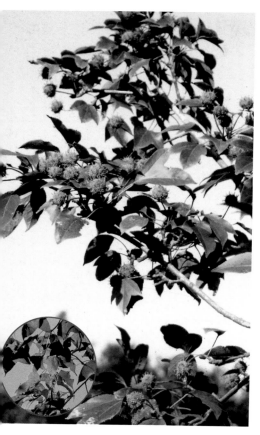

### 生境分布

生于平原及丘陵地带。分布于我国华东、华南、西南等地。

### 采　制

冬季果实成熟后采收，除去杂质，干燥。

## 药材性状

聚花果，由多数小蒴果集合而成，球形，直径2~3厘米。基部有总果梗。表面灰棕色或棕褐色，有多数尖刺及喙状小钝刺，长0.5~1厘米，常折断，小蒴果顶部开裂，呈蜂窝状小孔。体轻，质硬，不易破开。气微，味淡。

| 性味归经 | 苦，平。归肝、肾经。 |
|---|---|
| 功　效 | 祛风活络，利水，通经。 |
| 主　治 | 用于关节痹痛，麻木拘挛，水肿胀满，乳少，经闭。 |
| 用　法 | 用量5~10克。 |

### 单方、验方

1　风湿肢节痛：路路通、秦艽、桑枝、海风藤、橘络、薏苡仁各10克。煎服。

2　脏毒：路路通1个。煅存性，研末，酒煎服。

3　荨麻疹：路路通10克。煎浓汁，每日3次，空腹服。

4　耳内流黄水：路路通10克。煎服。

### 现代研究

含挥发油、黄酮类、酚类、有机酸及糖类。此外，尚含齐墩果酮酸甲酯、3-表齐墩果酸甲酯、3-表齐墩果酸甲酯。挥发油中含有β-松油烯、β-蒎烯、柠檬烯、α-松油烯等成分。药理实验表明，有明显促进大鼠"甲醛化"关节炎肿胀消退和治疗蛋清性关节炎的作用。

# 两头尖

**别　名**｜竹节香附、草乌喙。

**来　源**｜毛茛科植物多被银莲花*Anemone raddeana* Regel 的干燥根茎。

### 植物形态

多年生草本。高10~25厘米，根茎横走或斜生，呈细纺锤形，暗褐色，顶端具数枚黄白色大型膜质鳞片。基生叶为三出复叶，通常1枚，小叶具柄，小叶片通常3深裂或近全裂，裂片倒卵形，3裂或缺刻状，先端钝，基部楔形，两面无毛或仅基部疏被长柔毛。花茎单一，直立，疏被长柔毛，较基生叶高，有叶状总苞片3枚，总苞片长圆形或狭倒卵形，具数个缺刻状圆齿，花单朵，顶生，萼片花瓣状，长圆形，10~15片，白色，外侧略带紫晕，两面无毛，雄蕊多数，雌蕊多数，离生，子房被长柔毛，花柱稍弯，无毛。瘦果，具细毛。

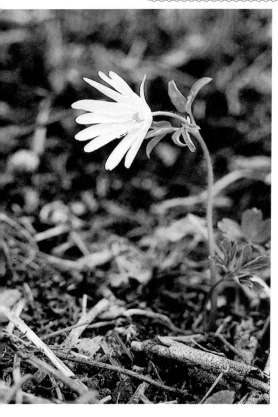

### 生境分布

生于阔叶林下。分布于我国黑龙江、吉林、辽宁、山东等地。

### 采　制

夏季采挖，除去须根，洗净，干燥。

## 药材性状

呈长纺锤形，两端尖细，略弯曲，长1~3厘米，直径2~7毫米。表面棕褐色至棕黑色，隐约可见数个环节，具多数细纵皱纹，有的一端具一至数个短的分枝或突起。质坚脆，断面较平坦，角质样，边缘棕黑色，中央淡灰白色至淡棕褐色。气微弱，味涩略麻辣。

| 性味归经 | 辛，热；有毒。归脾经。 |
|---|---|
| 功　　效 | 祛风湿，消痈肿。 |
| 主　　治 | 用于风寒湿痹，四肢拘挛，骨节疼痛，痈疽溃烂。 |
| 用　　法 | 用量1~3克。外用适量。 |

### 单方、验方

1. 慢性关节疼痛：两头尖3克，防风9克，牛膝、威灵仙各12克，松节6克，鸡血藤15克。煎服。
2. 痈疽疮疡：两头尖3克，金银花、地丁各30克。煎服。

### 现代研究

　　根茎中分离出10个皂苷和2个皂苷元：即竹节香附皂苷R0~R9 共10个皂苷，齐墩果酸和薯蓣2个皂苷元，并含有毛茛苷和白头翁素。体外实验表明，竹节香附素A能显著抑制小鼠S180实体瘤和腹水型肝癌细胞DNA、RNA及蛋白质的合成；银莲花素A能够明显抑制胸腺嘧啶苷、尿嘧啶苷和亮氨酸掺入小鼠S180实体瘤和肝癌细胞；竹节香附皂苷R1~R5均有溶血作用。

祛风湿药·祛风湿热药

# 秦艽

| 别　　名 | 鸡腿艽、西秦艽、西大艽。 |
| 来　　源 | 龙胆科植物秦艽*Gentiana macrophylla* Pall. 的干燥根。 |

### 植物形态

多年生草本。高20~60厘米，茎直立或斜生。叶披针形或长圆状披针形，基生叶多数丛生，全缘，主脉5，茎生叶3~4对，较小，对生。花多集成顶生及茎上部腋生的轮伞花序，花萼管一侧开裂，略呈佛焰苞状，萼齿浅，花冠管状，深蓝紫色，先端5裂，裂片间有5片短小褶片，雄蕊5。蒴果长圆形或椭圆形。

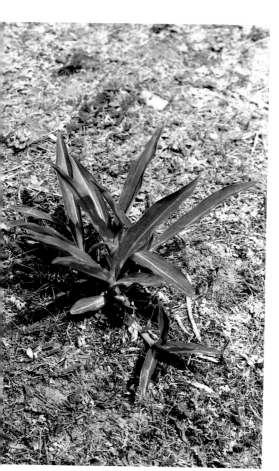

### 生境分布

生于山区草地、溪旁两侧、路边坡地、灌丛中。分布于我国黑龙江、吉林、辽宁、内蒙古等地。

### 采　制

春、秋二季采挖。除去泥沙，晒软，堆置"发汗"至表面呈红黄色或灰黄色时，摊开晒干，或不经"发汗"直接晒干。

**药材性状**

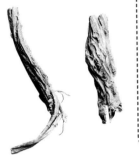

略圆锥形，上粗下细，长7~30厘米，直径1~3厘米。表面灰黄色或棕黄色，<u>有纵向或扭曲的纵沟</u>。<u>根头部常膨大，多由数个根茎合着</u>。残存的茎基上有纤维状叶基维管束。质坚脆，易折断，断面皮部黄色或棕黄色，木部黄色。<u>气特殊</u>，味苦而涩。

| 性味归经 | 辛、苦，平。归胃、肝、胆经。 |
|---|---|
| 功　效 | 祛风湿，清湿热，止痹痛，退虚热。 |
| 主　治 | 用于风湿痹痛，中风半身不遂，筋脉拘挛，骨节酸痛，湿热黄疸、骨蒸潮热，小儿疳积发热。 |
| 用　法 | 用量3~10克。 |

**单方、验方**

1. 背痛连胸：秦艽、天麻、羌活、陈皮、当归、川芎各5克，炙甘草3克，生姜3片，桑枝（酒炒）15克。煎服。
2. 小儿骨蒸潮热，减食瘦弱：秦艽、炙甘草各10克。煎服。

**现代研究**

　　含龙胆碱、龙胆次碱、龙胆醛碱、龙胆苦苷等成分。给大鼠腹腔注射秦艽碱甲、醇提物和氢化秦艽醇提物具有明显抗炎作用；秦艽碱甲具有抗过敏作用，能明显减轻组胺喷雾引起的豚鼠哮喘，对兔蛋清过敏性休克有明显的保护作用，小用量时对大鼠、小鼠有镇静作用，较大用量时出现兴奋、惊厥，导致麻痹而死；龙胆苦苷和当药苷有明显延长戊巴比妥钠引起的小鼠睡眠时间，水提物和醇提物对醋酸诱发小鼠扭体反应有明显镇痛作用，且能直接抑制心脏引起血压下降及心率减慢，对大鼠、小鼠均有升高血糖作用。

**155**

# 防己

| 别 名 | 汉防己、石蟾蜍、粉寸己。 |
| --- | --- |
| 来 源 | 防己科植物粉防己*Stephania tetrandra* S. Moore 的干燥根。 |

### 植物形态

多年生缠绕藤本。根圆柱状，有时呈块状。茎柔韧，有时稍扭曲，具细条纹，枝光滑无毛，基部稍带红色。叶互生，质薄较柔，叶柄盾状着生，长与叶片相等；叶片近圆形，先端钝尖，基部截形或稍心形，全缘，两面均被短柔毛。花小，雌雄异株，为头状的聚伞花序；雄花花萼4，肉质，三角状，基部楔形，外面被毛，花瓣4，略呈半圆形，边缘微向内弯，具爪，雄蕊4，花药近圆形；雌花的花萼、花瓣与雄花同数，无退化雄蕊，花柱3。核果球形。花期5~6月，果期7~9月。

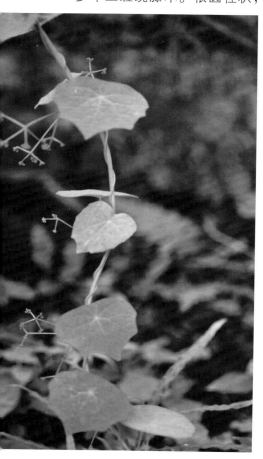

### 生境分布

生于山坡、丘陵草丛及灌木林的边缘。分布于我国江苏、安徽、浙江等地。

### 采 制

秋季采挖，洗净，除去粗皮，晒至半干，切段，干燥。

## 药材性状

不规则圆柱形、半圆柱形块状或块片状，常弯曲如结节状，长3~10厘米，直径1~6厘米。去栓皮的药材表面淡灰黄色，可见残留的黑褐色栓皮，弯曲处有深陷的横沟。体重，质坚实，断面平坦，灰白色至黄白色，富粉性，有排列稀疏的放射状纹理，纵剖面浅灰白色，维管束浅棕色，呈弯曲筋脉状纹理。气微、味苦。

| 性味归经 | 苦，寒。归膀胱、肺经。 |
|---|---|
| 功　　效 | 祛风止痛，利水消肿。 |
| 主　　治 | 用于风湿痹痛，水肿脚气，小便不利，湿疹疮毒。 |
| 用　　法 | 用量5~10克。 |

### 单方、验方

1. 脚气肿痛：防己、木瓜、牛膝各10克，桂枝3克，枳壳5克。煎服。
2. 水肿病：防己、黄芪、桂枝各10克，茯苓30克，甘草10克。水煎温服。
3. 遗尿，小便涩：防己、葵子、防风各10克。煎服。

### 现代研究

含多种生物碱，其中主要为粉防己碱、去甲基粉防己碱、轮环藤酚碱、氧化防己碱等。可应用比色法及薄层色谱法进行总生物碱及粉防己碱、去甲基粉防己碱的含量测定。有镇痛、抗炎、抗过敏、松弛横纹肌等药理作用，对心血管系统有降压、抗心肌正性肌力、抗心律失常、抗心肌缺血、抗心室肥厚等作用。

# 桑枝

别　名｜小桑枝、桑条。
来　源｜桑科植物桑 *Morus alba* L. 的干燥嫩枝。

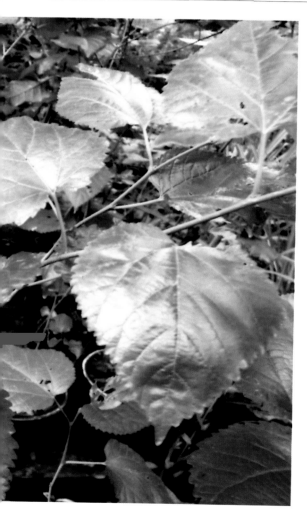

### 植物形态

　　落叶乔木，通常成灌木状。根褐黄色。叶互生，卵圆形至广卵形，边缘有粗齿，下面沿脉有疏毛；托叶披针形，早落。花单性异株或同株；雄花集成柔荑花序，早落，花被片4，黄绿色，雄蕊4，与花被片对生；雌花集成穗状花序，排列紧密，花被片4，果时变肉质，子房1室，柱头2裂，宿存。聚花果（桑椹）熟时紫黑色或白色。花期4~5月，果期5~6月。

### 生境分布

　　生于村旁、田埂、山坡。全国各地有栽培。

### 采　制

　　春末夏初采收，去叶，晒干，或趁鲜切片，晒干。

**药材性状**

长圆柱形，少有分枝，长短不一，直径0.5~1.5cm。表面灰黄色或黄褐色，有多数黄褐色点状皮孔及细纵纹，并有灰白色略呈半圆形的叶痕和黄棕色的腋芽。质坚韧，不易折断、断面纤维性。切片厚0.2~0.5cm，皮部较薄，木部黄白色，射线放射状，髓部白色或黄白色。气微，味淡。

| 性味归经 | 微苦，平。归肝经。 |
|---|---|
| 功　效 | 祛风湿、利关节。 |
| 主　治 | 用于风湿痹痛、肩臂、关节酸痛麻木。 |
| 用　法 | 用量9~15g。 |

**单方、验方**

1. 风湿性关节炎：桑枝15克，怀牛膝10克，汉防己10克，丝瓜络30克。煎服。
2. 肩周炎：黄芪30克，桂枝10克，白芍15克，防风10克，当归12克，威灵仙10克，羌活10克，桑枝12克，甘草6克。煎服。
3. 颈椎病：黄芪20克，桂枝10克，白芍10克，葛根20克，威灵仙10克，桑枝15克，鸡血藤30克。煎服。

**现代研究**

桑枝含鞣质，游离的蔗糖、果糖、水苏糖、葡萄糖、麦芽糖、棉子糖、阿拉伯糖、木糖。茎含黄酮成分桑素、环桑素、桑色烯、环桑色烯。大多桑枝生物碱成分是野尻霉素的衍生物，是类哌啶生物碱衍生物。桑枝具有抗氧化、抗炎、降脂、降糖、抗癌、降压等作用。

# 豨莶草

别　　名｜虾钳草、感冒草、豨莶。

来　　源｜菊科植物豨莶*Siegesbeckia orientalis* L. 的干燥地上部分。

**植物形态**

一年生草本。茎直立，方形，有纵条纹，上部密被短柔毛。单叶对生；叶片阔卵状三角形至披针形，边缘有不规则的浅裂及粗齿，两面均被长柔毛。头状花序排列成圆锥状顶生或腋生，花序柄细长，被柔毛，花黄色，总花梗密被长柔毛和腺毛，分泌黏液；总苞片2层，外层苞片5枚，线状匙形，内层苞片10~12枚，倒卵形兜状；花杂性，黄色，边缘为舌状花，雌性，先端3浅裂；中央为管状花，两性；雄蕊5；柱头2裂。瘦果黑色四棱形。花期4~9月，果期6~11月。

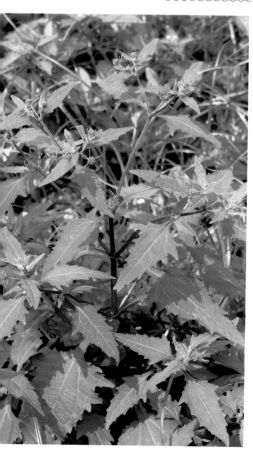

**生境分布**

生于海拔100~2 700米的山坡、路旁、杂草、灌木丛中。分布于我国华东、华南、西南等地。

**采　　制**

夏、秋二季花开前和花期均可采割，除去杂质，晒干。

## 药材性状

茎略呈方柱形，分枝对生，有环形的叶柄残痕，表面灰绿色、黄绿色或带紫棕色，有纵沟及细纵纹，被灰色柔毛；节明显，略膨大；质轻而脆，易折断，断面黄白色或带绿色，髓部宽广，类白色，中空。叶对生，多破碎而不完整，完整叶片常皱缩、卷曲，展平后呈卵圆形，灰绿色，边缘有钝锯齿，两面皆有白色柔毛，尤以叶脉处为多，主脉三出。在茎顶或叶腋间有时可见黄色的头状花序，总苞片匙形，总苞上可见点状的腺毛。气微，味微苦。

| 性味归经 | 辛、苦，寒。归肝、肾经。 |
|---|---|
| 功　　效 | 祛风湿，利关节，解毒。 |
| 主　　治 | 用于风湿痹痛，筋骨无力，腰膝酸软，四肢麻痹，半身不遂，风疹湿疮。 |
| 用　　法 | 用量9~12克。 |

### 单方、验方

1　疟疾：豨莶草（干品）10克。每日1剂，2次煎服，连服3日。

2　发背丁疮：豨莶草、五爪龙、小蓟、大蒜各等份。捣烂取汁，就热酒1碗服用。

3　痈疽肿毒，一切恶疮：豨莶草、乳香各50克，白矾（烧）25克。研成粉末，每次服10克，就热酒服用。

4　蜘蛛、狗及其他虫咬伤：豨莶草适量。捣烂，敷患处。

### 现代研究

豨莶草甲醇提取物有抗炎、镇痛作用；豨莶草水煎液有抑制免疫功能；其水浸液、乙醇－水浸出液有降低血压作用。

祛风湿药·祛风湿热药

# 海桐皮

**别　名**｜钉铜皮、刺桐皮、丁桐皮。

**来　源**｜豆科植物刺桐*Erythrina variegata* L. var. *orientalis*（L.）Merr. 的树皮。

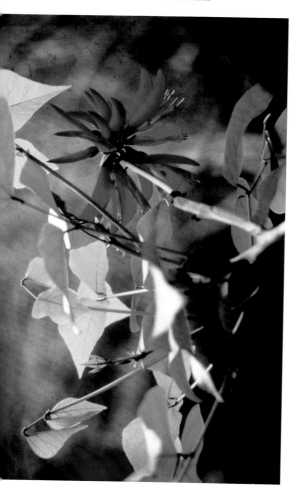

### 植物形态

　　高大乔木。树皮灰棕色，枝淡黄色至土黄色，密生灰色茸毛，具黑色圆锥状刺。三出复叶，互生或簇生于枝顶；小叶阔卵形至斜方状卵形，全缘。总状花序，生有茸毛；萼佛焰状；花冠呈蝶形，大红色，旗瓣倒卵状披针形，稍反曲，翼瓣和龙骨瓣近等长，短于萼；雄蕊10，两束。荚果串珠状，稍弯曲。

### 生境分布

　　生于山地疏林，也有栽培。分布于我国广西、广东、云南、浙江、福建、湖南、湖北及贵州等地。

### 采　制

　　夏、秋季剥取有钉刺的树皮，刮去灰垢，晒干。

## 药材性状

板片状，两边略卷曲。外表面淡棕色，常有宽窄不等的纵凹纹，散布钉刺。钉刺长圆锥形，顶端锐尖，基部长圆形，纵向延长。内表面黄褐色，较平坦，有细密网纹。质硬而韧，断面裂片状，气微香，味稍苦或淡。

| 性味归经 | 辛、苦、甘，凉。归肝经。 |
| --- | --- |
| 功　　效 | 祛风除湿，通络止痛，杀虫止痒。 |
| 主　　治 | 用于风湿痹痛，四肢拘挛，腰膝疼痛，疥癣，湿疹。 |
| 用　　法 | 用量5~15克。 |

### 单方、验方

1　风癣有虫：海桐皮、蛇床子各等份。研为粉末，调和外搽。

2　乳痈初起：海桐皮15克，红糖适量。煎服。

3　时行赤毒眼疾：海桐皮30克。盐水洗，或微炒，用滚烫水泡，待温洗眼。

### 现代研究

含海帕刺桐碱、缘刺桐碱、甜菜碱、胆碱等。1∶3水浸剂试管内对多种皮肤真菌有不同程度的抑制作用。

# 络石藤

**别　　名** 络石、石龙藤、过墙风。

**来　　源** 夹竹桃科植物络石*Trachelospermum jasminoides*（Lindl.）Lem.的干燥带叶藤茎。

## 植物形态

常绿攀缘木质藤本。茎圆柱形，赤褐色，节稍膨大，多分枝，有气根，无毛，表面有点状皮孔，幼枝带绿色，密被褐色短柔毛。叶对生，叶柄幼时被灰褐色柔毛，后脱落；叶片老时革质，椭圆形或卵状披针形，全缘，上面深绿色，无毛，下面淡绿色，被细柔毛。聚伞花序腋生和顶生，花白色，芳香，萼小，5深裂；花管圆柱形，外被细柔毛；花冠5裂，裂片长椭圆状披针形，右向旋转排列；雄蕊5，着生于花冠管内面中部以上，花丝短而扁阔。果2个，长圆柱形。种子多数，线形而扁，褐色，顶端有1束白色细簇毛。花期4~5月，果期10月。

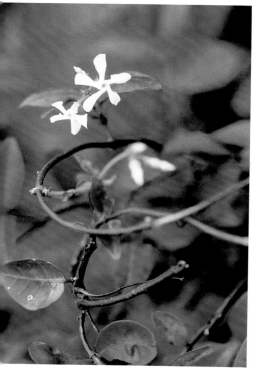

## 生境分布

生于山野、荒地，常攀缘附生在石上、墙上或其他植物上。主产于我国江苏、安徽、湖北、浙江等地。

## 采　制

冬季至次春采割，除去杂质，晒干。

## 药材性状

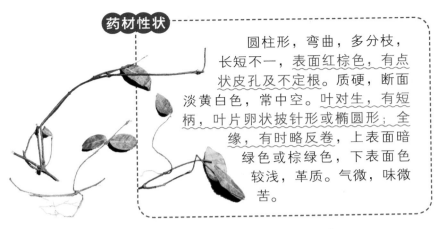

圆柱形，弯曲，多分枝，长短不一，表面红棕色，有点状皮孔及不定根。质硬，断面淡黄白色，常中空。叶对生，有短柄，叶片卵状披针形或椭圆形；全缘，有时略反卷，上表面暗绿色或棕绿色，下表面色较浅，革质。气微，味微苦。

| 性味归经 | 苦，微寒。归心、肝、肾经。 |
|---|---|
| 功　　效 | 祛风通络，凉血消肿。 |
| 主　　治 | 用于风湿热痹，筋脉拘挛，腰膝酸痛，喉痹，痈肿，跌扑损伤。 |
| 用　　法 | 用量6~12克。 |

### 单方、验方

1. 筋骨痛：络石藤100克。浸酒服。
2. 外伤出血：鲜络石藤适量。晒干研末。撒敷，外加包扎。
3. 关节炎：络石藤、五加根皮各50克，牛膝根25克。煎服，白酒做引。
4. 吐血：络石藤叶10克，雪见草、乌韭各25克。煎服。

### 现代研究

　　主要含有木脂素、生物碱、黄酮成分等。其中，络石藤牛蒡子苷可引起血管扩张，血压下降；茎所含微量强心苷，可促进血液循环；50%煎剂对金黄色葡萄球菌、福氏痢疾杆菌及伤寒杆菌有抑制作用。

# 雷公藤

别　名｜雷公藤根、红柴根、黄藤木。
来　源｜卫矛科植物雷公藤*Tripterygium wilfordii* Hook. f. 的干燥根。

## 植物形态

攀缘藤本。高2~3米，小枝红褐色，有棱角，具长圆形的小瘤状突起和锈褐色茸毛。单叶互生，亚革质，卵形、椭圆形或广阔楔形，

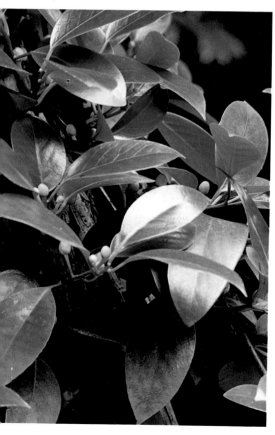

先端渐尖，基部圆或阔楔形，边缘有细锯齿，上面光滑，下面淡绿色。花小，白色，为顶生或腋生的大型圆锥花序，萼5浅裂；花瓣5，椭圆形；雄蕊5，花丝近基部较宽，着生在杯状花盘边缘；子房上位，三棱状，花柱短，柱头头状。翅果膜质，先端圆或稍呈截形，基部圆形，3棱。种子1粒，细长，线形。花期5~6月，果熟期8~9月。

## 生境分布

生于背阴多湿稍肥的山坡、山谷、溪边灌木林和次生杂木林中。分布于我国广东、福建、台湾、浙江等地。

## 采　制

秋季挖取根部，抖净泥土，晒干，或去皮晒干。

**药材性状**

不规则块。外皮暗棕色。去外皮的为纯木质部，表面有细纵裂纹，木部纤维呈细纵条状，淡黄色、黄棕色或暗棕色；有支根结节。切面一般不整齐，有明显的放射线纹理，呈放射状，射线间为针孔状的导管孔隙，排列稠密，非常明显。气微香，有毒。

| 性味归经 | 苦、辛，寒；有大毒。归肝、肾经。 |
|---|---|
| 功　效 | 祛风湿，活血通络，消肿止痛，杀虫解毒。 |
| 主　治 | 用于风湿顽痹，麻风，顽癣，湿疹，疔疮肿毒。 |
| 用　法 | 用量10~25克（带根皮者减量）。文火煎1~2小时；研粉，每日1.5~4.5克，外用适量。 |

**单方、验方**

1. 祛湿散结：雷公藤、玄参各15克，黄芪、当归、金银花各12克，甘草3克。切碎，水煎2次，早、晚分服。

2. 皮癣湿痒：雷公藤100克。捣碎，用50%酒精浸泡1周后，用上清液涂擦。

3. 类风湿性关节炎：雷公藤15克。水煎2次，早、晚分服。7~10日为1个疗程。

**现代研究**

含雷公藤定碱、雷公藤扔碱、雷公藤晋碱等生物碱及南蛇藤醇、卫矛醇、雷公藤甲素、葡萄糖、鞣质等成分。水浸液及乙醇浸液均有毒杀梨叶星毛虫及叶虫的功能。对各种动物具有不同的毒性。

*161*

# 穿山龙

别　名｜穿龙骨、穿地龙、穿山骨。
来　源｜薯蓣科植物穿龙薯蓣*Dioscorea nipponica* Makino 的干燥根茎。

## 植物形态

多年生缠绕草质藤本。根茎横走，木质，很硬，呈稍弯曲的圆柱形，多分枝，外皮黄褐色，易成片状剥离。茎左旋，圆柱形，近无毛。单叶互生，叶片掌状心形，顶端渐尖，基部心形，边缘作不等大的三角状浅裂、中裂或深裂，顶端叶片近于全缘，上面黄绿色，有光泽，无毛或有稀疏的白色细柔毛，尤以脉上较密。花单性，雌雄异株，雄花序穗状，腋生，基部常2~4花簇生，顶端花常单生，雌花序穗状，花常单生。蒴果，具3翅。种子每室2粒，四周种翅膜质，略呈长方形，长约为宽的2倍。

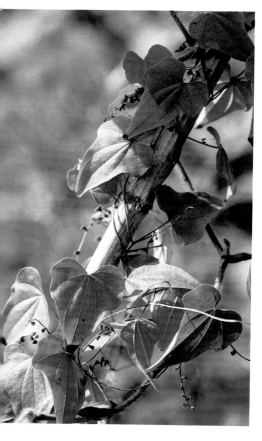

## 生境分布

生于海拔300~2 000米的山坡、林边或灌木丛中。分布于我国黑龙江、吉林、辽宁、内蒙古等地。

## 采　制

春、秋二季采挖，洗净，除去须根和外皮，晒干。

## 药材性状

类圆柱形，稍弯曲，常有分枝，长10~15厘米，直径0.3~1.5厘米。表面黄白色或棕黄色，有不规则纵沟，并有点状根痕及偏于一侧的突起的茎痕，偶有膜状浅棕色外皮和细根。质坚硬，断面平坦，白色或黄白色，散有淡棕色维管束小点。气微，味苦涩。

| 性味归经 | 甘、苦，温。归肝、肾、肺经。 |
|---|---|
| 功　　效 | 祛风除湿，舒筋通络，活血止痛，止咳平喘。 |
| 主　　治 | 用于风湿痹痛，关节肿胀，疼痛麻木，跌扑损伤，闪腰岔气，咳嗽气喘。 |
| 用　　法 | 用量9~15克；也可制成酒剂用。 |

### 单方、验方

1. 骨髓炎：穿山龙叶、鸡屎藤、甘草各15克，刺刀10克。煎服。
2. 湿疹：穿山龙30克，野菊花、苍耳子各15克。煎服。
3. 痈毒：穿山龙叶适量。捣烂，外敷患处。

### 现代研究

　　主根含薯蓣皂苷、薯蓣皂苷元、纤细薯蓣皂苷等多种成分。穿龙薯蓣对细胞免疫及体液免疫均有抑制作用；薯蓣总皂苷能使正常猫及实验性动脉粥样硬化兔血浆胆固醇下降，减轻主动脉脂质浸润；水煎剂具抗菌、抗病毒作用；复方注射液可用于老年慢性气管炎；提取物及总皂苷可使离体和在体蛙心收缩加强，血管扩张。

# 丝瓜络

| 别　　名 | 瓜络、丝瓜布、滞瓜。 |
| 来　　源 | 葫芦科植物丝瓜*Luffa cylindrica*（L.）Roem. 的干燥成熟果实的维管束。 |

## 植物形态

一年生攀缘草本。幼时全株密被柔毛，老时近于无毛。茎圆形，常有角棱，幼茎绿色，被稀疏柔毛。叶互生，叶柄具柔毛；叶片圆心形，掌状3~7裂，裂片边缘具细齿，幼时具有刺毛，老时粗糙无毛。花单性，雌雄同株；雌花单生；雄花为总状花序，花萼5，深裂，裂片，卵状披针形，外面被细柔毛；花冠黄色、淡黄色，呈5深裂，裂片阔倒卵形，边缘波状；雄蕊3~5，花药2室，多弯曲似"S"形。瓠果长圆柱形，有绿色纵纹。花期5~7月，果期6~9月。

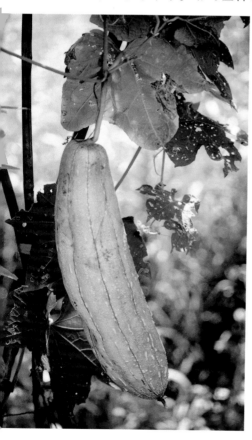

## 生境分布

我国各地均有栽培。主产于我国浙江、江苏、福建等地。

## 采　制

夏、秋二季果实成熟、果皮变黄、内部干枯时采摘，除去外皮和果肉，洗净，晒干，除去种子。

## 药材性状

丝状维管束纵横交织而成的细密坚韧的网络状物。全体呈压扁的长圆筒状或长棱形，两端细，略弯曲，长25~70厘米，直径5~10厘米，表面黄白色至暗黄色，有时残存果皮及膜状的果肉，体轻，质韧，富弹性，难折断，横切面可见子房3室，空洞状，偶有残留种子。气无，味淡。

| 性味归经 | 甘，平。归肺、胃、肝经。 |
|---|---|
| 功　效 | 祛风，通络、活血、下乳。 |
| 主　治 | 用于痹痛拘挛，胸胁胀痛，乳汁不通，乳痈肿痛。 |
| 用　法 | 用量5~12克。 |

## 单方、验方

1. 胸痹及心气痛：丝瓜络15克，薤白12克，橘络3克，丹参10克。煎服。
2. 风湿性关节痛：丝瓜络、鸡血藤各15克，忍冬藤24克，威灵仙12克。煎服。
3. 手臂痛：丝瓜络10厘米长，秦艽6克，羌活3克，红花4.5克。煎服。
4. 脑卒中后半身不遂：丝瓜络、牛膝各10克，桑枝、黄芪各30克。煎服。

## 现代研究

含木聚糖、甘露聚糖、半乳聚糖等。煎剂、鲜汁及甲醇提取物都有止咳作用；甲醇提取物有明显增加呼吸道排泌酚红的作用；煎剂与酒精浸剂对肺炎球菌及呼吸道常见细菌有抑制作用。

## 163　Chinaroot Greenbier Rhizome［英］

# 菝葜

| 别　　名 | 铁菱角、金刚鞭、白土茯苓。 |
| --- | --- |
| 来　　源 | 百合科植物菝葜 *Smilax china* L. 的干燥根茎。 |

### 植物形态

落叶攀缘灌木。根茎横走。茎细长，具倒生或平出疏刺。叶互生，宽卵形、圆形或卵状椭圆形，先端突尖或浑圆，基部心形、浅心形或宽楔形，全缘，3～5脉；叶鞘占叶柄的2/3，沿叶柄下部两侧有卷须2条，叶片脱落后留一段叶柄。伞形花序腋生；苞片卵状披针形；花单性，雌雄异株，花被片6，2轮，矩圆形，黄绿色；雄花外轮花被片3，长圆状椭圆形，内轮花被片3，卵状披针形；雌花具3～6枚退化雄蕊；柱头3裂。浆果球形，熟时红色，有粉霜。花期4～5月，果期5～7月。

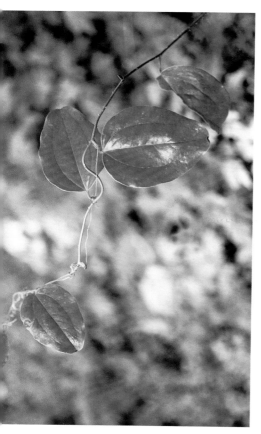

### 生境分布

生于海拔2 000米以下的林下、灌丛中或山坡上。分布于我国江苏、福建、湖南、四川等地。

### 采　制

秋末至次年春采挖，除去须根，洗净，晒干或趁鲜切片，干燥。

## 药材性状

弯曲扁圆柱形或不规则块状，有隆起的结节，长10~20厘米，直径2~4厘米。表面黄棕色或紫棕色，结节膨大处有坚硬的须根残基及芽痕，或留有坚硬弯曲的细根。质坚硬，难折断，断面黄棕色至红棕色，平坦，纤维性。气微，味微苦。

| 性味归经 | 甘、微苦、涩，平。归肝、肾经。 |
|---|---|
| 功　　效 | 利湿去浊，祛风除痹，解毒散瘀。 |
| 主　　治 | 用于小便淋浊，带下量多，风湿痹痛，疔疮痈肿。 |
| 用　　法 | 用量10~15克。 |

### 单方、验方

1　筋骨麻木：菝葜浸酒服。

2　赤白带下：菝葜250克，捣碎煎汤，加糖100克。每日服。

3　乳糜尿：鸟不宿根、菝葜各50克。水煎，分早晚2次服。

### 现代研究

含菝葜皂苷A、菝葜皂苷B、菝葜皂苷C，其中菝葜皂苷B含量最多，水解得薯蓣皂苷元和3分子葡萄糖及3分子鼠李糖。另含二十八烷醛及多烷醇。动物实验表明，其煎剂有利尿、解毒作用和抗锥虫作用，在试管内对金黄色葡萄球菌、绿脓杆菌和大肠杆菌有抑制作用。

# 千斤拔

**别　名**｜吊马桩、老鼠尾、土黄鸡。

**来　源**｜豆科植物蔓性千斤拔*Flemingia prostrata* Roxb. f. ex Roxb. 的干燥根。

### 植物形态

　　藤状亚灌木。主根粗壮；嫩枝有3棱，被柔毛。指状三出复叶；托叶2，三角状；小叶纸质或厚纸质，长圆形、披针形或卵状披针形，侧生小叶的两侧不对称，顶端短尖或钝，有时有小凸尖，上面被稀疏的短柔毛，下面密被柔毛和腺点；基出脉3，与侧脉和明显的网脉均在上面压入。花紫红色，多朵排成腋生的总状花序；苞片卵状披针形，被白色长硬毛；萼被白色长硬毛，裂片线形，长约为萼管的3倍；花冠蝶形，旗瓣倒卵形，具短爪，瓣片基部两侧有耳，翼瓣镰状线形，龙骨瓣近半月形；二体雄蕊。荚果椭圆形，被柔毛，种子2。

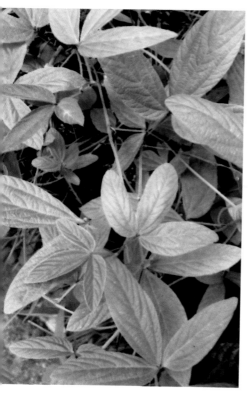

### 生境分布

　　生于山坡草地和灌木丛中。分布于我国广东、广西、四川、湖北、湖南、福建、台湾、贵州、海南等地。

### 采　制

　　全年均可采挖，除去泥土及须根，晒干。

**药材性状**

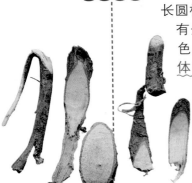

长圆柱形，上粗下渐细，单枝，极少数有分枝。表面棕黄色、灰黄色至棕褐色，近顶部常稍收细成圆肩膊状，全体有稍突起的横长皮孔及细皱纹，下部间见有除去须根的残痕；栓皮薄，鲜时易刮离，刮去栓皮可见皮部显棕红色或棕褐色。质坚韧，不易折断。横切面皮部棕红色，木质部宽广，淡黄白色，有细放射状纹。气微，味微甘、涩。

| 性味归经 | 甘、微涩，平。归脾、胃、肝、肾经。 |
|---|---|
| 功　效 | 补脾胃，益肝肾，强腰膝，舒筋络。 |
| 主　治 | 用于脾胃虚弱，气虚脚肿，肾虚腰痛，手足酸软，风湿骨痛，跌打损伤。 |
| 用　法 | 用量15~30克。 |

**单方、验方**

1. 腰肌劳损、下肢无力：千斤拔30克，猪脚1只。煲汤服用。
2. 慢性肾炎：千斤拔30克，女贞子30克，山药15克，石韦10克。煎服。
3. 慢性腰腿痛：千斤拔、五加皮各150克，威灵仙、杜仲、牛膝各90克，白酒3 000毫升。将上药浸入酒中，半个月后饮用，每次15~20毫升，每晚入睡前服用。

**现代研究**

含 β–谷甾醇、羽扇豆醇、染料木苷、染料木素；黄酮类化合物蔓性千斤拔素甲、蔓性千斤拔素乙、蔓性千斤拔素丙、蔓性千斤拔素丁等；尚含内酯（香豆精）、酚类、氨基酸等。

## 165 Avicenna Pricklyash Root［英］

# 鹰不泊

| 别　　名 | 土花椒、鸟不宿、鹰不沾。 |
| 来　　源 | 芸香科植物簕榄*Zanthoxylum avicennae*（Lam.）DC.的干燥根。 |

### 植物形态

常绿乔木或大灌木。茎干上有粗厚的三角形红褐色皮刺，枝上的刺较小。叶互生，为奇数羽状复叶，叶轴上有狭翅，上面具纵槽，

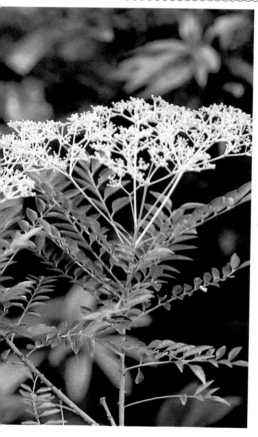

无刺；小叶对生，厚纸质至薄革质，长圆形、倒卵状长圆形或近菱形，顶端渐尖或尾状渐尖，尖头钝或微凹，基部楔尖，两侧常明显不对称，边缘有小齿；中脉上面凹入，下面隆起。夏季开淡绿色花；花小，单性，排成顶生的伞房状聚伞花序；萼片5，卵形；花瓣5，椭圆形；雄蕊伸出，药隔凸尖，无腺体；雌花无退化雄蕊。果紫红色，顶有一小喙状尖头。种子卵形，黑色而有光泽。

### 生境分布

生于山坡、丘陵、平地、路旁的疏林中或灌木丛中。分布于我国广东、福建、台湾、海南等地。

### 采　制

全年均可采挖，洗净，晒干。

## 药材性状

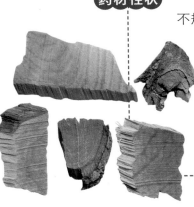

不规则斜切片块状。<u>栓皮深黄色，粗糙，具纵裂纹，质松，易脱落。</u><u>除去栓皮后呈黄棕色，皮部薄，可与木部剥离，内表面黑褐色，质韧，纵撕呈纤维状。</u>木部浅黄白色，质坚实，断面形成层明显。气香，根皮嚼之味辛辣而苦。

| 性味归经 | 苦、辛，温。归肺、胃经。 |
|---|---|
| 功　　效 | 祛风化湿，消肿通络。 |
| 主　　治 | 用于黄疸，咽喉肿痛，疟疾，风湿骨痛，跌打挫伤。 |
| 用　　法 | 用量30~60克，水煎或浸酒。外用浸酒擦患处。 |

### 单方、验方

肾病综合征：樟柳头、鹰不泊各250克。煮水，用于熏蒸或外洗，注意不要烫伤。

### 现代研究

根皮含簕欓碱、二氢簕欓碱、白屈菜红碱、两面针碱、木兰碱、坎狄辛、藤泊它碱、橙皮苷、地澳明、鹰不泊内酯醇。

# 宽筋藤

**别　　名**｜宽根藤、透筋藤、伸筋藤。

**来　　源**｜防己科植物中华青牛胆*Tinospora sinensis*（Lour.）Merr.的干燥藤茎。

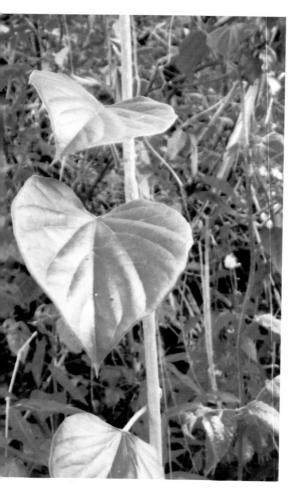

## 植物形态

落叶木质藤本。长3~10米，嫩枝被柔毛，老枝无毛，有许多皮孔。单叶互生；宽卵形至圆状卵形，先端骤尖，基部心形，上面被短硬毛，下面被茸毛，基出脉5~7；叶柄被柔毛。总状花序腋生，先叶开放；单性异株；花淡黄色。核果鲜红色，内果皮半卵球形，腹面平坦，背面具棱脊及多数小疣状突起。种子半圆球形，腹面内陷。花期3~4月，果期7~8月。

## 生境分布

生于山坡、沟边或灌木丛中。分布于我国广东、广西、海南、云南等地。

## 采　制

全年可采收，切成段或厚片，晒干。

**药材性状**

圆柱形，略扭曲，长短不一，直径0.5~2厘米。表面黄绿色，较光滑或具皱纹，有明显的白色皮孔和叶痕。质硬，可折断，断面灰白色，木质部呈放射状纹理，可见众多细小的圆孔；剖开扭曲的茎枝，可见木质部从射线部分分裂呈折纸扇的扇骨状张开。气微，味微苦。

| 性味归经 | 苦，微寒。归肝经。 |
|---|---|
| 功　效 | 舒筋活络，祛风止痛。 |
| 主　治 | 用于风湿痹痛，筋脉拘挛，屈伸不利，跌打损伤。 |
| 用　法 | 用量9~15克。 |

**单方、验方**

1. 风湿关节炎：宽筋藤15克，桑寄生、钩藤根、三桠苦根各30克，水煎服。
2. 筋络不舒：鲜宽筋藤60克，猪肉适量。煲汤，饮汤吃肉。
3. 风湿痹痛，腰肌劳损：宽筋藤30克。煎服。
4. 抽筋：宽筋藤、杜仲各15克，土牛膝、络石藤各15克。煎服。

**现代研究**

含有氨基酸、糖类和酚苷类等成分。

**167**  Heterophyllous Wingseedtree Root [英]

# 半枫荷

| 别　名 | 翻白叶树根、红半枫荷、白背枫。 |
| --- | --- |
| 来　源 | 梧桐科植物翻白叶树*Pterospermum heterophyllum* Hance的干燥根。 |

## 植物形态

常绿乔木。高可达20米，树皮灰色或灰褐色，小枝被红色或黄色短柔毛。叶异型，革质，幼树或萌蘖枝上的叶为盾形，掌状3~5深裂；成年树的叶为长圆形至卵状长圆形；顶端钝或渐尖，基部钝形、截形或斜心形，下面密被黄褐色茸毛。托叶线状长圆形。花单生或2~4朵组成腋生的聚伞花序；小苞片鳞片状，与萼紧靠；萼片线形，两面均被毛；花瓣5，青白色，倒披针形，与萼等长；雄蕊15，退化雄蕊5，线状。蒴果木质，长圆状卵形，密被黄褐色茸毛。种子具膜质长翅。

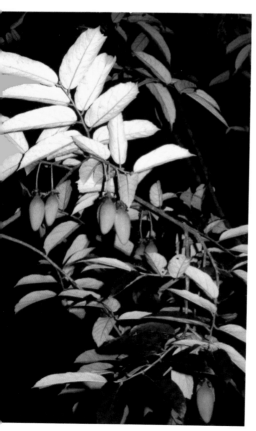

## 生境分布

生于山坡、平原、丘陵地疏林或密林中。分布于我国广东、海南、福建、广西、台湾等地。

## 采　制

全年可采，挖取根部，洗净，切成片、段，晒干。

**药材性状**

不规则片块状。栓皮表面灰褐色或红褐色，有纵皱纹及疣状皮孔。质坚硬。断面皮部棕褐色，具细密纹理。纵断面有纵向纹理及不规则的纵裂隙，纤维性。气微，味淡微涩。

| 性味归经 | 甘、微涩，微温。归肝、肾经。 |
|---|---|
| 功　　效 | 祛风除湿，舒筋活络，消肿止痛。 |
| 主　　治 | 用于风湿痹痛，腰腿痛，半身不遂，肢体麻痹，跌打损伤，产后风瘫。 |
| 用　　法 | 用量15~30克，水煎服或浸酒。 |

**单方、验方**

1. 风湿性关节炎：半枫荷20克，九里香、南蛇各30克。水煎分2次服。

2. 产后风瘫：半枫荷30克，血风、北芪各30克，九节茶根15克。切碎油炒后，炖老公鸡服食。另半枫荷叶、毛将军各适量，水煎洗身。

3. 胃寒作痛：半枫荷、老鼠耳、鸡骨香各适量。浸酒服。

**现代研究**

含齐墩果酸、3-羰基齐墩果酸，硬脂酸等。

## 168 Acanthopanax Bark ［英］

# 五加皮

别　名｜南五加、南五加皮、真五加皮。

来　源｜五加科植物细柱五加*Acanthopanax gracilistylus* W.W.Smith 的干燥根皮。

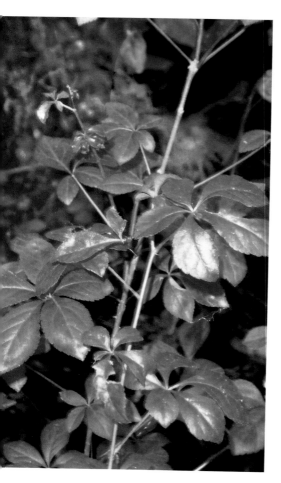

### 植物形态

落叶灌木。高2~3米，枝无刺或于叶柄基部单生扁平的刺。掌状复叶在长枝上互生，在短枝上簇生，小叶通常5，中央一片最大，倒卵形或倒披针形，边缘具钝细锯齿，两面无毛或沿脉疏生刚毛，下面脉腋有淡棕色毛。伞形花序腋生或单生于短枝上；花小，萼全缘或具5细齿；花瓣5，黄绿色；雄蕊5；花柱2~3，分离。核果浆果状，近球形，黑色。种子2，扁平，细小。花期4~7月，果期9~10月。

### 生境分布

生于山坡、丘陵、河边等较潮湿处。分布于我国湖北、河南、山东、陕西等地。

### 采　制

夏、秋二季采挖根部，洗净，剥取根皮，晒干。

**药材性状**

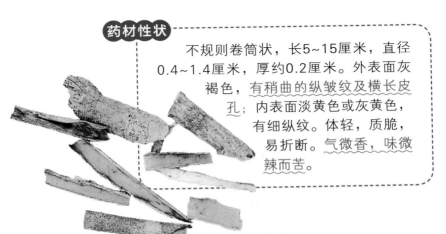

不规则卷筒状，长5~15厘米，直径0.4~1.4厘米，厚约0.2厘米。外表面灰褐色，有稍曲的纵皱纹及横长皮孔；内表面淡黄色或灰黄色，有细纵纹。体轻，质脆，易折断。气微香，味微辣而苦。

| 性味归经 | 辛、苦，温。归肝、肾经。 |
|---|---|
| 功　　效 | 祛风除湿，补益肝肾，强筋壮骨，利水消肿。 |
| 主　　治 | 用于风湿痹痛，筋骨痿软，小儿行迟，体虚乏力，水肿，脚气。 |
| 用　　法 | 用量5~10克。 |

**单方、验方**

1. 风湿性关节炎：五加皮10克，苍术、秦艽、豨莶草各9克，老鹳草12克。煎服。
2. 小儿发育迟缓、筋骨痿弱：五加皮10克，牛膝、桑寄生、续断各7.5克。研末，每次服1.5克。
3. 水肿、小便不利：五加皮10克，茯苓15克，大腹皮9克，生姜皮、陈皮各6克。煎服。

**现代研究**

含硬脂酸、芝麻素、β–谷甾醇、紫丁香苷、β–谷甾醇葡萄糖苷等，另含挥发油及树脂。药理实验表明，煎剂对金黄色葡萄球菌、绿脓杆菌有抑制作用。

# 桑寄生

| 别　名 | 毛叶寄生、桑上寄生、寄生。 |
| --- | --- |
| 来　源 | 桑寄生科植物桑寄生*Taxillus chinensis*（DC.）Danser的干燥带叶茎枝。 |

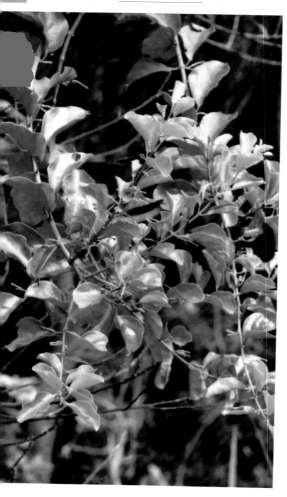

## 植物形态

常绿寄生小灌木。枝无毛，具凸起皮孔；嫩枝、叶密生锈色或褐色星状毛。叶互生或近对生，革质，卵形至矩圆状卵形。聚伞花序1~3朵；总花梗连同花柄、花萼和花冠均生有红褐色星状短柔毛；花萼近球形；花冠狭筒状，紫红色，4裂；雄蕊4，生于花冠裂片基部；花柱4棱，柱头头状。果梨形，红黄色，有毛，基部渐狭呈柄状。

## 生境分布

寄生于多种树上。分布于我国台湾、福建、广东、广西等地。

## 采　制

冬季至次春采割，除去粗茎，切段，干燥，或蒸后干燥。

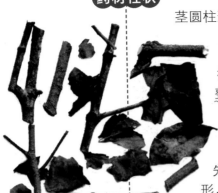

**药材性状**

茎圆柱形；表面红褐色或灰褐色，具细纵纹，并有多数细小凸起的棕色皮孔，嫩枝有的可见棕褐色茸毛；质坚硬，断面不整齐，皮部红棕色，木部色较浅。叶多卷曲，具短柄；叶片展平后呈卵形或椭圆形，表面黄褐色，幼叶被细茸毛，先端钝圆，基部圆形或呈宽楔形，全缘；革质。无臭，味涩。

| 性味归经 | 苦、甘，平。归肝、肾经。 |
| --- | --- |
| 功　　效 | 祛风湿，补肝肾，强筋骨，安胎元。 |
| 主　　治 | 用于风湿痹痛，腰膝酸软，筋骨无力，崩漏经多，妊娠漏血，胎动不安，头晕目眩。 |
| 用　　法 | 用量9~15克。 |

**单方、验方**

1. 膈气：鲜桑寄生适量。捣汁，服用。
2. 毒痢脓血，六脉微小，并无寒热：桑寄生100克，防风、川芎各10克，炙甘草15克。为末，取10克粉末水煎，和渣服用。
3. 腰膝沉重少力：桑寄生研成粉末，每次服5克。

**现代研究**

含黄酮类化合物，主要为广寄生苷、槲皮素及槲皮苷；叶中含金丝桃苷。桑寄生水浸出液、乙醇–水浸出液和30%乙醇浸出液均对麻醉动物有降压作用；注射液对正常和颤动的豚鼠心脏冠状血管有舒张作用。此外，还具利尿和抗病毒作用。

# 槲寄生

**别　名**｜北寄生、黄寄生、冬青。

**来　源**｜桑寄生科植物槲寄生*Viscum coloratum*（Komar.）Nakai 的干燥带叶茎枝。

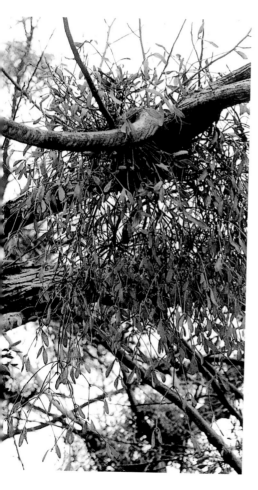

### 植物形态

常绿小灌木。高30~60厘米，茎黄绿色或绿色，稍肉质，常2~5叉状分枝，节部膨大，节间圆柱形。叶对生于枝端，稍肉质，黄绿色或绿色，长圆状披针形或倒披针形，顶端钝或圆，基部楔形，全缘，两面无毛，主脉3~5，不甚明显。花小，单性，雌雄异株，生于两叶之间，无柄，黄绿色，雄花序聚伞状，通常有花3朵，花被钟形，雄蕊4，贴生于裂片上，雌花1~3朵簇生，花被钟形，子房下位。浆果。

### 生境分布

常寄生于梨、榆、杨、山楂等树上。分布于我国黑龙江、吉林、辽宁、内蒙古等地。

### 采　制

冬季至次春采割，除去粗茎，切段，干燥，或蒸后干燥。

## 药材性状

带叶茎枝。茎枝圆柱形，常2~5叉状分枝，长约30厘米，直径0.3~1厘米，表面黄绿色、金黄色或黄棕色，具纵皱纹，节部膨大，具分枝或枝痕，体轻，质脆，易折断，断面不平坦，纤维性较强，有放射状纹理。叶对生于枝端，易脱落，革质，几无柄，长圆状披针形或倒披针形，长2~7厘米，宽0.5~1.5厘米，顶端钝圆，基部楔形，全缘，表面黄绿色、黄棕色或金黄色，有细皱纹，叶脉5条，中间3条明显。气臭，味微苦，嚼之有黏性。

| 性味归经 | 苦，平。归肝、肾经。 |
|---|---|
| 功　　效 | 祛风湿，补肝肾，强筋骨，安胎元。 |
| 主　　治 | 用于风湿痹痛，腰膝酸软，筋骨无力，崩漏经多，妊娠漏血，胎动不安，头晕目眩。 |
| 用　　法 | 用量9~15克。 |

### 单方、验方

1. 慢性气管炎：陈皮1.5克，槲寄生9克。开水200毫升冲泡服。
2. 风湿病，关节炎：槲寄生9克。煎服。

### 现代研究

含三萜类：齐墩果酸、β–香树脂醇、羽扇豆醇等；甾醇类：β–谷甾醇等；黄酮类：鼠李秦素等；苷类：丁香苷等；有机酸及微量元素。能显著增加豚鼠离体心脏和颤动状态离体心脏的冠脉流量，并能对抗神经垂体素对冠脉收缩的作用；醇提物静脉注射或腹腔注射可使犬和兔血压明显下降；槲寄生总苷对体内、体外均有抗血小板聚集作用。毒性：煎剂小鼠灌胃$LD_{50}$为（$10.10 \pm 0.46$）克/千克。

# 狗脊

别　　名｜金毛狗、金毛狗脊、狗脊片。

来　　源｜蚌壳蕨科植物金毛狗脊 *Cibotium barometz*（L.）J. Sm. 的干燥根茎。

### 植物形态

多年生树蕨。高达2.5~3米，根状茎平卧，短而粗壮，木质，密被棕黄色带金色光泽的长柔毛。叶多数，丛生呈冠状，大形；叶柄粗壮，褐色，基部密被金黄色长柔毛和黄色狭长披针形鳞片；叶片卵圆形，3回羽状分裂；下部羽片卵状披针形，上部羽片逐渐短小，至顶部呈狭羽尾状；小羽片线状披针形，渐尖，羽状深裂至全裂，裂片狭矩圆形或近于镰刀形；亚革质，叶脉开放，不分枝。孢子囊群着生于边缘的侧脉顶上，略呈矩圆形，囊群盖侧裂呈双唇状，棕褐色。

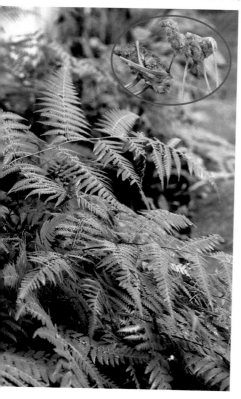

### 生境分布

生于山脚沟边，或林下阴处酸性土壤。分布于我国广东、浙江、江西、福建等地。

### 采　制

秋、冬二季采挖，除去泥沙，干燥；或去硬根、叶柄及金黄色绒毛，切厚片，干燥，为生狗脊片；蒸后晒至六、七成干，切厚片，干燥，为熟狗脊片。

## 药材性状

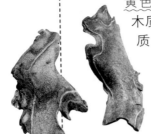

不规则长块状。表面深棕色，残留金黄色茸毛；上面有数个红棕色的木质叶柄，下面残留黑色细根。质坚硬，不易折断。无臭，味淡、微涩。生狗脊片呈不规则长条形或圆形；切面浅棕色，较平滑，近边缘1~4毫米处有1条棕黄色隆起的木质环纹或条纹，边缘不整齐，偶有金黄色茸毛残留；质脆，易折断，有粉性。熟狗脊片呈黑棕色，质坚硬。

| 性味归经 | 苦、甘，温。归肝、肾经。 |
|---|---|
| 功　效 | 祛风湿，补肝肾，强腰膝。 |
| 主　治 | 用于风湿痹痛，腰膝酸软，下肢无力。 |
| 用　法 | 用量6~12克。 |

### 单方、验方

1　风湿骨痛，腰膝无力：金毛狗脊根茎12克，香樟根、马鞭草各12克，杜仲，续断各15克，威灵仙9克，怀牛膝6克。泡酒服。

2　腰痛，利脚膝：狗脊、萆薢（锉）、菟丝子（酒浸3日，晒干别捣）各60克。上药捣罗为末，炼蜜和丸，如梧桐子大。每日空腹及晚餐前服30丸，以新鲜萆薢浸酒14日，取此酒下药。

### 现代研究

含淀粉、绵马酚。根茎上的柔毛含鞣质、色素等成分。柔毛经消毒后敷贴金疮、跌损有止血生肌之效。

# 千年健

**别　　名**｜一包针、千年见、千颗针。

**来　　源**｜天南星科植物千年健*Homalomena occulta*（Lour.）Schott 的干燥根茎。

## 植物形态

多年生草本。根茎匍匐，长圆柱形，肉质。鳞叶线状披针形，向上渐狭；叶具肉质长柄，上部圆柱形，有浅槽，下部膨大，呈翼状，基部扩大呈叶鞘，叶片近纸质，箭状心形或卵状心形，先端长渐尖，基部近心形，两面光滑无毛，侧脉平展，向上斜升。花序1~3，生于鳞叶之腋，佛焰苞长圆形或椭圆形，先端尖，有喙，肉穗花序具短柄或无柄，花单性同株；雄花生在花序上部，雌花在下部，紧密连接；无花被；雄花密集，通常由3枚雄蕊组成一束，分离，雄蕊呈片状长圆形，花药纵裂；雌花具退化雄蕊，呈棒状，雌蕊长圆形，柱头盘状，具不明显的3裂。浆果。种子长圆形，褐色。花期7~9月，果期8~10月。

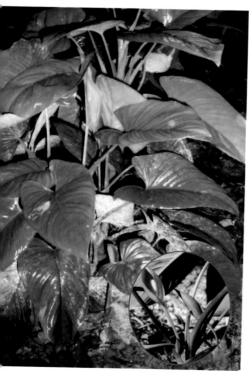

## 生境分布

生于山谷溪边或密林下阴湿地。分布于广西、云南等地。

## 采　制

春、秋二季采挖，洗净，刮去外皮，晒干。

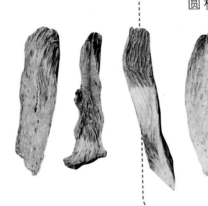

**药材性状**

圆柱形，稍弯曲，有的略扁，长15~40厘米，直径0.8~1.8厘米。表面黄棕色至红棕色，粗糙，可见多数扭曲的纵沟纹、圆形根痕及黄色针状纤维束。质硬而脆，断面红褐色，黄色针状纤维束多而明显，相对另一断面呈多数针眼状小孔及有少数黄色针状纤维束，可见深褐色具光泽的油点。气香，味辛，微苦。

| 性味归经 | 苦、辛，温。归肝、肾经。 |
|---|---|
| 功　　效 | 祛风湿，壮筋骨。 |
| 主　　治 | 用于风寒湿痹，腰膝冷痛，拘挛麻木，筋骨痿软。 |
| 用　　法 | 用量5~10克。 |

**单方、验方**

风寒筋骨疼痛、拘挛麻木：千年健、地风各30克，老鹳草90克。共研细粉，每次服3克。

**现代研究**

含挥发油，油中主要组分为α-蒎烯、β-蒎烯和芳樟醇等。临床用治风寒湿痹有较好疗效，但药理作用尚不清楚。

# 鹿衔草

**别　名**｜鹿蹄草、鹿安茶、鹿含草。
**来　源**｜鹿蹄草科植物鹿蹄草 *Pyrola calliantha* H. Andres 的干燥全草。

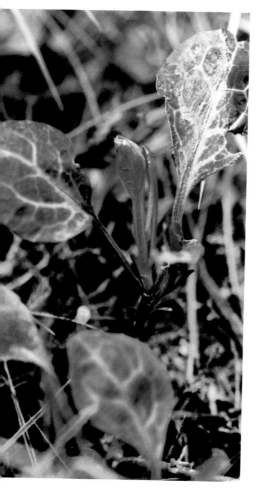

## 植物形态

多年生常绿草本。根状茎细长，节上具三角形鳞叶，不定根纤维状。叶于基部丛生；叶互生，圆形至卵圆形，先端钝圆，基部圆或近平截，全缘或具不明显的疏锯齿，边缘略向叶背反卷，下面常有白霜。花葶由叶丛中抽出，具3棱。总状花序；花大，广钟形，花萼5深裂；花冠广钟形，花瓣5，椭圆形或倒卵形，先端钝圆，基部稍窄，白色或稍带粉红色；雄蕊10，雌蕊1。花期4~6月，果期6~9月。

## 生境分布

生于山谷溪沟旁或林下阴湿处。产于我国河北、河南、江苏等地。

## 采　制

全年均可采挖，除去杂质，晒至叶片较软时，堆置至叶片变紫褐色，晒干。

## 药材性状

根茎细长。茎圆柱形或具纵棱。基生叶数片，长卵圆形或近圆形，暗绿色或紫褐色，先端圆或稍尖，全缘或有稀疏的小锯齿，边缘略反卷，上表面有时沿脉具白色的斑纹，下表面有时具白粉。总状花序有花4~10；花半下垂，萼片5，舌形或卵状长圆形；花瓣5，早落，雄蕊10，花药基部有小角，顶孔开裂；花柱外露，有环状突起的柱头盘。蒴果扁球形，5纵裂，裂瓣边缘有蛛丝状毛。气微，味淡，微苦。

| 性味归经 | 甘、苦，温。归肝、肾经。 |
|---|---|
| 功　　效 | 祛风湿，强筋骨，止血，止咳。 |
| 主　　治 | 用于风湿痹痛，肾虚腰痛，腰膝无力，月经过多，久咳劳嗽。 |
| 用　　法 | 用量9~15克。 |

### 单方、验方

1. 虚劳：鹿衔草15克，猪蹄1对。炖食。
2. 肺结核咯血：鹿衔草、白及各15克。煎服。
3. 慢性风湿性关节炎，类风湿性关节炎：鹿蹄草、白术、泽泻各15克。煎服。
4. 外伤出血，蛇咬伤：鲜鹿蹄草，捣烂或干品研末外敷。

### 现代研究

主含黄酮类、酚糖苷类成分，其他成分还有没食子酸、原儿茶酸、甲基氢醌、儿茶素、梅笠草素、单宁、糖和氢醌。具有增强心脏收缩力、降压、抑菌作用，对金黄色葡萄球菌、溶血性链球菌、肺炎球菌、脑膜炎球菌及绿脓杆菌等均有抑制作用，还有抗白血病和调节免疫功能。

# 五、化湿药

# 广藿香

**别　名**｜石牌广藿香，海南广藿香，藿香。

**来　源**｜唇形科植物广藿香*Pogostemon cablin*（Blanco）Benth. 的干燥地上部分。

### 植物形态

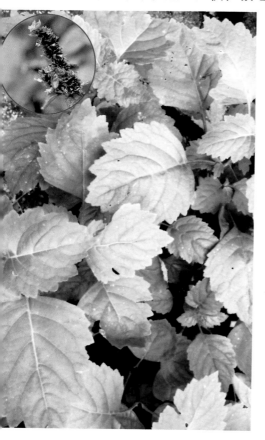

一年生草本。直立分枝，被毛，老茎外表木栓化。叶对生，有柄，揉之有清淡的特异香气；叶片卵圆形或长椭圆形，叶缘具不整齐的粗钝齿，两面皆被茸毛，背面较密，叶面不平坦。叶柄被柔毛。轮伞花序密集，基部有时间断，组成顶生和腋生的穗状花序式，具总花梗；苞片狭，椭圆形；花冠淡红紫色，花冠筒伸出萼外，冠檐近二唇形，上唇3裂，下唇全缘；雄蕊外伸，花丝被髯毛。花期4月，果期有称是10月，但我国产广藿香绝少开花。

### 生境分布

原产于菲律宾。我国广东、海南、广西、福建等地有引种栽培。

### 采　制

枝叶茂盛时采割，日晒夜闷，反复至干。

## 药材性状

茎略方柱形，多分枝，枝条稍曲折；表面被柔毛；质脆，易折断，断面中部有髓；老茎类圆柱形，被灰褐色栓皮。叶对生，皱缩成团，展平后叶片呈卵形或椭圆形，长4~9厘米，宽3~7厘米；两面均被灰白色茸毛；先端短尖或钝圆，基部楔形或钝圆，边缘具大小不规则的钝齿；叶柄细，被柔毛。气香特异，味微苦。

| 性味归经 | 辛，微温。归脾、胃、肺经。 |
|---|---|
| 功　　效 | 芳香化浊，开胃止呕，发表解暑。 |
| 主　　治 | 用于湿浊中阻，脘痞呕吐，暑湿表证，湿温初起，发热倦怠，胸闷不舒，寒湿闭暑，腹痛吐泻，鼻渊头痛。 |
| 用　　法 | 用量3~12克。 |

### 单方、验方

1. 急性胃炎：广藿香、厚朴、陈皮、苍术、清半夏各6克，甘草3克。煎服。
2. 中暑：广藿香、连翘、制半夏各6克，陈皮3克。煎服。
3. 口气恶臭：广藿香、佩兰各等份。水煎，漱口。

### 现代研究

含挥发油，油中主要成分为广藿香醇、广藿香酮、广藿香烯、胡萝卜苷、齐墩果酸、桂皮醛、藿香黄酮醇等。广藿香及其挥发油能促进胃肠分泌，解除胃肠痉挛；广藿香油对金黄色葡萄球菌、大肠杆菌有抑制作用；水煎剂有抑制乃至杀灭钩端螺旋体的作用。

# 藿香

别　　名｜土藿香、野藿香、苏藿香。

来　　源｜唇形科植物藿香*Agastache rugosa*（Fisch. et Mey.）O. Ktze.
的全草。

### 植物形态

一年或多年生草本。茎直立，四棱形，略带红色，稀被微柔毛
及腺体。叶对生，椭圆状卵形或卵形，先端锐尖或短渐尖，基部圆

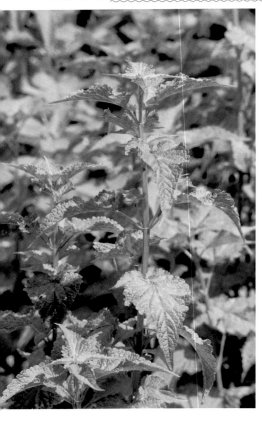

形或略带心形，边缘具不整齐的
钝锯齿，齿圆形，上面散生透明
腺点，下面被短柔毛。轮伞花序
聚成顶生的总状花序，苞片大，
阔线形或披针形，被微柔毛，萼
5裂，裂片三角形，具纵脉及腺
点，花冠唇形，紫色或白色，上
唇四方形或卵形，先端微凹，下
唇3裂，两侧裂片短，中间裂片扇
形，边缘有波状细齿，花冠外被
细柔毛，雄蕊4，二强，伸出花冠
管外，柱头2裂。小坚果倒卵状三
棱形。

### 生境分布

生于山坡或路旁。分布于我国
黑龙江、吉林、辽宁、河北等地。

### 采　制

6~7月采收。采后晒干或阴
干。单用老茎者称"藿梗"。

## 药材性状

茎呈方柱形，四角有棱脊，表面黄绿色或灰黄色，茸毛稀少，或近于无毛，质轻脆，断面中央有白色髓。老茎坚硬，木质化，断面中空。叶多已脱落，剩余叶灰绿色，皱缩或破碎，两面微具毛，薄而脆。有时枝端有圆柱形的花序，土棕色，小花具短柄，花冠多脱落，小坚果藏于萼内。气清香，味淡。

| 性味归经 | 辛，微温。归脾、胃、肺经。 |
|---|---|
| 功　　效 | 芳香化湿，开胃止呕，发表解暑。 |
| 主　　治 | 用于湿浊中阻，脘痞呕吐，暑湿表证，湿温初起，发热倦怠，胸闷不舒，寒湿闭暑，腹痛吐泻，鼻渊头痛。 |
| 用　　法 | 用量3~12克。 |

### 单方、验方

1. 夏秋暑湿发热，头痛呕恶，胸闷腹泻：苍术、厚朴各5克，制半夏、藿香、紫苏各10克。煎服。
2. 中暑吐泻：葛根12克，藿香、扁豆花、香薷各10克。煎服。
3. 腹胀欲呕，食欲不振：藿香、神曲、法半夏、莱菔子各10克，生姜6克。煎服。

### 现代研究

含挥发油，主要成分为甲基胡椒酚。试管实验藿香煎剂对许兰氏毛癣菌等多种致病性真菌有抑制作用；乙醚浸出液及醇浸出液亦能抑制多种致病性真菌；水煎剂对钩端螺旋体有抑制作用，有效浓度是31毫克/毫升。

# 佩兰

**别　　名**｜香佩兰、佩兰叶、佩兰梗。

**来　　源**｜菊科植物佩兰*Eupatorium fortunei* Turcz. 的干燥地上部分。

### 植物形态

一年生草本。高70~120厘米。根状茎横走，稍长。茎直立，圆柱状。叶对生，下部的叶常早枯，中部的叶有短柄，通常3深裂，裂片长圆形或长圆状披针形，先端渐尖，基部楔形，边缘有锯齿，背面沿脉被疏毛，无腺点，揉之有香气；上部叶较小，通常不分裂。头状花序排列呈伞房状聚伞花序；总苞片10枚左右，2~3列，外列的甚短，内列的较长，膜质，长圆形至倒披针形，常带紫红色。每个头状花序具花4~6；花两性，全部为管状花，花冠白色或带微红色，先端5齿裂；雄蕊5，聚药；子房下位，柱头2裂，伸出花冠外。瘦果圆柱形，有5棱，熟时黑褐色。花期秋季，果期11月。

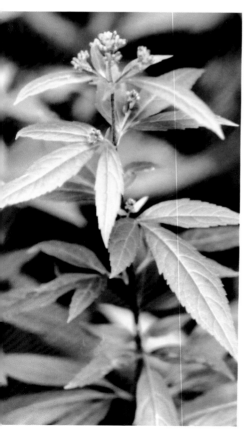

### 生境分布

生于溪边或湿洼地带。分布于河北、山东、江苏等地。

### 采　　制

夏、秋二季分两次采割，除去杂质，晒干。

## 药材性状

圆柱形，长30~100厘米，直径0.2~0.5厘米；表面黄棕色或黄绿色，有的带紫色，有明显的节及纵棱线；质脆，断面髓部白色或中空。叶对生，有柄，叶片多皱缩、破碎，绿褐色；完整叶片3裂或不分裂，分裂者中间裂片较大，展平后呈披针形或长圆状披针形，基部狭窄，边缘有锯齿；不分裂者展平后呈卵圆形、卵状披针形或椭圆形。气芳香，味微苦。

| 性味归经 | 辛，平。归脾、胃、肺经。 |
|---|---|
| 功　效 | 芳香化湿，醒脾开胃，发表解暑。 |
| 主　治 | 用于湿浊中阻，脘痞呕恶，口中甜腻，口臭，多涎，暑湿表证，湿温初起，发热倦怠，胸闷不舒。 |
| 用　法 | 用量3~10克。 |

## 单方、验方

1. 中暑头痛：佩兰、青蒿、菊花各9克，绿豆衣12克。煎服。
2. 风齿疼痛浃肿及血出不止：佩兰250克。水煎，漱口。

## 现代研究

含挥发油；叶含香豆精、香豆酸、麝香草氢醌；根含兰草素。对流行性感冒病毒有抑制作用，并能抑制排卵。

# 苍术

| | | |
|---|---|---|
| 别 | 名 | 茅术、茅山苍术、南苍术。 |
| 来 | 源 | 菊科植物茅苍术*Atractylodes lancea*（Thunb.）DC. 的干燥根茎。 |

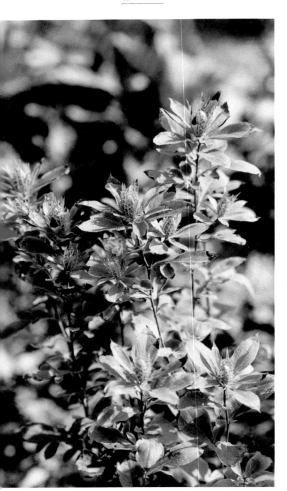

### 植物形态

多年生草本。根茎横走，呈结节状，粗大不整齐。茎多不分枝或上部少分枝。叶互生，革质，卵状披针形或椭圆形，边缘有不规则细锯齿。头状花序顶生，下有羽裂的叶状总苞；花多数；两性花有多数羽状长冠毛，花冠白色，细长管状；花柱细长，柱头2裂；单性花一般均为雌花，退化雄蕊5，线形，先端略卷曲。瘦果被白毛，长圆形。花期8~10月，果期9~10月。

### 生境分布

多生于山坡灌丛、草丛中。分布于我国河南、山东、江苏、安徽、浙江、江西、湖北、四川等地。

### 采 制

春、秋二季采挖，除去泥沙，晒干，撞去须根。

## 药材性状

不规则连株状或结节状圆柱形，略弯曲，偶有分枝，长3~10厘米，直径1~2厘米。表面灰棕色，有皱纹、横曲纹及残留须根，顶端具茎痕或残留茎基。质坚实，<u>断面黄白色或灰白色，散有多数橙黄色或棕红色油室，暴露稍久，可析出白色细针状结晶</u>。气香特异，味微甘、辛、苦。

| 性味归经 | 辛、苦，温。归脾、胃、肝经。 |
|---|---|
| 功　效 | 燥湿健脾，祛风散寒，明目。 |
| 主　治 | 用于湿阻中焦，脘腹胀满，泄泻，水肿，脚气痿躄，风湿痹痛，风寒感冒，夜盲，眼目昏涩。 |
| 用　法 | 用量3~9克。 |

### 单方、验方

1　消化不良，脘腹胀满，食欲不振，舌苔厚腻：苍术、厚朴各5克，陈皮、甘草各3克。煎服。

2　夏季水泻，湿热较重：苍术、金银花、茯苓各9克。煎服。

3　夜盲症：苍术9克。配猪肝或羊肝同煎服。

### 现代研究

　　主要含挥发油，有苍术素、茅术醇、β-桉油醇、榄香油醇、苍术酮等，还含有苍术素醇、乙酰苍术素醇、3-β-乙酰氧基苍术酮、苍术苷等。苍术与艾叶制成的消毒香或烟熏剂对多种病毒、乙型链球菌、金黄色葡萄球菌、肺炎球菌有显著灭活作用。水提物有降血糖作用和抗炎作用；苍术醇有保肝利胆和降酶作用；挥发油对食管癌细胞有抑制作用，可使细胞脱落或无分裂。

**178**

# 厚朴

别　　名│筒朴、根朴、楝朴。

来　　源│木兰科植物厚朴*Magnolia officinalis* Rehd. et Wils.的干燥干皮、根皮及枝皮。

### 植物形态

　　落叶乔木。树皮粗厚，灰色，小枝粗壮，幼时绿色，老枝灰棕色。皮孔突起而显著，圆形或椭圆形。叶大革质，互生，7~9片集生枝顶；叶倒卵形或倒卵状椭圆形，幼叶背面被灰白色短茸毛，老叶灰绿色，有明显白粉。花与叶同时开放，单生枝顶，花大白色，芳香，花被厚肉质，外轮淡绿色，内两轮乳白色。聚合果长圆状卵形，成熟后木质，果梗粗壮，有明显的雄蕊和花被遗痕。花期4~5月，果期9~10月。

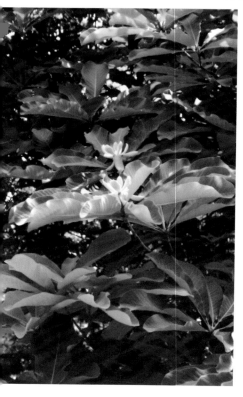

### 生境分布

　　生于温暖、气候湿润、排水良好的酸性土壤。多为栽培。分布于我国湖北、四川、贵州、湖南、江西、广西、浙江、安徽、甘肃等地。

### 采　　制

　　4~6月剥取，根皮及枝皮直接阴干；干皮置沸水中微煮后，堆置阴湿处，"发汗"至内表面变紫褐色或棕褐色时，蒸软，取出，卷成筒状，干燥。

## 药材性状

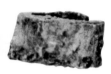

干皮卷筒状或双卷筒状，习称"筒朴"；近根部的干皮一端展开如喇叭口，习称"靴筒朴"。外表面灰棕色或灰褐色，粗糙，有时呈鳞片状，较易剥落，有明显椭圆形皮孔和纵皱纹，刮去粗皮者显黄棕色；内表面紫棕色或深紫褐色，较平滑，具细密纵纹，划之显油痕。质坚硬，不易折断。断面颗粒性，外层灰棕色，内层紫褐色或棕色，有油性，有的可见多数小亮星。气香，味辛辣、微苦。

| 性味归经 | 苦、辛，温。归脾、胃、肺、大肠经。 |
|---|---|
| 功　　效 | 燥湿消痰，下气除满。 |
| 主　　治 | 用于湿滞伤中，脘痞吐泻，食积气滞，腹胀便秘，痰饮喘咳。 |
| 用　　法 | 用量3~10克。 |

### 单方、验方

1　腹满痛，大便秘结：厚朴、枳实各10克，大黄6克。煎服。
2　阿米巴痢疾：厚朴6克。煎服。
3　虫积腹痛：厚朴、槟榔各6克，乌梅2个。煎服。

### 现代研究

　　含厚朴酚、和厚朴酚、异厚朴酚、挥发油（主要成分为桉油醇）、木兰花碱、鹅掌楸碱、白兰花碱、番荔枝碱。主要活性成分为厚朴酚与和厚朴酚，对血清型链球菌有杀灭作用；水煎剂有广谱抗菌作用；厚朴酚能抑制胃酸分泌。

# 厚朴花

**别　名**｜庐山厚朴花、朴花、温朴花。

**来　源**｜木兰科植物凹叶厚朴*Magnolia officinalis* Rehd. et Wils. var. biloba Rehd. et Wils.的干燥花蕾。

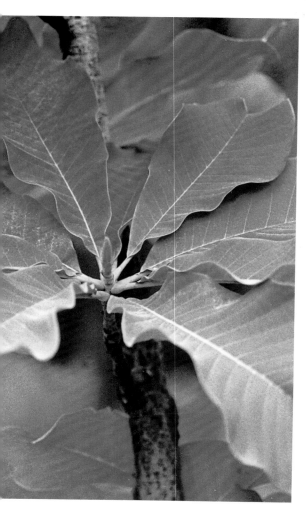

## 植物形态

落叶乔木。叶互生；叶片椭圆状倒卵形，先端凹陷或2钝圆浅裂片。花与叶同时开放，单生枝顶；花梗密生丝状白毛；萼片与花瓣共9~12，肉质，几等长；雄蕊多数，螺旋状排列；雌蕊心皮多数，分离。聚合果长椭圆状卵形。花期4~5月，果期9~10月。

## 生境分布

生于温暖、湿润气候、排水良好的酸性土壤。分布于我国江苏、安徽、江西等地。

## 采　制

春季花未开放时采摘，稍蒸后，晒干或低温干燥。

## 药材性状

长圆锥形，长4~7厘米，基部直径1.5~2.5厘米。红棕色至棕褐色。花被多为12，肉质，外层呈长方倒卵形，内层呈匙形。雄蕊多数，花药条形，淡黄棕色，花丝宽而短。心皮多数，分离，螺旋状排列于圆锥形的花托上。花梗长，密被灰黄色茸毛，偶无毛。质脆，易破碎。气香，味淡。

| 性味归经 | 苦，微温。归脾、胃经。 |
| --- | --- |
| 功　效 | 芳香化湿，理气宽中。 |
| 主　治 | 用于脾胃湿阻气滞，胸脘痞闷胀满，纳谷不香。 |
| 用　法 | 用量3~9克。 |

### 单方、验方

1. 痞满胸痛：厚朴花、玫瑰花各6克。开水冲泡频饮。

2. 慢性胆囊炎，胆石症肝胃不和，食欲不振：生山楂、茉莉花各6克，玫瑰花5克，厚朴花3克，大米60克，冰糖适量。将大米淘洗干净，生山楂去核仁，三花也冲洗干净，共入砂锅内，加水煮粥，粥熟加冰糖少许。早晚分食，每日1剂，连服数日。

### 现代研究

主要有厚朴酚、和厚朴酚和樟脑等成分。

## *180*　

# 砂仁

别　名｜阳春砂仁，春砂仁，春砂。
来　源｜姜科植物阳春砂 *Amomum villosum* Lour. 的干燥成熟果实。

**植物形态**

多年生草本。叶片狭长椭圆形或线状披针形；叶鞘抱茎；叶舌先端圆或微凹，淡棕色。花茎有细柔毛及鳞片；穗状花序球形，总苞片膜质，长椭圆形，花萼筒状，花冠长圆形，先端兜状；唇瓣白色，近圆形或卵形，中部略增厚，有淡黄色及红色斑点，先端有不整齐缺刻，基部有爪；子房长圆球形，外被细毛。蒴果椭圆状球形或长圆球形，种子多数，呈不规则多面体，常被有淡棕色、膜质假种皮。花期3~5月，果期7~9月。

**生境分布**

生于山沟林下阴湿处。分布于我国广东、海南、广西和云南等地，现多栽培。

**采　制**

夏、秋二季果实成熟时采收，晒干或低温干燥。

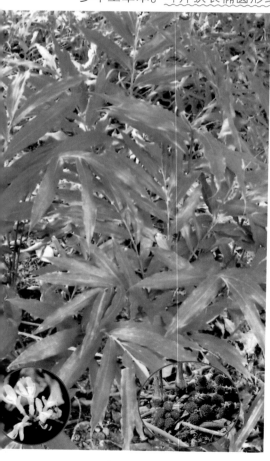

## 药材性状

椭圆形或卵圆形，有不明显的3棱，长1.5~2厘米，直径1~1.5厘米。表面棕褐色，密生刺状突起，顶端有花被残基，基部常有果梗。果皮薄而软。种子结集成团，具3钝棱，中有白色隔膜，将种子团分成3瓣，每瓣有种子5~26。种子为不规则多面体，表面棕红色或暗褐色，有细皱纹，外被淡棕色膜质假种皮；质硬，胚乳灰白色。气芳香而浓烈，味辛凉、微苦。

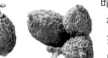

| 性味归经 | 辛，温。归脾、胃、肾经。 |
| --- | --- |
| 功　　效 | 化湿开胃，温脾止泻，理气安胎。 |
| 主　　治 | 用于湿浊中阻，脘痞不饥，脾胃虚寒，呕吐泄泻，妊娠恶阻，胎动不安。 |
| 用　　法 | 用量3~6克，后下。 |

## 单方、验方

1. 妊娠胃虚气逆，呕吐不食：砂仁研为细末，每次服6克。
2. 急性肠炎：砂仁、苍术各6克。煎服。
3. 胃腹胀痛，食积不化：砂仁4.5克，木香3克，枳实6克，白术9克。煎服。

## 现代研究

含挥发油，油中主要成分为乙酸龙脑酯，尚含樟脑、龙脑、茨烯、柠檬烯、β-蒎烯等，其中乙酸龙脑酯可用于鉴定砂仁质量。水煎液能明显抑制血小板聚集，明显抑制胃液分泌，对胃、十二指肠溃疡有较好疗效。

# 豆蔻

| 别　　名 | 白蔻、原豆蔻、原豆叩。 |
|---|---|
| 来　　源 | 姜科植物爪哇白豆蔻*Amomum compactum* Soland ex Maton的干燥成熟果实。 |

## 植物形态

　　多年生丛生草本。根茎匍匐，粗壮。叶2列，叶鞘边缘纸质或膜质，无毛；叶舌先端圆形，无毛；叶片披针形，先端尾尖，基部楔形，两面无毛。花序从根茎上抽出；花序倒卵形至倒锥形；花着生于苞腋；小苞片白色，管状；萼管状，白色，外被微毛，先端3齿裂；花冠管较萼管略长，白色，狭椭圆形；唇瓣长圆形至倒卵形，白色，先端常呈橘黄色；侧生退化雄蕊，钻状；花丝宽而有沟，药隔附属物3裂；蜜腺2，半圆柱形。蒴果。种子多角形，棕红色，芳香。花期全年，盛花期4~6月，果期7~8月。

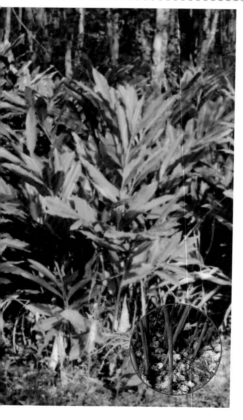

## 生境分布

　　生于沟谷或林下阴湿处。原产于印度尼西亚。现我国海南、云南有引种栽培。

## 采　制

　　7~8月果实即将黄熟但未开裂时采集果穗，去净残留的花被和果柄后晒干。

## 药材性状

类球形。表面黄白色，有的微呈紫色，有较深的纵向槽纹，顶端有突起的花柱基，基部有凹下的果柄痕，两端均具有浅棕色茸毛。果皮体轻，质脆，易纵向裂开。种子呈不规则多面体，背面略隆起，表面暗棕色，有皱纹，并被有残留的假种皮。气芳香，味辛凉略似樟脑。

| 性味归经 | 辛，温。归肺、脾、胃经。 |
|---|---|
| 功　　效 | 化湿行气，温中止呕，开胃消食。 |
| 主　　治 | 用于湿浊中阻，不思饮食，湿温初起，胸闷不饥，寒湿呕逆，胸腹胀痛，食积不消。 |
| 用　　法 | 用量3~6克，后下。 |

### 单方、验方

1　根治口臭：豆蔻、高良姜各5克。煎服，每日2次，连服5日。

2　恶心、呕吐：诃子、藿香、豆蔻各10克。一起研末，每次服5克，姜汤送下。

### 现代研究

　　主含挥发油，对豚鼠实验性结核能增强小剂量双氢链霉素的治疗作用。

# 草豆蔻

| 别　　名 | 草叩、草蔻、草豆叩。 |
| 来　　源 | 姜科植物草豆蔻*Alpinia katsumadai* Hayata 的干燥近成熟种子。 |

## 植物形态

多年生草本。根茎粗壮。叶2列；叶片狭椭圆形或披针形，先端渐尖，基部楔形，全缘，有缘毛；叶鞘膜质，抱茎；叶舌广卵形，革质。总状花序顶生，直立，花序轴密被黄色粗柔毛；花梗被柔毛；小苞片白色，有一短尖，外面密生粗毛；花萼钟状，白色，先端有不等大的3钝齿；花冠上部3裂，中裂片较大，长圆形，两侧裂片椭圆形，中下部与唇瓣背部连合，唇瓣阔卵形，白色，先端浅裂，边缘具缺刻，前部具红色或红黑色条状纹理，后部具淡紫红色斑点；可育雄蕊1，花药椭圆形。蒴果近圆球形，外被粗毛。花期4~6月，果期5~8月。

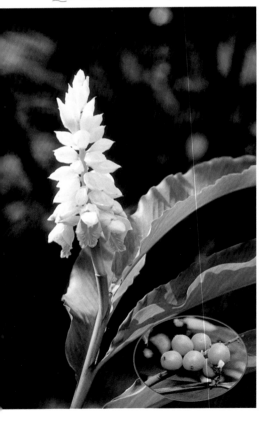

## 生境分布

生于沟谷、河边以及林缘阴湿处或草丛中。分布于我国广东、海南、广西等地。

## 采　制

夏、秋二季采收，晒至九成干，或用水略烫，晒至半干，除去果皮，取出种子团，晒干。

**药材性状**

类球形。表面灰褐色，中间有黄白色的隔膜，将种子团分成3瓣，每瓣有种子多数，粘连紧密，种子团略光滑。种子为卵圆状多面体，外被淡棕色膜质假种皮，种背一端有种脐。质硬，将种子沿种背纵剖两瓣，纵断面观呈斜心形，种皮沿种脊向内伸入部分约占整个表面积的1/2；胚乳灰白色。气香，味辛、微苦。

| 性味归经 | 辛，温。归脾、胃经。 |
|---|---|
| 功　　效 | 燥湿行气，温中止呕。 |
| 主　　治 | 用于寒湿内阻，脘腹胀满冷痛，嗳气呕逆，不思饮食。 |
| 用　　法 | 用量3~6克。 |

**单方、验方**

1. 口臭：草豆蔻、细辛各适量。研成粉末含服。
2. 呕逆不下食，腹中气逆：草豆蔻子（碎）1枚，生姜25克，人参、甘草各5克。煎服。

**现代研究**

含挥发油、黄酮类和皂苷等成分。10%浸出液可使胃蛋白酶的活力显著升高。

# 草果

**别　名** │ 草果仁、土草果、红草果。

**来　源** │ 姜科植物草果*Amomum tsao-ko* Crevost et Lemaire的干燥成熟果实。

### 植物形态

多年生草本。根茎横走，茎圆柱形，粗壮。叶2列；叶片长椭圆形或披针状长圆形，叶鞘开放，抱茎，淡绿色，被疏柔毛，叶舌先端圆形，锈褐色，被疏柔毛。穗状花序，每花序有花5~30，苞片长圆形至卵形，先端钝，浅橙色，萼筒状，顶部3裂，花冠白色，花冠管与萼管等长或稍短，裂片3，相等，唇瓣矩圆状倒卵形，中肋两侧具紫红色条纹，边缘多皱，退化雄蕊4，外轮2带花瓣状，内轮2连合成唇瓣；发育雄蕊1，花药直立，药隔附属体延长。蒴果长圆形或卵状椭圆形，顶端具宿存的花柱残基，呈矩圆柱状突起。种子圆锥状多面体。花期4~5月，果期6~9月。

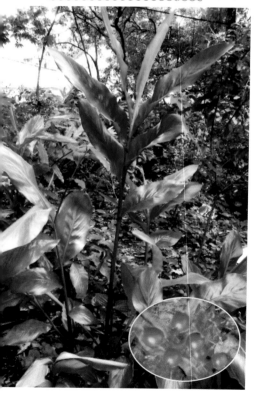

### 生境分布

野生于山坡、林下或沟谷两旁疏林中，现有栽培。分布于我国广西、云南和贵州等地。

### 采　制

秋季果实成熟时采收，除去杂质，晒干或低温干燥。

## 药材性状

长椭圆形，具3钝棱。表面灰棕色至红棕色，具纵沟及棱线，顶端有圆形突起的柱基，基部有果梗或果梗痕。果皮质坚韧，易纵向撕裂。剥去外皮，中间有黄棕色隔膜，将种子团分成3瓣，每瓣有种子，多为8~11。种子呈圆锥状多面体，表面红棕色，外被灰白色膜质的假种皮，种脊为1条纵沟，尖端有凹状的种脐；质硬，胚乳灰白色。有特异香气，味辛、微苦。

| 性味归经 | 辛，温。归脾、胃经。 |
|---|---|
| 功　效 | 燥湿温中，截疟除痰。 |
| 主　治 | 用于寒湿内阻，脘腹胀痛，痞满呕吐，疟疾寒热，瘟疫发热。 |
| 用　法 | 用量3~6克。 |

### 单方、验方

1. 瘟病初起，寒热往来、头痛：槟榔10克，厚朴、知母、赤芍、黄芩各5克，草果、甘草各3克。煎服。
2. 脾痛胀满：草果2个。酒煎服之。
3. 妇科手术后腹胀：草果3枚。煎服。

### 现代研究

含挥发油，油中含 α−蒎烯和 β−蒎烯、1,8−桉油素、对−聚伞花素、反−S−烯醛、α−松油醇、橙花醛−a、橙花醛−b、香叶醇、苹果酮、橙花叔醇、壬醛、癸醛、芳樟醇、樟脑等。尚含淀粉和油脂。

（一）利水消肿药

## *184* Indian Buead [英]

# 茯苓

| 别 名 | 白茯苓、茯神、云苓。 |
| --- | --- |
| 来 源 | 多孔菌科真菌茯苓 *Poria cocos*（Schw.）Wolf. 的干燥菌核。 |

### 植物形态

子实体生于菌核上，一年生，平伏贴生。管口面白色，后变为淡褐色；管口多角形至不规则形；菌管单层，白色。菌肉白色至乳黄色。菌丝无锁状连合，有小囊状体，孢子长椭圆形至圆柱形，光滑无色。菌核球形、卵形至不规则形，大小不等，新鲜时较软，干后变硬，有厚而多皱的皮壳，表面褐色至红褐色，干后变为黑褐色。菌核内部粉粒状，外层淡粉红色，内部白色。菌丝结构与子实体相似。

### 生境分布

生于向阳、温暖山坡和疏松、排水良好的沙质土。多寄生于赤松、马尾松、黑松、云南松等松属植物较老的根部。深入地下20~30厘米处。分布于我国辽宁、河北、河南、山东、广东、云南、四川等地。

### 采 制

多于7~9月采挖，挖出后除去泥沙，堆置"发汗"后，摊开晾至表面干燥，再"发汗"，反复数次至现皱纹、内部水分大部分散失后，阴干，称为茯苓个；或将鲜茯苓按不同部位切制，阴干，分别称为茯苓块和茯苓片。

**药材性状**

类球形、椭圆形、扁圆形或不规则团块，大小不一。外皮薄而粗糙，棕褐色至黑褐色，有明显的皱缩纹理。体重，质坚实，断面颗粒性，有的具裂隙，外层淡棕色，内部白色，少数淡红色，有的中间抱有松根。无臭，味淡，嚼之黏牙。

| 性味归经 | 甘、淡，平。归心、肺、脾、肾经。 |
|---|---|
| 功　　效 | 利水渗湿，健脾，宁心。 |
| 主　　治 | 用于水肿尿少，痰饮眩悸，脾虚食少，便溏泄泻，心神不安，惊悸失眠。 |
| 用　　法 | 用量10~15克。 |

**单方、验方**

1. 水肿：茯苓、猪苓、白术、泽泻各等份。研细末，每次6克，开水调服。

2. 脾胃虚弱，食少便溏，肢软无力：茯苓、党参、炒白术各9克，炙甘草3克。研末吞服。

**现代研究**

含β-茯苓聚糖、茯苓次聚糖、茯苓酸、乙酰茯苓酸、茯苓酸甲酯、茯苓新酸、齿孔酸、松苓酸、月桂酸、棕榈酸及铬、锰、锌等。主要有效成分茯苓多糖，可抑制癌细胞DNA合成，能增强机体免疫力；水煎剂有降血糖、防止肝细胞坏死的作用，可治疗肿瘤、白细胞减少、免疫力低下等症。

**185**　　

# 茯苓皮

**别　　名** 茯灵皮、云苓皮、松苓皮。
**来　　源** 多孔菌科真菌茯苓*Poria cocos*（Schw.）Wolf菌核的干燥外皮。

## 植物形态

　　子实体生于菌核上，一年生，平伏贴生。管口面白色，后变为淡褐色；管口多角形至不规则形；菌管单层，白色。菌肉白色至乳黄色。菌丝无锁状连合，有小囊状体，孢子长椭圆形至圆柱形，光滑无色。菌核球形、卵形至不规则形，大小不等，新鲜时较软，干后变硬，有厚而多皱的皮壳，表面褐色至红褐色，干后变为黑褐色。菌核内部粉粒状，外层淡粉红色，内部白色。菌丝结构与子实体相似。

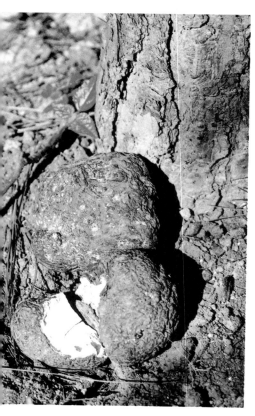

## 生境分布

　　多寄生于赤松、马尾松、黑松、云南松等针叶树的根部，深入地下20~30厘米处。分布于我国辽宁、河北、河南、山东、广东、云南、四川等地。

## 采　　制

　　多于7~9月采挖，加工茯苓片、茯苓块时，收集削下的外皮，阴干。

## 药材性状

长条形或不规则块片，大小不一。外表面棕褐色至黑褐色，有疣状突起，内面淡棕色并常带有白色或淡红色的皮下部分。质较松软，略具弹性。气微，味淡，嚼之黏牙。

| 性味归经 | 甘、淡，平。归脾、胃、肾经。 |
| --- | --- |
| 功　　效 | 利水消肿。 |
| 主　　治 | 用于水肿，小便不利。 |
| 用　　法 | 用量15~30克。 |

## 单方、验方

1　水肿：茯苓皮适量。煎服。

2　脾胃停滞，四肢肿胀：生姜皮、桑白皮、陈皮、大腹皮、茯苓皮各等份。研和为粗粉，每次9克，煎服。

3　鹅掌风：炒苍术、赤芍、牡丹皮各6克，苦参、生薏苡仁、茯苓皮、连翘、车前子、丝瓜络各9克，忍冬藤12克，生甘草2.4克。煎服，并用煎汤外洗患处。

## 现代研究

含三萜羧酸，有茯苓酸、土莫酸、齿孔菌、松苓酸、松苓新酸等，还含多聚糖，主要为茯苓聚糖，含量最高可达75％，经结构改造后可得到具有较强抗肿瘤活性的茯苓次聚糖。此外尚含组氨酸、腺嘌呤、胆碱、β–茯苓聚糖酶、蛋白酶、脂肪酸、脂肪、卵磷脂、麦角甾醇、茯苓素等。药理实验表明，具有利尿、抗菌作用，能提高机体的免疫能力。此外，还有降低血糖、降低胃酸、增强离体心脏伸缩等作用。

*186* **Job's Tears Seed [英]**

# 薏苡仁

别　　名｜关薏仁、祁薏仁、净米仁。

来　　源｜禾本科植物薏苡*Coix lacryma-jobi* L. var. mayuen（Roman.）Stapf的干燥成熟种仁。

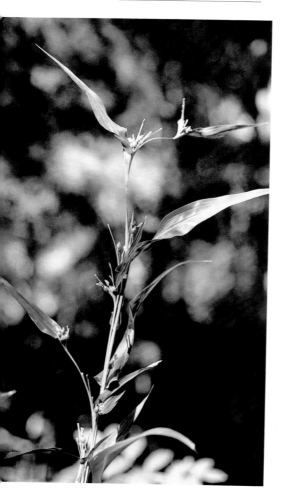

### 植物形态

一年或多年生草本。丛生，多分枝。叶互生；叶片线状披针形，两面光滑，边缘粗糙。总状花序腋生成束；雄小穗覆瓦状排列于穗轴每节上；雌小穗包于卵形硬质的总苞中，总苞灰白色或蓝紫色，坚硬而光滑，有光泽，花有3枚退化雄蕊残迹；雌蕊1，柱头2裂。颖果圆珠状。花期7~8月，果期9~10月。

### 生境分布

生于河边、溪流边或阴湿山谷中，喜生于温暖、潮湿地区。我国大部分地区均产，主产于福建、江苏等地。

### 采　制

秋季果实成熟时采割植株，晒干，打下果实，再晒干，除去外壳、黄褐色种皮及杂质，收集种仁。

## 药材性状

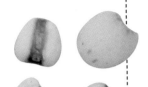

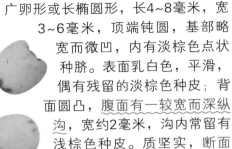

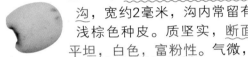

广卵形或长椭圆形，长4~8毫米，宽3~6毫米，顶端钝圆，基部略宽而微凹，内有淡棕色点状种脐。表面乳白色，平滑，偶有残留的淡棕色种皮；背面圆凸，腹面有一较宽而深纵沟，宽约2毫米，沟内常留有浅棕色种皮。质坚实，断面平坦，白色，富粉性。气微，味淡，微甜。

| 性味归经 | 甘、淡，凉。归脾、胃、肺经。 |
|---|---|
| 功　　效 | 利水渗湿，健脾止泻，除痹，排脓，解毒散结。 |
| 主　　治 | 用于水肿，脚气，小便不利，脾虚泄泻，湿痹拘挛，肺痈，肠痈，赘疣，癌肿。 |
| 用　　法 | 用量9~30克。孕妇慎用。 |

### 单方、验方

1　慢性肾炎水肿：薏苡仁、鱼腥草各15克。煎服。

2　肺痈：薏苡仁、冬瓜仁、苇茎、桃仁各10克。煎服。

3　皮肤扁平疣：白茅根30克。煎服。

### 现代研究

　　种仁含薏苡仁酯、薏苡素等，目前还普遍认为薏苡仁中一定配比的饱和脂肪酸在抗癌方面起主要作用；药理实验还证明，本品有抑制骨骼肌收缩、解热、镇痛、抗炎、抗肿瘤和增强免疫功能等作用，还能轻度降低血糖。

## 187 Semen Phaseoli [英]

# 赤小豆

**别　　名** | 赤豆、红小豆、朱小豆。

**来　　源** | 豆科植物赤小豆 *Vigna umbeuata* Ohwi et Ohashi. 的干燥成熟种子。

### 植物形态

　　一年生直立草本。或上部缠绕状。嫩时被倒生细毛，老时无毛。三出复叶；托叶披针形或卵状披针形；小叶纸质，披针形、长圆状披针形或卵圆形至宽卵圆形，有时侧生小叶偏斜，全缘，两面无毛或仅叶脉上有疏毛，基出脉3。总状花序腋生，有花数朵至多数；小苞片2，具毛；花萼短钟形，萼齿5；花冠蝶形，黄色，旗瓣圆肾形，先端微凹，基部心形，翼瓣斜卵形，基部具渐狭的爪，龙骨瓣狭长，先端延长呈喙状，螺旋状卷曲；荚果线状扁柱形，通常弯曲镰形，先端具喙。种子长椭圆形，暗红色。花期5~8月，果期8~9月。

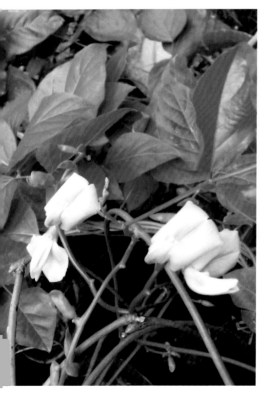

### 生境分布

　　有栽培，也有野生。我国南部各省普遍栽种。

### 采　制

　　秋季果实成熟而未开裂时拔取全株，晒干，打下种子，除去杂质，再晒干。

## 药材性状

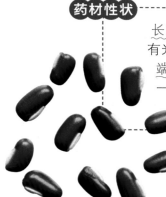

长圆形而稍扁。表面紫红色，无光泽或微有光泽，一侧有线形凸起的种脐，偏向一端，白色，中间凹陷成纵沟。另一侧有一条不明显的棱脊。质硬，不易破碎。子叶乳白色。无臭，味微甘。

| 性味归经 | 甘、酸，平。归心、小肠经。 |
| --- | --- |
| 功　效 | 利水消肿，解毒排脓。 |
| 主　治 | 用于水肿胀满，脚气浮肿，黄疸尿赤，风湿热痹，痈肿疮毒，肠痈腹痛。 |
| 用　法 | 用量9~30克。外用适量，研末调敷。 |

### 单方、验方

1　流行性腮腺炎：赤小豆50粒。研成细粉，和入温水、鸡蛋清或蜜调成稀糊状，摊在布上，敷于患处。
2　妊娠水肿：赤小豆50克。熬汤食用。
3　慢性血小板减少性紫癜：赤小豆50克，带衣花生仁30克，冰糖20克。隔水炖至豆熟烂服。

### 现代研究

含有糖类、三萜皂苷。20％赤小豆煎剂对金黄色葡萄球菌、福氏痢疾杆菌等有抑制作用。赤小豆具有增强细胞免疫、避孕等作用。

**188**

# 猪苓

**别　名**｜朱苓、猪屎苓、枫苓。

**来　源**｜多孔菌科真菌猪苓*Polyporus umbellatus*（Pers.）Fries 的干燥菌核。

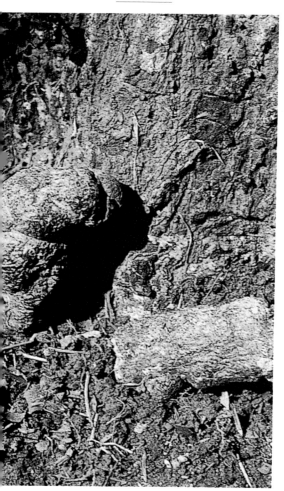

## 植物形态

　　菌核埋生于地下，为不规则块状，表面呈凹凸不平的瘤状，皱缩，黑褐色，有漆样光泽，内部白色或淡黄色，子实体多数由菌核上生长，伸出地面，有柄，柄多次分枝，每枝顶端有一菌盖；菌盖肉质，干后硬而脆，圆形，中部脐状，近白色至浅褐色，无环纹，边缘薄而锐，常内卷，菌肉薄，白色，菌管与菌肉同色。

## 生境分布

　　野生于凉爽和朝阳的山坡，以枫、桦、柞、榆、槭、柳及山毛榉等树的根际为多。主产于我国陕西、云南、河南等地。

## 采　制

　　春、秋二季采挖，除去泥沙，干燥。

## 药材性状

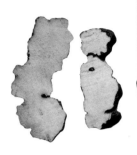

条形、类圆形或扁块状，有的有分枝，长5~25厘米，直径2~6厘米，<u>表面黑色、灰黑色或棕黑色，皱缩或有瘤状突起</u>。体轻，质硬，<u>断面类白色或黄白色，略呈颗粒状</u>。气微，味淡，嚼之绵软不易碎。

| 性味归经 | 甘、淡，平。归肾、膀胱经。 |
|---|---|
| 功 效 | 利尿渗湿。 |
| 主 治 | 用于小便不利，水肿，泄泻，淋浊，带下。 |
| 用 法 | 用量6~12克。 |

### 单方、验方

1. 脉浮发热，渴欲饮水，小便不利：猪苓（去皮）、茯苓、泽泻、滑石（碎）各15克。水煎煮，去渣，阿胶10克烊化，温服。
2. 妊娠从脚上至腹肿，小便不利：猪苓250克，研末，温水服，每次6克，1日3次。
3. 疟疾：猪苓，茯苓，柴胡各12克，半夏15克，甘草5克，生姜3片，大枣2枚。煎服。

### 现代研究

含麦角甾醇、生物素、蛋白质、粗蛋白、可溶性糖分、多糖及2-羟基–α–羟基–二十四碳酸。微量元素有钙、锰、铁、镍、铜、锌、铬、铝。有利尿、抑菌、抗癌、提高免疫机能、降低肝细胞HbsAg、增加肝糖原积累、抗放射线等作用。毒性试验，小鼠无异常反应和中毒现象。

# 泽泻

**别　名** | 建泽泻、川泽泻、泽泄。

**来　源** | 泽泻科植物泽泻*Alisma orientalis*（Sam.）Juzep. 的干燥块茎。

## 植物形态

多年生沼泽植物。地下有块茎，球形，外皮褐色，密生多数须根。叶基生，叶片椭圆形至卵形，先端急尖或短尖，基部广楔形，圆形或稍心形，全缘，两面均光滑无毛。花茎由叶丛中生出，总花梗，轮生，集成大型的轮生状圆锥花序；萼片3，绿色，广卵形；花瓣3，白色，倒卵形，较萼短；雄蕊6；雌蕊多数，离生，子房倒卵形，侧扁，花柱侧生。瘦果多数，扁平，倒卵形，褐色。花期6~8月，果期7~9月。

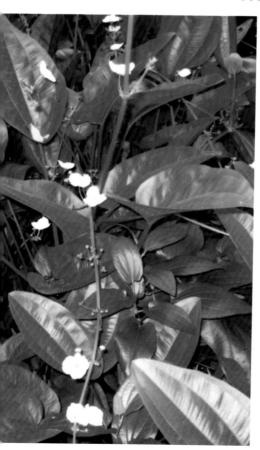

## 生境分布

生于浅沼泽地或水稻田中，喜温暖气候，多栽培于潮湿而富含腐殖质的黏质土壤中。产于我国黑龙江、吉林、辽宁、内蒙古、河北、福建等地。

## 采　制

冬季茎叶开始枯萎时采挖，洗净，干燥，除去须根及粗皮。

## 药材性状

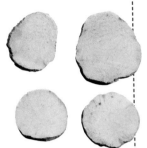

类圆形、长圆形或倒卵形，长4~7厘米，直径3~5厘米。表面黄白色，未去尽粗皮者显淡棕色，有不规则的横向环状凹陷，并散有众多凸起的须根痕，于块茎底部尤密。质坚实，折断面黄白色，颗粒性，可见多数细孔，并可见纵横散生的棕色维管束。气微香，味微苦。

| 性味归经 | 甘、淡，寒。归肾、膀胱经。 |
|---|---|
| 功　　效 | 利水渗湿，泄热，化浊降脂。 |
| 主　　治 | 用于小便不利，水肿胀满，泄泻尿少，痰饮眩晕，热淋涩痛，高脂血症。 |
| 用　　法 | 用量6~10克。 |

### 单方、验方

1. 肾炎水肿，脚气水肿：泽泻6克，茯苓12克，猪苓、白术各9克。煎服。

2. 水肿，小便不利：泽泻、白术各12克，车前子9克，茯苓皮15克，西瓜皮24克。煎服。

3. 湿热黄疸，面目身黄：泽泻、茵陈各10克，滑石9克。煎服。

### 现代研究

含有多种四环三萜酮醇衍生物，包括泽泻醇A、泽泻醇B、泽泻醇C、泽泻醇A酸酯、泽泻醇B酸酯、泽泻醇C酸酯等。并含胆碱、卵磷脂和一种磷脂物质。有利尿、调节血脂、抗肾结石形成、降血压、抗脂肪肝、抗肾炎活性等药理作用；在大白鼠的利尿试验中，发现冬季产的泽泻利尿效力大，生泽泻、酒炙泽泻、麸炒泽泻均有利尿作用，而盐泽泻无利尿作用。

# 冬瓜皮

**别　　名** | 白瓜皮、白冬瓜、东瓜皮。

**来　　源** | 葫芦科植物冬瓜*Benincasa hispida*（Thunb.）Cogn. 的干燥外层果皮。

## 植物形态

　　一年生攀缘草本。茎粗壮，密被黄棕色刺毛，卷须多分2~3叉。单叶互生，掌状浅裂至中裂，呈五角状宽卵形至肾形，先端尖，基部深心形，边缘具锯齿，两面有粗硬毛。花单性，雌雄同株，单生于叶腋。花萼管状，5裂，裂片三角状卵形，边缘有锯齿；花冠鲜黄色，5裂，花瓣外展，雄蕊3，离生，药室多回曲折；雌花柄短，柱头3。瓠果大形，肉质，椭圆形或长方状椭圆形，有时近圆形，果皮淡绿色，表面有毛及蜡质粉霜，果肉肥厚，白色；果梗圆柱形，具纵槽，被粗硬毛。种子多数，白色或黄白色。花期5~6月、果期6~8月。

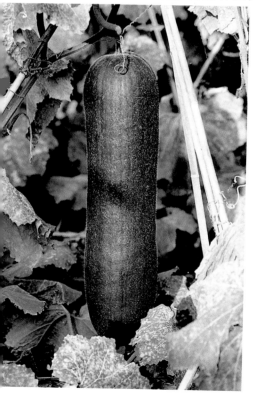

## 生境分布

　　原产于亚洲热带地区。在我国福建、台湾、广东、广西等地有栽培。

## 采　　制

　　食用冬瓜时，洗净，削取外层果皮，晒干。

## 药材性状

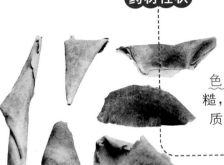

不规则薄片或碎片，通常向内卷曲或为筒状，大小不一。外表面灰绿色或黄白色，有时被白霜；内表面较粗糙，偶见筋脉状维管束。体轻，质脆，易折断。无臭，气微，味淡。

| 性味归经 | 甘，凉。归脾、小肠经。 |
|---|---|
| 功　　效 | 利尿消肿。 |
| 主　　治 | 用于水肿胀满，小便不利，暑热口渴，小便短赤。 |
| 用　　法 | 用量9~30克。 |

### 单方、验方

1 肾炎，小便不利，全身浮肿：冬瓜皮、西瓜皮、白茅根各30克，玉米蕊120克，赤豆150克。煎服。

2 损伤腰痛：冬瓜皮烧研，酒送服5克。

3 咳嗽：冬瓜皮（要经霜者）25克，蜂蜜少许。煎服。

4 巨大荨麻疹：冬瓜皮适量水煎，当茶喝。

### 现代研究

　　含三萜类化合物、挥发油、甾类化合物等成分。冬瓜皮具有利尿作用，使排尿速度增加，且具有降血糖作用。

# 玉米须

别　　名｜包谷须、玉麦须、玉蜀黍蕊。

来　　源｜禾本科植物玉蜀黍*Zea mays* L. 的干燥花柱。

## 植物形态

　　一年生高大草本。高1.5~4米。秆粗壮，直立，常不分枝，节间较长，有髓，基部各节处常有气生根。叶互生，叶片宽大，扁平，剑形或长披针形，先端渐尖，边缘有波状皱褶，具强壮的中脉，叶鞘包秆，叶舌紧贴茎。雄花聚成开展的圆锥花序，顶生，每节有雄小穗2，每1雄小穗含2小花，两颖几等长，膜质，外稃均为膜质，透明；雌花序圆柱形，生于叶腋，外面包有多数鞘状苞片，雌小穗密集成纵行，颖阔，顶端圆形或微凹，外稃膜质，透明，子房具极长而细弱的花柱，顶端分叉，露出苞外。颖果略呈球形，成熟后超出颖片和稃片之外。花期6~8月，果期7~9月。

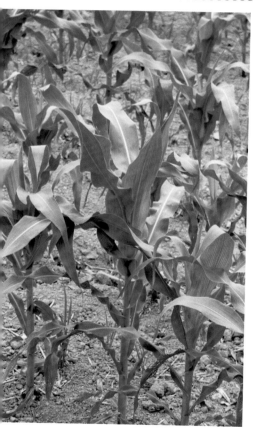

## 生境分布

　　性耐寒，喜向阳土质肥沃处。全国大部分地区均产。

## 采　制

　　秋季玉米收成后，剥取花柱，晒干。

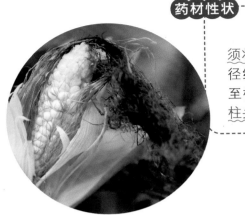

疏松团簇状。花柱线形或须状，完整者长达30厘米，直径约0.5毫米。淡绿色、黄绿色至棕红色，有光泽，略透明。柱头2裂，叉开。气微。味淡。

| 性味归经 | 甘、淡，平。归脾、胃、肝、肾经。 |
|---|---|
| 功 效 | 利水渗湿，利胆退黄。 |
| 主 治 | 用于水肿，湿脚气，热淋，石淋，黄疸；近有用于肾炎水肿，黄疸型肝炎，胆囊炎，胆石症，高血压病，糖尿病。 |
| 用 法 | 用量15~30克。 |

### 单方、验方

1. 黄疸肝炎：玉米须、广金钱草、六月雪、郁金、茵陈各30克。煎服。
2. 尿血：玉米须30克，茅根18克。煎服，每日2次。

### 现代研究

含大量硝酸钾、维生素$K_3$、维生素E醌和苦味苷类、皂苷、挥发油、树脂、维生素C及泛酸、肌醇等成分。另含谷甾醇、豆甾醇、生物碱类物质、脂肪油、多聚戊糖、黄酮、色素、鞣质及尿囊素等。药理实验证明有利尿、降压、利胆、降血糖、止血等作用。

192 **Periploca Root-bark [英]**

# 香加皮

**别　　名** | 北五加皮、杠柳皮、北五加。

**来　　源** | 萝藦科植物杠柳*Periploca sepium* Bge. 的干燥根皮。

**植物形态**

落叶蔓生灌木。高达2米，全体含乳汁。茎深紫红色或灰棕色，小枝多对生，黄棕色或灰黄色，有细条纹及淡棕褐色圆点状突起的皮孔。叶对生，叶片披针形或长圆状披针形，先端渐尖，基部楔形或圆形，全缘，上面深绿色，有光泽，下面淡绿色，先端近边缘处沿叶缘联成一线。聚伞花序，腋生，花1~5，花萼5深裂，裂片卵形，花冠黄绿色，5深裂，裂片内面中部有一小块白色毛，外围紫褐色斑，近边缘密被白色细长毛，副花冠5，雄蕊5，连合呈圆锥状，雌蕊包于其中。

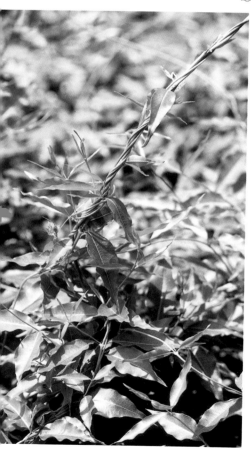

**生境分布**

生于山坡灌丛、道旁、沟边向阳处。分布于我国黑龙江、吉林、辽宁、内蒙古等地。

**采　　制**

春、秋季采挖，剥取根皮，晒干。

**药材性状**

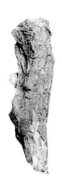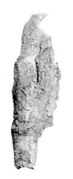

单卷筒状，偶见双卷筒状、槽状或不规则碎片状，长3~8厘米，厚1~5毫米。外表面土黄色、浅棕色至深棕色。多数具有层状可剥落的栓皮，偶见横向突起的皮孔。内表面黄白色或淡黄棕色，光滑，有细纵纹。体轻，质脆，易折断，断面黄白色。有特殊的浓郁香气，味苦。

| 性味归经 | 辛、苦，温；有毒。归肝、肾、心经。 |
|---|---|
| 功　效 | 利水消肿，祛风湿，强筋骨。 |
| 主　治 | 用于下肢浮肿，心悸气短，风寒湿痹，腰膝酸软。 |
| 用　法 | 用量3~6克。不宜过量服用。 |

**单方、验方**

1　风湿性关节炎，关节拘挛疼痛：香加皮、穿山龙、白鲜皮各15克。用白酒泡24小时。每日服10毫升。

2　水肿，小便不利：香加皮、陈皮、生姜皮、茯苓皮、大腹皮各6克。煎服。

**现代研究**

　　含甾类糖苷、杠柳毒苷、游离孕烯醇类化合物等。醇提物对在体、离体蛙心与在体猫心、猫离体心肺装置均使心脏收缩加强，大用量使心脏停止在收缩期；杠柳苷一次或多次给药可增加肾上腺皮质和胆固醇含量，增加肾上腺重量；杠柳酊表现中枢兴奋（蟾蜍、小鼠）。

利水渗湿药·利尿通淋药

**193** **Common Plantain Herb [英]**

# 车前草

| 别　　名 | 江车前、关车前、淮车前。 |
| 来　　源 | 车前科植物车前 *Plantago asiatica* L. 的干燥全草。 |

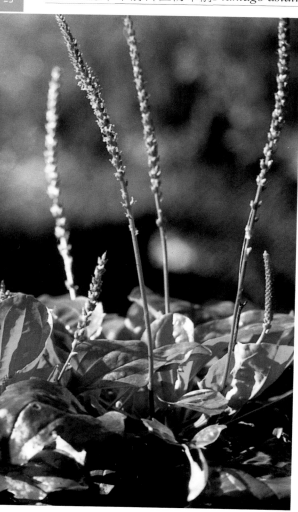

**植物形态**

　　多年生草本。具须根。叶基生；叶片椭圆形或卵状椭圆形，先端钝或锐尖，基部近圆形或楔形，全缘，波状或有疏齿；基部扩大成鞘。花茎直立，被疏短柔毛；穗状花序圆柱状，花疏生。蒴果卵状圆锥形；种子5~8，近椭圆形，黑褐色。花期6~9月，果期7~10月。

**生境分布**

　　生于平原、山坡、路旁、田埂阴湿处或溪旁。分布于全国各地。

**采　制**

　　夏季采挖，除去泥沙，晒干。

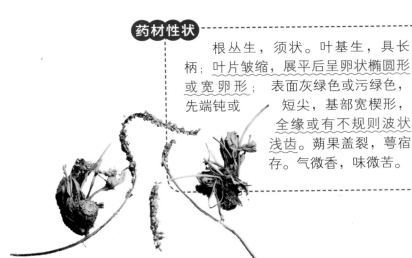

**药材性状** 根丛生，须状。叶基生，具长柄；叶片皱缩，展平后呈卵状椭圆形或宽卵形；表面灰绿色或污绿色，先端钝或短尖，基部宽楔形，全缘或有不规则波状浅齿。蒴果盖裂，萼宿存。气微香，味微苦。

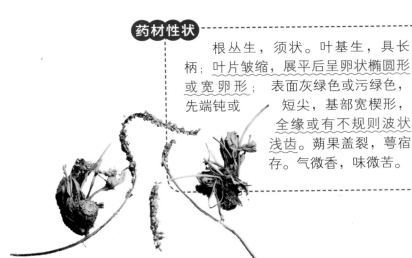

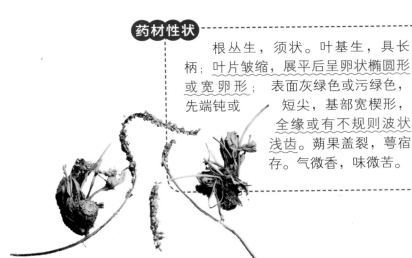

| 性味归经 | 甘，寒。归肝、肾、肺、小肠经。 |
|---|---|
| 功　效 | 清热利尿通淋，祛痰，凉血，解毒。 |
| 主　治 | 用于热淋涩痛，水肿尿少，暑湿泄泻，痰热咳嗽，吐血衄血，痈肿疮毒。 |
| 用　法 | 用量9~30克。 |

### 单方、验方

泌尿系统感染：车前草、虎杖、马鞭草各30克，茅根、蒲公英、海金沙各15克，忍冬藤、紫花地丁、十大功劳各9克。煎服。

### 现代研究

含熊果酸、正三十一烷、谷甾醇、豆甾醇、车前苷，有利尿、镇咳、平喘、祛痰作用。

## 194　Talc［英］

# 滑石

别　　名｜生滑石、硬滑石、滑石粉。

来　　源｜硅酸盐类矿物滑石族滑石Talcum主含水硅酸镁〔$Mg_3$（$Si_4O_{10}$）（$OH$）$_2$〕。

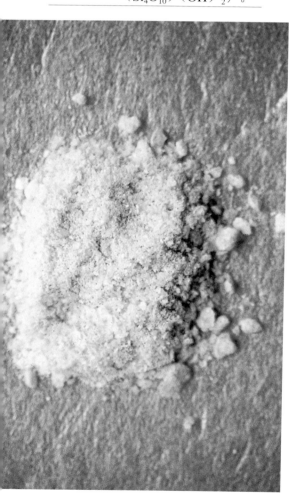

### 矿物形态

　　晶体结构属单斜晶系。通常为鳞片状和粒状的致密块体。全体呈白色、蛋青色或淡黄色而均匀，半透明至不透明，具珍珠样光泽，性柔，硬度1，断面呈层状。相对密度2.7~2.8。手摸之有光滑感，用指甲即可刮下粉末，粉末为鳞片状。

### 生境分布

　　常产于变质的超基性（含铁、镁很高的硅酸盐岩石）和白云质石灰岩中。产于山东、山西、江西、江苏、浙江、陕西、辽宁等地。

### 采　制

　　采挖后，除去泥沙和杂石。

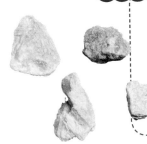

## 药材性状

扁平、斜方或不规则块状，大小不一。白色、黄白色或淡蓝灰色，具蜡样光泽，薄片半透明或微透明。质较软而细腻，条痕白色，指甲可刮下白粉，手摸有滑腻感。无吸湿性，置水中不崩解。无臭，无味。

| 性味归经 | 甘、淡，寒。归膀胱、肺、胃经。 |
|---|---|
| 功　　效 | 利尿通淋，清热解暑，外用祛湿敛疮。 |
| 主　　治 | 用于热淋，石淋，尿热涩痛，暑湿烦渴，湿热水泻；外治湿疹，湿疮，痱子。 |
| 用　　法 | 用量10~20克，先煎。外用适量。 |

### 单方、验方

1. 烦热多渴：滑石100克。捣碎，加水3大碗，煎成1碗。去渣留水，和米煮粥吃。
2. 孕妇尿涩不通：滑石适量。磨成粉末，和水调匀，糊在脐下6~7厘米处。
3. 风毒热疮（遍身流黄水）：虎杖、豌豆、甘草各等份。煎水洗浴，再用滑石粉扑敷身上。
4. 脚趾缝烂痒：滑石50克，石膏（煅制）25克，枯白矾少许。共研为末，干搽患处。

### 现代研究

　　主含含水硅酸镁，通常一部分氧化镁被氧化铁所替换，并常含有氧化铝等杂质。滑石粉外用对发炎或破损的皮肤组织有保护作用；内服可保护发炎的胃肠道黏膜而镇吐止泻，能阻止毒物在胃肠道中吸收，但在腹部、直肠和阴道等处可引起肉芽肿。此外，滑石粉对伤寒杆菌、副伤寒杆菌及脑膜炎球菌有抑制作用。

利水渗湿药·利尿通淋药

# 木通

| 别　　名 | 白木通、五叶木通、三叶木通。 |
| 来　　源 | 木通科植物木通*Akebia quinata*（Thunb.）Decne 的干燥藤茎。 |

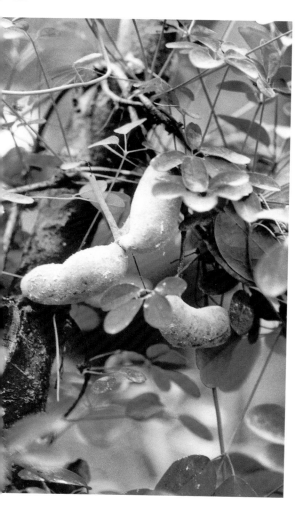

### 植物形态

　　落叶木质藤本。茎、枝均无毛。掌状复叶，通常3~5叶簇生于枝端，或互生，小叶5，倒卵形或长倒卵形，顶端钝圆、微凹或具短尖，基部宽楔形或圆形，全缘。总状花序腋生；花单性；雄花生于上部，雄蕊6；雌花花被片紫红色，具退化雄蕊6，心皮3~12，分离。果实肉质，长卵形，成熟后沿腹缝线开裂；种子多数，卵形，黑色。花期4~5月，果实成熟期8月。

### 生境分布

　　野生于山坡或山谷疏林间。分布于我国湖南、广东、四川等地。

### 采　制

　　秋季采收，截取茎部，除去细枝，阴干。

**药材性状** 圆柱形，常稍扭曲，长30~70厘米，直径0.5~2厘米。表面灰棕色至灰褐色，外皮粗糙而有许多不规则的裂纹或纵沟纹，具突起的皮孔。节部膨大或不明显，具侧枝断痕。体轻，质紧实，不易折断，断面不整齐，皮部较厚，黄棕色，可见淡黄色颗粒状小点，木部黄白色，射线呈放射状排列，髓小或有时中空，黄白色或黄棕色。气微，味微苦而涩。

| 性味归经 | 苦，微寒。归心、小肠、膀胱经。 |
|---|---|
| 功　效 | 利尿通淋，清心除烦，通经下乳。 |
| 主　治 | 用于淋证，水肿，心烦尿赤，口舌生疮，经闭乳少，湿热痹痛。 |
| 用　法 | 用量3~6克。 |

**单方、验方**

1 反复性上火，口舌生疮：竹叶、木通各6克，生地黄15克，甘草5克，黄芩12克，灯心草10根。煎服。

2 湿热郁滞致小便不利，或腹痛尿血，或黄疸泄泻：茯苓、泽泻、木通各6克，猪苓、栀子、枳壳、车前子各5克。煎服。

3 小儿痘疮出不快：紫草、蝉蜕、木通、白芍、甘草（炙）各2克。煎服。

**现代研究**

含糖类成分。临床与尿珠子同用，治疗输尿管结石有较好疗效。

# 川木通

**别　名** 土木通、小木通、白木通。

**来　源** 毛茛科植物小木通*Clematis armandii* Franch. 的干燥藤茎。

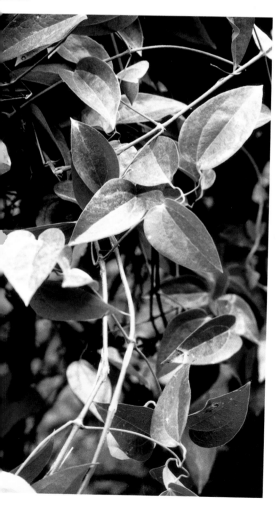

### 植物形态

常绿藤本。长达5米。叶对生，三出复叶；小叶片革质，狭卵形至披针形，无毛，脉在上面隆起。花序圆锥形，顶生或腋生，与叶近等长，腋生花序基部具多数鳞片；下部苞片矩圆形，常3裂，上部苞片小，钻形；萼片4；花白色。展开，矩圆形至矩圆状倒卵形，外面边缘有短茸毛，无花瓣；雄蕊多数，无毛；心皮多数。瘦果扁，椭圆形，疏生伸展的柔毛，羽状花柱长达5厘米。花期3~4月，果期4~7月。

### 生境分布

生于山地林边。分布于我国云南、四川、陕西等地。

### 采　制

春、秋二季采收，除去粗皮，晒干，或趁鲜切薄片，晒干。

**药材性状**

长圆形，略扭曲，长50~100厘米，直径2~3.5厘米。表面黄棕色或黄褐色，有纵向凹沟及棱线；节处多膨大，有叶痕及侧枝痕。残存皮部易撕裂。质坚硬，不易折断。切片边缘不整齐，残存皮部黄棕色，木部浅黄棕色或浅黄色，有黄白色放射状纹理及裂隙，其间布满导管孔，髓部较小，类白色或黄棕色，偶有空腔。无臭，味淡。

| 性味归经 | 苦，寒。归心、小肠、膀胱经。 |
| --- | --- |
| 功　　效 | 利尿通淋，清心除烦，通经下乳。 |
| 主　　治 | 用于淋症，水肿，心烦尿赤，口舌生疮，经闭乳少，温热痹痛。 |
| 用　　法 | 用量3~6克。 |

**单方、验方**

1. 尿道感染：川木通、车前子、生蒲黄、扁蓄各6克。煎服。
2. 喉痹失音：川木通、石菖蒲、僵蚕各6克。煎服。
3. 风湿性关节炎：川木通、乌梢蛇、川芎各6克，熟地黄、当归、赤芍、桑枝、续断各12克。煎服。
4. 冻疮：当归、白芍、生姜各20克，川木通、甘草各6克，大枣4枚，细辛5克（后下）。水煎后分2次温服。
5. 女子慢性肾盂肾炎：黄芪15~25克，车前子、炒白术各15克，茯苓30克，桑寄生20克，川木通6克，川续断、柴胡各12克，北五味子8克。煎服。

**现代研究**

含皂苷、植物甾醇、内酯、香豆素类及糖类。

# 通草

| 别　　名 | 大通草、通花、方通草。 |
| --- | --- |
| 来　　源 | 五加科植物通脱木 *Tetrapanax papyrifer*（Hook.）K. Koch 的干燥茎髓。 |

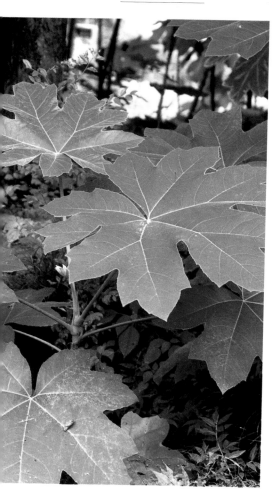

### 植物形态

灌木或小乔木。幼枝、叶背及花序被白色或褐色星状毛。髓大，白色，纸质。叶大，聚生茎顶，5~11掌状分裂，每一裂片又2~3裂，基部心形，全缘或有粗齿；叶柄粗长；托叶膜质，锥形，基部合生。多数球状伞形花序集成大型复圆锥花序；花小，花萼不明显；花瓣4，白色；雄蕊4，子房下位，2室，花柱2，离生。核果状浆果扁球形，紫黑色。花期10~12月，果期翌年1~2月。

### 生境分布

生于向阳山坡、屋旁、路边及杂木林中。分布于我国湖南、湖北、福建、台湾等地。

### 采　制

秋季割取茎，截成段，趁鲜取出髓部，理直，晒干。

**药材性状**

圆柱形，长20~40厘米，直径1~2.5厘米。表面白色或淡黄色，有浅纵沟纹。体轻，质松软，稍有弹性，易折断，断面平坦，显银白色光泽，中部有直径0.3~1.5厘米的空心或半透明的薄膜，纵剖面呈梯状排列，实心者少见。气微，味淡。

| 性味归经 | 甘、淡，微寒。归脾、胃经。 |
| --- | --- |
| 功　效 | 清热利尿，通气下乳。 |
| 主　治 | 用于湿热淋证，水肿尿少，乳汁不下。 |
| 用　法 | 用量3~5克。孕妇慎用。 |

**单方、验方**

1　膀胱积热尿闭：通草、车前草、龙胆草、瞿麦各5克。煎服。

2　急性肾炎：通草5克，茯苓皮12克，大腹皮9克。煎服。

3　产后乳汁不通：通草5克，与猪蹄炖汤同服；或通草9克，王不留行4.5克，煎服。

**现代研究**

含肌醇、多聚戊糖、多聚甲基戊糖以及阿拉伯糖、葡萄糖、果糖、乳糖、果胶、半乳糖醛酸。

**Pink Herb [英]**

# 瞿麦

**别　　名** │ 巨麦、瞿麦穗、洛阳花。

**来　　源** │ 石竹科植物瞿麦*Dianthus superbus* L.的干燥地上部分。

**植物形态**

多年生草本。高30~50厘米。茎簇生，直立，基部稍呈匍匐状，上部分枝，圆柱形，下部节间较短，光滑，全体呈白绿色。单叶对生，无柄，叶片宽披针形，先端渐尖，基部狭窄呈短鞘围抱于节上，边缘有细齿或全缘。夏季开白色或红色花，花单生或数朵簇生成聚伞花序，萼下小苞片呈卵形，长约为萼管的1/4；花瓣5，先端剪裂至中部以下呈丝状；雄蕊10，子房上位，1室，花柱2。蒴果包于宿存的萼管内，先端4裂。花期6~9月，果期7~10月。

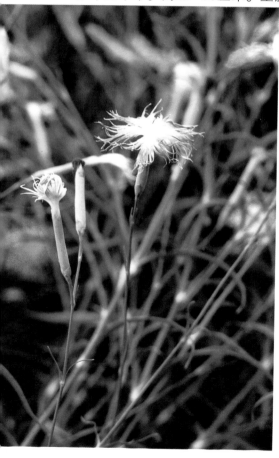

**生境分布**

生于山坡疏林边及溪边草丛中。分布于全国各地。

**采　　制**

夏、秋二季花果期采割，除去杂质，干燥。

## 药材性状

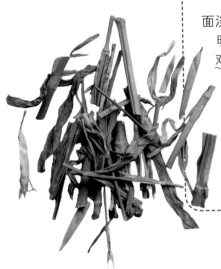

茎圆柱形，上部有分枝，表面淡绿色或黄绿色，光滑无毛，节明显，略膨大，断面中空。叶对生，多皱缩，展平叶片呈条形至条状披针形。枝端具花和果实，花萼筒状，苞片4~6，宽卵形，长约为萼筒的1/4；花瓣棕紫色或棕黄色，卷曲，先端深裂呈丝状。蒴果长筒形，与宿萼等长。种子细小，多数。无臭，味淡。

| 性味归经 | 苦，寒。归心、小肠经。 |
|---|---|
| 功　效 | 利尿通淋，活血通经。 |
| 主　治 | 用于热淋，血淋，石淋，小便不通，淋沥涩痛，经闭瘀阻。 |
| 用　法 | 用量9~15克。孕妇慎服。 |

### 单方、验方

小便涩痛：瞿麦、车前子、萹蓄、滑石各15克。煎服。

### 现代研究

含皂苷、糖类维生素A样物质。全草尚含少量生物碱。药理研究表明，有利尿、降血压的作用。对金黄色葡萄球菌、大肠杆菌、伤寒杆菌、福氏痢疾杆菌、绿脓杆菌有抑制作用。

# 萹蓄

**别　　名** | 扁蓄、萹蓄草、乌蓼。

**来　　源** | 蓼科植物萹蓄*Polygonum aviculare* L. 的干燥地上部分。

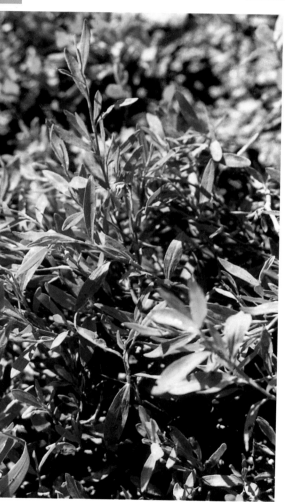

### 植物形态

　　一年生草本。高15~50厘米。茎匍匐或斜上，基部分枝甚多，幼枝上微有棱角。叶互生，叶片披针形至椭圆形，先端钝或尖，基部楔形，全缘，托叶鞘膜质，抱茎，其上多数平行脉常伸出呈丝状裂片。花6~10朵簇生于叶腋，花梗短，苞片及小苞片均为白色透明膜质，花被绿色，具白色边缘，雄蕊通常8，柱头3。瘦果包围于宿存花被内，仅顶端小部分外露，卵形。花期6~8月，果期9~10月。

### 生境分布

　　生于山野路旁、荒地及河边等处。分布于全国各地。

### 采　　制

　　夏季叶茂盛时采收，除去根和杂质，晒干。

**药材性状**

茎呈圆柱形而略扁，有分枝，表面灰绿色或棕红色，有细密微突起的纵纹，节部稍膨大，有浅棕色膜质的托叶鞘。质硬，易折断，断面髓部白色。叶互生，近无柄或具短柄，叶片多脱落或皱缩、破碎，完整者展平后呈披针形，全缘，两面均呈棕绿色或灰绿色。无臭，味微苦。

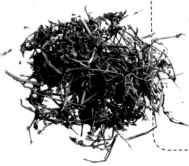

| 性味归经 | 苦，微寒。归膀胱经。 |
| --- | --- |
| 功　　效 | 利尿通淋，杀虫，止痒。 |
| 主　　治 | 用于热淋涩痛，小便短赤，虫积腹痛，皮肤湿疹，阴痒带下。 |
| 用　　法 | 用量9~15克。外用适量，煎洗患处。 |

**单方、验方**

1. 腮腺炎：鲜萹蓄30克。洗净后切细捣烂，加入适量生石灰水，再调入蛋清，涂敷患处。
2. 牙痛：萹蓄15克（鲜品不拘多少）。水煎，分2次服。
3. 鞘膜积液：萹蓄、生薏苡仁各15克。煎服。
4. 恶疮痂痒：萹蓄适量。捣烂封患处。

**现代研究**

　　含蓄苷、槲皮苷、绿原酸等成分。煎剂可增加大白鼠的尿量及钠、钾排出量，其灰分亦有同样效果；水及醇提物能加速血液凝固，使子宫张力增高，可用作流产及分娩后子宫出血的止血剂；水及醇提物静脉注射对猫、兔、狗有降压作用；1∶10的浸出液，对某些真菌有抑制作用，对细菌的抑制作用较弱。此外，本品能增强呼吸运动的幅度及肺换气量，有轻度收缩作用，可作创伤用药。

# 地肤子

别　名｜扫帚子、扫帚种子、地伏子。

来　源｜藜科植物地肤*Kochia scoparia*（L.）Schrad. 的干燥成熟果实。

## 植物形态

一年生草本。茎直立，多分枝，秋天常变为红紫色，幼时具白色柔毛。叶互生，稠密；叶片狭长圆形或长圆状披针形，先端渐尖，基部楔形，全缘，无毛或具短柔毛；幼叶边缘有白色长柔毛。花小，杂性，黄绿色，无梗，1朵或数朵生于叶腋；花被基部连合，先端5裂，裂片三角形，向内弯曲，包被子房，中肋突起，在花被背部弯曲处有一绿色突起物，果时发达为横生的翅；雄蕊5，与花被裂片对生，伸出花外；花柱短，柱头2，线形。胞果扁球形，基部有5枚带翅的宿存花被。种子1，棕色。花期7~9月，果期9~10月。

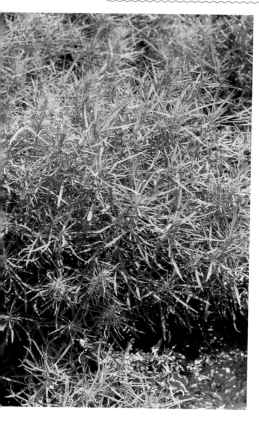

## 生境分布

生于山野荒地、田野、路旁。分布几乎遍及全国。

## 采　制

秋季果实成熟时采收植株，晒干，打下果实，除去杂质。

## 药材性状

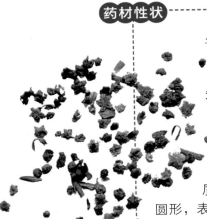

扁球状五角形，外面包有宿存花被。表面浅棕色或灰绿色，周围有三角形膜质小翅5枚，其先端具缺刻状浅裂，下面中央有微突起的果柄痕及放射状棱线5或10条，上面中央可见未被宿存花被包被的五角状空隙。果皮灰棕色，膜质状，半透明，质脆易剥离。种子褐棕色，扁卵圆形，表面有网状皱纹。气微，味微苦。

| 性味归经 | 辛、苦，寒。归肾、膀胱经。 |
|---|---|
| 功　　效 | 清热利湿，祛风止痒。 |
| 主　　治 | 用于小便涩痛，阴痒带下，风疹，湿疹，皮肤瘙痒。 |
| 用　　法 | 用量9~15克。外用适量，煎汤熏洗。 |

### 单方、验方

1. 阳虚气弱，小便不利：野台参12克，地肤子、威灵仙各5克，寸麦冬（带心）30克。煎服。
2. 疝气：地肤子炒香，研成粉末，每次服5克。

### 现代研究

地肤子1:3水浸剂试管内对许兰氏癣菌、奥杜盎氏小芽孢癣菌、铁锈色小芽孢癣菌、羊毛状小芽孢癣菌、星形奴卡氏菌等真菌有一定的抑制作用，50%煎剂对伤寒杆菌有较弱抑制作用；水提液有抗炎、利尿、免疫抑制等药理作用。

## 201

# 海金沙

**别　　名** 金砂粉、海银沙、土金沙。

**来　　源** 海金沙科植物海金沙*Lygodium japonicum*（Thunb.）Sw. 的干燥成熟孢子。

### 植物形态

多年生攀缘植物。茎草质，细弱。地下茎细而匍匐，被细柔毛。

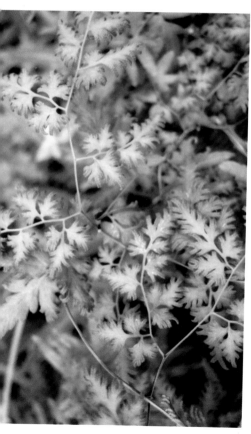

叶为1~2回羽状复叶，纸质，两面均被细柔毛；能育羽片卵状三角形，小叶卵状披针形，边缘有锯齿或不规则分裂，上部小叶无柄，羽状或戟形，下部的小叶有柄。不育羽片尖三角形，小叶阔线形或基部分裂呈不规则的小片。孢子囊生于能育羽片的背面，在2回小叶的齿及裂片顶端呈穗状排列，孢子囊群盖鳞片状，卵形，每盖下生一横卵形的孢子囊，环带侧生，聚集一处。

### 生境分布

野生于山坡灌木丛中，攀缘他物而生长。分布于我国长江以南各地及陕西、甘肃。

### 采　制

秋季孢子未脱落时采割藤叶，晒干，搓揉或打下孢子，除去藤叶。

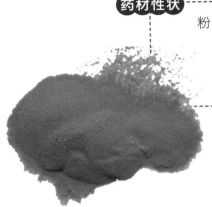

**药材性状**

粉末状，棕黄色或浅棕黄色。体轻，手捻有光滑感，置手中易由指缝滑落。气微，味淡。火烧有闪光及曝鸣声。

| 性味归经 | 甘、咸，寒。归膀胱、小肠经。 |
| --- | --- |
| 功　　效 | 清利湿热，通淋止痛。 |
| 主　　治 | 用于热淋，石淋，血淋，膏淋，尿道涩痛。 |
| 用　　法 | 用量6~15克，包煎。 |

### 单方、验方

1　热淋急痛：海沙草适量。阴干，研末。每次10克，煎生甘草汤调上。药中加滑石亦可。

2　小便不通，脐下闷满：海金沙50克，腊南茶25克。一起捣碎。每次15克，生姜、甘草煎汤送下。每日2次。

3　小便淋涩：海金沙、滑石各50克，甘草梢10克。共研为末。每次10克，麦冬煎汤服。每日2次。

### 现代研究

含水溶性成分海金沙素及棕榈酸、硬脂酸、油酸、亚油酸等有机酸类，还含赤霉素A73的甲酯。新鲜海金沙榨出液体对金黄色葡萄球菌、绿脓杆菌、福氏痢疾杆菌、伤寒杆菌均有抑制作用。此外，还有利胆、利尿排石作用，临床用治尿路结石、肝胆（黄疸）疾患、尿路感染等。

# 石韦

别　　名｜石剑、小叶石韦、小石韦。

来　　源｜水龙骨科植物石韦 *Pyrrosia lingua*（Thunb.）Farwell. 的干燥叶。

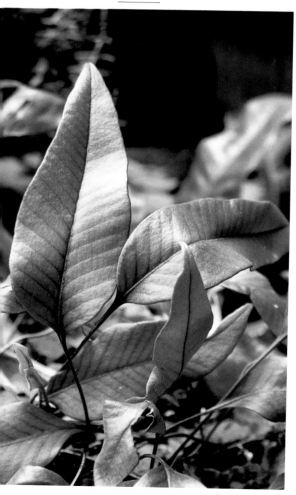

### 植物形态

多年生草本。根茎细长如铁丝横走，密被披针形鳞片，边缘有睫毛。叶近二型，疏生，叶片披针形至卵圆状椭圆形，全缘，上面绿色有细点，疏被星状毛或无毛，下面密被淡褐色或灰色星芒状毛；孢子叶较营养叶长，通常内卷，呈筒状。孢子囊群椭圆形，着生于孢子叶背面，无囊群盖。

### 生境分布

常附生于岩石或树干上。主产于我国长江以南各地。

### 采　　制

全年均可采收，除去根茎及根，晒干或阴干。

## 药材性状

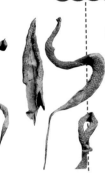

叶革质，披针形、线状披针形或长圆状披针形，长7~20厘米，宽1.5~3.5厘米，先端渐尖，基部渐狭，略下延，全缘，向内扭曲皱卷。上面灰绿色或灰棕色，无毛或疏被星状毛，下面被灰棕色或红棕色星状柔毛和密布红棕圆点状孢子囊群；主脉明显，侧脉隐约可见。叶柄长2~10厘米，棕色，略呈四棱状，常扭曲。气无，味淡。

| 性味归经 | 苦、甘，微寒。归肺、膀胱经。 |
| --- | --- |
| 功　效 | 利尿通淋，清肺止咳，凉血止血。 |
| 主　治 | 用于热淋，血淋，石淋，小便不通，淋沥涩痛，肺热喘咳，吐血，衄血，尿血，崩漏。 |
| 用　法 | 用量6~12克。 |

### 单方、验方

1. 尿路结石：石韦、车前草各12克，生栀子25克，甘草15克。煎2次，早、晚各服1次。
2. 痢疾：石韦全草10克。水煎，调冰糖25克，饭前服。
3. 崩中漏下：石韦适量。研成粉末，每次15克，温酒送服。
4. 慢性气管炎：石韦、蒲公英、佛耳草、一枝黄花各15克。水煎浓缩，分2次服。
5. 小便淋痛：石韦、滑石各等份。研成粉末，每次3克，水送服。

### 现代研究

　　应用反相高效液相色谱法，可测定石韦中果苷、异果苷和绿原酸的含量。本品具有镇咳、祛痰、平喘的作用，对二氧化硫刺激产生的大鼠慢性气管炎有治疗作用；对因化学疗法及放射线疗法引起的白细胞下降有升高作用；其提取物有增强机体抗病能力的作用。

# 冬葵果

| 别　　名 | 葵子、葵菜子、冬葵子。 |
|---|---|
| 来　　源 | 锦葵科植物冬葵*Malva verticillata* L. 的干燥成熟果实。 |

## 植物形态

一年或多年生草本。高60~90厘米，全株被星状柔毛。根单生，有时分枝，长而弯曲，黄白色，有黏液。茎直立，多分枝。单叶互生，叶片掌状5~7浅裂，圆肾形或近圆形，基部心形，裂片卵状三角形，边缘有不规则锯齿，主脉5~7，两面疏被糙伏毛或几无毛。花期：甚长，冬末春初即开始开放，花数朵至十数朵，簇生叶腋，萼杯状，5齿裂，副萼3裂；花淡粉紫色，花瓣5，三角状倒卵形，先端近平截；雄蕊连合呈短柱状。蒴果扁球形，生于宿萼内，熟后心皮彼此分离并与中轴脱离，形成分果。花期6~7月，果实秋季成熟。

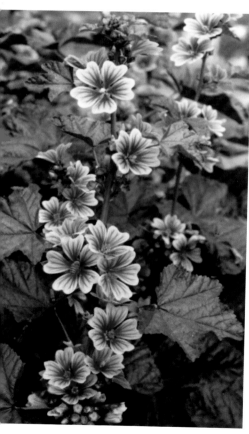

## 生境分布

生于村边、路旁、田埂草丛中，也有栽培。主产于我国河北、黑龙江、辽宁等地。

## 采　制

夏、秋二季果实成熟时采收，除去杂质，阴干。

## 药材性状

扁球状盘形，直径4~7毫米。外被膜质宿萼，宿萼钟状，黄绿色或黄棕色，有的微带紫色，先端5齿裂，裂片内卷，其外有条状披针形的小苞片3。果梗细短。果实由分果瓣10~12组成，在圆锥形中轴周围排成1轮，分果类扁圆形，直径1.4~2.5毫米。表面黄白色或黄棕色，具隆起的环向细脉纹。种子肾形，棕黄色或黑褐色。气微，味涩。

| 性味归经 | 甘、涩，凉。 |
| --- | --- |
| 功　效 | 清热利尿，消肿。 |
| 主　治 | 用于尿闭，水肿，口渴；尿路感染。 |
| 用　法 | 用量3~9克。 |

### 单方、验方

1. 热淋水肿尿闭：萹蓄、冬葵果、车前子各9克。煎服。
2. 血淋及虚劳尿血：冬葵果9克。煎服。

### 现代研究

花、叶含黏液质。叶含锦葵酸、苹婆酸。种子含中性多糖如冬葵多糖MVS-Ⅰ、冬葵多糖MVS-Ⅱ，酸性多糖如冬葵多糖MVS-ⅢA、冬葵多糖MVS-Ⅳ，肽多糖如冬葵多糖MVS-Ⅴ等。此外，还含有脂肪油和蛋白质。

# 灯心草

**别　　名** | 灯心、野席草、灯草。

**来　　源** | 灯心草科植物灯心草*Juncus effusus* L. 的干燥茎髓。

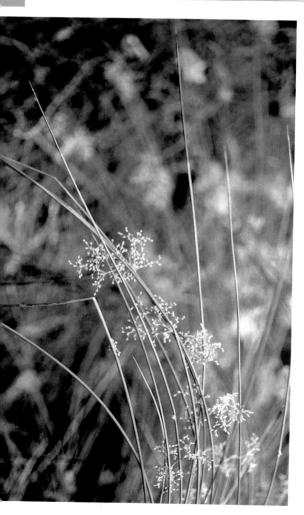

### 植物形态

　　多年生草本。根茎横走，具多数须根。茎圆筒状，外具明显条纹，淡绿色。无茎生叶，基部具鞘状叶。复聚伞花序，假侧生，由多数小花密聚成簇；花淡绿色，花被6，2轮，裂片针形，背面被柔毛，边缘膜质；雄蕊3，较花被短；花柱不明显，柱头3。蒴果卵状三棱形或椭圆形，先端钝，淡黄褐色。花期5~6月，果期7~8月。

### 生境分布

　　生于水旁或沼泽边缘潮湿地带。我国各地均有分布。

### 采　　制

　　夏末至秋季割取茎，晒干，取出茎髓，理直，扎成小把。

## 药材性状

圆柱形，长达90多厘米，直径1~3毫米，表面黄色或淡黄白色，有细纵纹。放大镜下观察，有隆起皱纹及海绵状细小孔隙。体轻，质软如海绵状，略有弹性，易拉断，断面白色。无臭，无味。

| 性味归经 | 甘、淡，微寒。归心、肺、小肠经。 |
| --- | --- |
| 功　效 | 清心火，利小便。 |
| 主　治 | 用于心烦失眠，尿少涩痛，口舌生疮。 |
| 用　法 | 用量1~3克。 |

### 单方、验方

1. 热淋：鲜灯心草、车前草、凤尾草各50克。淘米水煎服。
2. 膀胱炎，尿道炎，肾炎水肿：鲜灯心草50克，鲜车前草100克，薏苡仁、海金沙各50克。煎服。
3. 失眠，心烦：灯心草3克。煎汤代茶常服。
4. 小儿热惊：灯心草5克，车前草15克。炖服。

### 现代研究

　　具有利尿、止血的作用。其水提液在试管内，浓度500毫克/毫升以下时，对人癌细胞株（JIC-26）有抑制作用，对正常人胚细胞（HEI）以同样药物浓度，也有抑制作用，故推断灯心草对癌细胞的抑制无选择性。

# 粉萆薢

| | |
|---|---|
| **别　名** | 黄萆薢、萆薢、萆薢片。 |
| **来　源** | 薯蓣科植物粉背萆薢*Dioscorea hypoglauca* Palibin 的干燥根茎。 |

### 植物形态

多年生缠绕草质藤本。根状茎横走，粗厚，多细长须根。茎纤细，左旋。单叶互生，纸质；叶片三角状心形或卵状披针形，顶端渐尖，边缘波状，叶干后近黑色，下面灰白色。花黄绿色，单性，雌雄异株；雄花为腋生向上的穗状花序，花单生或2~3朵簇生，花被6，雄蕊3，退化雄蕊3，互生；雌花为下垂的穗状花序，花单生，花被6，柱头3裂。蒴果近圆形，微被白粉，有3翅，成熟后向上反转。花期5~8月，果期6~10月。

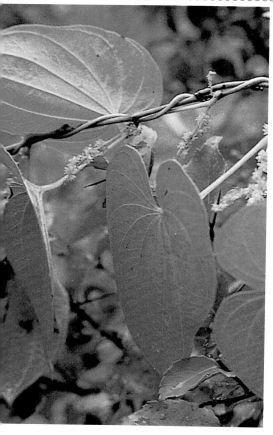

### 生境分布

生于海拔200~1 000米的山腰陡坡、山谷缓坡或水沟边、阴坡的混交林缘或疏林下。分布于我国安徽、浙江、福建、江西等地。

### 采　制

秋、冬二季采挖，除去须根，洗净，切片，晒干。

## 药材性状

根茎竹节状，类圆柱形，有分枝，表面皱缩，常残留有茎枯萎疤痕及未除尽的细长须根。商品多为不规则的薄片，大小不一，厚约0.5毫米，边缘不整齐，有的有棕黑色或灰棕色的外皮。切面黄白色或淡灰棕色，平坦，细腻，有粉性及不规则的黄色筋脉花纹维管束，对光照视，极为显著。质松，易折断。气微，味辛、微苦。

| 性味归经 | 苦，平。归肾、胃经。 |
|---|---|
| 功　　效 | 利湿去浊，祛风除痹。 |
| 主　　治 | 用于膏淋，白浊，白带过多，风湿痹痛，关节不利，腰膝疼痛。 |
| 用　　法 | 用量9~15克。 |

### 单方、验方

女性经中涩痛：粉萆薢15克，鲜白茅根100克（干者50克）。煎服。

### 现代研究

含薯蓣皂苷元、粉背皂苷A、纤细薯蓣皂苷、原纤细薯蓣皂苷等。薯蓣皂苷元的含量测定方法有：库仑滴定法、TLC扫描测定法。药理研究表明，本品对动脉粥样硬化斑块的形成有抑制作用，可使外周血T细胞百分率增加，具有一定的免疫药理活性。

# 绵萆薢

| 别　名 | 萆薢、萆薢片、大萆薢。 |
|---|---|
| 来　源 | 薯蓣科植物绵萆薢*Dioscorea spongiosa* J.Q.Xi.M.Mizuno et W.L.Zhao 的干燥根茎。 |

## 植物形态

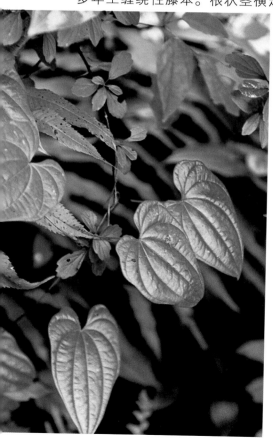

多年生缠绕性藤本。根状茎横走，粗厚。茎纤细，左旋，圆锥形。单叶互生；叶片卵形，先端渐尖，边缘微波状，叶干后不变黑。花雌雄异株；雄花序腋生，为直立的圆锥花序，花橙黄色，疏生，单生或间为2朵对生，花瓣6，开展，长圆形，雄蕊6，与花瓣对生，其中3枚较大；雌花序腋生，为下垂的圆锥花序。蒴果宽倒卵形，疏生，具3翅，干后棕褐色。花期6~8月，果期7~10月。

## 生境分布

生于山腰陡坡或水沟阴处的混交林缘或疏林下。分布于我国浙江、安徽、福建、江西等地。

## 采　制

秋、冬二季采挖，除去须根，洗净，切片，晒干。

## 药材性状

粗大，不规则长圆柱形或块状，多切成不规则薄片，大小不等，厚2~5毫米；外皮黄棕色，较厚，周边多卷曲，切面浅黄白色，粗糙，有黄棕色点状维管束散在。质疏松，易折断。气微，味微苦。

| 性味归经 | 苦，平。归肾、胃经。 |
|---|---|
| 功　效 | 利湿去浊，祛风通痹。 |
| 主　治 | 用于膏淋，白浊，白带过多，风湿痹痛，关节不利，腰膝疼痛。 |
| 用　法 | 用量9~15克。 |

### 单方、验方

1　小便浑浊：鲜绵草薢根头适量。刮去皮须，每次60克，煎服。

2　阴痿失溺：绵草薢6克，附子3克。合煎汤内服。

3　脚气肿痛：绵草薢15克，黄柏、苍术、牛膝、木瓜、猪苓、泽泻、槟榔各6克。水煎，每日饭前服1剂。

4　风寒湿痹，腰骨强痛：绵草薢根15克，猪脊骨250克。合炖服。

### 现代研究

含薯蓣皂苷、纤细薯蓣皂苷、原薯蓣皂苷、原纤细薯蓣皂苷和甲基纤细薯蓣皂苷。皂苷水解后，主要得薯蓣皂苷元。药理研究表明，本品对动脉粥样硬化斑块的形成有抑制作用，可降低动脉粥样硬化斑块的发生率。

## 207

# 茵陈

**别　名**｜绵茵陈、北茵陈、西茵陈。

**来　源**｜菊科植物茵陈蒿*Artemisia capillaris* Thunb. 的干燥地上部分。

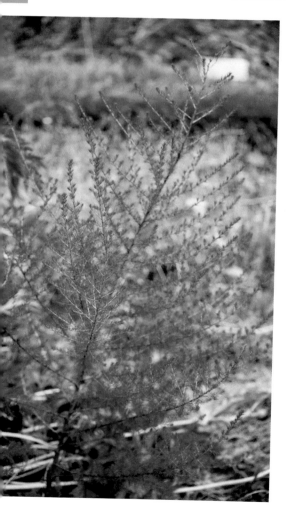

### 植物形态

半灌木。茎直立，有纵条纹，紫色，幼嫩枝被有灰白色细柔毛。基生叶2~3回羽状全裂，小裂片线形或卵形，两面密被绢毛；茎生叶无柄，裂片细线形或毛管状，基部抱茎，叶脉宽，被淡褐色毛，枝端叶渐短小，常无毛。头状花序球形，多数集成圆锥状；花淡绿色。瘦果长圆形，无毛。花期8~9月，果期9~10月。

### 生境分布

生于山坡、河岸、沙砾地。我国大部分地区有分布。

### 采　制

春季幼苗高6~10厘米时采收或秋季花蕾长成至花初开时采割，除去杂质和老茎，晒干。春季采收的习称"绵茵陈"，秋季采割的习称"花茵陈"。

## 药材性状

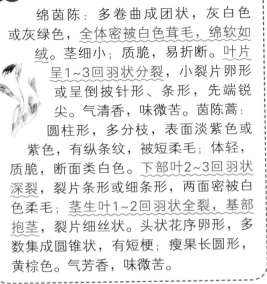

绵茵陈：多卷曲成团状，灰白色或灰绿色，全体密被白色茸毛，绵软如绒。茎细小；质脆，易折断。叶片呈1~3回羽状分裂，小裂片卵形或呈倒披针形、条形，先端锐尖。气清香，味微苦。茵陈蒿：圆柱形，多分枝，表面淡紫色或紫色，有纵条纹，被短柔毛；体轻，质脆，断面类白色。下部叶2~3回羽状深裂，裂片条形或细条形，两面密被白色柔毛；茎生叶1~2回羽状全裂，基部抱茎，裂片细丝状。头状花序卵形，多数集成圆锥状，有短梗；瘦果长圆形，黄棕色。气芳香，味微苦。

| 性味归经 | 苦、辛，微寒。归脾、胃、肝、胆经。 |
|---|---|
| 功　效 | 清利湿热，利胆退黄。 |
| 主　治 | 用于黄疸尿少，湿温暑湿，湿疮瘙痒。 |
| 用　法 | 用量6~15克。外用适量，煎汤熏洗。 |

### 单方、验方

1 急性传染性黄疸型肝炎：茵陈15克，败酱草20克。煎服。
2 婴儿湿疹：茵陈120克，青黛15克，冰片5克。制成散剂，外敷。
3 高脂血症：茵陈15克。水煎代茶饮。

### 现代研究

含叶酸、挥发油；花及果中含有6，7－二甲氧基香豆精、氯化钾和绿原酸。具有利胆、解热、降脂、降血压、平喘、抑菌、抗病毒、利尿、抗癌等作用，对肝炎病毒有抑制作用。

# 广金钱草

**别　　名**｜落地金钱、广东金钱草、铜钱草。

**来　　源**｜豆科植物广金钱草*Desmodium styracifolium*（Osb.）Merr. 的干燥地上部分。

## 植物形态

半灌木状草本。茎直立或平卧，基部木质，枝呈圆柱形，密被柔毛。叶互生，小叶1或3，顶端小叶圆形，顶端微缺，基部心形或近平截，全缘。总状花序顶生或腋生；苞片卵状三角形，每个苞片内有花2，花小；花萼被粗毛，萼齿披针形，长为萼筒的2倍；花冠蝶形，紫色，有香气。雄蕊10，二体；子房线形。荚果线状长圆形，被短柔毛和钩状毛，腹缝线直，背缝线呈波状，有荚节3~6，每节有肾形种子1。花期6~9月，果期7~10月。

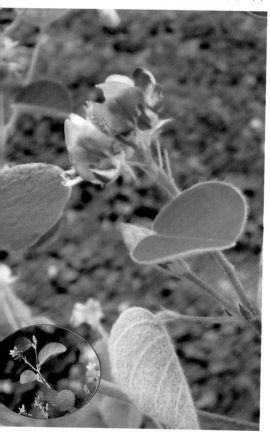

## 生境分布

生于山坡草地或灌木丛中。分布于我国福建、海南、广西、广东等地。

## 采　制

夏、秋二季采割，除去杂质，晒干。

**药材性状**

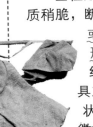

圆柱形，密被黄色伸展的短柔毛，质稍脆，断面中部有髓。叶互生，圆形或矩圆形。先端微凹，基部心形或钝圆，全缘；上表面黄绿色或灰绿色，无毛，下表面具灰白色紧贴的茸毛，侧脉羽状；托叶披针形。气微香，味微甘。

| 性味归经 | 甘、淡，凉。归肝、肾、膀胱经。 |
| --- | --- |
| 功　　效 | 利湿退黄，利尿通淋。 |
| 主　　治 | 用于黄疸尿赤，热淋，石淋，小便涩痛，水肿尿少。 |
| 用　　法 | 用量15~30克。 |

**单方、验方**

1. 泌尿系统感染：广金钱草24克，车前草、金银花、海金沙各15克。煎服。
2. 黄疸型肝炎，湿热黄疸：广金钱草、茵陈蒿、栀子各9克。煎服。
3. 泌尿系结石：石韦、海金沙、广金钱草各30克，瞿麦、王不留行、黄柏、枳壳、怀牛膝各15克，鸡内金10克，琥珀末（冲服）3克，地龙、甘草各5g。煎服。

**现代研究**

　　主含大豆皂苷Ⅰ及多糖等成分。多糖成分对尿路结石的生长有抑制作用，是治疗结石的有效成分之一，主要具有利尿排石、利胆、抗炎作用；另外，还可增加冠状动脉血流量，并具有抗菌、促智作用。

# 金钱草

**别　　名** | 大金钱草、大叶金钱草、神仙对坐草。

**来　　源** | 报春花科植物过路黄 *Lysimachia christinae* Hance 的干燥全草。

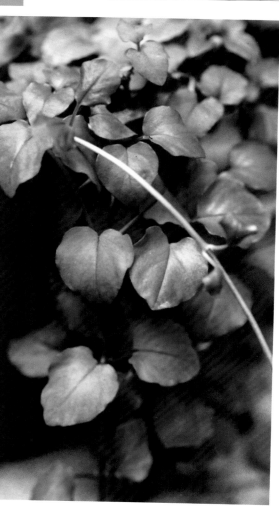

多年生草本。茎柔弱，匍匐地面。叶对生；叶片卵形或心形，先端钝尖或钝，基部楔形或心形，全缘；叶、萼、花冠均具点状及条纹状黑色腺体。花黄色，成对腋生；萼片5，线状披针形至线形，幼嫩时稍有毛；花瓣5，长为萼片的2倍，裂片线状舌形，先端尖；雄蕊5，3长2短，花丝基部连合成筒；花柱长，柱头头状，通常宿存。蒴果球形或近于球形，有黑色短条状腺体。花期5~7月，果期9~10月。

生于荒地、路旁、沟边湿润处。分布于我国四川、江苏、广西、浙江、湖南等地。

夏、秋二季采收，除去杂质，晒干。

## 药材性状

干燥品多皱缩成团。茎扭曲，表面棕色或暗棕红色，有纵纹，通常无毛，断面实心。在下部茎节上有时具须根。叶对生，多皱褶，展开后呈宽卵形或心形，全缘，上表面灰绿色或棕褐色，下表面色较浅，主脉1，明显突起。用水浸泡后，对光透视，可见黑色或褐色线条，有时可见叶腋着生具长梗的花或果。花黄色。气微，味淡。

| 性味归经 | 甘、咸，微寒。归肝、胆、肾、膀胱经。 |
|---|---|
| 功　　效 | 利湿退黄，利尿通淋，解毒消肿。 |
| 主　　治 | 用于湿热黄疸，胆胀胁痛，石淋，热淋，小便涩痛，肿痛疔疮，蛇虫咬伤。 |
| 用　　法 | 用量15~60克。 |

## 单方、验方

1　石淋：金钱草30克。煎服。
2　腹水肿胀：鲜金钱草适量。捣烂敷脐部。
3　疔疮：金钱草适量。捣汁，兑淘米水或酒服。
4　跌打损伤：金钱草适量。洗净，捣汁1小杯服。

## 现代研究

含酸性成分、甾醇、黄酮类、氨基酸、鞣质、挥发油、胆碱等。黄酮类成分主要有槲皮素、异槲皮素等。具有促进胆汁分泌、利尿排石等作用；对金黄色葡萄球菌有一定抑制作用。

利水渗湿药·利湿退黄药

# 虎杖

| 别　　名 | 大叶蛇总管、土黄连、虎杖根。 |
| 来　　源 | 蓼科植物虎杖*Polygonum cuspidatum* Sieb. et Zucc. 的干燥根茎及根。 |

### 植物形态

多年生草本。根茎横卧地下，木质，黄褐色，节明显。茎直立，圆柱形，散生着多数红色或带紫色斑点，中空。单叶互生，阔卵形

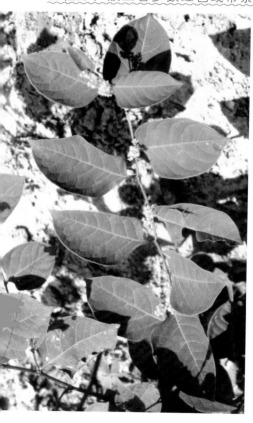

至近圆形，先端短尖，基部圆形或楔形；托叶鞘膜质，褐色，早落。花单性，雌雄异株，圆锥花序腋生；花梗较长，上部有翅；花小而密，白色，花被5，外轮3，背面有翅，结果时增大；雄花有雄蕊8；雌花子房上部有花柱3。瘦果卵形，具3棱，红褐色，光亮，包在翅状的花被中。花期6~8月，果期9~10月。

### 生境分布

生于湿润而深厚的土壤，常见于山坡山麓及溪谷两岸的灌丛边、沟边草丛及田野路旁。分布于我国江苏、浙江、安徽等地。

### 采　制

春、秋二季采挖，除去须根，洗净，趁鲜切短段或厚片，晒干。

## 药材性状

圆柱形小段或片块。外皮棕褐色，有纵皱纹及须根痕。根茎有节，节间长2~3厘米。质坚韧，不易折断，断面皮部薄，棕褐色，易与木部分离；木部占大部分，棕黄色，射线呈放射状；根茎中央有髓，空洞状。气微，味微苦、涩。

| 性味归经 | 微苦，微寒。归肝、胆、肺经。 |
|---|---|
| 功　　效 | 利湿退黄，清热解毒，散瘀止痛，止咳化痰。 |
| 主　　治 | 用于湿热黄疸，淋浊，带下，风湿痹痛，痈肿疮毒，水火烫伤，经闭，癥瘕，跌打损伤，肺热咳嗽。 |
| 用　　法 | 用量9~15克。外用适量，制成煎液或油膏涂敷。孕妇慎用。 |

### 单方、验方

1. 小便淋涩：虎杖为末，每服10克，米汤送下。
2. 月经不通：虎杖150克，凌霄花、没药各50克。共研为末，每次5克，热酒送下。

### 现代研究

含有蒽醌类衍生物，据分析总量可达2.1%，以游离型为主（1.4%），结合型含量较低（0.6%）。并含有芪类化合物白藜芦醇及虎杖苷等，含一定量的鞣质、多个黄酮类化合物。药理实验表明，本品能调节血脂，能延缓动脉粥样硬化的发生和发展，并能改善高血脂动物的血液高黏状态，使血黏度恢复正常，防止血栓的形成和防治血瘀症；有抗肝损伤，抗休克，抗菌，镇咳，降压，改善微循环的作用。

# 田基黄

别　　名│七寸金、田基王、防蚊草。
来　　源│藤黄科植物地耳草*Hypericum japonicum* Thunb.ex Marray的干燥全草。

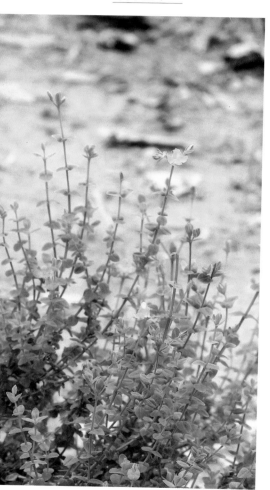

## 植物形态

一年生纤细小草本。茎常有4棱，无毛。叶对生，无柄，基部稍抱茎；叶片卵形或卵状披针形，顶端钝，基部近心形，全缘，叶背有稀疏的小黑点，有基出脉5。花期几全年；聚伞花序生于小枝顶端，疏生；花黄色，花梗纤细；萼5，线状长椭圆形或椭圆形；花瓣5，倒卵状长椭圆形，约与花萼等长；雄蕊多数，花丝基部合生，花柱3，柱头头状。蒴果椭圆形，成熟时开裂。

## 生境分布

常生于田埂和原野、沟边较潮湿处。分布于我国长江流域以南地区。

## 采　　制

春、夏二季花开时采挖，除去杂质，晒干。

## 药材性状

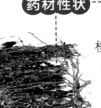

根细小如须状。茎纤细，略呈四棱柱形，常数枝并生，表面黄棕色至暗棕色；质脆，易折断，断面中空。叶对生，皱缩，黄绿色，<u>完整叶片展平后呈卵形至宽卵形，全缘，先端钝，基部钝圆而稍抱茎，近无柄。</u>花序顶生，多已脱落，常见花萼残留，棕黄色。气微，味微苦。

| 性味归经 | 甘、微苦，微寒。归肝、脾经。 |
|---|---|
| 功　　效 | 清热利湿，散瘀解毒。 |
| 主　　治 | 用于湿热黄疸，泄泻痢疾，毒蛇咬伤，疮疖痈肿。外伤积瘀肿痛。 |
| 用　　法 | 用量15~30克。 |

### 单方、验方

1　疔疮，一切阳性肿毒：鲜田基黄适量。加食盐数粒同捣烂，敷患处，等到有黄水渗出，伤口慢慢愈合。

2　黄疸，水肿，小便不利：田基黄、白茅根各30克。水煎，分2次用白糖调服。

### 现代研究

含抗菌成分sarotralen A、sarothralen B，又含香豆精、异槲皮苷、白前苷B，尚含鞣质、蒽醌、氨基酸、酚类。对急性黄疸型肝炎和非黄疸型肝炎、迁延性肝炎和慢性肝炎等疾患均有较显著疗效。用药后肝功能、自觉症状及体征有明显改善，对金黄色葡萄球菌、链球菌、牛型结合杆菌、肺炎球菌、猪霍乱杆菌均有不同程度的抑制作用。

**212**  Herba Centellae [英]

# 积雪草

| 别　名 | 马蹄草、落得打、崩大碗。 |
|---|---|
| 来　源 | 伞形科植物积雪草 *Centella asiatica*（L.）Urban 的干燥全草。 |

## 植物形态

一多年生匍匐草本。茎纤细伏地，无毛或稍有毛，节上生根。单叶互生，叶片圆形或肾形，上面光滑，背面有疏柔毛，边缘有粗锯齿或钝齿；叶柄基部鞘状，无托叶。伞形花序单生或2~5个簇生，花梗生于叶腋，每一花梗顶端有花3~6朵聚成头状花序；总苞片2，萼片截头形；花瓣5，卵形，紫红色，顶端微向内弯曲；雄蕊5，短小；子房下位，花柱2，较短。双悬果扁圆形，光滑，主棱线形。花期5~6月，果期7~8月。

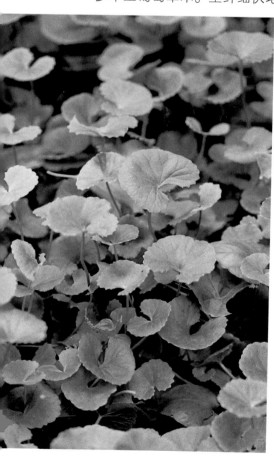

## 生境分布

生于路旁、田坎、沟边湿润而肥沃的土地上。分布于我国长江以南各地。

## 采　制

夏、秋二季采收，除去泥沙，晒干。

## 药材性状

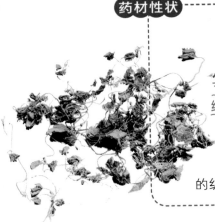

常卷缩成团状。根圆柱形，表面浅黄色或灰黄色。茎细长弯曲，黄棕色，有细纵皱纹，节上常着生须状根。叶片多皱缩、破碎，完整者展平后呈近圆形或肾形，灰绿色，边缘有粗钝齿；叶柄扭曲。伞形花序腋生。双悬果扁圆形，有明显隆起的纵棱及细网纹。气微，味淡。

| 性味归经 | 苦、辛，寒。归肝、脾、肾经。 |
|---|---|
| 功　　效 | 清热利湿，解毒消肿。 |
| 主　　治 | 用于湿热黄疸，中暑腹泻，石淋血淋，痈肿疮毒，跌打损伤。 |
| 用　　法 | 用量15~30克。 |

### 单方、验方

1. 外感暑热：积雪草、旱莲草、青蒿（均为鲜品）各适量。共捣烂取汁，冷开水冲服。
2. 外感风热：鲜积雪草60克，白颈蚯蚓4条。共捣烂，煎后取汁服，每日3次。

### 现代研究

　　主含活性成分三萜皂苷，最主要有积雪草苷和羟基积雪草苷。水煎剂具有抗溃疡、抗菌作用；积雪草苷对大鼠、小鼠有镇静、安定作用；醇提取物能松弛大鼠离体回肠。

## 213

# 溪黄草

别　名｜熊胆草、黄汁草、土黄连。

来　源｜唇形科植物线纹香茶菜 *Robdosia lophanthoides*（Buch.-Ham ex D. Don）H. Hara 的干燥全草。

### 植物形态

多年生纤弱草本。下部常匍匐生根，并有球状块根。茎方柱形，具4沟槽，被短柔毛。叶对生，纸质，卵圆形或阔卵形，揉之有黄色液汁，顶端钝，基部楔尖、阔楔尖，圆形或微心形，边缘有圆锯齿，两面被分节的短毛，下面密生褐色腺点，上部叶的叶柄短。花白色或粉红色，两性或杂性，排成顶生的圆锥花序，末次分枝呈蝎尾状弯卷；苞片生于花序下部的呈叶状，生于花序上部的小，花萼钟状，外面疏生念珠状长柔毛和很密的红褐色腺点，萼檐齿状5裂，二唇形，上唇3齿较小；花冠疏生黄色腺点，冠管直，檐部二唇形，上唇反折，4圆裂，下唇阔卵圆形，扁平；雄蕊和花柱均长伸出。小坚果卵状长椭圆形。秋季开花。

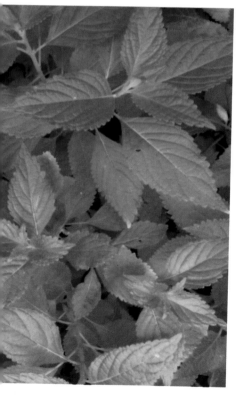

### 生境分布

生于田边、溪旁、河岸及灌丛中。分布于福建、广东等地。

### 采　制

夏、秋季采收，割取地上部分，除去杂质，晒干。

**药材性状**

全草青灰色。茎四棱形，被短毛。叶对生，多皱缩，完整叶片润湿展平后呈卵状椭圆形，先端尖，基部楔形，边缘有粗锯齿，叶脉背面明显，有短毛，纸质，水浸后以手指揉之，手指可被染成黄色。老株常见枝顶有聚伞花序。气微，味微甘、微苦。

| 性味归经 | 苦，寒。归肝、胆经。 |
| --- | --- |
| 功　　效 | 清热利湿，退黄，凉血散瘀。 |
| 主　　治 | 用于湿热黄疸，湿热泻痢，跌打瘀肿。 |
| 用　　法 | 用量15~30克。 |

**单方、验方**

1　急性黄疸型肝炎：溪黄草30克。水煎后加入红糖服之。

2　传染性肝炎：溪黄草、白糖各30克。水煎，每日1剂，分2次服。

3　急性胆囊炎：溪黄草30克，龙胆草10克，山栀子12克。煎服。

4　中暑腹痛：溪黄草15克。煎服。

**现代研究**

主含黄酮苷、酚类、氨基酸、有机酸等。

**Stringy Stonecrop Herb [英]**

# 垂盆草

别　　名｜鼠牙半支、半枝莲、佛指甲。

来　　源｜景天科植物垂盆草*Sedum sarmentosum* Bunge 的干燥全草。

### 植物形态

多年生草本植物。全体无毛。不育枝匍匐状。叶3片轮生，倒披针形或椭圆状长圆形，顶端近急尖，基部渐狭，有距，边全缘。聚伞花序顶生；花无梗；苞片披针形，具距；萼片5，不等长，宽披针形或长圆形，顶端稍钝；花瓣5，淡黄色，宽披针形或长圆形，顶端渐尖而有长尖头；雄蕊10，2轮，内轮着生于花瓣基部。种子卵圆形，具细乳头状突起。花期4~5月，果期6~7月。

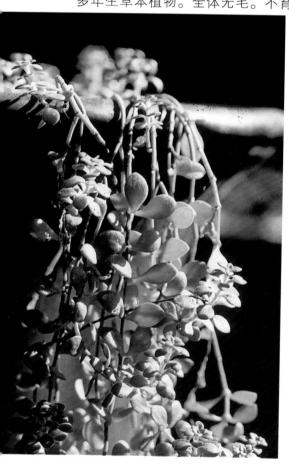

### 生境分布

生于山坡、岩石石隙、沟边、路旁湿润处。分布于我国吉林、辽宁、河北、山东、山西、河南、陕西、四川、湖北及华东等地。

### 采　制

夏、秋二季采收，除去杂质，干燥。

**药材性状**

茎纤细，长可达20厘米以上，部分节上可见纤细的不定根。3叶轮生，叶片倒披针形至矩圆形，绿色，肉质，长1.5~2.8厘米，宽0.3~0.7厘米，先端近急尖，基部急狭。气微，味微苦。

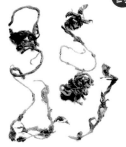

| 性味归经 | 甘、淡，凉。归肝、胆、小肠经。 |
|---|---|
| 功　效 | 利湿退黄，清热解毒。 |
| 主　治 | 用于湿热黄疸，小便不利，痈肿疮疡。 |
| 用　法 | 用量15~30克。 |

**单方、验方**

1　急性黄疸型肝炎：垂盆草、茵陈蒿各30克，板蓝根15克。煎服。

2　肠炎，痢疾：垂盆草、马齿苋各30克。煎服。

3　咽喉肿痛：垂盆草15克，山豆根9克。煎服。

**现代研究**

含甲基异石榴皮碱、N-甲基异石榴皮碱、二氢-N-甲基异石榴皮碱等生物碱以及景天庚糖、葡萄糖、蔗糖、果糖，并含垂盆草苷及多种氨基酸等。药理研究表明垂盆草苷对四氯化碳性肝损伤有明显保护作用。可使肝细胞内糖原和葡萄糖-6-磷酸酶、乳酸脱氢酶含量增加，琥珀酸脱氢酶和ATP酶活性增强。垂盆草苷对小鼠的细胞免疫有显著抑制作用，能抑制T细胞介导的移植物抗宿主反应；并能抑制T细胞依赖抗原-SRBC的抗体形成细胞数；增加外周血中白细胞数。垂盆草注射液在体外对金黄色葡萄球菌、甲型链球菌与乙型链球菌、绿脓杆菌、伤寒杆菌等有一定抑制作用。

# 鸡骨草

**别　　名**｜黄头草、大黄草、猪腰草。

**来　　源**｜豆科植物广州相思子*Abrus cantoniensis* Hance 的干燥全株。

### 植物形态

多年生披散小灌木。根粗壮，细长，分枝；茎细，深红紫色，幼嫩部分密被黄褐色短粗毛。偶数羽状复叶，小叶8~12对，小叶片长圆形或倒卵状矩圆形，膜质，先端截形而有小锐尖，基部浅心形，上面

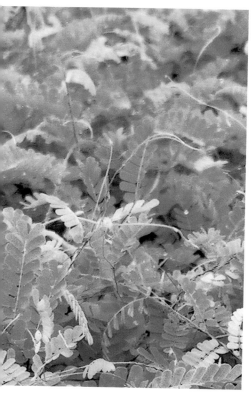

被疏毛，背面被紧贴的粗毛，几无柄；托叶成对着生，线状披针形，小托叶极小，刺毛状。总状花序腋生；花萼钟状，黄绿色；花冠浅紫红色，旗瓣宽椭圆形，翼瓣狭，龙骨瓣弓形；雄蕊9；合生呈管状，与旗瓣贴连，上部分离；子房近无柄，花柱短。荚果矩圆形，扁平，先端有喙，被黄色短疏毛。种子4~6，矩圆形，扁平，褐黑色，光滑。花期8月，果期10月。

### 生境分布

生于山地或旷野灌木林边。分布于我国广东、广西等地。

### 采　　制

全年均可采挖，除去泥沙，干燥。

## 药材性状

根多呈圆锥形，上粗下细，有分枝，长短不一；表面灰棕色，粗糙，有细纵纹，支根极细，有的断落或留有残基。茎丛生，灰棕色至紫褐色，小枝纤细，疏被短柔毛。小叶矩圆形，先端平截，有小突尖，下表面被伏毛。气微香，味微苦。

| 性味归经 | 甘、微苦，凉。归肝、胃经。 |
|---|---|
| 功　效 | 利湿退黄，清热解毒，舒肝止痛。 |
| 主　治 | 用于温热黄疸，胁肋不舒，胃脘胀痛，乳痈肿痛。 |
| 用　法 | 用量15~30克。 |

### 单方、验方

1. 黄疸：鸡骨草30克，红枣7~8枚。煎服。
2. 外感风热：鸡骨草30克。煎服。

### 现代研究

含生物碱：相思子碱、胆碱；蒽醌类：大黄醌、大黄素甲醚；皂苷类：鸡骨草三醇等。主要具有保肝作用。鸡骨草粗皂苷部分对四氯化碳引起的肝损害有抑制作用；另外，还有抗炎及免疫作用。

431

# 附子

| 别　　名 | 川附子、黄附片、白附片。 |
| 来　　源 | 毛茛科植物乌头*Aconitum carmichaelii* Debx.的子根加工品。 |

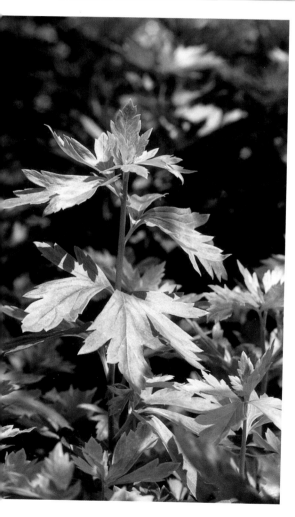

## 植物形态

多年生草本。块根通常2个连生，栽培品的侧根（子根）通常肥大，倒卵圆形至倒卵形，茎直立。叶互生，具柄；叶片卵圆形，革质，上面暗绿色，下面灰绿色。总状花序，花序轴上被贴伏反曲的柔毛；花青紫色，盔瓣盔形。果长圆形，无毛。花期6~7月，果期7~8月。

## 生境分布

栽培于平地肥沃的沙质壤土中。主要栽培在四川，现湖北、湖南、陕西、云南等地均有栽培。

## 采　制

6月下旬至8月上旬采挖，除去母根、须根及泥沙，习称"泥附子"，加工成"盐附子""黑附子""白附片"。

## 药材性状

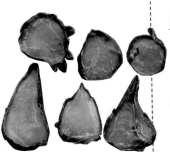

盐附子圆锥形。表面灰黑色，被盐霜，顶端有凹陷的芽痕，周围有瘤状突起的支根或支根痕。体重，横切面灰褐色，可见多角形环纹。气微，味咸而麻，刺舌。黑顺片为纵切片，外皮黑褐色，切面暗黄色，油润具光泽，半透明状，并有纵向导管束。质硬而脆，断面角质样。气微，味淡。白附片无外皮，黄白色，半透明。

| 性味归经 | 辛、甘，大热；有毒。归心、胃、肺经。 |
|---|---|
| 功　效 | 回阳救逆，补火助阳，散寒止痛。 |
| 主　治 | 用于亡阳虚脱，肢冷脉微，心阳不足，胸痹心痛，虚寒吐泻，脘腹冷痛，肾阳虚衰，阳痿宫冷，阴寒水肿，阳虚外感，寒湿痹痛。 |
| 用　法 | 用量3~15克。先煎，久煎。孕妇慎用；不宜与半夏、瓜蒌、瓜蒌子、瓜蒌皮、天花粉、川贝母、浙贝母、平贝母、伊贝母、湖北贝母、白蔹、白及同用。 |

### 单方、验方

1. 阳虚所致便秘：附子6克，大黄9克，生姜3克。煎服。
2. 风湿性关节炎寒痹：制附子、木香各4.5克，生姜3片。前两味共研为粗末，同生姜共煎2次，每次1剂。
3. 胎盘滞留寒凝血瘀：熟附子9克，大枣20枚，红糖适量。煎服。

### 现代研究

含乌头贼、中乌头碱、次乌头碱、异飞燕草碱、新乌宁碱、乌胺及尿嘧啶等。附子有显著的抗炎作用，能抑制蛋清、角叉菜胶、甲醛等所致大鼠足跖肿胀，抑制醋酸所致毛细血管通透性亢进，抑制肉芽肿形成及佐剂性关节炎；中乌头碱、乌头碱及次乌头碱均有镇痛作用。最近研究表明，附子能增强机体抗氧化能力，具有抗衰老作用。

# 干姜

**别　　名** 干生姜、白姜、干姜片。

**来　　源** 姜科植物姜*Zingiber officinale* Rosc. 的干燥根茎。

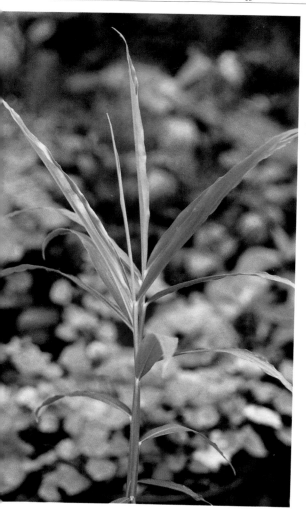

### 植物形态

多年生草本。根茎肥大，断面白色，多粉质，有浓厚辛辣气味。叶2列，无柄而抱茎；叶片披针形至线状披针形。花葶自根茎生出；穗状花序椭圆形；苞片卵圆形，淡绿色；花萼管状，具3尖齿；花冠管状，裂片3，披针形；雄蕊1，与唇瓣几等长；子房下位，3室，无毛，花柱细长。花期8~10月。

### 生境分布

原产于热带亚洲。我国大部分地区有栽培。

### 采　　制

冬季采挖，除去须根及泥沙，晒干或低温干燥。趁鲜切片晒干或低温干燥者称为"干姜片"。

## 药材性状

扁平块状，具指状分枝。表面灰黄色或浅灰棕色，粗糙。分枝处常有鳞叶残存，分枝顶端有茎痕或芽。质坚实，断面黄白色或灰白色。粉性或颗粒性，内皮层环纹明显。气香、特异，味辛辣。

| 性味归经 | 辛，热。归脾、胃、肾、心、肺经。 |
|---|---|
| 功　效 | 温中散寒，回阳通脉，温肺化饮。 |
| 主　治 | 用于脘腹冷痛，呕吐泄泻，肢冷脉微，痰饮喘咳。 |
| 用　法 | 用量3~10克。 |

## 单方、验方

1. 风湿性关节炎：薏苡仁、白糖各50克，干姜9克。先将薏苡仁、干姜加水适量煮烂成粥，再调白糖服食，每日1次，连服１个月。
2. 皮肤黄疸，腹胀腹泻：干姜3克，白术9克，茵陈18克。煎服。
3. 寒湿痢疾，大便色白拌稀黏液，日久不止：干姜、艾叶、莱菔子各3克。煎服，每日3次。
4. 寒湿凝滞，月经不通：干姜、红糖、大枣各30克。煎服，每日2次。
5. 脚汗症：干姜、白矾各15克。煎水洗脚即可。

## 现代研究

含挥发油。动物试验表明，水煎液及浸膏有中枢兴奋、健胃、止呕、抗菌作用；挥发油有抗炎及解热止痛作用。

## 218  Cassia Bark [英]

# 肉桂

别　　名｜广肉桂、官桂、板桂。

来　　源｜樟科植物肉桂*Cinnamomum cassia* Presl的干燥树皮。

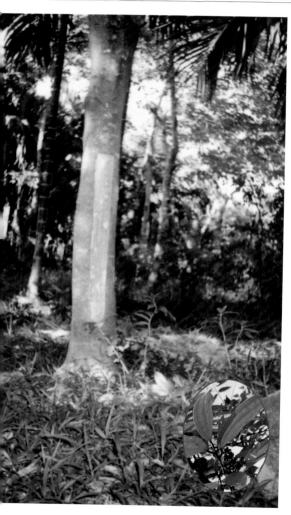

### 植物形态

　　常绿乔木。高12~17米，全株有芳香气。树皮灰褐色，一年生枝条圆柱形，黑褐色，当年生枝条多数四棱形，密被黄褐色短茸毛；顶芽小，密被灰黄色茸毛。叶互生或近对生，长椭圆形至近披针形，革质，离基三出脉，侧脉近对生；叶柄粗壮，被黄色短茸毛。圆锥花序腋生或近顶生；花被内外两面密被黄褐色短茸毛，花被筒倒锥形。浆果状核果椭圆形。

### 生境分布

　　多栽培于山地沙质壤土及斜坡。分布于我国广西、广东、海南、福建、台湾、云南等地。

### 采　　制

　　多于秋季剥取，阴干。

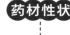

**药材性状**

槽状或卷筒状，外表面灰棕色，稍粗糙，有不规则的细皱纹及横向突起的皮孔，有的可见灰白色的斑纹；内表面红棕色，略平坦，有细纵纹，划之显油痕。质硬而脆，易折断，断面不平坦，外层棕色而较粗糙，内层红棕色油润，两层间有1条黄棕色的线纹。气香浓烈，味甜辣。

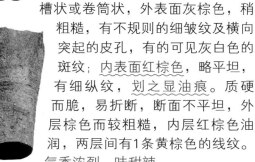

| 性味归经 | 辛、甘，大热。归肾、脾、心、肝经。 |
| --- | --- |
| 功　　效 | 补火助阳，引火归元，散寒止痛，温通经脉。 |
| 主　　治 | 用于阳痿宫冷，腰膝冷痛，肾虚作喘，虚阳上浮，眩晕目赤，心腹冷痛，虚寒吐泻，寒疝腹痛，痛经经闭。 |
| 用　　法 | 用量1~5克。有出血倾向者及孕妇慎用；不宜与赤石脂同用。 |

## 单方、验方

1. 虚寒胃痛或泄泻：肉桂3克。研末，温开水送服。
2. 胃脘冷痛，阳虚内寒：肉桂、附子、干姜、吴茱萸各3克。煎服。
3. 畏寒肢冷，腰膝酸软，阳痿，尿频：肉桂、熟附子、泽泻、牡丹皮各3克，熟地黄12克，山茱萸、山药、茯苓各6克。煎服。

## 现代研究

含挥发油（桂皮油），油中主要有效成分为桂皮醛，还有乙酸苯丙酯、香豆素、桂皮醇、桂皮酸、胆碱、鞣质和醋酸桂皮酯等。水煎剂能显著抑制胃肠运动，水煎剂及桂皮醛能使血压下降、增加冠脉血流量、预防血栓形成，具有升高白细胞、降血糖、抗缺氧和较强的杀菌作用。桂皮油能增强消化功能，促进血液循环。桂皮醛、桂皮酸有抗菌、防腐作用。

**219**

# 吴茱萸

别　　名｜吴萸、常吴萸、川吴萸。

来　　源｜芸香科植物吴茱萸*Euodia rutaecarpa*（Juss.）Benth. 的干燥近成熟果实。

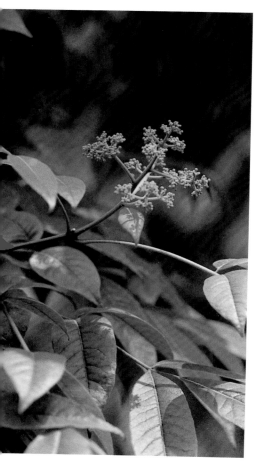

### 植物形态

常绿灌木或小乔木。幼枝紫褐色，有细小圆形皮孔。幼枝、叶轴及花轴均密被黄褐色柔毛。奇数羽状复叶，对生，小叶片椭圆形至卵形，全缘，两面均密被淡黄色长柔毛及油腺点。花单性，雌雄异株，圆锥花序顶生，花轴密被黄褐色长柔毛，花黄白色。蒴果扁球形，成熟时开裂呈5个果瓣，紫红色，表面具油腺点。种子黑色，有光泽。花期6~8月，果期9~10月。

### 生境分布

生于向阳的疏林下或林缘。分布于我国安徽、浙江、福建、湖南、湖北、广东、海南、广西、陕西、甘肃、云南、贵州、四川等地。

### 采　制

8~11月果实尚未开裂时，剪下果枝，晒干或低温干燥，除去枝叶、果梗等杂质。

**药材性状**

球形或略五角状扁球形，直径2~5毫米。表面暗黄绿色至褐色，粗糙，有多数点状突起或凹下的油点。顶端有五角星状的裂隙，基部残留有黄色茸毛的果梗。质硬而脆，横切面可见子房5室，每室有淡黄色种子1~2。气芳香浓郁，味辛辣而苦。

| 性味归经 | 辛、苦，热；有小毒。归肝、脾、胃、肾经。 |
| --- | --- |
| 功　　效 | 散寒止痛，降逆止呕，助阳止泻。 |
| 主　　治 | 用于厥阴头痛，寒疝腹痛，寒湿脚气，经行腹痛，脘腹胀痛，呕吐吞酸，五更泄泻。 |
| 用　　法 | 用量2~5克；外用适量。 |

**单方、验方**

1. 慢性胃炎、胃溃疡：吴茱萸5克，党参12克，生姜15克，大枣5枚。煎服。
2. 高血压：吴茱萸粉末20~30克。醋调敷两足心。
3. 疝痛：吴茱萸5克，橘核10克。煎服。

**现代研究**

　　含挥发油、柠檬苦素类（吴茱萸苦素、吴茱萸内酯）、生物碱（吴茱萸碱、吴茱萸次碱、去氢吴茱萸碱、去甲乌药碱等）、黄酮类（花色苷等）等。吴茱萸碱、吴茱萸次碱有较强的镇痛作用；吴茱萸次碱有利尿、强心及升高血糖等作用；水煎剂对霍乱弧菌有较强抑制作用，并有显著的降压作用，去氢吴茱萸碱、去甲乌药碱是降压的有效成分。

# 小茴香

**别　　名**｜川谷香、西小茴、北茴香。

**来　　源**｜伞形科植物茴香*Foeniculum vulgare* Mill. 的干燥成熟果实。

## 植物形态

多年生草本。全株无毛，有强烈香气。茎直立，有浅纵沟纹，上部分枝开展。叶有柄，卵圆形至广三角形，3枚以上的小叶排列在叶轴的左右两侧，呈羽状称羽状复叶，复叶又因轴分枝情况可分为1回、2回、3回至多回羽状复叶羽状分裂，深绿色，末回裂片线形至丝状，茎下部的叶柄基部鞘状，上部的叶柄一部分或全部呈鞘状。复伞形花序顶生或侧生，顶生的花序较大，无总苞及小苞片，花黄色，花瓣5，倒卵形，先端内折，雄蕊5，雌蕊1。双悬果卵状长圆形，光滑，侧扁。分果有5条隆起的纵棱，每棱槽中有油管1，合生面有2。花期6~7月，果期10月。

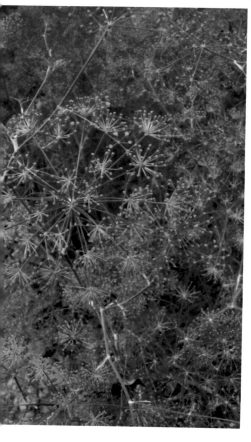

## 生境分布

原产于欧洲，现我国各地田园常见栽培。

## 采　制

秋季果实初熟时采割植株，晒干，打下果实，除去杂质。

**药材性状**

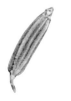

双悬果细圆柱形，有时稍弯曲，长4~8毫米，直径1.5~2.5毫米，表面黄绿色或淡黄色，两端略尖，顶端有黄褐色的花柱基，基部有时带有小的果柄，长0.4~1厘米，分果长椭圆形，有5条隆起的棱线，合生面平坦而较宽，横切面略呈五边形。有特异香气，味微甜而辛。

| 性味归经 | 辛，温。归肝、肾、脾、胃经。 |
|---|---|
| 功　　效 | 散寒止痛，理气和胃。 |
| 主　　治 | 用于寒疝腹痛，睾丸偏坠，痛经，少腹冷痛，脘腹胀痛，食少吐泻。盐小茴香暖肾散寒止痛。用于寒疝腹痛，睾丸偏坠，经寒腹痛。 |
| 用　　法 | 用量3~6克。 |

**单方、验方**

1　胃痛，腹痛：小茴香、高良姜、乌药根各6克，炒香附9克。煎服。

2　胁下疼痛：小茴香（炒）30克，枳壳（炒）15克。研成粉末，每次9克，盐汤调下。

**现代研究**

含挥发油、甾醇、三萜、香豆素和氨基酸等多种化合物。煎剂能兴奋离体兔肠收缩和促进在体兔肠蠕动，茴香油、茴香脑均可兴奋肠道平滑肌，加强收缩。高浓度时反而松弛平滑肌，从而解痉。给动物灌服或十二指肠给药，能抑制应激性胃溃疡；对部分肝切除大鼠，茴香油能使其肝再生度增加；丙醇提取物具有性激素样作用。此外，还有中枢抑制、抗凝抗纤溶等作用。

## 221　**Star Anise Fruit [ 英 ]**

# 八角茴香

| 别　　名 | 大茴香、大八角、大料瓣。 |
|---|---|
| 来　　源 | 木兰科植物八角茴香 *Illicium verum* Hook.f. 的干燥成熟果实。 |

### 植物形态

　　常绿乔木。树皮灰绿色至红褐色，有不规则的裂纹。单叶互生或3~6片簇生于枝顶。叶片长椭圆形或卵状披针形，先端渐尖或急尖，基部狭楔形，全缘，稍内卷，下面疏生柔毛。花两性，单生于叶腋或近顶生，花梗短，花被片7~12，数轮，覆瓦状排列，内轮粉红色至深红色，雄蕊11~12，排成1~2轮，花柱较子房略短或与子房近等长。果实多由8个果放射排列成八角形的聚合果，红褐色，木质。果扁平，先端钝尖或钝，成熟时由腹缝线开裂。花期春、秋季，果期秋季至翌年春季。

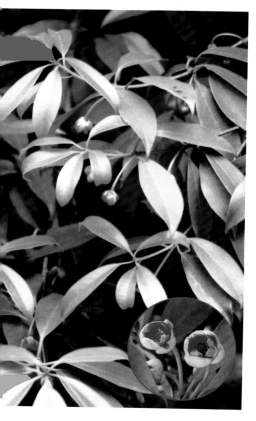

### 生境分布

　　生于气候温暖、潮湿、土壤疏松的山地；栽培或野生。分布于我国广东、广西、贵州、云南等地。

### 采　制

　　秋、冬二季果实由绿变黄时采摘，置沸水中略烫后干燥或直接干燥。

## 药材性状

聚合果，多由8个果组成，放射状排列于中轴上，果外表面红棕色，有不规则皱纹，顶端呈鸟喙状，上侧多开裂；内表面淡棕色，平滑，有光泽；质硬而脆。果梗连于基部中央，弯曲，常脱落。每个果含种子1，扁卵圆形，红棕色或黄棕色，光亮，尖端有种脐；胚乳白色，富油性。气芳香，味辛、甜。

| 性味归经 | 辛，温。归肝、肾、脾、胃经。 |
|---|---|
| 功　　效 | 温阳散寒，理气止痛。 |
| 主　　治 | 用于寒疝腹痛，肾虚腰痛，胃寒呕吐，脘腹冷痛。 |
| 用　　法 | 用量3~6克。 |

### 单方、验方

1. 阳气虚寒之妊娠腰痛：八角茴香、北五味子、蕲艾各6克，牡蛎、川芎各3克，生姜3片。煎服。
2. 小腹冷痛，疝气疼痛：八角茴香、南木香、小茴香、川楝子各6克，白酒200毫升，浸12小时，每次服10毫升。
3. 腰重刺胀：八角茴香适量。炒，为末，饭前酒送服5克。

### 现代研究

含挥发油，其中主要成分为反式茴香醚、对丙烯苯基异戊烯醚等。动物实验表明，有升高白细胞和祛痰作用；醇提物对离体气管有抗组胺作用；体外试验对枯草杆菌、大肠杆菌等多种细菌有抑制作用。

# 丁香

**别　　名** | 公丁香、公丁、小叶丁香。

**来　　源** | 桃金娘科植物丁香 *Eugenia caryophyllata* Thunb. 的干燥花蕾。

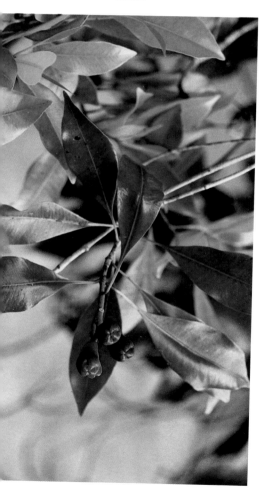

## 植物形态

常绿乔木。叶对生；叶柄明显，两侧常有下延叶基；叶片长圆状卵形或长圆状倒卵形，基部渐窄，常下延至柄，全缘。花芳香、浓烈，呈顶生聚伞圆锥花序；花萼肥厚，绿色后转紫色，合生，呈长管状；花冠白色稍带淡紫，子房下位与萼管合生，顶端有粗厚花柱，柱头不明显。浆果红棕色，稍有光泽，长方椭圆形，先端有肥厚宿存花萼裂片，有香气。种子长方形，种子与果皮分离。

## 生境分布

主产于坦桑尼亚、马来西亚、斯里兰卡、印度尼西亚等地。我国海南、广东、广西、云南等地有栽培。

## 采　　制

当花蕾由绿色转红色时采收，晒干。

**药材性状**

略研棒状，长1~2厘米。花冠圆球形，直径0.3~0.5厘米，花瓣4，覆瓦状抱合，棕褐色至褐黄色，花瓣内为雄蕊和花柱，搓碎后可见众多黄色细粒状的花药。萼筒圆柱状，略扁，有的稍弯曲，长0.7~1.4厘米，直径0.3~0.6厘米，红棕色或棕褐色，上部有4枚三角状的萼片，十字形分开。质坚实，富油性。气芳香浓烈，味辛辣，有麻舌感。

| 性味归经 | 辛，温。归脾、胃、肺、肾经。 |
| --- | --- |
| 功　效 | 温中降逆，补肾助阳。 |
| 主　治 | 用于脾胃虚寒，呃逆呕吐，食少吐泻，心腹冷痛，肾虚阳痿。 |
| 用　法 | 用量1~3克，内服或研末外敷。不宜与郁金同用。 |

**单方、验方**

1. 胃寒呕逆：丁香3克，柿蒂6克。煎服。
2. 急性胃肠炎，消化不良：丁香5克，砂仁3克，白术、党参、陈皮、生姜各15克。煎服。
3. 胃痛：丁香3克，肉桂、木香、乌药各12克。共研细粉服，每次2克，每日3次。

**现代研究**

　　含挥发油，即丁香油，油中主要含丁香酚、乙酰丁香酚、β-丁香烯等成分。尚含鼠李素、山柰酚、丁香色原酮、甲基丁香色原酮、丁香鞣质。丁香鞣质具有抗病毒活性；水煎剂、丁香油、丁香酚等对多种致病细菌均有抑制作用；水浸液有刺激胃酸和胃蛋白酶分泌的作用；水提物能明显抑制血小板聚集及血栓形成，促进胆汁分泌，并有镇痛和抗炎作用；丁香酚有抗惊厥作用；丁香油有驱蛔作用。

## 223

# 高良姜

**别　　名** | 良姜、小良姜、良姜片。

**来　　源** | 姜科植物高良姜*Alpinia officinarum* Hance的干燥根茎。

### 植物形态

　　常为多年生草本。根茎圆柱形，有节，芳香。叶2列，叶线状披针形，先端渐尖或近尾状，基部渐窄，全缘或具不明显的疏钝齿。叶

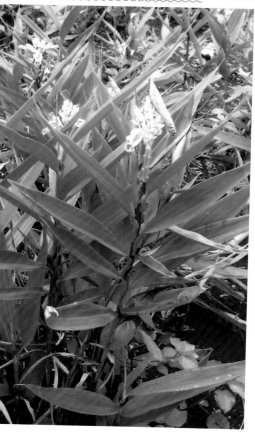

鞘开放，抱茎，边缘膜质，叶舌挺直，膜质，渐尖，棕色。花呈稠密的圆锥形总状花序，顶生，直立或略弯，花序轴红棕色，被短柔毛；花萼筒状，先端不规则3浅裂，外被短柔毛；花冠白色或淡红色，花冠管漏斗状，花冠裂片3，唇瓣长圆状卵形，中部具紫红色条纹；侧生退化雄蕊锥状；发育雄蕊1，花丝线形；花柱细长，柱头稍膨大。蒴果球形，不开裂。

### 生境分布

　　生于路旁、山坡草地或灌丛中。分布于我国广东、海南、广西、云南等地。

### 采　　制

　　夏末秋初采挖，除去须根及残留的鳞片，洗净，切段，晒干。

**药材性状**

圆柱形，多弯曲，有分枝。表面棕红色至暗褐色，有细密的皱纹及灰棕色的波状环节，一面有圆形的根痕。质坚韧，不易折断。气香，味辛辣。

| 性味归经 | 辛，热。归脾、胃经。 |
|---|---|
| 功　效 | 温胃止呕，散寒止痛。 |
| 主　治 | 用于脘腹冷痛，胃寒呕吐，嗳气吞酸。 |
| 用　法 | 用量3~6克。 |

**单方、验方**

1. 胃痛：香附、荜茇各10克，高良姜、吴茱萸、陈皮、炙甘草各6克。煎服。
2. 慢性胃炎，寒邪较重：高良姜、干姜、人参、炙甘草各6克，半夏9克，黄连3克，大枣4枚。煎服。
3. 腹痛：高良姜、香附、乌药各6克，延胡索、紫苏叶各10克，陈皮、木香（后下）、干姜、甘草各6克。煎服。

**现代研究**

含黄酮类成分高良姜素、高良姜素-3-甲醚、山奈素、山奈酚、槲皮素等；挥发油含量0.5%~1.5%，油中主成分有桉油精、荜澄茄烯、桂皮酸甲酯等。高良姜水煎剂低浓度对豚鼠离体肠管有兴奋作用，高浓度则呈抑制作用；水煎剂还能显著兴奋离体兔肠管运动，使张力和振幅增加，有组胺样和抗肾上腺素样作用；高良姜煎剂或醚提物具镇痛作用。此外，高良姜还具抗缺氧、抗菌作用。

# 山奈

**别　　名** | 砂姜、山辣、三奈。

**来　　源** | 姜科植物山奈*Kaempferia galanga* L. 的干燥根茎。

## 植物形态

多年生草本。根状茎块状，淡绿色或绿白色，芳香。叶通常2片贴近地面生长，近圆形，无毛或于叶背被稀疏的长柔毛，干时叶面可见红色小点，几无柄。穗状花序具花4~12，顶生，半藏于叶鞘中，有香味，易凋谢；苞片披针形，绿色；花萼约与苞片等长，花冠裂片3，线形，白色；侧生退化雄蕊2，花瓣状，倒卵形，白色；唇瓣白色，基部具紫斑；雄蕊1，无花丝，药隔附属体正方形，柱头盘状。蒴果。花期8~9月，少见结果。

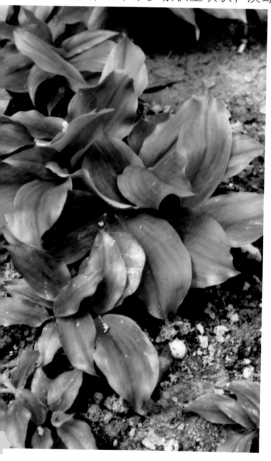

## 生境分布

生于山坡、林下、草丛中。原产于印度。我国广东、海南、台湾、广西、云南等地均有栽培。

## 采　制

冬季采挖，洗净，除去须根，切片，晒干。

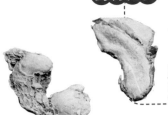

**药材性状**

圆形或近圆形横切片。外皮浅褐色或黄褐色，皱缩，有的有根痕或残存须根；切面类白色，粉性，常鼓凸。质脆，易折断。气香特异，味辛辣。

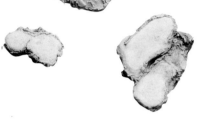

| 性味归经 | 辛，温。归胃经。 |
|---|---|
| 功　　效 | 行气温中，消食，止痛。 |
| 主　　治 | 用于胸膈胀满，脘腹冷痛，饮食不消。 |
| 用　　法 | 用量6~9克。 |

**单方、验方**

1　感冒食滞，胸腹胀满，腹痛泄泻：山奈9克，山苍子根6克，五味子根9克，乌药4.5克，陈茶叶3克。研末，每次15克，开水服或煎数沸后取汁服。

2　骨鲠喉：山奈根茎6克。水煎，漱口数次。

**现代研究**

含挥发油、黄酮、香豆素、蛋白质、淀粉及黏液质等。干品含挥发油3%~4%，油中含有桂皮乙酯、香豆酸乙酯、龙脑、桉油素、对甲基香豆酸乙酯等。黄酮类有山奈酚、山奈素。在紫外光210纳米附近和310纳米处有最大吸收，可作鉴别。煎剂在试管内有抗菌作用；乙醇提取物具抗组胺作用。此外，还有抗癌作用。

## 225

# 胡椒

**别　　名**｜白胡椒、古月、白胡。

**来　　源**｜胡椒科植物胡椒*Piper nigrum* L. 的干燥近成熟或成熟果实。

### 植物形态

　　攀缘状木质藤本。多节，节部略膨大，生有不定根。单叶，互生，革质；叶片阔卵形、卵状长圆形、椭圆形，先端短渐尖，基部圆形或浅心形，稍偏斜，全缘，基出脉5~7；叶鞘延长，常为叶柄之半。花单性，雌雄异株或杂性，穗状花序侧生于茎节上与叶对生，苞片呈盾状长圆形，边缘处分离，通常具有侧生的小苞片；无花被，雄蕊2，花药肾形，浆果球形，无柄，果穗圆柱状，幼时绿色，成熟时红色。种子小。花期4~10月，果期10月至次年4月。

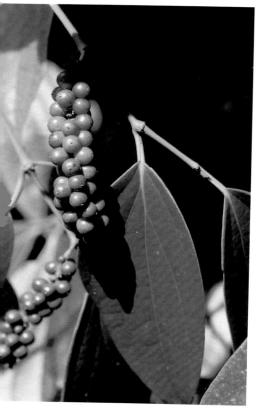

### 生境分布

　　生长于荫蔽的树林中。分布于热带、亚热带地区；我国海南、广西、福建、台湾、云南有栽培。

### 采　　制

　　秋末至次春，果实呈暗绿色时采收，晒干，为黑胡椒；果实变红时采收，用水浸渍数日，擦去果肉，晒干，为白胡椒。

## 药材性状

黑胡椒：球形。表面黑褐色，具隆起网状皱纹，顶端有细小花柱残迹，基部有自果轴脱落的疤痕。质硬，外果皮可剥离，内果皮灰白色或淡黄色。断面黄白色，粉性，中有小空隙。气芳香，味辛辣。

白胡椒：表面灰白色或淡黄白色，平滑，顶端与基部间有多数浅色线状条纹。

▼黑胡椒

| 性味归经 | 辛，热。归胃、大肠经。 |
|---|---|
| 功　　效 | 温中散寒，行气，消痰。 |
| 主　　治 | 用于胃寒呕吐，腹痛泻泄，食欲不振，癫痫痰多。 |
| 用　　法 | 用量0.6~1.5克，研粉吞服。外用适量。 |

### 单方、验方

1. 风寒感冒：胡椒适量。现磨后与红糖水煮开，口服。肺寒痰多，可将胡椒加入羊肉汤中服用。
2. 儿童腮腺炎：胡椒粉少许，拌以适量面粉，加清水调成糊状，每日涂抹几次，即见效。
3. 小儿虚寒腹泻：胡椒粉1克，撒于大米饭中捏成饼状，贴肚脐；或胡椒粉3克敷于脐眼，用伤湿止痛膏封严，每日1次，一般1~3次即痊愈。

### 现代研究

胡椒果实主要含有酰胺类化合物及挥发油。具有抗惊厥、镇静、镇痛作用。有毒性。

# 花椒

| 别 名 | 红椒、蜀椒、川椒。 |
|---|---|
| 来 源 | 芸香科植物花椒*Zanthoxylum bungeanum* Maxim. 的干燥成熟果皮。 |

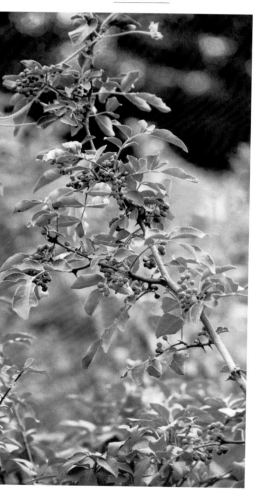

### 植物形态

灌木或小乔木。高3~7米，茎秆疏生增大的皮刺，枝上有细小的皮孔及略斜向上的皮刺。奇数羽状复叶，互生；小叶3~11；叶片卵状长圆形，背面中脉基部两侧有簇生锈褐色长柔毛。聚伞状圆锥花序顶生；花单性，雌雄异株；花被片4~8，三角状披针形；雄花具雄蕊与花被数同，花药矩圆形，药隔顶端具腺体；雌花心皮3~4。分离，果红色至紫红色，表面生有疣状凸起的腺点。花期3~5月，果期7~10月。

### 生境分布

多生于山坡、林缘、灌木丛中，或栽培于庭园。分布几遍全国。

### 采 制

秋季采收成熟果实，晒干，除去种子和杂质。

**药材性状**

果多单生，直径4~5毫米。外表面紫红色或棕红色，散有多数疣状突起的油点，直径0.5~1毫米，对光观察半透明；内表面淡黄色。香气浓，味麻辣而持久。

| 性味归经 | 辛，温。归脾、胃、肾经。 |
| --- | --- |
| 功　　效 | 温中止痛，杀虫止痒。 |
| 主　　治 | 用于脘腹冷痛，呕吐泄泻，虫积腹痛；外治湿疹，阴痒。 |
| 用　　法 | 用量3~6克；外用适量，煎汤熏洗。 |

**单方、验方**

1 寒凝气滞痛经：花椒6克，胡椒3克。共研细粉，白酒调成糊状，敷于脐部，外用伤湿止痛膏封闭，每日1次。

2 秃顶：花椒适量浸泡于度数较高的白酒1周，用干净的软布蘸此浸液搓抹头皮，每日数次，若再配以姜汁洗头，效果更好。

3 痔疮：花椒1把。装入小布袋中，扎口，开水沏于盆中，先用热气熏患处，待水温下降后再行坐浴。全过程约20分钟，每日早晚各1次。

**现代研究**

含挥发油，油中含有柠檬烯、枯醇、牛儿醇等。药理实验表明，果皮注射液有止痛、麻醉作用；牛儿醇小量可引起离体肠管蠕动，大量则使之抑制；水煎剂对链球菌、葡萄球菌、肺炎球菌、炭疽杆菌、枯草杆菌、霍乱弧菌、副伤寒杆菌和绿脓杆菌均有抑制作用；所含挥发油可使蛔虫、蛲虫中毒。

453

## 227

# 荜茇

**别　　名** | 荜拨、安南荜茇、云南荜茇。

**来　　源** | 胡椒科植物荜茇*Piper longum* L. 的干燥近成熟或成熟果穗。

### 植物形态

　　多年生草质藤本。茎下部匍匐，枝横卧，有纵棱和沟槽，幼时密被粉状短柔毛。单叶，互生，纸质，叶片卵圆形、卵形或卵状长圆形，先端短尖或短渐尖，基部心形或耳状，两面叶脉上被极细的粉状短柔毛，下面密而显著，基出脉5~7；叶柄具密柔毛，花单性，雌雄异株，穗状花序与叶对生，无花被；雄穗总花梗被粉状短柔毛，雄蕊2，花药椭圆形，2室，花丝短；雌穗总花梗密被柔毛，于果期延长，苞片圆形，柱头3。浆果卵形，先端尖，基部嵌陷于花序轴内与之结合，呈圆形，顶端有脐状突起，成熟时为红褐色。花期7~9月，果期10月至翌年春季。

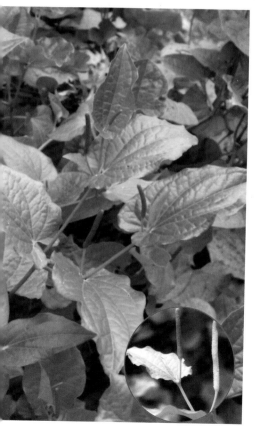

### 生境分布

　　生于热带林下。广西、广东、海南、福建等地有栽培。

### 采　　制

　　果穗由绿变黑时采收，除去杂质，晒干。

## 药材性状

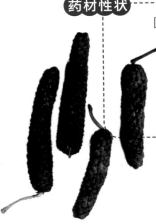

圆柱形，稍弯曲，由多数小浆果集合而成。表面黑褐色或棕色，有斜向排列整齐的小突起，基部有果穗梗残存或脱落。质硬而脆，易折断，断面不整齐，颗粒状。小浆果球形。有特异香气，味辛辣。

| 性味归经 | 辛，热。归胃、大肠经。 |
|---|---|
| 功　　效 | 温中散寒，下气止痛。 |
| 主　　治 | 用于脘腹冷痛，呕吐，泄泻，寒凝气滞，胸痹心痛，头痛，牙痛。 |
| 用　　法 | 用量1~3克。外用适量，研末塞龋齿孔中。 |

### 单方、验方

1　过敏性鼻炎：荜茇适量，研末，每用少许吹鼻内，每日2次。

2　胃寒疼痛：羊肉250克，胡椒、高良姜、荜茇、嫩姜、陈皮各3克，食盐少许。将羊肉洗净切块，余药布包，加水同炖煮，至羊肉熟烂后，去药渣，调味服食，食肉饮汤。

### 现代研究

主含酰胺类化合物、木脂素以及挥发油。醇提物具有抗溃疡、抗心肌缺血作用。挥发油能抗心律失常，调血脂，并能抑制中枢神经。

# 辣椒

| 别　　名 | 辣子、红海椒、牛角椒。 |
| 来　　源 | 茄科植物辣椒*Capsicum annuum* L.或其栽培变种的干燥成熟果实。 |

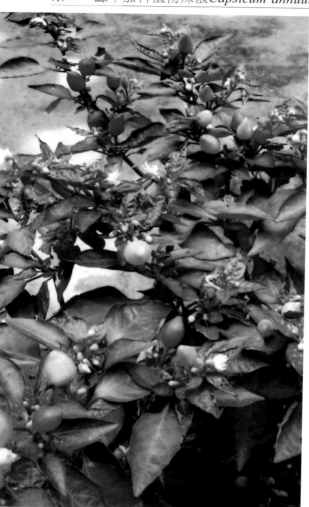

### 植物形态

单叶互生；叶片卵状披针形，全缘，先端尖，基部渐窄而下延至柄。花白色或淡黄绿色，1~3朵腋生，花梗俯垂；花萼杯状，有5~7浅裂；花冠幅状，片5~7；雄蕊5；子房上位，2室。浆果俯垂，长指状，顶端尖而稍弯，少汁液，果皮和胎座间有空隙，熟后红色。花期5~6月，果期6~7月。

### 生境分布

原产南美洲热带地区。我国各地广泛栽培。

### 采　制

夏、秋二季果皮变红色时采收，除去枝梗，晒干。

**药材性状**

圆锥形、类圆锥形，略弯曲。表面橙红色、红色或深红色，光滑或较皱缩，显油性，基部微圆，常有绿棕色、具5裂齿的宿萼及果柄。果肉薄。质较脆，横切面可见中轴胎座，有菲薄的隔膜将果实分为2~3室，内含多数种子。气特异，味辛、辣。

| 性味归经 | 辛，热。归心、脾经。 |
|---|---|
| 功　效 | 温中散寒，开胃消食。 |
| 主　治 | 用于寒滞腹痛，呕吐，泻痢，冻疮。 |
| 用　法 | 用量0.9~2.4克。外用适量。 |

## 单方、验方

1. 冻疮：辣椒适量。水煎外洗，或煎剂加樟脑调匀，涂擦患处。
2. 关节痛：辣椒适量。研末，加面粉适量，水调成糊状，摊在塑料纸上，敷于患处，用胶布固定。
3. 腮腺炎：辣椒适量。焙干研末，加凡士林适量调成糊状，敷于患处，每日2次。
4. 跌打损伤：辣椒末40克，乳香、当归各30克，凡士林500克。调匀成膏，适量敷于患处，外用纱布包裹，胶布固定，每日1次或隔日1次。
5. 蜂窝组织炎：辣椒适量。焙焦，研末，麻油调成糊状，敷于患处。
6. 秃发：尖头辣椒100克，白酒500毫升。浸泡10日，浸泡液涂于患处，每日2~3次。

## 现代研究

　　辣椒的主要成分是辣椒红素、辣椒碱、龙葵苷、挥发油等。辣椒碱，内服可作健胃剂，有促进食欲、改善消化的作用，对蜡样芽孢杆菌及枯草杆菌有显著抑制作用，但对金黄色葡萄球菌及大肠杆菌无效。辣椒煎剂有杀灭臭虫的功效。外用作为涂擦剂对皮肤有发苏作用。

# 八、理气药

# 陈皮

别　　名｜广陈皮、真橘皮、橘皮。

来　　源｜芸香科植物橘*Citrus reticulata* Blanco及其栽培变种的干燥成熟果皮。药材分为"陈皮"和"广陈皮"。

### 植物形态

常绿小乔木或灌木。叶互生，单生复叶，顶有关节；叶片披针形

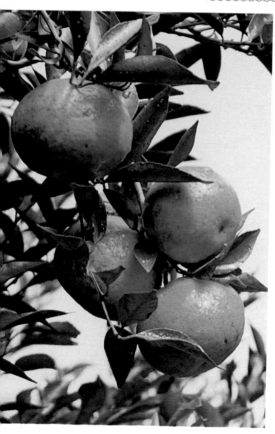

或椭圆形，先端渐尖、微凹，基部楔形，全缘或微波状，具不明显的钝锯齿，有半透明油点。花单生或数朵生于枝端和叶腋，白色或带淡红色；花萼5裂；花瓣长椭圆形，向外反卷；雄蕊长短不一；雌蕊1。柑果近圆形或扁圆形，红色、朱红色、黄色或橙黄色，果皮薄而松宽易剥，囊瓣容易分离；种子卵圆形。花期3~4月，果熟期10~12月。

### 生境分布

栽培于丘陵、低山地带、江湖、湖泊沿岸或平原。在我国福建、台湾、广东、广西等地均有栽培。

### 采　制

采摘成熟果实，剥取果皮，晒干或低温干燥。

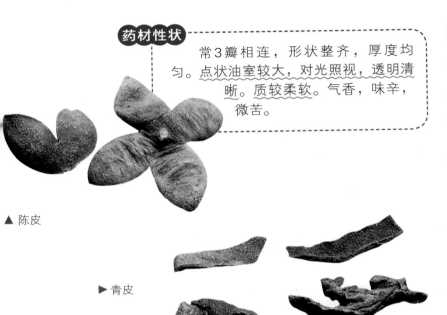

**药材性状** 常3瓣相连，形状整齐，厚度均匀。点状油室较大，对光照视，透明清晰。质较柔软。气香，味辛，微苦。

▲ 陈皮

▶ 青皮

| 性味归经 | 苦、辛，温。归肺、脾经。 |
|---|---|
| 功 效 | 理气健脾，燥湿化痰。 |
| 主 治 | 用于脘腹胀满，食少呕吐，咳嗽痰多。 |
| 用 法 | 用量3~10克。 |

**单方、验方**

1 风寒感冒，咳嗽痰多：陈皮、前胡、杏仁各9克，紫苏叶4.5克。煎服。

2 胸痞作呕：陈皮、半夏、茯苓各9克，甘草3克。煎服。

3 呕吐哕逆：陈皮、生姜各3克，旋覆花、姜半夏各9克。煎服。

**现代研究**

含挥发油，能促进唾液、胃液等消化液分泌和消除肠内积气，还有抗胃溃疡、保肝利胆、升压、强心、扩张冠脉及抗肿瘤作用。

# 橘红

**别　　名**｜云皮、川云红、广橘红。
**来　　源**｜芸香科植物橘*Citrus reticulata* Blanco及其栽培变种的干燥外层果皮。

## 植物形态

常绿小乔木或灌木。叶互生，单生复叶，顶有关节；叶片披针形

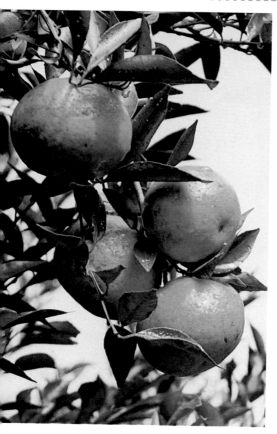

或椭圆形，先端渐尖、微凹，基部楔形，全缘或微波状，具不明显的钝锯齿，有半透明油点。花单生或数朵生于枝端和叶腋，白色或带淡红色；花萼5裂；花瓣长椭圆形，向外反卷；雄蕊长短不一；雌蕊1。柑果近圆形或扁圆形，红色、朱红色、黄色或橙黄色，果皮薄而松宽易剥，囊瓣容易分离；种子卵圆形。花期3~4月，果熟期10~12月。

## 生境分布

栽培于丘陵、低山地带、江湖、湖泊沿岸或平原。在我国福建、台湾、广东、广西等地均有栽培。

## 采　制

秋末冬初果实成熟采摘，用刀剥下外层果皮，晒干或阴干。

## 药材性状

长条形或不规则薄片状，边缘皱缩向内卷曲。外表面黄棕色或橙红色，存放后呈棕褐色，密布黄白色凸起或凹下的油室。内表面黄白色，密布凹下透光小圆点。质脆易碎。气芳香，味微苦、麻。

| 性味归经 | 辛、苦，温。归肺、脾经。 |
|---|---|
| 功　效 | 理气宽中，燥湿化痰。 |
| 主　治 | 用于咳嗽痰多，食积伤酒，呕恶痞闷。 |
| 用　法 | 用量3~10克。 |

## 单方、验方

1　燥湿化痰，理气健脾：橘红10克，米粉500克，白糖200克。橘红研细末，与白糖和匀为馅；米粉以水少许湿润，与馅分层叠放蒸锅屉布上蒸熟；冷后压实，切为夹心方块米糕，不拘时酌量食用。

2　风寒咳嗽：橘红60克，生姜30克，蜂蜜250克。橘红、生姜用水煎煮15分钟，取煎液1次，加水再煎，共取煎液3次，合并煎液，以小火煎熬浓缩至黏稠，加入蜂蜜，至沸停火，装瓶备用。每日服3次，每次3汤匙。

## 现代研究

含挥发油、橙皮苷、川陈皮素等。其煎剂及乙醇提取液有兴奋心脏、使收缩力增强、扩张冠脉减少阻力、增加冠脉流量、降低血压使心率减慢的作用；同时有扩张气管、抑制肠蠕动、抑制肝内酶释放、对肝损伤的保护等作用。其散剂有缩短出血及凝血时间。挥发油（主要为柠檬烯）有刺激性祛痰作用，对胃肠道有缓和的刺激作用，从而促进消化液分泌，排除肠内积气；对胆固醇结石有理想的溶石作用。橘皮中川陈皮素有平喘作用；其中橙皮苷及甲基橙皮苷能降低毛细血管通透性、有维生素P样抗炎及抗过敏作用。

461

# 枳壳

**别　　名** 江枳壳、川枳壳、酸橙枳壳。

**来　　源** 芸香科植物酸橙*Citrus aurantium* L.及其栽培变种的干燥未成熟果实。

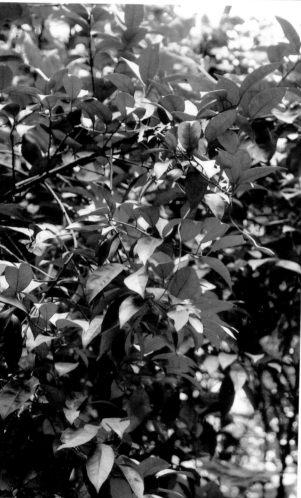

### 植物形态

　　常绿小乔木。有长刺。单叶互生，革质，叶柄有狭长形或倒心脏形的翼；叶片长椭圆形，有半透明油点。花排列成总状花序；花萼杯状，5裂；花瓣5，白色，长椭圆形。柑果圆形而稍扁，成熟时橙黄色。花期4~5月，果期6~11月。

### 生境分布

　　多栽培。主产于我国浙江、江西、四川、福建等地。

### 采　　制

　　7月果皮尚绿时采收，自中部横切为两半，晒干或低温干燥。

## 药材性状

半球形，直径3~5厘米。外果皮褐色，有颗粒状突起，有明显的花柱残基或果梗痕。切面中果皮黄白色，边缘1~2列油室。质坚硬，不易折断。瓤囊7~12瓣，内藏种子。气清香，味苦、微酸。

| 性味归经 | 苦、辛、酸，微寒。归脾、胃经。 |
|---|---|
| 功　　效 | 理气宽中，行滞消胀。 |
| 主　　治 | 用于胸胁气滞，胀满疼痛，食积不化，痰饮内停，脏器下垂。 |
| 用　　法 | 用量3~10克。孕妇慎用。 |

## 单方、验方

1. 健脾和中，疏肝行气：枳壳10克，大米100克。将枳壳择净，放入锅中，加清水适量，浸泡5~10分钟后，水煎取汁，加大米煮为稀粥即成。每日1剂，连续2~3日。

2. 滋阳泻火：生地黄、黄柏、知母、龙骨、大黄、枳壳各5克。煎服。阳虚者忌服。

3. 浅表性胃炎伴胃下垂：党参、黄芪、枳壳各10克，白术、紫河车各20克，白芍15克，当归、木香（后入）、黄连各10克，陈皮、炙甘草各6克。煎服。

4. 小儿外感咳嗽：杏仁、金沸草、苏子、半夏、焦楂曲、枳壳各10克。水煎2次，煎成200~250毫升药液，少量分次频服，每日1剂。

## 现代研究

　　含挥发油、黄酮类化合物、生物碱等多种成分。药理研究显示有增加冠脉流量、降低心肌耗氧、利尿、抑制胃肠平滑肌、抗变态反应等作用。临床上用于治疗浅表性胃炎、溃疡病等疾病。

# 枳实

别　　名｜江枳实、陈枳实、酸橙枳实。

来　　源｜芸香科植物酸橙*Citrus aurantium* L.及其栽培变种的干燥幼果。

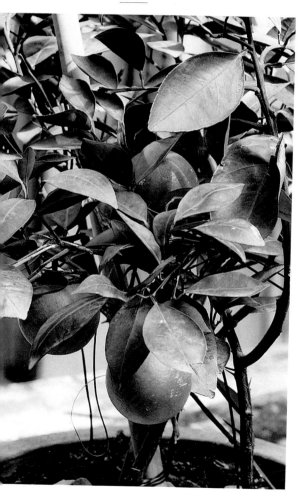

### 植物形态

常绿小乔木。有长刺。单叶互生，革质，叶柄有狭长形或倒心脏形的翼；叶片长椭圆形，有半透明油点。花排列成总状花序；花萼杯状，5裂；花瓣5，白色，长椭圆形。柑果圆形而稍扁，成熟时橙黄色。花期4~5月，果期6~11月。

### 生境分布

多栽培。主产于我国浙江、江西、四川、福建等地。

### 采　制

5~6月收集自落的果实，除去杂质，自中部横切成两半，晒干或低温干燥，或较小者直接晒干或低温干燥。

## 药材性状

半球形或圆球形，直径1~3厘米。外表面绿黑色或褐棕色，较粗糙，散有众多小油点，中央有圆盘状果柄痕或微凸起的花柱基痕。横剖面中果皮黄白色或淡棕色，微向上凸起，厚5~8毫米，边缘有1~2列黑棕色凹陷小点。瓤囊9~11，棕褐色。气香，味苦，微酸。

| 性味归经 | 苦、辛、酸，微寒。归脾、胃经 |
|---|---|
| 功　效 | 破气消积，化痰散痞。 |
| 主　治 | 用于积滞内停，痞满胀痛，泻痢后重，大便不通，痰滞气阻，胸痹，结胸，脏器下垂。 |
| 用　法 | 用量3~10克。孕妇慎用。 |

### 单方、验方

1. 胸痹，心中痞气，气结在胸，胸满，胁下逆抢心：枳实、桂枝各3克，厚朴12克，薤白9克，栝楼实（捣）10克。煎服。
2. 胆经虚热或痰热上扰所致之虚烦不得眠，惊悸，胸闷，口苦，呕吐：枳实、半夏、竹茹、生姜各10克，大枣2枚，橘红15克，茯苓8克，炙甘草5克。煎服。
3. 大病瘥愈后劳复：枳实（炙）6克，栀子（擘）3克，豆豉（棉裹）9克。煎服。
4. 产后腹痛，烦满不得卧，痈肿：枳实、白芍各等量。煎服。
5. 偏头痛：枳实适量。水煎代茶饮。

### 现代研究

含挥发油、黄酮类、生物碱等成分。有缓解小肠痉挛，强心，增加冠状动脉、脑、肾血流量，抑制血栓形成，收缩胆囊等作用。

# 化橘红

**别　　名**｜化州橘红、化桔红、尖化红。

**来　　源**｜芸香科植物化州柚 *Citrus grandis* 'Tomentosa' 的未成熟或近成熟的干燥外层果皮。

## 植物形态

乔木。小枝被柔毛，有硬刺。叶互生，阔卵形或卵状椭圆形，顶端钝或微凹入，基部浑圆，边缘有浅的钝锯齿，上面无毛或近无毛，

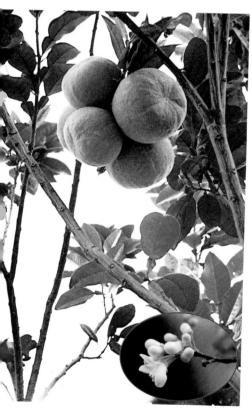

下面沿主脉被短柔毛；叶柄两边有阔翅而呈倒心形，有毛。4月开花。花单生或簇生于叶腋，甚芳香；花萼4浅裂；花瓣5，白色，长圆形；雄蕊20~25，花药大，线形；子房圆球形，密被短柔毛，有一圆柱状花柱和大的柱头。果大，圆球形，未成熟时绿色至黄绿色，密被短柔毛；瓤囊16，味极酸。种子多数，长椭圆形，白色。花期4~5月，果熟期9~11月。

## 生境分布

多为栽培。分布于我国广东、广西等地。

## 采　制

夏季果实未成熟时采收，置沸水中略烫后，将果皮割成5或7瓣，除去果瓤及部分中果皮，压制成型，干燥。

**药材性状**

呈对折的七角或展平的五角星状，单叶呈柳叶形。外表面黄绿色，密布茸毛，有皱纹及小油室；内表面黄白色或淡黄棕色。有脉络纹。质脆，易折断，断面不整齐，外缘有1列不整齐的下凹的油室，内侧稍柔而有弹性。气芳香，味苦、微辛。柚外表面黄绿色至黄棕色，无毛。

| 性味归经 | 辛、苦，温。归肺、脾经。 |
| --- | --- |
| 功　效 | 理气宽中，燥湿化痰。 |
| 主　治 | 用于咳嗽痰多，食积伤酒，呕恶痞闷。 |
| 用　法 | 用量3~6克。 |

**单方、验方**

1. 咳嗽气喘：化橘红6克，炙麻黄1克，生石膏10克，杏仁、前胡、芦根、炙甘草各5克。煎服。
2. 小儿肺炎：化橘红、苏子各6克，青黛、银杏各3克，鱼腥草、莱菔子各5克。煎服。
3. 中风，半身不遂：白术、茯苓、天麻、化橘红各6克，半夏、甘草各10克，生姜3片，大枣3枚。煎服。

**现代研究**

主要含挥发油及柚皮苷等黄酮类成分。挥发油有止咳化痰作用。临床主要用于慢性支气管炎、慢性阻塞性肺气肿等。

# 佛手

别　　名｜广佛手、建佛手、川佛手。

来　　源｜芸香科植物佛手*Citrus medica* L. var. sarcodactylis Swingle 的干燥果实。

## 植物形态

常绿小乔木或灌木。幼枝略带紫红色，有短而硬的刺。单叶互

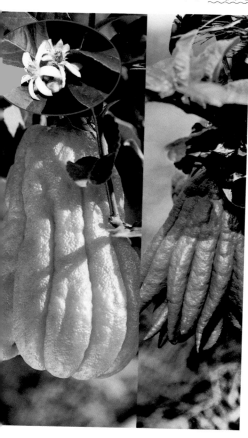

生，革质，具透明油点；叶片长椭圆形或倒卵状长圆形，先端钝，有时微凹，基部近圆形或楔形，边缘有浅波状钝锯齿。花单生、簇生或为总状花序；花萼杯状，裂片三角形；花瓣内面白色，外面紫色；雄蕊多数。柑果卵形或长圆形，顶端分裂如拳状，或张开似指状，表面橙黄色，粗糙，果肉淡黄色。花期4~5月，果期10~12月。

## 生境分布

生长于热带、亚热带，喜阳光充足、排水良好的沙质壤土。分布于我国广东、浙江、四川、云南等地。

## 采　制

秋季果实尚未变黄或变黄时采收，纵切成薄片，晒干或低温干燥。

**药材性状**

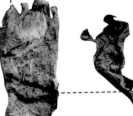

类椭圆形或卵圆形薄片，常皱缩或卷曲。顶端稍宽，基部略窄，有的可见果梗痕。外皮黄绿色或橙黄色，有皱纹及油点。果肉浅黄白色，散有凹凸不平线状或点状维管束。质硬而脆，受潮后柔韧。气香，味微甜后苦。

| 性味归经 | 辛、苦、酸，温。归肝、脾、胃、肺经。 |
|---|---|
| 功　　效 | 舒肝理气，和胃止痛，燥湿化痰。 |
| 主　　治 | 用于肝胃气滞，胸胁胀痛，胃脘痞满，食少呕吐，咳嗽痰多。 |
| 用　　法 | 用量3~10克。 |

**单方、验方**

1　消化不良：佛手、枳壳、生姜各3克，黄连0.9克。煎服。

2　痰气咳嗽：佛手9克。煎服。

**现代研究**

　　含挥发油、黄酮、柠檬油素、香豆精和多糖等成分。醇提取物对离体大鼠肠管有明显抑制作用、解胃肠平滑肌痉挛作用及增加冠脉血流量和降压作用，且给猫静脉注射有短时间抑制心脏和降压作用，对豚鼠离体气管有抗过敏作用。

## 235

# 九里香

**别　名**｜千里香、五里香、七里香。

**来　源**｜芸香科植物九里香*Murraya exotica* L. 的干燥叶和带叶嫩枝。

**植物形态**

小乔木。羽状复叶小叶3~7，倒卵形或倒卵状椭圆形，全缘，顶端圆或钝。基部短尖，一侧略偏斜；小叶柄甚短。花多数，聚成伞状，为短缩的圆锥状聚伞花；花白色，芳香；萼片卵形，花瓣5，长椭圆形，盛花时反折；雄蕊10，比花瓣略短，花药背部有细油点2；花柱淡绿色，柱头黄色，粗大。果橙黄色至朱红色，阔卵形或椭圆形，顶部短尖，略歪斜，有时圆球形，果肉有粘胶质液，种子有短的棉质毛。花期7~10月，果期10月至翌年2月。

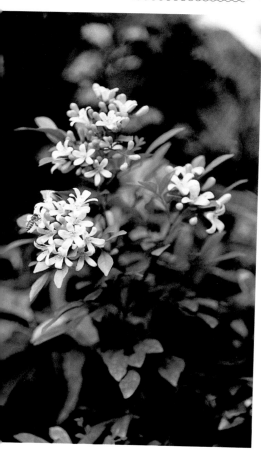

**生境分布**

生于平地、缓坡、小丘的灌木丛中。分布于我国台湾、福建、广东、海南、广西等地。

**采　制**

全年均可采收，除去老枝，阴干。

## 药材性状

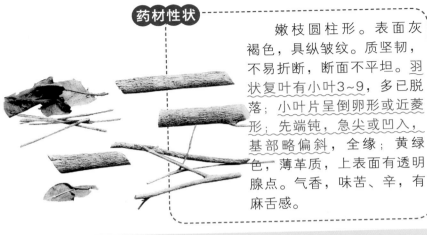

嫩枝圆柱形。表面灰褐色，具纵皱纹。质坚韧，不易折断，断面不平坦。羽状复叶有小叶3~9，多已脱落；小叶片呈倒卵形或近菱形；先端钝，急尖或凹入，基部略偏斜，全缘；黄绿色，薄革质，上表面有透明腺点。气香，味苦、辛，有麻舌感。

| 性味归经 | 辛、微苦，温；有小毒。归肝、胃经。 |
|---|---|
| 功　　效 | 行气止痛，活血散瘀。 |
| 主　　治 | 用于胃痛，风湿痹痛；外治牙痛，跌扑肿痛，虫蛇咬伤。 |
| 用　　法 | 用量6~12克。 |

### 单方、验方

1. 湿疹：九里香鲜枝叶适量。水煎，擦洗患处。
2. 胃痛：九里香9克，煅瓦楞子30克。共研末，每日3克，每日3次。
3. 骨折，痈肿：九里香鲜叶或根适量。捣烂，加鸡蛋清调敷患处。

### 现代研究

含香豆精、黄酮类、萜类和生物碱等化学成分。香豆精类化合物有新九里香素、酸橙内酯烯醇、小叶九里香内酯等；黄酮类化合物有3,5,6,7,3',4',5'－七甲氧基黄酮、3,5,6,8,3',4',5'－七甲氧基黄酮等。生物碱有外唑林碱、九里香卡云碱、柯罗林碱等。萜类化合物有柯伦泪柏烯酮和柯伦泪柏酮。水煎剂能兴奋小鼠离体和在体子宫。此外，还有抗炎免疫、抗凝血和局部浸润麻醉作用。

# 木香

**别　　名**｜云木香、广木香、老木香。

**来　　源**｜菊科植物木香*Aucklandia lappa* Decne. 的干燥根。

### 植物形态

　　多年生高大草本。主根圆柱形，表面褐色，有稀疏侧根。茎上被稀疏短柔毛。基生叶大型，具长柄，叶片三角状卵形或长三角形，基部心形，通常下延呈不规则分裂的翅状，边缘不规则浅裂或微波状，疏生短刺，两面有短毛；茎生叶较小，叶基翼状，下延抱茎。头状花序顶生及腋生；总苞片约10层，三角状披针形或长披针形，先端长尖如刺，托片刚毛状；花全部管状，暗紫色，花冠5裂；雄蕊5，聚药；子房下位，花柱伸出花冠外，柱头2裂。瘦果线形，上端有2层黄色直立羽状冠毛，果熟时脱落。花期5~8月，果期9~10月。

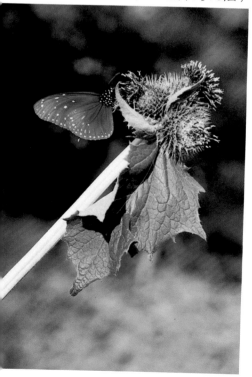

### 生境分布

　　栽培于海拔2 500~4 000米的高山地区，在凉爽的平原和丘陵地区也可生长。原产于印度，近年我国华南、西南各地有引种栽培，以云南西北部种植较多。

### 采　　制

　　秋、冬二季采挖，除去泥沙和须根，切段，大的再纵剖成瓣，干燥后除去粗皮。

## 药材性状

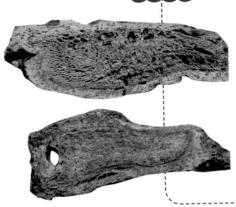

圆柱形或半圆柱形，长5~10厘米，直径0.5~5厘米。表面黄棕色至灰褐色，有明显皱纹、纵沟及侧根痕。质坚，不易折断，断面灰褐色至暗褐色，周边灰黄色或浅黄色，形成层环棕色，有放射状纹理及散在的褐色点状油室。气香特异，味微苦。

| 性味归经 | 辛、苦，温。归脾、胃、大肠、三焦、胆经。 |
|---|---|
| 功　效 | 行气止痛，健脾消食。 |
| 主　治 | 用于胸胁，脘腹胀痛，泻痢后重，食积不消，不思饮食。煅木香实肠止泻。用于泄泻腹痛。 |
| 用　法 | 用量3~6克。 |

### 单方、验方

1. 急性腰扭伤：木香、川芎各等量。共研细末，每次6克，每日早晚各用黄酒冲服1次。
2. 带状疱疹后遗顽固性肋间神经痛：木香、郁金各6克。煎服。
3. 寒疝疼痛，偏坠，小肠疝痛：川楝子12克，木香6克，茴香6克，吴茱萸3克。煎服。

### 现代研究

含挥发油，油中的主要成分为单紫杉烯、木香烯内酯、木香醇、木香内酯等。水煎液可兴奋动物肠道平滑肌，有健胃作用；在试管内对伤寒杆菌有轻度抑制作用。精制浸膏及去内酯油对实验动物均有降压作用。

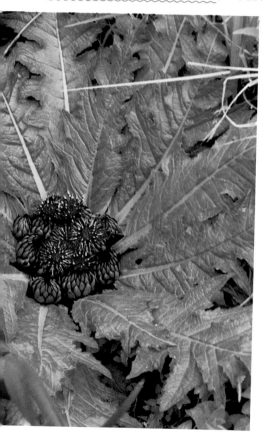
# 川木香

**别　名**｜木香、铁杆木香、槽子木香。

**来　源**｜菊科植物川木香*Vladimiria souliei*（Franch.）Ling的干燥根。

## 植物形态

多年生草本。根坚硬粗壮，圆柱形，通常不分枝，外皮褐色。茎极短，叶呈莲座状平铺地面；叶柄被白色茸毛；叶片卵状披针形或长圆状披针形，羽状中裂，具5~7对裂片，裂片边缘具不规则齿裂，上面被稀疏的腺毛，下面被稀疏的伏毛和蛛丝状毛。头状花序数个集生于枝顶；总苞片4轮，覆瓦状排列，革质，绿色带紫，边缘具细小的糙硬毛，先端具刺状短尖；花全为管状花，紫色；花冠管先端5裂；雄蕊5，花药箭形；子房下位，花柱略长于花冠。瘦果扁平，具3棱；冠毛多层。花期6~8月，果期8~9月。

## 生境分布

生于山坡及丘陵向阳地，多生长在海拔3 000米以上的高山草地。分布于我国四川。

## 采　制

秋季采挖，除去须根、泥沙及根头上的胶状物，干燥。

**药材性状**

圆柱形或有纵槽的半圆柱形，稍弯曲，长10~13厘米，直径1~3厘米。表面黄褐色或棕褐色，具纵皱纹，<u>外皮脱落可见丝瓜络状细筋脉纹</u>；<u>根头偶有黑色发黏的胶状物，习称"油头"</u>。体较轻，质硬脆，易折断，断面黄白色或黄色，有深黄色稀疏油点及裂隙，木部宽广，有放射状纹理；有的中心呈枯朽状。气微香，味苦，嚼之黏牙。

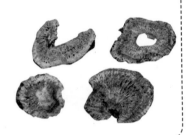

| 性味归经 | 辛、苦，温。归脾、胃、大肠、胆经。 |
|---|---|
| 功　效 | 行气止痛。 |
| 主　治 | 用于胸胁，脘腹胀痛，肠鸣腹泻，里急后重。 |
| 用　法 | 用量3~9克。 |

**单方、验方**

1. 胆绞痛：制川乌（先煎）、桂枝、炙甘草、炙麻黄、姜半夏、川木香各9克，白芍30克，生黄芪20克，生姜3片，大枣3枚。每日1剂，煎服。
2. 病毒性肝病：柴胡12克，杭白芍、青皮、陈皮、枳壳、佛手各9克，甘草3克，川木香、川芎各6克，乌韭、香附各15克。煎服。

**现代研究**

含挥发油及菊糖，挥发油中主要成分为川木香内酯，并含土木香内酯。1%浸出液在试管内对大肠杆菌、葡萄球菌、痢疾杆菌有杀灭作用。体外试验，对白色葡萄球菌、枯草杆菌、伤寒杆菌有较强的抑制作用。

# 沉香

别　　名｜土沉香、沉水香、国产沉香。
来　　源｜瑞香科植物白木香*Aquilaria sinensis*（Lour.）Gilg 含有树脂的木材。

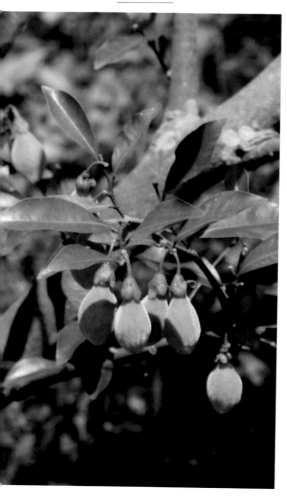

### 植物形态

　　常绿大乔木。有香气。树皮灰褐色，幼枝被柔毛。叶互生，叶片革质，长卵形或椭圆形，有光泽，全缘，下面及叶柄被伏贴茸毛，后渐无毛。伞形花序顶生和腋生，总花梗被灰白色茸毛；花黄绿色，被茸毛。蒴果木质，扁倒卵形，下垂，密被灰色毛，花被宿存。花期4~5月，果期7~8月。

### 生境分布

　　生于平地、丘陵的疏林酸性黄壤土或荒山中，并有栽培。分布于我国广东、海南、广西、台湾等地。

### 采　　制

　　全年均可采收，割取含树脂的木材，除去不含树脂的部分，阴干。

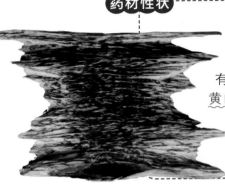

**药材性状**

不规则块、片状或盔帽状，有的为小碎块。表面凹凸不平，有刀痕，偶有孔洞，可见黑褐色树脂与黄白色木部相间的斑纹。孔洞及凹窝表面多呈朽木状。质较坚实，断面刺状。气芳香，味苦。

| 性味归经 | 辛、苦，微温。归脾、胃、肾经。 |
| --- | --- |
| 功　　效 | 行气止痛，温中止呕，纳气平喘。 |
| 主　　治 | 用于胸腹胀闷疼痛，胃寒呕吐呃逆，肾虚气逆喘急。 |
| 用　　法 | 用量1~5克，后下。 |

**单方、验方**

1　心腹痞满疼痛：沉香、乌药各5克。加水磨汁服。

2　支气管哮喘：沉香1.5克，侧柏叶3克。研末，睡前水冲服。

3　月经不调：沉香（冲）2.4克，台乌、槟榔各9克，木香（后下）3克，延胡索6克，香附3克。煎服。

**现代研究**

含挥发油、白木香酸、白木香醛、沉香螺旋醇、色酮、三萜类化合物。提取物有良好的镇静、镇痛作用；水煎剂有降压、抗组胺和解除胃肠平滑肌痉挛的作用，对人型结核杆菌、伤寒杆菌、福氏痢疾杆菌有抑菌作用。

**239**

# 檀香

别　　名｜白檀香、黄檀香、真檀香。
来　　源｜檀香科植物檀香*Santalum album* L.树干的干燥心材。

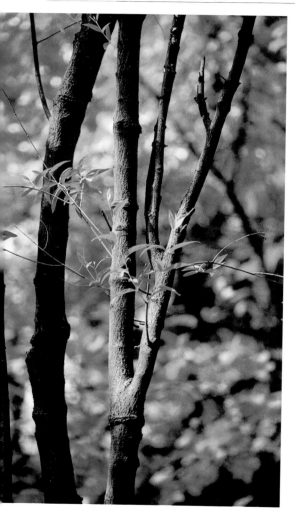

## 植物形态

常绿乔木。高6~9米，具寄生根。单叶对生；叶片革质，椭圆状卵形或卵状披针形，先端渐尖，基部楔形，全缘。三歧或聚伞状圆锥花序，花小，初为淡黄色，后变为紫黄色；花被钟形，先端4裂，裂片卵圆形，蜜腺4；雄蕊4；子房半下位。核果球形，熟时黑色，肉质多汁，内果皮坚硬，具3短棱。种子圆形，光滑。

## 生境分布

生于阳光充足的环境。原产印度、印度尼西亚等国。我国广东、海南、云南有引种。

## 采　　制

原产地栽培后30~40年采伐，锯成段，砍去色淡的边材，干燥。

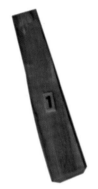

**药材性状**

圆柱形，长短不一，有的略弯曲，一般长约1米，直径10~30厘米。外表面灰黄色或黄褐色，光滑细腻，有的具疤节或纵裂，横截面呈棕黄色，显油迹；棕色年轮明显或不明显，纵向劈开纹理顺直。质坚实，不易折断。气清香，燃烧时香气更浓；味淡，嚼之微有辛辣感。

| 性味归经 | 辛，温。归脾、胃、心、肺经。 |
|---|---|
| 功　　效 | 行气温中，开胃止痛。 |
| 主　　治 | 用于寒凝气滞，胸膈不舒，胸痹心痛，脘腹疼痛，呕吐食少。 |
| 用　　法 | 用量2~5克。 |

**单方、验方**

1　心腹冷痛：檀香5克。研极细末，干姜15克，煎汤送服。痛未止者，隔1小时后再服。

2　噎膈饮食不下：檀香4.5克，茯苓、橘红各6克。研极细末，用人参汤调服。

**现代研究**

含挥发油，主要成分为α-檀香醇及β-檀香醇。并含α-檀香烯及β-檀香烯、檀萜、檀萜酮、α-檀萜酮、檀香酮、檀香酸、檀油、异戊醛、檀油醇、三环准檀香醛；另含有檀香色素、去氧檀香色素及银槭醛、松柏醛、阿魏醛、丁香醛和香草醛。檀香油对痢疾杆菌、乌型结核杆菌及金黄色葡萄球菌有抑制作用，并有利尿的作用，对排尿困难者可明显改善症状；可用治心绞痛、胃炎、乳腺增生等症。

# 川楝子

**别　名**｜苦楝子、金铃子、苦楝仁。

**来　源**｜楝科植物川楝*Melia toosendan* Sieb. et Zucc. 的干燥成熟果实。

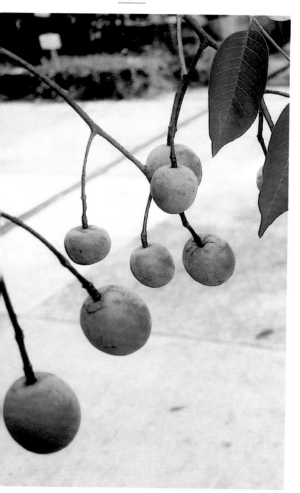

### 植物形态

乔木。树皮灰褐色，有纵沟纹，幼嫩部分密被星状鳞片。2回奇数羽状复叶互生；小叶片长卵圆形；花淡紫色或紫色；花萼及花瓣均为5~6，花盘环状；雄蕊数为花瓣的2倍，花丝连合成一管；雌蕊1，子房上位，瓶状，6~8室。核果椭圆形或近球形，黄色或黄棕色；种子3~5；种子扁平长椭圆形，黑色。花期3~4月，果期9~11月。

### 生境分布

生于疏林潮湿处。分布于我国四川、湖北、湖南等地。

### 采　制

冬季果实成熟时采收，除去杂质，干燥。

**药材性状**

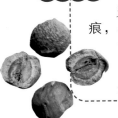

类球形。表面金黄色至棕黄色。顶端有花柱残痕，基部凹陷，有果梗痕。外果皮革质，与果肉间常呈空隙，果肉松软，淡黄色。果核球形或卵圆形，质坚硬，两端平截，种子黑棕色。气特异，味酸、苦。

| 性味归经 | 苦，寒；有小毒。归肝、小肠、膀胱经。 |
|---|---|
| 功　效 | 舒肝泄泻，行气止痛，杀虫。 |
| 主　治 | 用于肝郁化火，胸胁、脘腹胀痛，疝气疼痛，虫积腹痛。 |
| 用　法 | 用量5~10克。外用适量，研末调涂。 |

**单方、验方**

1　肋间神经痛：川楝子9克，橘络6克。煎服。
2　头癣：川楝子适量。烤黄研成细末，用熟猪油或凡士林调成油膏，涂于患处。
3　蛔虫：川楝子适量。煎服。
4　寒性腹痛：川楝子10克，小茴香3克，木香、淡吴茱萸各5克。煎服。
5　小便浑浊如米泔水：川楝子、茴香各等份。为末，每次温酒送服3克。
6　耳朵流脓水：川楝子适量。捣烂，用棉花裹塞耳内。

**现代研究**

含苦楝素及川楝素、苦楝酮、苦楝内酯、苦洛内酯、山奈酚、苦楝子三醇及鞣质。另外，含β–谷甾醇、正三十烷及水溶性成分。

# 乌药

**别　　名** | 天台乌药、台乌、台乌药。

**来　　源** | 樟科植物乌药*Lindera aggregata*（Sims）Kosterm. 的干燥块根。

## 植物形态

　　常绿灌木或小乔木。根膨大粗壮，略呈念珠状。小枝幼时密被锈色短柔毛。叶互生，革质，椭圆形至倒卵形，先端渐尖或尾状渐尖，

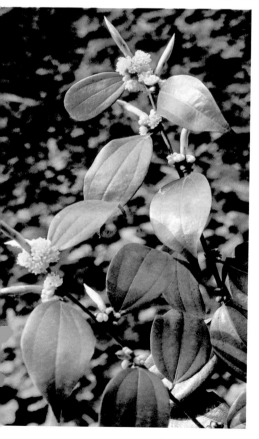

基部圆形或广楔形，全缘，上面除中脉外，均光滑无毛，下面灰白色，被淡褐色长柔毛，后变光滑，基出脉3；叶柄短，有短柔毛。伞形花序腋生，几无总梗；小花梗被毛，簇生多数小花；花单性，雌雄异株，黄绿色；花被广椭圆形，雄花有雄蕊9，排成3轮，最内一轮的基部有腺体；雌花有退化雄蕊多枚。核果近球形，初绿色，成熟后变黑色。花期3~4月，果期9~10月。

## 生境分布

　　生于向阳山坡灌木林中或林缘以及山麓、旷野等处。分布于我国江苏、安徽、浙江等地。

## 采　制

　　全年均可采挖，除去细根，洗净，趁鲜切片，晒干，或直接晒干。

## 药材性状

根纺锤形，略弯曲，有的中部收缩呈连珠状，称"乌药珠"。长5~15厘米，直径1~3厘米。表面黄棕色或灰棕色，有细纵纹及稀疏的细根痕，有的中有环状裂纹。质极坚硬，不易折断，断面棕白色，有放射性纹理和环纹。气芳香，味微苦、辛，有清凉感。

| 性味归经 | 辛，温。归肺、脾、胃、膀胱经。 |
|---|---|
| 功　效 | 行气止痛，温肾散寒。 |
| 主　治 | 用于寒凝气滞，胸腹胀痛，气逆喘急，膀胱虚冷，遗尿尿频，疝气疼痛，经寒腹痛。 |
| 用　法 | 用量6~10克。 |

## 单方、验方

1. 跌打损伤（背部伤尤宜）：乌药10克，威灵仙15克。煎服。
2. 产后逆气，食滞胀痛：陈皮、藿香、枳壳各3克，泽泻、乌药、香附各10克，木香、厚朴各5克。煎服。
3. 胀满痞塞，七情忧思所致：乌药、香附、沉香、砂仁、橘红、半夏各10克。研末。每次10克，用灯心汤调。

## 现代研究

主要含挥发油成分。含多种倍半萜类成分，有一些属于桉烷的生物碱，有一些属于乌药烷的衍生物；此外，还含有生物碱。有增强胃肠活动、止痛、止血、保肝、抗菌、平喘、抗癌等药理作用，其兴奋中枢、改善血流等作用值得研究。

## 242  Lychee Seed [英]

# 荔枝核

| 别　　名 | 荔仁、枝核、荔核。 |
|---|---|
| 来　　源 | 无患子科植物荔枝*Litchi chinensis* Sonn. 的干燥成熟种子。 |

### 植物形态

　　绿乔木。高达20米。树皮灰绿色，具褐色斑点；小枝有白色斑点和微柔毛。偶数羽状复叶互生，2~5对；小叶革质，叶片长椭圆形至矩圆状披针形，先端渐尖，基部楔形，稍偏斜，全缘，上面绿色至深绿色，有光泽，下面淡绿色稍带白粉。圆锥花序顶生，花小，杂性；花被杯状，4裂，密被锈色柔毛，花盘环状，肉质；雄蕊6~10，着生于花盘上，花丝分离，被柔毛；雌蕊1，花柱线状，顶端2裂。果实核果状，近球形或卵球形，表面有瘤状突起，暗红色。种子外被假种皮，白色，肉质多汁，味甜，与核易分离。花期2~3月，果期6~7月。

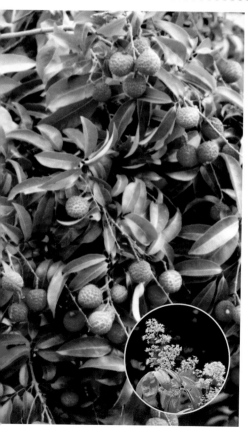

### 生境分布

　　生于荒地或路旁，我国多栽培。分布于福建、台湾、广东、海南、广西及云南东部。

### 采　　制

　　夏季采摘成熟果实，除去果皮及肉质假种皮，洗净，晒干。

**药材性状**

长圆形或卵圆形，略扁。表面棕红色或紫棕色，平滑，有光泽，略有凹陷及细波纹。一端有类圆形黄棕色的种脐。质硬，子叶棕黄色。气微，味微甘、苦、涩。

| 性味归经 | 甘、微苦，温。归肝、肾经。 |
|---|---|
| 功　　效 | 行气散结，祛寒止痛。 |
| 主　　治 | 用于寒疝腹痛，睾丸肿痛。 |
| 用　　法 | 用量5~10克。 |

**单方、验方**

1. 疝气及小腹疼痛：荔枝核（炮微焦）、大茴香（炒）各等量。研成粉末，每次6~9克，酒调服。
2. 心腹胃脘久痛，屡触屡发：荔枝核5克，木香3克。研成粉末。每次服5克，清汤调服。
3. 肋间神经痛：荔枝核适量。烧炭存性捣碎，取6克，加广木香6克。煎服。
4. 男子疝痛：荔枝核、橘核各9克，小茴香4.5克。煎服。
5. 心痛及小肠气：荔枝核1枚，煅存性，酒调服。

**现代研究**

含脂肪酸、氨基酸、聚合花素类等成分。具有降血糖、抑制乙肝抗原等作用。

# 香附

别　　名｜香附子、黑香附、白香附。
来　　源｜莎草科植物莎草*Cyperus rotundus* L. 的干燥根茎。

### 植物形态

多年生草本。匍匐根茎长，先端具肥大纺锤形的块茎。茎锐三角形。叶窄线形短于秆；鞘棕色，常裂成纤维状。叶状苞片2~5；长侧枝聚伞花序简单或复出，辐射枝3~10；穗状花序轮廓为陀螺形；小穗3~10，线形，具花8~28；小穗轴具较宽的、白色透明的翅；鳞片覆瓦状排列，膜质，卵形或长圆状卵形，中间绿色，两侧紫红色或红棕色，具脉5~7；雄蕊3，药线形；花柱长，柱头3。小坚果长圆状倒卵形，三棱状。花期6~8月，果期7~11月。

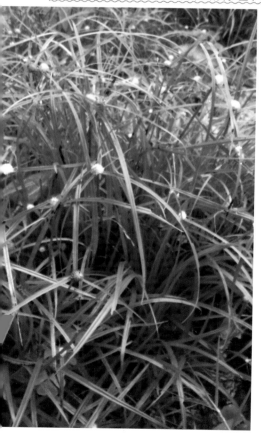

### 生境分布

生于山坡草地、耕地、路边及水边、湿地、河沟和沙地等。分布于我国江苏、安徽、浙江等地。

### 采　制

秋季采挖，燎去毛须，置沸水中略煮或蒸透后晒干，或燎后直接晒干。

## 药材性状

纺锤形，或略弯曲，长2~3.5厘米，直径0.5~1厘米。表面棕褐色或黑褐色，有不规则纵皱纹，并有明显而隆起的环节6~10个，节长2~6毫米，节上有众多朝向一方的棕色毛须，并残留根痕。质坚硬，断面角质样，棕红色或类白色；内皮层环明显，中柱色较深，维管束点清晰可见。气芳香特异，味微苦。

| 性味归经 | 辛、微苦、微甘，平。归肝、脾、三焦经。 |
|---|---|
| 功　　效 | 疏肝解郁，理气宽中，调经止痛。 |
| 主　　治 | 用于肝郁气滞，胸胁胀痛，疝气疼痛，乳房胀痛，脾胃气滞，脘腹痞闷，胀满疼痛，月经不调，经闭痛经。 |
| 用　　法 | 用量6~9克。 |

## 单方、验方

1　腹痛：香附9克，白芍20克，甘草15克。煎服。

2　肝气郁滞：陈皮（醋炒）、柴胡各6克，香附、川芎、枳壳（麸炒）、白芍各4.5克，甘草（炙）1.5克。煎服。

## 现代研究

含挥发油约1%，油中含有多种倍半萜及其氧化物，还含有少量单萜化合物和考布松等。挥发油及醇提取物对大鼠有显著的镇痛和解热作用。本品还有松弛平滑肌和雌激素样作用，有抗炎、保肝利胆等药理作用。

**244** **Rose[英]**

# 玫瑰花

别　名｜红玫瑰、笔头花、刺玫花。

来　源｜蔷薇科植物玫瑰*Rosa rugosa* Thunb. 的干燥花蕾。

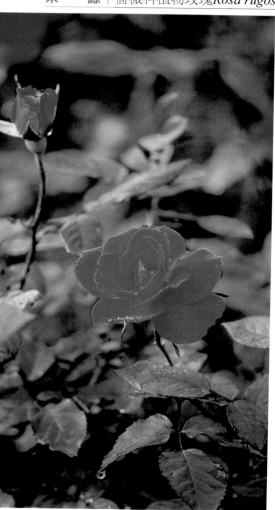

**植物形态**

　　小灌木。高约2米。茎多分枝，疏生皮刺，密被刺毛。单数羽状复叶互生，叶柄基部有长圆形托叶2，边缘有细锯齿；卵状椭圆形小叶5~9，边缘有锯齿，上面多皱，无毛，下面被短柔毛。花单生或茎顶聚生3~6，花梗有柔毛和腺毛；花萼裂片较瓣为长；花冠大，紫红色或白色，花瓣5或多数；雄蕊多数，不等长；雌蕊多数，为壶形花托所包被。瘦果扁球形，红色，具宿萼。花期5~6月，果期8~9月。

**生境分布**

　　生于低山丛及沟谷。主产于我国江苏、浙江、山东、安徽等地。

**采　制**

　　春末夏初花将开放时分批采摘，及时低温干燥。

## 药材性状

呈球形、卵形或不规则团块，直径1.5~2厘米。花托壶形或半球形，与花萼基部相连，花托无宿梗或有短宿梗。萼片5，披针形，黄绿色至棕绿色，伸展或向外反卷，内表面被细毛，显突起的中脉。花瓣5或重瓣，广卵圆形，多皱缩，紫红多线期，少数黄棕色。雄蕊多数。黄褐色，着生于花托周围。体轻，质脆。香气浓郁，味微苦涩。

| 性味归经 | 甘、微苦，温。归肝、脾经。 |
| --- | --- |
| 功　　效 | 行气解郁，和血，止痛。 |
| 主　　治 | 用于肝胃气痛，食少呕恶，月经不调，跌扑伤痛。 |
| 用　　法 | 用量3~6克。 |

### 单方、验方

1. 肝郁胁痛，胃脘不舒：玫瑰花、香附、川楝子、白芍各等量。煎服。
2. 肝胃气痛：玫瑰花适量。阴干，冲水代茶服。
3. 肺病咳嗽吐血：鲜玫瑰花适量。捣汁炖冰糖服。
4. 肝风头痛：玫瑰花4朵，蚕豆花9克。泡开水，代茶饮。
5. 痢疾：玫瑰花、黄连各6克，莲子9克。煎服。

### 现代研究

含有挥发油，油中主要成分有 β–香茅醇等，此外，还含有庚醛、香茅醛等。本品有抗病毒、抗肿瘤、促进大鼠胆汁分泌等作用，还有维生素P样作用，并可解除小鼠口服酒石酸锑钾的毒性反应，同时可使酒石酸锑钾抗血吸虫作用消失。

# 梅花

| 别　　名 | 绿萼梅、绿梅花、白梅花。 |
|---|---|
| 来　　源 | 蔷薇科植物梅*Prunus mume*（Sieb.）Sieb. et Zucc.的干燥花蕾。 |

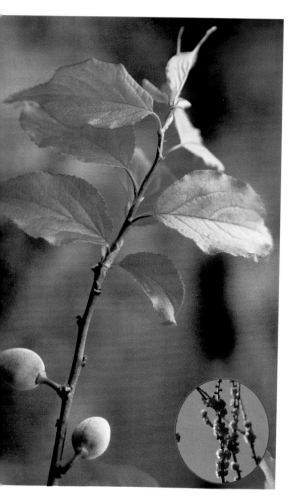

### 植物形态

　　落叶小乔木或灌木。高可达10米。树皮淡灰色或淡绿色，多分枝。叶互生，叶柄被短柔毛；托叶1，早落；叶片阔卵形或卵形，先端尾状渐尖，边缘具细锐锯齿，沿脉背有黄褐色毛。花单生或2朵簇生于2年枝上，先于叶开放，白色或粉红色，花梗极短；苞片鳞片状，褐色；花萼5；花瓣单瓣或重瓣，通常5；雄蕊多数；雌蕊1。核果球形，一侧有浅槽，被毛，绿色，成熟时黄色。花期11月至翌年2月，果期3~5月。

### 生境分布

　　多为栽培。全国各地均有分布。

### 采　　制

　　初春花未开放时采摘，及时低温干燥。

**药材性状**

类球形，直径3~6毫米，有极短的花梗。苞片数层，鳞片状，长3.5毫米，宽2毫米，暗棕色，有短毛。萼片5，广卵形，直径约4毫米，灰绿色或棕色，有毛。花瓣5或多数，阔卵圆形，长约4毫米，宽约5.5毫米，黄白色。雄蕊多数，雌蕊1，子房着生于凹陷的花托上，表面密生细毛。体轻。气清香，味微苦、涩。

| 性味归经 | 微酸，平。归肝、胃、肺经。 |
|---|---|
| 功　　效 | 疏肝和中，化痰散结。 |
| 主　　治 | 用于肝胃气痛，郁闷心烦，梅核气，瘰疬疮毒。 |
| 用　　法 | 用量3~5克。 |

**单方、验方**

1. 咽喉异物感，上部食管痉挛：梅花、玫瑰花各3克。开水冲泡，代茶饮。
2. 妊娠呕吐：梅花5克。开水冲泡，代茶饮。
3. 瘰疬：鸡蛋开一孔，入梅花将开者7朵，封口，饭上蒸熟，去梅花食蛋，每日1枚。

**现代研究**

挥发油，主要有苯甲酸醛、苯甲醇、4-松油烯醇、棕榈酸、苯甲酸和异丁香油酚等，还含有黄酮类化合物芦丁、槲皮素、绿原酸等。

# 薤白

| 别　　名 | 薤白头、小独蒜、鲜薤白。 |
| --- | --- |
| 来　　源 | 百合科植物小根蒜*Allium macrostemon* Bge. 的干燥鳞茎。 |

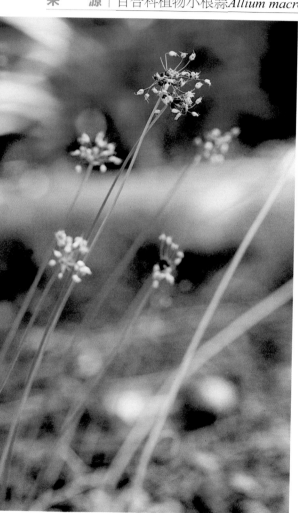

### 植物形态

多年生草本。高达70厘米。鳞茎近球形，外被白色膜质鳞皮。叶基生，叶片线形，先端渐尖，基部鞘状，抱茎。花茎由叶丛中抽出，单一，直立，平滑无毛，伞形花序密而多花，近球形，顶生，花梗细，花被6，长圆状披针形，淡紫粉红色或淡紫色，雄蕊6，长于花被，花丝细长，雌蕊1，子房上位。蒴果。

### 生境分布

生于耕地杂草中及山地较干燥处。分布于我国黑龙江、吉林、辽宁等地。

### 采　制

夏、秋二季采挖，洗净，除去须根，蒸透或置沸水中烫透，晒干。

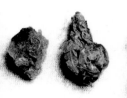
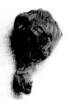

**药材性状**

不规则卵圆形，高0.5~1.5厘米，直径0.5~1.8厘米。表面黄白色或淡黄棕色，皱缩，半透明，有类白色膜质鳞片包被，底部有突起的鳞茎盘。质硬，角质样。有蒜臭，味微辣。

| 性味归经 | 辛、苦，温。归心、肺、胃、大肠经。 |
| --- | --- |
| 功　　效 | 通阳散结，行气导滞。 |
| 主　　治 | 用于胸痹心痛，脘腹痞满胀痛，泻痢后重。 |
| 用　　法 | 用量5~10克。 |

**单方、验方**

1. 胸痹心痛：薤白、瓜蒌仁各10克，半夏5克。水煎去渣，黄酒冲服，每日2次。
2. 胸痹，心中痞气，气结在胸，胸满，胁下逆抢心：厚朴12克，薤白9克，枳实、桂枝各3克，瓜蒌（捣）10克。煎服。
3. 赤白痢疾：薤白、糯米各60克。煮稀饭食。
4. 小儿疳痢（包括慢性肠炎）：鲜薤白适量。洗净，捣烂如泥，用米粉和蜂蜜适量拌和做饼，烤熟食之。
5. 鼻渊：薤白、木瓜花各9克，猪鼻管120克。煎服。

**现代研究**

含有多种生物活性成分，具有降脂、抗氧化、解痉平喘、抑菌、抗癌、调节免疫功能、镇痛等方面的药理作用。

## 247

# 大腹皮

**别　名**｜槟榔皮、腹皮、腹毛。
**来　源**｜棕榈科植物槟榔*Areca catechu* L. 的干燥果皮。

### 植物形态

常绿乔木。茎秆直立，不分枝，叶丛生于茎顶端；羽状复叶，叶轴三棱形，具长叶鞘。花单性同株，肉穗花序生于最下部叶的叶鞘束下，多分枝，呈圆锥状，苞片大，佛焰苞状，雄花小而多，无柄，生于分枝的上部，萼片3，极小，花瓣3；雄蕊6，退化雄蕊3；雌花较大而少，无柄，生于分枝的下部，萼片及花瓣各3，退化雄蕊6，子房上位，1室。坚果。花期3~8月，果期12月至翌年6月。

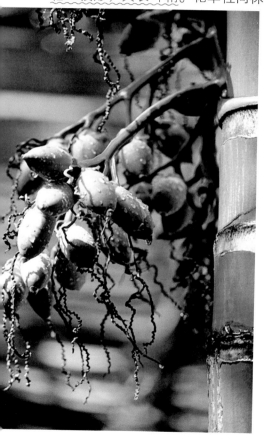

### 生境分布

广泛栽培于热带、亚热带地区。我国海南、云南、台湾等地有栽培。

### 采　制

秋季至次春采收未成熟的果实，煮后干燥，纵剖两瓣，剥取果皮，习称"大腹皮"；春末至秋初采收成熟果实，煮后干燥，剥取果皮，打松，晒干，习称"大腹毛"。

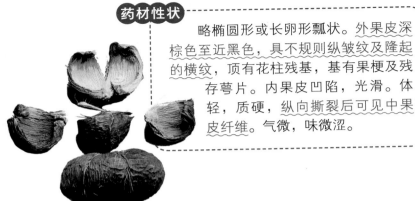

**药材性状** 略椭圆形或长卵形瓢状。外果皮深棕色至近黑色，具不规则纵皱纹及隆起的横纹，顶有花柱残基，基有果梗及残存萼片。内果皮凹陷，光滑。体轻，质硬，纵向撕裂后可见中果皮纤维。气微，味微涩。

▲ 大腹皮

| 性味归经 | 辛，微温。归脾、胃、大肠、小肠经。 |
|---|---|
| 功　效 | 行气宽中，行水消肿。 |
| 主　治 | 用于湿阻气滞，脘腹胀闷、大便不爽，水肿胀满，脚气浮肿，小便不利。 |
| 用　法 | 用量5~10克。 |

**单方、验方**

乙肝：大腹皮9克、瓜蒌仁、川朴、苍术、茵陈各10克，生大黄9克，田基黄15克。煎服。

**现代研究**

含槟榔碱、槟榔次碱、α–儿茶素等。本品有兴奋胃肠道平滑肌、促胃肠动力作用，并有促进纤维蛋白溶解等作用。

# 紫苏梗

| 别　名 | 紫苏茎、苏梗、紫苏杆。 |
| --- | --- |
| 来　源 | 唇形科植物紫苏*Perilla frutescens*（L.）Britt. 的干燥茎。 |

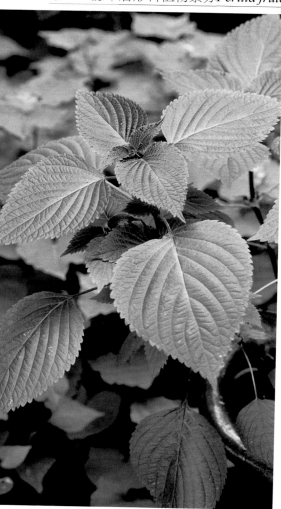

### 植物形态

一年生草本。高0.3~1.5米，茎直立，绿色或紫色，密被长柔毛。单叶对生；叶片卵形至宽卵形；具2花，排成偏于一侧的总状花序；苞片宽卵形或近圆形，外被红褐色腺点；花萼钟状，花冠白色至紫红色，雄蕊4，2强。小坚果近球形，表面灰褐色，有微隆起的暗棕色网状花纹。花期6~8月，果期8~10月。

### 生境分布

紫苏为栽培品，我国广泛种植。

### 采　制

秋季果实成熟后采割，除去杂质，晒干，或趁鲜切片，晒干。

## 药材性状

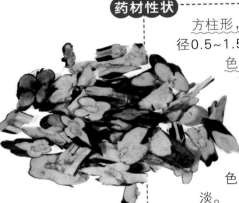

方柱形，四棱钝圆，长短不一，直径0.5~1.5厘米。表面紫棕色或暗紫色，四面有纵沟及细纵纹，节部稍膨大，有对生的枝痕和叶痕。体轻，质硬，断面裂片状。切片常呈斜长方形，木质部黄白色，射线细密，呈放射状，髓部白色，疏松或脱落。气微香，味淡。

| 性味归经 | 辛，温。归肺、脾经。 |
|---|---|
| 功　效 | 理气宽中，止痛，安胎。 |
| 主　治 | 用于胸膈痞闷，胃脘疼痛，嗳气呕吐，胎动不安。 |
| 用　法 | 用量5~10克。 |

### 单方、验方

1. 孕妇胎气不和，胸闷恶心：紫苏梗、半夏各9克，生姜3片，陈皮5克。煎服。
2. 伤寒劳复：紫苏茎叶（锉）30克，生姜（切）15克，豆豉27~54克。加水375毫升，煎至200毫升去渣，食前温服，每日2次。
3. 水肿：紫苏梗9克，大蒜根9克，老姜皮、冬瓜皮各15克。煎服。

### 现代研究

含挥发油，油中主要含紫苏醛、l-柠檬烯、α-蒎烯及β-蒎烯、β-丁香烯、α-香柑油烯及芳樟醇等，还含紫苏酮、异白苏烯酮、白苏烯酮、紫苏烯、精氨酸、枯酸、紫苏苷及亚麻酸等。药理实验表明，具孕激素样作用，与孕酮一样能促进子宫内膜腺体的增长。

# 柿蒂

别　名 | 柿钱、柿丁、柿萼。
来　源 | 柿科植物柿*Diospyros kaki* Thunb. 的干燥宿萼。

**植物形态**

落叶乔木。高达15米，树皮灰黑色，呈鳞片状开裂，枝深棕色，具棕色皮孔及柔毛。单叶互生，叶片革质，椭圆形或椭圆状倒卵形，先端短尖，基部阔楔形或近圆形，全缘，上面深绿色，有光泽，主脉疏生柔毛，下面浅绿色，有短柔毛，沿叶脉有淡褐色茸毛；叶柄有毛。花杂性，雄性花呈短聚伞花序，雌性花单生叶腋，花萼下部筒状，上部4深裂，在雌性花中宿存，花冠钟状，4裂，黄白色，有毛；雄性花有雄蕊16枚及不育子房，两性花中雄蕊8~16；雌性花中具退化雄蕊8。浆果卵圆形或扁球形，橙黄色、红色或深黄色，基部宿存木质花萼。花期5月，果期9~10月。

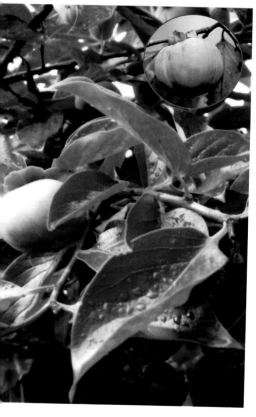

**生境分布**

分布于辽宁、河北、广东、广西、海南等地。现全国各地均有栽培。

**采　制**

冬季果实成熟时采摘，食用时收集，洗净，晒干。

**药材性状**

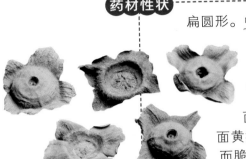

扁圆形。中央较厚，微隆起，有果实脱落后的圆形疤痕，边缘较薄，4裂，裂片多反卷，易碎；基部有果梗或圆孔状的果梗痕。外表面黄褐色或红棕色，内表面黄棕色，密被细茸毛。质硬而脆。无臭，味涩。

| 性味归经 | 苦、涩，平。归胃经。 |
|---|---|
| 功　　效 | 降逆止呃。 |
| 主　　治 | 用于呃逆。 |
| 用　　法 | 用量5~10克。 |

**单方、验方**

1　胃气虚寒之呃逆：丁香、柿蒂、生姜各6克，党参9克。煎服。

2　咳逆不止：柿蒂、丁香各6克，姜5片。煎服。

3　百日咳：柿蒂10克，乌梅核中之白仁（细切）10个，加白糖15克。煎服。

4　血淋：干柿蒂（烧灰存性）适量。研成粉末。每次服10克。

5　呃逆：柿蒂、丁香、人参各等份，为细末，水煎，食后服。

**现代研究**

含三萜酸、黄酮类、甾醇、糖类等成分。柿蒂提取物对中枢有镇静作用，并能抗心律失常。主要用于治疗顽固性或术后呃逆、反流性胃炎等症。

## White Jasmine Flower Bud [英]

# 素馨花

| 别　名 | 鸡瓜花、多花素馨、野悉蜜。 |
| 来　源 | 木犀科植物素馨花*Jasminum grandiflorum* Linn的干燥花蕾或开放的花。花蕾商品习称"素馨针"，开放的花商品习称"素馨花"。 |

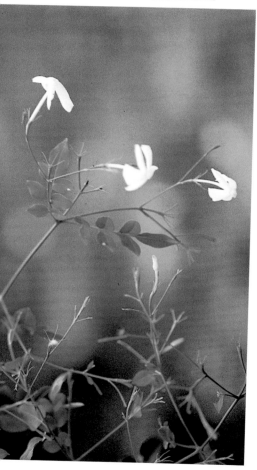

### 植物形态

攀缘灌木或缠绕藤本。小枝柔弱，具条纹和棱角。叶对生，单数羽状复叶，具叶柄。略被柔毛；小叶卵形、椭圆状卵形至披针形，顶生1片常较大，无柄或近无柄。聚伞花序顶生，花白色，芳香，花萼5裂，裂片线形，花冠高脚碟状，管长通常5裂。裂片卵形，未开时作覆瓦状排列，顶端尖；雄蕊2，藏于花冠管内；子房2室。浆果黑色，椭圆形。

### 生境分布

庭园观赏植物。我国广东、云南、四川、西藏等地有栽培。

### 采　制

夏、秋季采收花蕾。清晨太阳未出时采摘，隔水蒸约20分钟，蒸至花蕾变软后，取出，晒干。

**药材性状**

素馨针：花蕾粗针状，先端似箭头，不带花萼，花冠上部5裂，覆瓦状紧裹一起，膨大似箭头，占花冠1/2以上。下部筒状软细。全体黄色或金黄色，有细纵脉，剖开可见花冠上部有雄蕊2，花丝短，花药狭长圆形，中央花柱残存。质稍硬脆。气香，味苦微涩。素馨花：常皱缩呈不规则小团块状，湿润展开后可见花瓣5。上部开裂，基部连合呈筒状，黄色或黄棕色。质柔软。

| 性味归经 | 微苦，平。归肝经。 |
| --- | --- |
| 功　效 | 疏肝解郁。 |
| 主　治 | 用于肝郁气滞，胸脘胁肋疼痛。 |
| 用　法 | 用量6~9克。 |

**单方、验方**

1. 肝区疼痛：素馨花9克，青木香、杨梅树根皮各6克。煎服，每日1剂。
2. 口腔炎：素馨花、板蓝根各9克，蜡梅花6克。煎服。
3. 清肝泻火，肝火元盛：素馨花9克，青天葵20克，瘦猪肉50克。同煎汤食，每日1剂。

**现代研究**

鲜花含挥发油0.25%~0.35%，油中含量较高的有苄醇、芳樟醇、乙酸苯甲酯、苯甲酸顺式-3-己烯酯、石竹烯、十八烯、苯甲酸甲酯等，并含大量素馨酮、苯甲醛、香荚兰醛、甲基庚烯酮、素馨内酯等及吲哚和邻氨基苯甲酸甲酯。

# 九、消食药

# 山楂

**别　名** 山楂片、北山楂、东山楂。

**来　源** 蔷薇科植物山里红 *Crataegus pinnatifida* Bge. var. *majar* N.E.Br. 的干燥成熟果实。

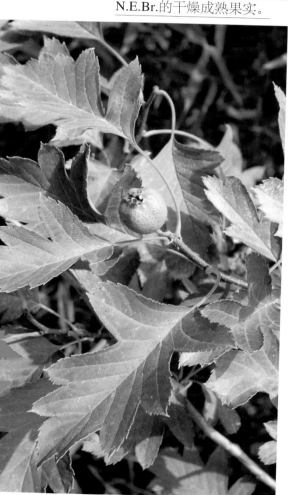

### 植物形态

乔木。树皮粗糙，有时具刺。叶互生，叶片宽卵形或三角状卵形，边缘有不规则重锯齿，下面沿叶脉有短柔毛托叶草质。伞房花序具多花，总花梗和花梗具柔毛；花白色，花药粉红色。梨果近球形，深亮红色，有黄白色小斑点，萼片脱落后，先端留一圆形深凹。花期5~6月，果期8~10月。

### 生境分布

生于山坡林边或灌木丛中。分布于我国东北、河北、河南、山东、山西、内蒙古、江苏、陕西等地。

### 采　制

秋季果实成熟时采收，切片，干燥。

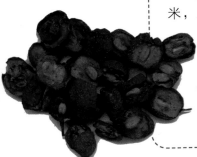

**药材性状**

圆形片，皱缩不平，直径1~2.5厘米，厚0.2~0.4厘米，外皮红色，具皱纹，有灰白小斑点。果肉深黄色至浅棕色。中部横切片具5粒浅黄色果核，但核多脱落而中空。有的片上可见短而细的果梗或花萼残迹。气微清香，味酸、微甜。

| 性味归经 | 酸、甘，微温。归脾、胃、肝经。 |
|---|---|
| 功　　效 | 消食健胃，行气散瘀，化浊降脂。 |
| 主　　治 | 用于肉食积滞，胃脘胀满，泻痢腹痛，瘀血经闭，产后瘀阻，心腹刺痛，胸痹心痛，疝气疼痛，高脂血症。焦山楂消食导滞作用增强。用于肉食积滞，泻痢不爽。 |
| 用　　法 | 用量9~12克。 |

**单方、验方**

1. 食积泄泻：山楂适量。炒炭研末，每日3次，每次6克，加食糖少许调服。或鸡内金5克，山楂、炒建曲各10克。煎服。
2. 慢性结肠炎：山楂、煨豆蔻、炒扁豆、煨木香各12克。煎服。
3. 细菌性痢疾：山楂、红糖各12克，红茶6克。煎服。

**现代研究**

　　含有机酸及黄酮类化合物：柠檬酸、苹果酸、绿原酸、熊果酸、酒石酸、牡荆素、槲皮素、金丝桃苷、黄烷聚合物、维生素E等。德国将山楂制剂作为治疗心血管疾病的药物，而黄烷聚合物是其质量标准之一；黄酮类化合物是防治心血管病及降血脂的活性成分。山楂黄酮有降压、增加冠脉流量和强心作用，能促进脂肪类食物的消化；注射剂有增强机体免疫力和清除体内自由基的作用。

# 麦芽

**别　　名**｜生麦芽、炒麦芽、大麦芽。

**来　　源**｜禾本科植物大麦*Hordeum vulgare* L. 的成熟果实经发芽干燥的炮制加工品。

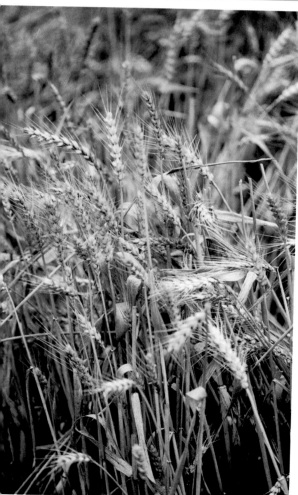

**植物形态**

　　一年或二年生草本。高60~100厘米。秆直立，光滑。叶鞘先端两侧具弯曲钩状的叶耳；叶舌小，膜质；叶片长披针形或带形，上面粗糙，下面较平滑。穗状花序每节生结实小穗3；颖线形，无脉，顶端延伸成芒；内稃与外稃等长。颖果腹面具纵沟。花期3~4月，果期4~5月。

**生境分布**

　　栽培作物。全国各地广泛栽培。

**采　　制**

　　将麦粒用清水浸泡后，保持适宜温、湿度，待幼芽长至约5毫米时，晒干或低温干燥。

## 药材性状

梭形，长8~12毫米，直径3~4毫米。表面淡黄色，背面为外稃包围，具脉5；腹面为内稃包围。除去内、外稃后，腹面有1条纵沟；基部胚根处生出幼芽及须根，幼芽长披针状条形。须根数条，纤细而弯曲。质硬，断面白色，粉性。无臭，味微甘。

| 性味归经 | 甘，平。归脾、胃经。 |
|---|---|
| 功　　效 | 行气消食，健脾开胃，回乳消胀。 |
| 主　　治 | 用于食积不消，脘腹胀痛，脾虚食少，乳汁郁积，乳房胀痛，妇女断乳，肝郁胁痛，肝胃气痛。生麦芽健脾和胃，疏肝行气。用于脾虚食少，乳汁郁积。炒麦芽行气消食回乳。用于食积不消，妇女断乳。焦麦芽消食化滞。用于食积不消，脘腹胀痛。 |
| 用　　法 | 用量10~15克；回乳炒用60克。 |

### 单方、验方

1. 急性乳腺炎：青皮、陈皮、麦芽各12克，蒲公英60克，乳香、没药各9克。煎服。
2. 回乳：炒麦芽60克。煎服，每日1次。

### 现代研究

麦芽含淀粉酶、转化糖酶、酯酶、氧化酶、催化酶、纤维二糖酶、龙胆二糖酶、地衣聚糖酶、苦杏仁酶、过氧化异构酶等多种酶，还含大麦芽碱、大麦芽胍碱A、大麦芽胍碱B及葡萄糖苷、禾草碱，又含腺嘌呤、胆碱、甜菜碱、卵磷脂、氨基酸、维生素B、维生素D、维生素E、蔗糖等，另含Q–生育醌、α–生育酚、叶绿醌等，尚含白栝楼碱。

**253**

# 谷芽

别　　名｜粟芽、粟谷芽、炒谷芽。

来　　源｜禾本科植物粟 *Setaria italica*（L.）Beauv. 的成熟果实经发芽干燥的炮制加工品。

## 植物形态

一年生草本。秆直立，光滑。叶片条状披针形或披针形，先端尖长，基部圆形，下面较秃净，上面粗糙；叶鞘光滑无毛，鞘口处有柔毛，略具纤毛。顶生圆锥花序穗状，通常下垂，穗轴密被细毛；小穗椭圆形，基部有刚毛1~3，刚毛通常褐色或紫色，稀有绿色；第1颖卵形，长约为小穗的1/3，脉3；第2颖椭圆形，与不孕小花的外稃等长，脉5~7；不孕小花的外稃椭圆形，结实小花的外稃平凸状椭圆形，脉3，表面有皱纹内卷，包着内稃。谷粒与第1外稃等长，卵状或圆球形，具细点状皱纹，成熟后与其他小穗部分脱离。花、果期夏、秋季。

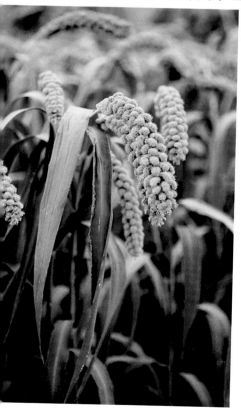

## 生境分布

栽培作物。全国各地有栽培。

## 采　制

将粟谷用水浸泡后，保持适宜的湿度、温度，待须根长至约6毫米时，晒干或低温干燥。

## 药材性状

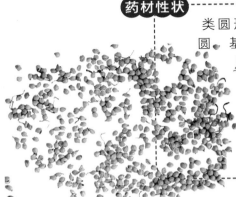

类圆形，直径约2毫米，顶端钝圆，基部略尖。外壳为革质的稃片，淡黄色，具点状皱纹，下端有初生的细须根，长2~5毫米，剥去稃片，内含淡黄色或黄白色颖果（小米）1粒。无臭，味微甘。

| 性味归经 | 甘，温。归脾、胃经。 |
|---|---|
| 功　　效 | 消食和中，健脾开胃。 |
| 主　　治 | 用于食积不消，腹胀口臭，脾胃虚弱，不饥食少。炒谷芽偏于消食，用于不饥食少。焦谷芽善化积滞，用于积滞不消。 |
| 用　　法 | 用量9~15克。 |

### 单方、验方

1　小儿饮食积滞，消化不良：鸭肾（带鸭内金）2个，谷芽15克，麦芽40克。谷芽、麦芽、鸭肾洗净，加水煲出味，下盐或淡饮均可。

2　小儿厌食：谷芽30克，麦芽24克，锅巴50克。各药混合放锅内，加清水适量煮取浓汁。每日1剂，分1~2次饮完，连服3~5日。1岁以下小儿酌减。

### 现代研究

所含消化酶及维生素B有助消化作用；煎煮及炒谷芽会降低消食效力。

# 稻芽

**别　　名** | 谷芽、禾芽、稻谷芽。

**来　　源** | 禾本科植物稻*Oryza sativa* L. 的成熟果实经发芽干燥的炮制加工品。

### 植物形态

一年生草本。秆直立，丛生；中空，有节，有分蘖。叶具叶鞘；叶舌膜质而较硬，披针形，基部两侧下延与叶鞘边缘相合，幼时有明显的叶耳；叶片披针形至条状披针形，粗糙，叶脉明显。圆锥花序疏松，成熟时向下弯垂，分枝具棱角；小穗长圆形；不育花外稃锥刺状；可育花外稃硬纸质，具5脉；内稃脉3；雄蕊6，花丝细弱；子房长圆形，光滑，花柱2，柱头羽毛状。颖果平滑，淡黄色、白色；种子有明显的线状种脐。花、果期夏、秋两季。

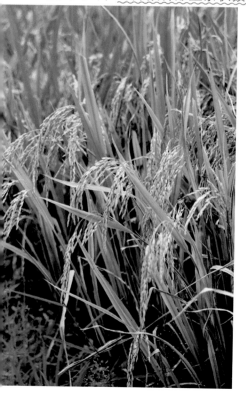

### 生境分布

我国华东、华中、华南、西南广泛栽培。

### 采　　制

将稻谷用水浸泡后，保持适宜的温、湿度，待须根长至约1厘米时，干燥，即生稻芽。用文火炒至深黄色并大部爆裂，取出放凉，即炒稻芽。用武火炒至焦黄色，微喷清水，取出风干，即焦稻芽。

**药材性状**

长椭圆形，稍扁，两端略尖，长7~9毫米，宽3~4毫米，外稃坚硬，表面黄色，具短细毛，有脉5。一端有2枚对称的白色条形桨片，长约2毫米，淡黄色，膜质，于一个桨片内侧伸出淡黄色弯曲的初生根，长0.5~1.2厘米。内稃薄膜质，光滑，黄白色，内含果实，质坚，断面白色，有粉性。气无，味微甜。

| 性味归经 | 甘，温。归脾、胃经。 |
|---|---|
| 功　效 | 消食和中，健脾开胃。 |
| 主　治 | 用于食积不消，腹胀口臭，脾胃虚弱，不饥食少。炒稻芽偏于消食。用于不饥食少。焦稻芽善化积滞。用于积滞不消。 |
| 用　法 | 用量9~15克。 |

**单方、验方**

1　小儿外感风滞，呕吐发热：稻芽、苏梗各15克，藿香6克，蝉蜕、防风各4.5克，云苓9克，薄荷（后下）3克，黄连1克。煎服。
2　病后脾土不健：稻芽适量。蒸馏取露水，代茶饮。

**现代研究**

含有淀粉、淀粉酶、蛋白质、脂肪等成分，并含天门冬氨酸，γ–氨基丁酸等18种氨基酸。所含淀粉酶有消化淀粉的作用。

# 莱菔子

**别　　名**｜莱菔、萝卜子、卜子。
**来　　源**｜十字花科植物萝卜*Raphanus sativus* L. 的干燥成熟种子。

## 植物形态

一年或二年生草本。根肉质。茎粗壮，高可达1米，分枝，具纵棱，基生叶丛生，大头状羽裂，疏生白色糙毛，顶端裂片最大，侧裂片4~6对，沿叶轴对生或互生，向下裂片渐小；茎生叶亦为大头状羽裂，较基生叶小；茎上部叶有柄或近无柄，长椭圆形至披针形，边缘有锯齿或缺刻，极少全缘。总状花序顶生，常组成圆锥状，花淡紫红色或白色，花瓣4，宽倒卵形，具爪，有显著脉纹；雄蕊6，4长2短。长角果圆柱形，肉质，种子间常缢缩，成熟时果瓣肥厚而呈海绵状。种子近圆形，稍扁，红褐色或灰褐色。花期4~5月，果期5~6月。

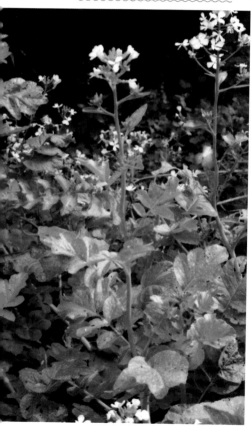

## 生境分布

原产于欧洲。我国各地普遍栽培。

## 采　　制

夏季果实成熟时采割植株，晒干，搓出种子，除去杂质再晒干。

**药材性状**

类圆形或椭圆形，略扁，长2～4毫米，宽2～3毫米。种皮薄，表面红棕色、黄棕色或深灰棕色，放大镜下观察有细密网纹。因子叶纵折，致使种子一侧现数条纵沟，一端有黑色肿脐。子叶2，乳黄色，肥厚，纵折。气微，味略辛。

| 性味归经 | 辛、甘，平。归肺、脾、胃经。 |
|---|---|
| 功　　效 | 消食除胀，降气化痰。 |
| 主　　治 | 用于饮食停滞，脘腹胀痛，大便秘结，积滞泻痢，痰壅喘咳。 |
| 用　　法 | 用量5~12克。 |

### 单方、验方

**1** 食滞不消，胃腹饱胀：莱菔子、神曲、山楂各10克。煎服。

**2** 腹痛欲吐，食欲不振：莱菔子、藿香、神曲、法半夏各10克，生姜6克。煎服。

**3** 气积胃痛：莱菔子9克。炒为细末，开水冲服。

**4** 跌打损伤，瘀血胀痛：莱菔子60克。生研烂，热油调敷。

### 现代研究

含微量挥发油和45％脂肪油（为干性油，碘价100.8），尚含芥子碱。莱菔子水醇提取液，对麻醉动物静脉注射均有缓和而持久的降压作用，其降压作用与利血平比较无明显差异；水煎剂增强胃肠运动；莱菔子素1毫克/毫升浓度可抑制葡萄球菌、大肠杆菌，1∶3水浸剂对同心性毛癣菌、许兰氏黄癣菌等6种皮肤真菌有抑制作用；莱菔子对细菌外毒素（破伤风、白喉等）有解毒功效。

# 鸡内金

**别　名**｜鸡蛋衣、鸡子蜕、鸡黄皮。

**来　源**｜雉科动物家鸡*Gallus gallus domesticus* Brisson的干燥沙囊内壁。

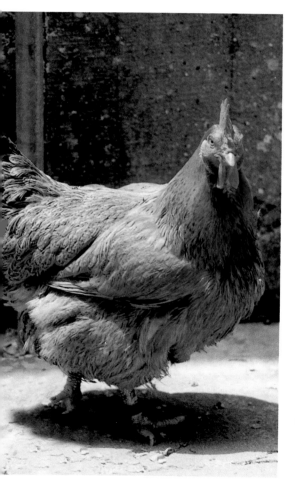

## 动物形态

家禽。嘴短而坚，略呈圆锥状，上嘴稍弯曲。鼻孔裂状，被有鳞状瓣。眼有瞬膜。头上有肉冠，喉部两侧有肉垂，通常褐红色；肉冠以雄者高大，雌性低小；肉垂亦以雄性为大。翼短；雌、雄羽色不同，雄性羽色较美，有长而艳丽的尾羽；雌性尾羽甚短。足健壮，跗、跖及趾均被鳞板；趾4，前3后1，后趾短小，位略高。雄性跗跖部后方有距。家鸡因饲养杂交关系，品种繁多，形体大小及毛色不一。

## 生境分布

全国各地均有饲养。

## 采　制

杀鸡后，取出鸡肫，立即剥下内壁，洗净，干燥。

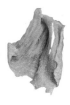

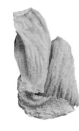

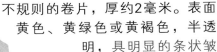

**药材性状**

不规则的卷片，厚约2毫米。表面黄色、黄绿色或黄褐色，半透明，具明显的条状皱纹。质脆，易碎，断面角质样，有光泽。气微腥，味微苦。

| 性味归经 | 甘，平。归脾、胃、小肠、膀胱经。 |
|---|---|
| 功　　效 | 健胃消食，涩精止遗，通淋化石。 |
| 主　　治 | 用于食积不消，呕吐泻痢，小儿疳积，遗尿，遗精，石淋涩痛，胆胀胁痛。 |
| 用　　法 | 用量3~10克。 |

### 单方、验方

1. 小儿食积腹满：鸡内金适量。研末，乳汁服。
2. 反胃，食即吐出，上气：鸡内金适量。烧灰，酒服。
3. 噤口痢疾：鸡内金适量。焙研，乳汁服。
4. 小便滑数白浊，令人羸瘦：鸡内金（微炙）50克，黄芪、五味子各25克。上药粗捣，水煎，分3次服。

### 现代研究

　　主要含蛋白质、胃激素及多种氨基酸和微量元素。口服鸡内金粉后，胃液分泌量、酸度、消化力三者均增加，胃的运动期延长，蠕动波增加。此外，鸡内金水煎液对加速排放放射性锶有一定作用。

**257**

# 鸡矢藤

别　　名｜鸡屎藤、臭藤、臭根藤。

来　　源｜茜草科植物鸡矢藤*Paederia scandens*（Lour.）Merr.的干燥全草。

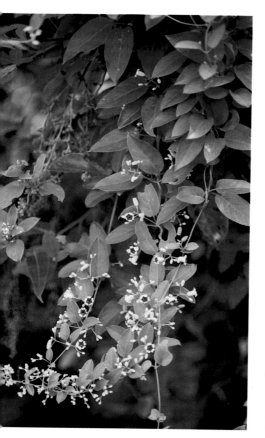

### 植物形态

　　蔓生草本。叶对生；近膜质，卵形至披针形，先端短尖或渐尖，基部浑圆或楔形，两面均秃净或近秃净。圆锥花序腋生及顶生，扩展，分枝为蝎尾状的聚伞花序；花白紫色，无柄；萼狭钟状；花冠钟状，上端5裂，镊合状排列，内面红紫色，被粉状柔毛；雄蕊5，花丝极短，着生于花冠筒内；花柱2，丝状，基部愈合。浆果球形，成熟时光亮，草黄色。花期8~10月，果期9~11月。

### 生境分布

　　生于溪边、河边、路边、林旁及灌木林中，常攀缘于其他植物或岩石上。分布于我国云南、贵州、四川、广西、广东等地。

### 采　制

　　全年可采收，割取带叶藤茎，除去杂质，晒干。

## 药材性状

常弯曲成团。茎扁圆柱形，老茎灰棕色，直径0.3~1.2厘米，栓皮常易脱落，有纵皱纹及叶柄痕，易折断，断面平坦，灰黄色；嫩枝黑褐色，质韧，不易折断，断面纤维性。叶对生，叶片多皱缩破碎，完整叶片展平后呈宽卵形或披针形，先端尖或渐尖，基部宽楔形、圆形或浅心形；叶脉于叶背稍突起，有棕褐色茸毛。气微，味微甘、酸。

| 性味归经 | 甘、苦，微寒。归脾、胃、肝、肺经。 |
|---|---|
| 功　效 | 消食健胃，化痰止咳，清热解毒，止痛。 |
| 主　治 | 用于食积腹痛，腹泻，小儿疳积，热痰咳嗽，热毒泻痢，咽喉肿痛，痈疮疖肿，烫火伤，各种疼痛，湿疹，神经性皮炎，皮肤瘙痒。 |
| 用　法 | 用量15~60克；外用适量，捣敷或煎水洗。 |

### 单方、验方

1. 红痢：鸡矢藤根60克，路边姜60克。炖肉服。
2. 妇女虚弱咳嗽，白带腹胀：鸡矢藤根、红小芭蕉头各60克。炖鸡服。
3. 小儿疳积：鸡矢藤根15克，猪小肚1个。水炖服。
4. 百日咳：鸡矢藤根3~25克，水煎，加糖，分2~3次服。

### 现代研究

含鸡矢藤苷、鸡矢藤次苷、车叶草苷等单萜苷类，$\alpha$-谷甾醇、$\beta$-谷甾醇、豆甾醇、油菜甾醇等甾醇类以及三十一烷、三十一烷醇、甲硫醇和蜡醇等环烯醚萜苷类成分。动物实验表明，其水煎液对小鼠有明显镇痛作用；其醇制剂对麻醉动物有降压作用。临床上用于止痛、治疗神经性皮炎以及慢性骨髓炎均有一定疗效。

## 258

# 布渣叶

**别　　名**｜崩补叶、烂布渣、山茶叶。

**来　　源**｜椴树科植物破布叶*Microcos paniculata* Linn. 的干燥叶。

### 植物形态

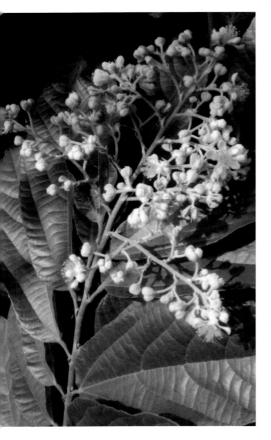

灌木或小乔木。树皮灰黑色。单叶互生，纸质，卵形或卵状长圆形，顶端渐尖，基部浑圆，幼叶两面均被星状柔毛，后无毛或近无毛，边缘有小锯齿，基出脉3，网脉很明显，叶柄粗壮长；托叶线状披针形，长约为叶柄之半。圆锥花序顶生或生于上部叶腋内，花序和花梗均密被灰黄色星状柔毛；萼片5，长圆形，被星状柔毛；花瓣5，长圆形，两面均被毛；雄蕊多数，离生；子房近球形，无毛。核果近球形或倒卵状圆球形，黑褐色，无毛。

### 生境分布

生于山谷，丘陵，平地或村边、路旁的灌木丛中。分布于我国广东、海南、云南、广西等地。

### 采　　制

夏、秋二季采收，除去枝梗杂质，阴干或晒干。

## 药材性状

多皱缩或破碎。完整者展平后呈卵状长圆形或倒卵状矩圆形，黄绿色、绿褐色或黄棕色，有短柄。先端渐尖，基部圆钝，稍偏斜，边缘具细齿。基出脉3，侧脉羽状，小脉网状。叶脉及叶柄被柔毛。纸质，易破碎。气微，味淡，微酸涩。

| 性味归经 | 微酸，凉。归脾、胃经。 |
|---|---|
| 功　效 | 消食化滞，清热利湿。 |
| 主　治 | 用于饮食积滞，感冒发热，湿热黄疸。 |
| 用　法 | 用量15~30克。 |

### 单方、验方

1　感冒，消化不良，腹胀：布渣叶25克。煎服。

2　黄疸：布渣叶30克，猪血200克。煎服，每日2次，连服6日。

3　蜈蚣咬伤：布渣叶30克。煎服。

### 现代研究

含黄酮类成分，有异鼠李黄素、山柰黄素、槲皮黄素、5,6,4'-三羟基-3'-甲氧基黄酮-7-O-鼠李糖基葡萄糖苷、5,6,8,4'-四羟基黄酮-7-O-鼠李糖苷等。水提物对离体豚鼠心脏有增加冠脉血流量作用，并能提高小鼠耐缺氧能力，对垂体后叶素所致的大鼠急性心肌缺血有保护作用，增加麻醉兔的脑血流量，降低血压与脑血管阻力。临床用治急性黄疸型肝炎，单纯性消化不良。

# 独脚金

别　　名｜疳积草、独脚柑、地丁草。

来　　源｜玄参科植物独脚金*Striga asiatica*（L.）Kuntze 的干燥全草。

## 植物形态

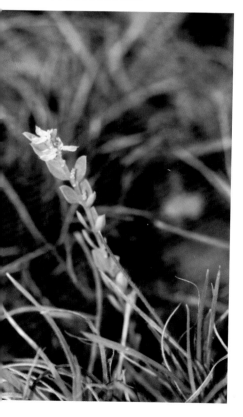

一年生小草本。半寄生，全株粗糙，且被硬毛。茎多少呈四方形，有2条纵沟，不分枝或在基部有分枝。叶生于下部的对生，上部的互生，无柄，叶片线形或狭卵形，最下部的叶常退化呈鳞片状。花单生于上部的叶腋；小苞片2，线形或披针形；萼筒状，膜质，萼齿线状披针形；花冠黄色或有时带粉红色，花冠管狭窄，被短腺毛，上部突然向下弯；冠檐二唇形，上唇较短，顶端微缺或2裂，下唇3裂，上唇长约为下唇之半；雄蕊4，内藏，花药1室；花柱顶端棒状。蒴果长卵形。种子细小，黄色。

## 生境分布

生于山地、丘陵地的草坡上，寄生在禾本科植物如蜈蚣草、纤毛鸭嘴草等的根上。分布于我国广东、海南、福建、广西等地。

## 采　　制

夏、秋二季采收，洗净，晒干。

## 药材性状

茎单一，纤细，通常不分枝，或间有在上部分枝，灰黑色，被粗糙短毛，下有稀疏细根；质柔稍韧；叶小，互生，线形或披针形，灰褐色或绿褐色，常疏贴于茎上；叶腋有黄色或紫色小花，呈疏穗状，苞片明显，长于萼，萼筒有10条棱线。气无，味淡。

| 性味归经 | 甘、平。归肝、脾、肾经。 |
|---|---|
| 功　效 | 健脾，平肝消积，清热利尿。 |
| 主　治 | 用于小儿伤食，疳积，小便不利。 |
| 用　法 | 用量9~15克。 |

### 单方、验方

1. 小儿疳积：独脚金、田基黄、瓜子金、山扁豆、山花生各等量。共研细粉，每日6~9克与猪瘦肉或肝类同蒸，分3次服，或煎水过滤后服。
2. 消化不良：独脚金、神曲、谷芽、麦芽各15克，山楂10克。煎服。
3. 食欲不振：独脚金、谷芽、麦芽各15克，白术9克，茯苓、莲子肉、白扁豆各10克，陈皮3克。煎服。

### 现代研究

含独脚金醇、木犀草素-3,4-二甲醚、木犀草素-7,3,4-三甲醚、金合欢素-7-甲醚、金圣草黄素、芹菜苷元，还含酚酸类、氨基酸、有机酸、酚类。

# 使君子

**别　　名**｜建君子、川君子、君子。

**来　　源**｜使君子科植物使君子*Quisqualis indica* L. 的干燥成熟果实。

## 植物形态

攀缘状灌木。高2~8米。幼株被黄褐色短柔毛。单叶对生，叶片长椭圆状披针形或卵状椭圆形，叶柄下部有关节，叶落后关节以下部分呈棘刺状。穗状花序顶生，每花具1苞片，早落；萼筒细管状，花瓣5，长圆形或倒卵形，基部宽楔形，与萼齿互生，初为白色，后渐转为紫红色；雄蕊10，2轮，上轮5，露于花冠之外；雌蕊1，花柱丝状，细长，外露，下部与萼筒合生，柱头短。果实橄榄状，黑紫褐色或深棕色，有5纵棱，种子1。花期5~9月，果期6~10月。

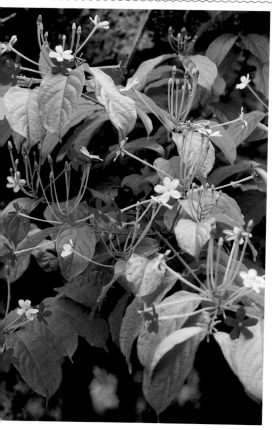

## 生境分布

生于平原灌木丛或路旁，亦有栽培。分布于我国四川、广东、广西等地。

## 采　制

秋季果皮变紫黑色时采收，除去杂质，干燥。

## 药材性状

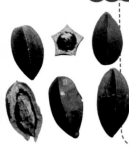

椭圆形或卵圆形，具5条纵棱，长2.5~4厘米，直径约2厘米。表面黑褐色至紫黑色，平滑，微具光泽。顶端狭尖，基部钝圆，有明显圆形的果梗痕。质坚硬，横切面多呈五角星形，中间呈类圆形空腔。种子椭圆形或纺锤形，表面棕褐色或黑褐色，有多数纵皱纹。气微香，味微甜。

| 性味归经 | 甘，温。归脾、胃经。 |
|---|---|
| 功　　效 | 杀虫消积。 |
| 主　　治 | 用于蛔虫病，蛲虫病，虫积腹痛，小儿疳积。 |
| 用　　法 | 用量使君子9~12克，捣碎入煎剂；使君子仁6~9克，多入丸散或单用，作1~2次分服。小儿每岁1~1.5粒，炒香嚼服，1日总量不超过20粒。服药时忌饮浓茶。 |

### 单方、验方

1　小儿蛔虫病：茶叶15克，花生仁25克，使君子、粳米各50克。茶叶、花生仁、使君子共研细末，粳米煮粥，将熟时加入药末10克，稍煮即成。每日1次，空腹食。

2　消除肠胃积滞，调整肠胃功能，从而消除面部粉刺：使君子、芝麻油各适量。使君子去壳取仁，入铁锅文火翻炒至微有香气，待凉。取容量适当的瓷瓶1个，加入炒使君子仁和芝麻油适量，浸泡3日后，即可食用。每次服使君子仁 3~5枚，儿童酌减。每晚临睡前服下，7~10日为1个疗程。

### 现代研究

　　种子含使君子酸钾、使君子氨酸、葫芦巴碱、1–脯氨酸、1–天冬素、有机酸、脂肪油等。果壳也含使君子酸钾。药理实验表明，水浸剂或乙醇浸剂在体外对猪蛔虫有麻痹作用。水浸剂对某些皮肤真菌有抑制作用。

# 苦楝皮

**别　　名**｜苦楝、苦楝子、楝枣子。

**来　　源**｜楝科植物楝*Melia azedarach* L.的干燥树皮及根皮。

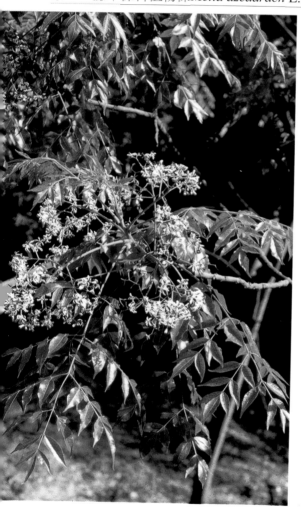

### 植物形态

落叶乔木。高15~20米。树皮纵裂。2~3回奇数羽状复叶，互生；小叶卵形至椭圆形，边缘有钝锯齿，幼时有星状毛。圆锥花序与叶等长，腋生；花紫色或淡紫色，花萼5裂，裂片披针形，外生短柔毛；花瓣5，倒披针形，外生短柔毛；雄蕊10，花丝合生成筒。核果短矩圆状至近球形，淡黄色。花期4~5月，果期10~11月。

### 生境分布

生长或栽培于路旁、篱边。分布于我国云南、广西、广东、四川、台湾等地。

### 采　　制

春、秋二季剥取，晒干，或除去粗皮，晒干。

**药材性状**

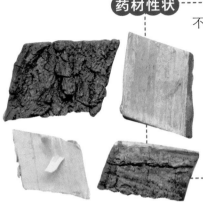

不规则板片状、槽状或半卷筒状，长宽不一。外表面灰棕色或灰褐色，粗糙，有交织的纵皱纹及点状灰棕色皮孔，除去粗皮者淡黄色；内表面类白色或淡黄色。质韧，不易折断，断面纤维性，呈层片状，易剥离。气微，味苦。

| 性味归经 | 苦，寒；有毒。归肝、脾、胃经。 |
| --- | --- |
| 功　效 | 杀虫，疗癣。 |
| 主　治 | 用于蛔虫病，蛲虫病，虫积腹痛；外治疥癣瘙痒。 |
| 用　法 | 用量3~6克。外用适量，研末，用猪脂调敷患处。孕妇及肝肾功能不全者慎用。 |

**单方、验方**

1　杀蛲虫：苦楝皮、苦参各6克，蛇床子5克，皂角3克。共为末，用蜜炼成丸，如枣大，纳入肛门或阴道内。

2　疗疮风虫：苦楝皮、皂角（去皮、子）各等量。为末，猪油调涂。

3　顽固性湿癣：苦楝皮适量。洗净晒干烧灰，调茶油涂抹患处，隔日洗去再涂，如此3~4次。

**现代研究**

　　本品含有苦楝素及川楝素、苦楝酮、苦楝内酯、苦洛内酯及苦楝子三醇。另有β－谷甾醇、正三十烷及水溶性成分。川楝素有驱蛔作用，动物实验其亦对胃有刺激作用，大剂量能引起严重急性中毒。本品水浸剂具抑菌作用。

# 槟榔

别　　名｜白槟榔、枣槟榔、榔干。

来　　源｜棕榈科植物槟榔*Areca catechu* L.的干燥成熟种子。

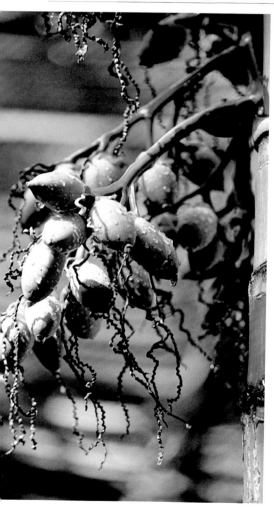

## 植物形态

　　常绿乔木。茎秆直立，不分枝，叶丛生于茎顶端；羽状复叶，叶轴三棱形，具长叶鞘。花单性同株，肉穗花序生于最下部叶的叶鞘束下，多分枝，呈圆锥状，苞片大，佛焰苞状，雄花小而多，无柄，生于分枝的上部，萼片3，极小，花瓣3；雄蕊6，退化雄蕊3；雌花较大而少，无柄，生于分枝的下部，萼片及花瓣各3，退化雄蕊6，子房上位，1室。坚果。花期3~8月，果期12月至翌年6月。

## 生境分布

　　广泛栽培于热带、亚热带地区。我国海南、云南、台湾等地有栽培。

## 采　　制

　　春末至秋初采收成熟果实，用水煮后，干燥，除去果皮，取出种子，干燥。

## 药材性状

扁球形或圆锥形。表面淡黄棕色或淡红棕色，具稍凹网状沟纹，底部中心有圆形凹陷珠孔，其旁有一明显疤痕状种脐。质坚硬，断面可见棕色种皮与白色胚乳相间的大理石花纹。气微，味涩、微苦。

| 性味归经 | 苦、辛，温。归胃、大肠经。 |
|---|---|
| 功　　效 | 杀虫，消积，行气，利水，截疟。 |
| 主　　治 | 用于绦虫病，蛔虫病，姜片虫病，虫积腹痛，积滞泻痢，里急后重，水肿脚气，疟疾。 |
| 用　　法 | 用量3~10克。驱绦虫、姜片虫30~60克。 |

### 单方、验方

1　驱绦虫、姜片虫：槟榔30~60克。煎服。

2　心脾疼：高良姜（炒）、槟榔（炒）各等量。研成粉末，米汤送服。

3　大小便不通，肠胃有湿，大便秘涩：槟榔半枚，麦冬9克。煎服。

### 现代研究

含总生物碱约0.5%，主要为槟榔碱，少量为槟榔次碱、去甲槟榔碱、去甲槟榔次碱、异去甲槟榔次碱等，均与鞣酸结合而存在；鞣质含量约15%。此外，尚含甘露糖、半乳糖、蔗糖及皂苷等。

# 南瓜子

| | |
|---|---|
| 别　名 | 南瓜仁、白瓜子、金瓜米。 |
| 来　源 | 葫芦科植物南瓜*Cucurbita moschata* Duch.的干燥成熟种子。 |

### 植物形态

一年生蔓性草本。茎长达2~5米。常节部生根，密被白色刚毛。

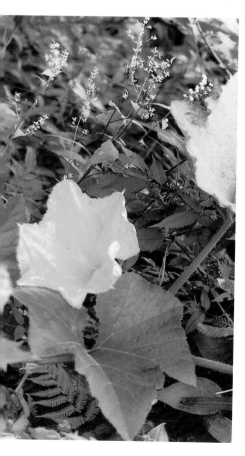

单叶互生；叶柄粗壮，被刚毛；叶片宽卵形或卵圆形，有5角或5浅裂，先端尖，基部深心形，两面均被刚毛和茸毛。卷须稍粗壮，被毛，3~5歧。花单性，雌雄同株；雄花单生，花萼筒钟形，裂片条形，被柔毛，上部扩大呈叶状，花冠黄色，钟状，5中裂，裂片边缘反卷，雄蕊3，花丝腺体状，药室折曲；雌花单生，子房1室，花柱短，柱头3，顶端2裂。果梗粗壮，有棱槽，瓜蒂扩大呈喇叭状，瓠果形状多样，外面常有纵沟。种子多数长卵形或长圆形，灰白色。花期6~7月，果期8~9月。

### 生境分布

栽培品。全国各地广泛栽培。

### 采　制

夏秋季食用南瓜时，收集成熟种子，除去瓤膜，洗净，晒干。

## 药材性状

扁圆形，长1.2~1.8厘米，宽0.7~1厘米。表面淡黄白色至淡黄色，两面平坦而微隆起，边缘稍有棱，一端略尖，顶端有珠孔，种脐稍突起或不明显。除去种皮，有黄绿色薄膜状胚乳，子叶2，黄色，肥厚，有油性。气微香，味微甘。

| 性味归经 | 甘，平。归胃、大肠经。 |
| --- | --- |
| 功　效 | 杀虫。 |
| 主　治 | 用于绦虫病，蛔虫病，血吸虫病，丝虫病。 |
| 用　法 | 用量60~120克，研粉，冷开水调服。 |

### 单方、验方

1 驱绦虫、蛔虫：新鲜南瓜子50~100克。研烂，加水制成乳剂，调以冰糖或蜂蜜空腹顿服。

2 驱血吸虫：南瓜子炒黄为末，每日100克，分2次加白糖开水冲食，15日为1个疗程。

3 小儿咽喉疼痛：冰糖炖南瓜子。

4 营养不良，面色萎黄：南瓜子、花生仁、核桃仁同时食用。

### 现代研究

含有南瓜子氨酸，为驱虫的有效成分，另含脂肪油、蛋白质及维生素A、维生素$B_1$、维生素$B_2$、维生素C，又含胡萝卜素。对牛肉绦虫或猪肉绦虫的中段和后段节片均有麻痹作用，并与槟榔有协同作用；对血吸虫幼虫有抑制和杀灭作用，使成虫虫体萎缩、生殖器退化、子宫内虫卵减少，但不能杀灭。

# 绵马贯众

别　名｜贯众、大贯众、东北贯众。
来　源｜鳞毛蕨科植物粗茎鳞毛蕨 *Dryopteris crassirhizoma* Nakai 的干燥根茎和叶柄残基。

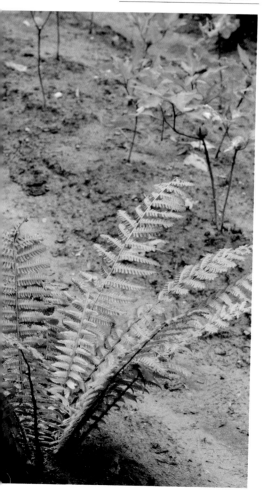

## 植物形态

多年生草本。高50~100厘米。根茎粗大，块状，斜生，有许多坚硬的叶柄残基及黑色细根，密被锈色或深褐色大鳞片。叶簇生于根茎顶端，具长柄，叶片宽倒披针形，2回羽状全裂或深裂，中轴及叶脉上多被褐色鳞片，羽片对生或近对生，无柄，披针形，羽片再深裂，小裂片密接，长圆形近全缘或先端有钝锯齿。孢子叶与营养叶同形，孢子囊群生于叶中部以上的羽片上，生于叶背小脉中部以下，囊群盖肾形或圆肾形。

## 生境分布

生于林下沼泽地、湿地。分布于我国黑龙江、吉林、辽宁、内蒙古等地。

## 采　制

秋季采挖，削去叶柄、须根，除去泥沙，晒干。

## 药材性状

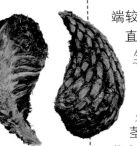

长倒卵形，略弯，上端钝圆或截形，下端较尖；有的纵切为两半，长10~20厘米，直径5~8厘米。表面黄棕色至黑棕色，<u>密生排列紧密的叶柄基及鳞片</u>，并有弯曲的须根。叶柄基呈扁圆柱形，略弯曲，质硬，切断面棕色，<u>有5~13个黄白色小点</u>，环状排列。剥去叶柄基，可见根茎。质坚硬，切断面深绿色至棕色，有黄白色长圆形小点5~13个。气特异，味初淡而微涩，后渐苦辛。

| 性味归经 | 苦，微寒；有小毒。归肝、胃经。 |
|---|---|
| 功　　效 | 清热解毒，止血，杀虫。 |
| 主　　治 | 用于时疫感冒，风热头痛，湿毒发斑，疮疡肿毒，崩漏下血，虫积腹痛。 |
| 用　　法 | 用量5~10克。 |

### 单方、验方

前后盘吸虫：绵马贯众60克，蜂蜜500克。贯众研细末，拌入蜂蜜加水500毫升，搅匀，空腹灌服。

### 现代研究

根茎含绵马酸类、黄绵马酸类等成分。叶中含东北贯众醇、东北贯众醇乙酯等成分。绵马素是绵马贯众驱虫的有效成分，对无脊椎动物平滑肌有毒，能使绦虫或钩虫虫体肌肉麻痹变硬而脱离寄生主的肠壁；贯众水煎剂对流感病毒、腺病毒和单纯疱疹病毒均有抑制作用，给小鼠滴鼻用药也有效；兔、小鼠灌服水煎剂，能缩短凝血酶原时间，促进血液凝固作用；绵马贯众提取物及间苯三酚类有明显抗癌活性，对小鼠宫颈癌、小鼠肉瘤和小鼠网织细胞瘤腹水型疗效非常显著。

# 雷丸

**别　名**｜竹苓、雷实、雷丸粉。

**来　源**｜白蘑科真菌雷丸*Omphalia lapidescens* Schroet. 的干燥菌核。

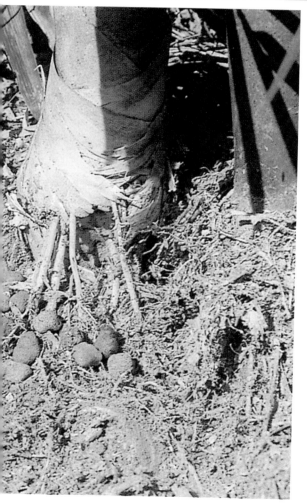

### 植物形态

通常为不规则的坚硬块状至球形或近卵形，直径0.8~2.5厘米，稀达4厘米；表面黑棕色，具细密纹理或细皱纹，内面为紧密交织的菌丝体。质地坚硬，断面蜡白色，半透明，具白色纹理，略带黏性。越冬后，由菌核发生子实体，子实体寿命很短，一般不易见到。

### 生境分布

多生于竹林中，竹根附近。分布于我国甘肃、江苏、浙江等地。

### 采　制

秋季采挖，洗净，晒干。

## 药材性状

类球形或不规则团状，直径1~3厘米。表面黑褐色或灰褐色，有略隆起的网状细纹。质坚实，不易破裂，断面不平坦，白色或浅灰黄色，似粉状或颗粒状，常有黄棕色大理石样纹理。无臭，味微苦，嚼之有颗粒感，微带黏性，久嚼无渣。断面色褐呈角质样者，不可供药用。

| 性味归经 | 微苦，寒。归胃、大肠经。 |
|---|---|
| 功　　效 | 杀虫消积。 |
| 主　　治 | 用于绦虫病，钩虫病，蛔虫病，虫积腹痛，小儿疳积。 |
| 用　　法 | 用量15~21克，不宜入煎剂，一般研粉服。一次5~7克，饭后用温开水调服，一日3次，连服3天。 |

### 单方、验方

1. 消疳杀虫：雷丸、使君子（炮，去壳）、鹤虱、榧子仁、槟榔各等量。上药为细末，每服5克。
2. 小儿寒热，惊啼不安：雷丸、牡蛎、黄芩、细辛各1克，蛇床子50克。水煎外洗沐浴。
3. 风瘙皮肤瘾疹疼痛：雷丸、人参、苦参、牛膝（润，浸，切，焙）、白附子（炮）、防风、白花蛇舌草、甘草（炙，锉）各100克，丹参50克。研成粉末，饭前温酒送服。

### 现代研究

含蛋白酶雷丸素，为驱虫的有效成分。浸出液在体外实验中有驱绦虫作用，乙醇提取液对蛔虫有明显的抑制作用；煎剂有抗阴道滴虫的作用；雷丸素无论肌肉注射，还是腹腔注射，对小鼠S180实体瘤均有抑制作用。

# 鹤虱

**别　　名**｜北鹤虱、大鹤虱、天名精子。
**来　　源**｜菊科植物天名精*Carpesium abrotanoides* L.的干燥成熟果实。

### 植物形态

多年生草本。高30~100厘米，有臭味。茎直立，上部多分枝，密生短柔毛，下部近无毛。叶互生，下部叶片宽椭圆形或长圆形，全缘，或有不规则的锯齿，下面有细软毛和腺点。头状花序多数，沿茎枝腋生，有短梗或近无梗。总苞钟形或稍带圆形，外层苞片稍短；花序中全为管状花，黄色；花序外围为雌花，花冠先端齿裂3~5；中央数层为两性花，花冠先端齿裂4~5，花后雌雄蕊均外露，花药基部箭形，柱头深裂2，裂片线形。瘦果条形，具细纵条，顶端有短喙，有腺点，无冠毛。花期6~8月，果期9~10月。

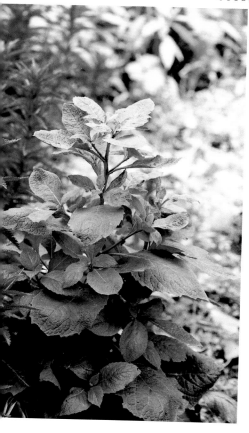

### 生境分布

生长于路旁、山沟、溪边、荒地等处。分布于全国各地。

### 采　　制

秋季果实成熟时采收，晒干，除去杂质。

## 药材性状

圆柱状，细小，多已分裂成两瓣，长3~4毫米，直径不及1毫米，表面黄褐色或暗褐色，具多数纵棱。一端收缩呈细喙状，先端扩展成灰白色圆环；另一端稍尖，有着生痕迹。果皮薄，纤维性，种皮菲薄透明，子叶2，类白色，稍有油性。气特异，味微苦。

| 性味归经 | 苦、辛，平；有小毒。归脾、胃经。 |
| --- | --- |
| 功　　效 | 杀虫消积。 |
| 主　　治 | 用于蛔虫病，蛲虫病，绦虫病，虫积腹痛，小儿疳积。 |
| 用　　法 | 用量3~9克。 |

### 单方、验方

1. 滴虫性、霉菌性阴道炎引起的外阴瘙痒：鹤虱、苦参、蛇床子、威灵仙、土槿皮各9克。煎汤熏洗（汤温高时熏，温热时洗），止痒效果颇佳。
2. 驱蛔虫、蛲虫：鹤虱适量。研为细末，每次服1匙，用肥肉汤送下。
3. 胆道蛔虫：延胡索20克，金钱草30克，川楝子、郁金、乌梅各15克，芜荑、大黄各10克，鹤虱9克，吴茱萸6克。每日1剂，水煎2次，早晚各1次。

### 现代研究

本品具有驱虫作用，有麻痹神经和降压作用，并有杀菌抑菌作用。

*267*

# 榧子

| 别　　名 | 榧实、榧子仁、榧子实。 |
| --- | --- |
| 来　　源 | 红豆杉科植物榧 *Torreya grandis* Fort. 的干燥成熟种子。 |

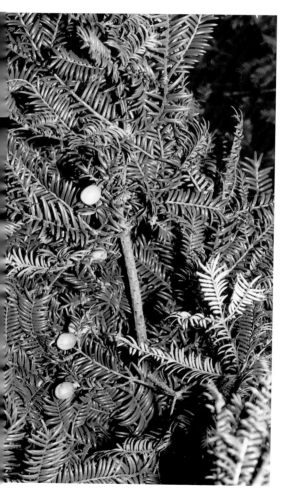

### 植物形态

常绿乔木。树皮灰褐色；小枝近对生或近轮生。叶坚硬，螺旋状着生，基部扭曲呈2列，线状披针形，先端骤尖如针，下面沿中脉两侧有黄白色狭气孔带。花单性异株，雄球花单生于叶腋，椭圆形，具柄；雌球花成对生于叶腋，通常只有1朵发育，基部有数对交互对生的苞片，胚珠1。种子椭圆形、倒卵形或卵形，假种皮肉质，熟时紫赤色，种皮坚硬。花期4~5月，果期翌年8~9月。

### 生境分布

生于向阳山坡，或有栽培。产于我国浙江、江苏、安徽等地。

### 采　制

秋季种子成熟时采收，除去肉质假种皮，洗净，晒干。

## 药材性状

卵圆形或长卵圆形，长2~3.5厘米，直径1.3~2厘米。表面灰黄色或淡黄棕色，有纵皱纹，一端钝圆，可见椭圆形的种脐，另一端稍尖。种皮质硬，厚约1毫米。种仁表面皱缩，外胚乳灰褐色，膜质；内胚乳黄白色，肥大，富油性。气微，味微甜而涩。

| 性味归经 | 甘，平。归肺、胃、大肠经。 |
|---|---|
| 功　效 | 杀虫消积，润肺止咳，润燥通便。 |
| 主　治 | 用于钩虫病，蛔虫病，绦虫病，虫积腹痛，小儿疳积，肺燥咳嗽，大便秘结。 |
| 用　法 | 用量9~15克。 |

### 单方、验方

1. 寸白虫病：榧子日食7颗，满7日。
2. 驱十二指肠虫、蛔虫、蛲虫等：榧子（切碎）、使君子仁（切细）、大蒜瓣（切细）各50克。水煎去滓，每日3次，饭前空腹服。
3. 驱蛔止痛：榧子、苦楝根皮各15克，乌梅5枚，使君子12克。煎服。

### 现代研究

含脂肪油，油中主要为亚油酸、硬脂酸、油酸，并含麦朊、甾醇、草酸、多糖、挥发油等。榧子油有驱钩虫的作用。

# 十一、止血药

## （一）凉血止血药

# 小蓟

**别　　名**｜小蓟炭、刺芥菜、山蓟。

**来　　源**｜菊科植物刺儿菜 *Cirsium setosum*（Willd.）MB. 的干燥地上部分。

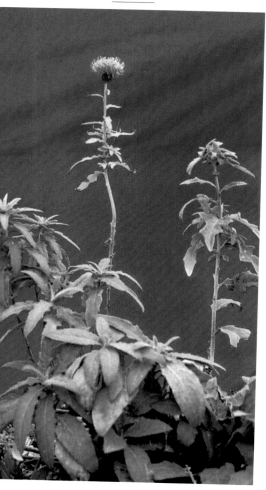

### 植物形态

多年生草本。高25~50厘米。根状茎细长，肉质。茎直立，微紫色，被白色柔毛。叶互生，无柄，叶片长椭圆形或椭圆状披针形，先端钝，有刺尖，基部狭窄或圆钝；全缘或微齿裂，边缘有金黄色小刺，两面均被有棉毛。头状花序顶生，花单性，雌雄异株，管状花，紫红色，雄花序有不育雄蕊；雌花序有不育雌蕊。瘦果椭圆形或长卵形，冠毛羽毛状。花期5~6月，果期5~7月。

### 生境分布

生于荒地、田间和路旁。全国各地均有分布。

### 采　　制

夏、秋二季花开时采割，除去杂质，晒干。

**药材性状**

茎呈圆柱形。表面灰绿色或微带紫色，有纵棱和白色柔毛；质脆，易折断，断面中空。叶互生；叶片破碎或皱缩，完整者展开后呈长椭圆形或长圆状披针形，全缘或微齿裂至羽状深裂，齿尖具针刺。两面均有白色柔毛。头状花序单个或数个顶生，总苞钟状，苞片黄绿色，5~8层，花紫红色。气微，味微苦。

| 性味归经 | 甘、苦，凉。归心、肝经。 |
|---|---|
| 功　效 | 凉血止血，散瘀解毒消痈。 |
| 主　治 | 用于衄血，吐血，尿血，血淋，便血，崩漏。外伤出血，痈肿疮毒。 |
| 用　法 | 用量5~12克。 |

**单方、验方**

1. 尿血：小蓟、滑石各12克，生地黄、栀子（炒焦）各10克，蒲黄（炒）6克。煎服。
2. 乳痈：鲜小蓟适量。加蜂蜜少许，共捣烂敷患处。
3. 哮喘：鲜小蓟、瘦猪肉各120克。共煮，待肉烂，去渣，吃肉喝汤，3~5日1次，连用3~5次。
4. 吐血：小蓟、大蓟、侧柏叶各10克，仙鹤草、栀子（炒焦）各15克。煎服。

**现代研究**

含胆碱、皂苷、儿茶酚胺类物质，并显生物碱皂苷的反应。具有止血作用。水煎剂有直接的拟交感神经药的作用，对麻醉后破坏脊髓的大白鼠有去甲肾上腺素样的升压作用，对离体兔心和蟾蜍心脏均有兴奋作用，对甲醛性关节炎有一定程度的消炎作用，还有镇静、抑菌和利胆作用。

# 大蓟

**别　　名**｜大蓟草、大蓟根、刺蓟。

**来　　源**｜菊科植物蓟*Cirsium japonicum* Fisch. ex DC. 的干燥地上部分。

## 植物形态

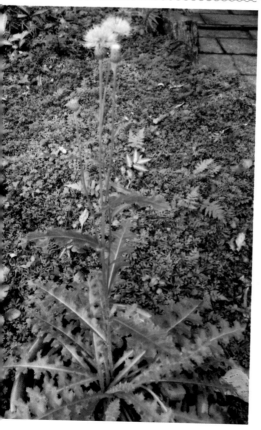

多年生草本。高50~100厘米或更高。根丛生，长圆锥形，肉质，鲜时折断可见橙红色油滴渗出。茎直立，基部被白色丝状毛。基生叶有柄，矩圆形或披针状长椭圆形，羽状深裂，边缘不整齐浅裂，齿端具针刺，上面疏生丝状毛，背面脉上有毛；茎生叶互生，无柄，基部抱茎。头状花序，顶生或腋生；总苞圆球形，有蛛丝状毛。总苞片多层，条状披针形，外层顶端有刺，花两性，筒状，花冠紫红色。瘦果椭圆形，冠毛暗灰色，羽毛状，顶端扩展。花期5~8月，果期6~8月。

## 生境分布

野生于山坡、路边等处。分布于我国河北、山东、江苏、安徽等地。

## 采　　制

夏、秋二季开花时采割地上部分，除去杂质，晒干。

## 药材性状

茎圆柱形，基部直径可达1.2厘米；表面绿褐色或棕褐色，有数条纵棱，被丝状毛；断面灰白色，髓部疏松或中空。叶皱缩，多破碎，完整叶片展平后呈倒披针形或倒卵状椭圆形，羽状深裂，边缘具不等长的针刺；上表面灰绿色或黄棕色，下表面色较浅，两面均具灰白色丝状毛。头状花序顶生，球形或椭圆形，总苞黄褐色，羽状冠毛灰白色。气微，味淡。

| 性味归经 | 甘、苦，凉。归心、肝经。 |
|---|---|
| 功　　效 | 凉血止血，散瘀解毒消痈。 |
| 主　　治 | 用于衄血，吐血，尿血，便血，崩漏，外伤出血，痈肿疮毒。 |
| 用　　法 | 用量9~15克。 |

### 单方、验方

1. 乳糜尿：大蓟15克。煎服，每日2次。
2. 肺痈：鲜大蓟200克。煎汤，早、晚饭后服。
3. 疗疖疮疡，灼热赤肿：大蓟鲜根、冬蜜各适量。捣匀贴患处，每日2次。
4. 跌打损伤，瘀血作痛：大蓟适量。捣汁，和热酒饮。

### 现代研究

鲜叶含有6–甲氧基柳穿鱼苷、6,4'–二甲氧基黄芩素–7–鼠李葡萄糖苷，并含柳穿鱼素，5,7–二羟基–6,4'–二甲氧基黄酮。据报道，全草显生物碱及挥发油反应。具有降血压、抗菌等作用，对脑膜炎球菌、白喉杆菌有抑制作用。

# 地榆

| 别　　名 | 山红枣、白地榆、红地榆。 |
| 来　　源 | 蔷薇科植物地榆 *Sanguisorba officinalis* L. 的干燥根。 |

**植物形态**

　　多年生草本。根茎粗壮，生多数肥厚的纺锤形或长圆柱形的根。茎直立，有棱。单数羽状复叶，互生；根生叶较茎生叶大，具长柄，茎生叶近于无柄，有半圆形环抱状托叶；小叶椭圆形至长卵圆形，先

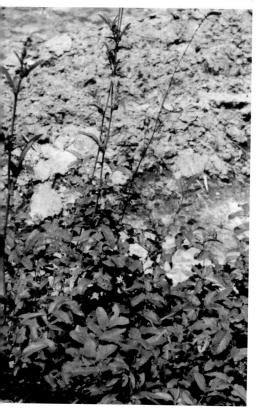

端尖或钝圆，基部截形、阔楔形或略似心形，边缘具尖圆锯齿。花小，密集成穗状花序，疏生于茎顶；花暗紫色，苞片膜质，披针形，被细柔毛；花被4，裂片椭圆形或广卵形；雄蕊4，着生于花被筒的喉部，花药黑紫色；花柱细长，柱头乳头状。瘦果椭圆形或卵形，褐色，有4纵棱，呈狭翅状。种子1。花、果期6~9月。

**生境分布**

　　生于山坡、林缘、草原、草甸、灌丛及田边等地。分布于我国江苏、浙江、江西等地。

**采　　制**

　　春季将发芽时或秋季植株枯萎后采挖，除去须根，洗净，晒干，或趁鲜切片，干燥。

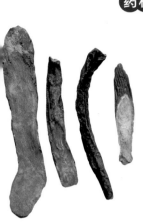

**药材性状**

圆柱形，中、下部常膨大呈不规则纺锤形，稍弯曲，长5~20厘米，直径0.3~2厘米。表面棕色至暗棕紫色，粗糙，有多数纵皱纹，有时带少数细根。质硬脆，折断面较平坦，粉红色或淡黄色，木部色淡，呈放射状纹理。气微，味微苦而涩。

| 性味归经 | 苦、酸、涩，微寒。归肝、大肠经。 |
| --- | --- |
| 功　　效 | 凉血止血，解毒敛疮。 |
| 主　　治 | 用于便血，痔血，血痢，崩漏，水火烫伤，痈肿疮毒。 |
| 用　　法 | 用量9~15克；外用适量，研末涂敷患处。 |

**单方、验方**

1. 红白痢，噤口痢：地榆10克，炒乌梅5枚，山楂5克。煎服。红痢红糖为引，白痢白糖为引。
2. 烧伤，烫伤：地榆适量。研末，油调外敷。
3. 热证所致的齿衄：地榆适量。研极细末，搽患处。
4. 便血：地榆12克，炙甘草9克。煎服。

**现代研究**

含多种三萜及其皂苷、酚酸性化合物、黄酮类成分等。药理研究表明，地榆中含多量鞣质，地榆有明显的止血作用，对常见致病菌有较强的抑制作用，对烧伤、烫伤和炎症有良好的治疗效果，并有止吐、抗衰老等药理作用。临床上用治伤寒和湿疹取得较好疗效。外用治湿疹及湿疹样皮肤类病。

**Pagodatree Flower Bub [英]**

# 槐花

| 别　　名 | 槐花米、槐米、陈槐花。 |
|---|---|
| 来　　源 | 豆科植物槐*Sophora japonica* L. 的干燥花及花蕾。 |

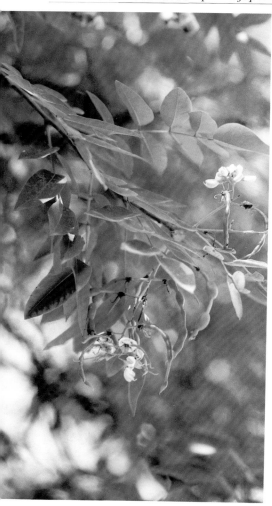

### 植物形态

落叶乔木。高15~25米。羽状复叶互生，小叶9~15，卵形或卵状披针形，先端尖，基部阔楔形，下面疏生短柔毛。圆锥花序顶生，花梗被毛；花萼钟形，5齿裂；花冠乳白色，旗瓣阔心形，具短爪，有紫脉；雄蕊10，分离，不等长；花柱弯曲。荚果肉质，连珠状，不裂。种子1~6，肾形，棕黑色。花期7~9月，果期9~10月。

### 生境分布

我国南北各地普遍栽培，尤以黄土高原和华北平原多。

### 采　制

夏季花开放或花蕾形成时采收，及时干燥，除去枝、梗及杂质。前者习称"槐花"，后者习称"槐米"。

**药材性状**

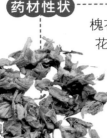

槐花：完整者花萼钟状，黄绿色，先端5浅裂；花瓣5，黄色或黄白色，1瓣较大，近圆形，先端微凹，其余4长圆形。雄蕊10，其中9个基部连合，花丝细长。无臭，味微苦。

槐米：卵形或椭圆形。花萼下部有数条纵纹。未开放花瓣黄白色。花梗细小。体轻，手捻即碎。

| 性味归经 | 苦，微寒。归肝、大肠经。 |
|---|---|
| 功　　效 | 凉血止血，清肝泻火。 |
| 主　　治 | 用于便血，痔血，血痢，崩漏，吐血，衄血，肝热目赤，头痛眩晕。 |
| 用　　法 | 用量5~10克。 |

**单方、验方**

1　肠风脏毒：槐花、侧柏叶（焙）、荆芥穗、枳壳（炒）各30克。上药为末，每次6克，米汤饭前调下。

2　尿血：炒槐花、郁金（湿纸包，火煨）各30克。上药为细末，每次6克，煎汤送下。

3　湿浊内阻，肠胃不调，脘腹胀满，大便下血：苍术、厚朴、陈皮、当归、枳壳各30克，槐花10克，甘草、乌梅各15克。煎服。

**现代研究**

　　含芸香苷（芦丁）10%~28%，以花蕾中含量最高。另含三萜皂苷、葡萄糖、葡萄糖醛酸等成分。药理研究表明，芸香苷及其苷元槲皮素能保持毛细血管的正常张力，降低其通透性，可使因脆性增加而出血的毛细血管恢复正常弹性。槲皮素可以扩张冠状血管，改善心肌循环，增强心的收缩力和输出量，并降低心率。此外，尚有抗炎、解痉、抗溃疡和抑菌和抗病毒作用。

# 侧柏叶

**别　　名**｜扁柏叶、侧柏、柏叶。

**来　　源**｜柏科植物侧柏*Platycladus orientalis*（L.）Franco 的干燥枝梢和叶。

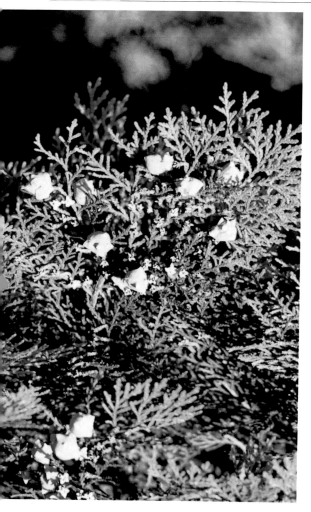

### 植物形态

常绿乔木。树皮薄，裂成长条状；分枝密，小枝扁平，鳞形叶交互对生，雌雄同株，球花生于上年短枝顶上。球果卵状椭圆形，初时绿色，肉质，被白粉，熟后深褐色，木质，张开；种鳞4对，扁平，近顶部有下弯的尖头，中部种鳞各有种子1~2；种子无翅或有棱脊。花期4~5月，球果10月成熟。

### 生境分布

分布较广；公园及庭院有栽培。主产于我国山东、河南、河北等地。

### 采　制

多在夏、秋二季采收，阴干。

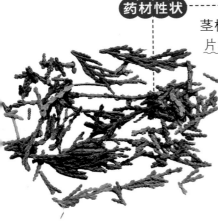

**药材性状**

茎枝多分枝，小枝扁平。叶细小鳞片状，交互对生，贴伏于小枝上，深绿色至黄绿色。质脆，易折断。气清香，味苦涩、微辛。

| 性味归经 | 苦、涩，寒。归肺、肝、脾经。 |
|---|---|
| 功　效 | 凉血止血，化痰止咳，生发乌发。 |
| 主　治 | 用于吐血，衄血，咯血，便血，崩漏下血，肺热咳嗽，血热脱发，须发早白。 |
| 用　法 | 用量6~12克。外用适量。 |

**单方、验方**

1. 吐血不止：侧柏叶、干姜各9克，艾叶3克。煎服。
2. 高血压：侧柏叶12克。切碎，水煎代茶饮，至血压正常为止。
3. 小便尿血：侧柏叶，黄连（焙研）各10克。酒服。
4. 妇人月水久不断：白芍、侧柏叶（炙）各50克。粗捣筛。每次15克，水、酒各半盏，煎至七分，去渣温服。
5. 流行性腮腺炎：侧柏叶适量。洗净捣烂，加鸡蛋清调成泥状外敷，每日换药2次。

**现代研究**

含挥发油、黄酮类化合物和蜡质等成分。药理实验表明，热水提取物每千克体重1克腹腔注射，对小鼠尾切伤有止血作用。

# 白茅根

**别　名**｜茅柴根、茅根、茅根肉。

**来　源**｜禾本科植物白茅*Imperata cylindrica* Beauv. var. major（Nees）C. E. Hubb. 的干燥根茎。

**植物形态**

多年生直立草本。根状茎匍匐，外覆鳞片，秆丛生，直立，节

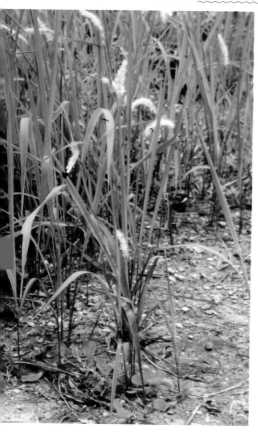

上通常有长柔毛。叶多丛集于基部，线形或披针状线形，顶端渐尖或急尖，叶面及边缘粗糙，叶背光滑。圆锥花序紧缩呈柱状，小穗柄一长一短，基部密生长白色丝状柔毛，第1颖较狭，有脉3~4，第2颖较宽，有脉4~6，第1外稃卵状长圆形，先端钝，内稃缺如；第2外稃披针形，先端尖，两侧略呈细齿状，内稃先端截平，具尖钝大小不同的数齿；雄蕊2，花药黄色；柱头2，紫色。颖果。花期5~6月，果期6~7月。

**生境分布**

生于山坡、荒地上。分布几乎遍及全国。

**采　制**

春、秋二季采挖，洗净，晒干，除去须根及膜质叶鞘，捆成小把。

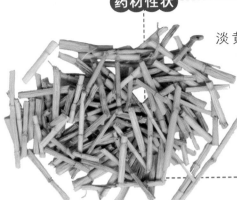

**药材性状**

长圆柱形。表面黄白色或淡黄色，微有光泽，具纵皱纹，节明显，稍突起，节间长短不等。体轻，质略脆，断面皮部白色，多有裂隙，放射状排列，中柱淡黄色，易与皮部剥离。无臭，味微甜。

| 性味归经 | 甘，寒。归肺、胃、膀胱经。 |
|---|---|
| 功　　效 | 凉血止血，清热利尿。 |
| 主　　治 | 用于血热吐血，衄血，尿血，热病烦渴，温热黄疸，水肿尿少，热淋涩痛。 |
| 用　　法 | 用量9~30克。 |

**单方、验方**

1. 急、慢性肾炎：白茅根（鲜品）30克，赤小豆100克。煎汁，每日1剂，分2次服。此方对急、慢性肾炎所致的水肿效果尤佳。
2. 血热所致尿血：白茅根30克，石韦、小蓟各15克。煎服。
3. 肺热引起的鼻出血：白茅根30克，竹蔗100克。水煎，代茶喝。

**现代研究**

含三萜类化合物芦竹素、白茅素、羊齿烯醇、乔木萜烷、异乔木萜醇等，并含可溶性钙，含糖18.8%，主要为葡萄糖、蔗糖、少量果糖和木糖等。尚含单酸类及其钾盐、胡萝卜素类、叶绿素及白头翁素、棕榈酸等。具止血作用，水浸剂具利尿作用，对提高乙型肝炎表面抗原阳性的转阴率有显著效果。此外，还有抗菌作用。

## 274　

# 苎麻根

**别　　名**｜青麻根、白麻根、苎麻头。
**来　　源**｜荨麻科植物苎麻*Boehmeria nivea*（L.）Gaud. 的干燥根。

### 植物形态

多年生草本。高达2米，全体密被长柔毛。茎直立，多分枝。叶互生，叶阔卵形或近圆形，上部绿色，粗糙，散生粗疏毛，下面灰白色，密被交织的白色棉毛，边缘有粗锯齿，基出脉3；托叶锥形，早落。花单性，雌雄同株，花小成束，着生于腋生的圆锥花序上，通常雌花序在雄花序之上；雄花黄白色，花被4，雄蕊4，与花被对生，伸出花被外，有退化雌蕊；雌花淡绿色，簇生呈球形，花被管状，4齿裂，紧包子房，柱头单生，被毛。瘦果集成小球状，细小，椭圆形，压扁状，密生短毛，外有宿存花被，宿存柱头丝状，内含种子1粒。花期5~8月，果期8~10月。

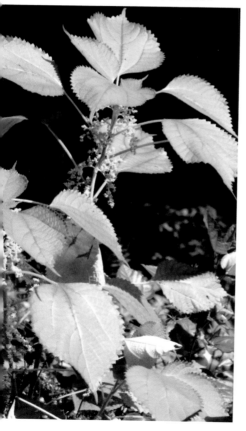

### 生境分布

野生于荒地和草坡；多栽培。产于我国四川、贵州、云南等地。

### 采　制

冬初或在收获苎麻后采收、挖取根部，抖净泥沙，晒干。

## 药材性状

根茎呈不规则圆柱形，略弯曲，长4~30厘米，直径0.4~5厘米；表面灰棕色，有纵皱纹及多数皮孔，并有瘤状突起及残留须根；质坚硬，不易折断，断面纤维性，皮部棕色，易剥落，木部淡棕色或淡黄白色，有时可见同心环纹，中央有髓或中空。根略呈纺锤形，稍膨大，长约10厘米，直径1~1.3厘米；表面灰棕色，有纵皱纹及横长皮孔，有时皮孔横长连接；断面粉性。气微，味淡，有黏性。

| 性味归经 | 甘，寒。归肝、脾经。 |
|---|---|
| 功　　效 | 清热解毒，润燥止渴，凉血止血，活血化瘀。 |
| 主　　治 | 用于热病大渴，发狂，血热吐血，便血，血淋，崩漏。外用治痈肿丹毒，跌打损伤，毒蛇咬伤。 |
| 用　　法 | 用量6~15克；外用适量，煎水洗或取鲜品捣烂敷患处。 |

### 单方、验方

1. 肠风：苎麻根15克。煎服。
2. 习惯性流产：苎麻根15克，莲子25克，山药25克。煎服。
3. 哮喘：苎麻根、砂糖各15克。水煎煮烂，慢慢嚼，咽下。
4. 痰哮咳嗽：苎麻根适量。煅成粉末，用豆腐蘸15克服用。
5. 痈疽发背，或乳房初起微赤：苎麻根捣烂，外敷。

### 现代研究

含三萜类（或甾醇）、绿原酸等成分，还含有机酸盐、生物碱、酚性成分，并含香豆精类、氨基酸等。

275 **Dock Root [英]**

# 羊蹄

**别　　名** | 羊蹄大黄、牛舌大黄、土大黄。

**来　　源** | 蓼科植物羊蹄*Rumex japonicus* Houtt. 的干燥根。

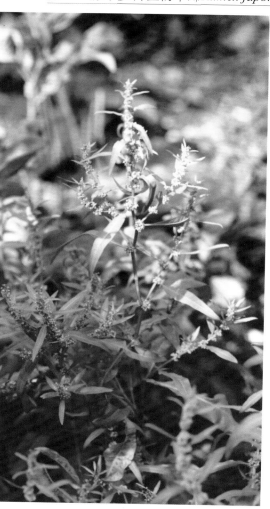

### 植物形态

多年生草本。根粗大黄色。茎直立。根生叶丛生，有长柄，叶片长椭圆形，先端钝，基部圆或带楔形，边缘呈波状；茎生叶较小，有短柄。总状花序顶生，每节花簇略下垂；花被6，淡绿色，外轮3片展开，内轮3片呈果被；果被广卵形，有明显的网纹，背面各具一卵形疣状突起，其表面有细网纹，边缘具不整齐的微齿；雄蕊6，呈3对；花柱3柱头细裂。瘦果三角形，先端尖，角棱锐利，褐色，光亮。有3片增大的果被包覆。花期4月，果熟期5月。

### 生境分布

野生于山野、路旁湿地。全国大部分地区均有分布。

### 采　　制

秋季当叶变黄时，挖出根部，洗净鲜用或切片晒干。

**药材性状**

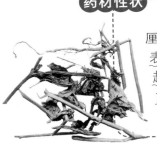

长圆锥形，长6~18厘米，直径0.8~1.8厘米，根头部有茎基残余及支根痕。根部表面棕黄色或黄棕色，具纵皱纹及横向突起的皮孔样疤痕。质硬，易折断，折断面黄灰色，颗粒性。有特殊香气，味微苦涩。

| 性味归经 | 苦、涩，寒。归心、肝、大肠经。 |
|---|---|
| 功　效 | 凉血止血，解毒杀虫，泻下。 |
| 主　治 | 用于咯血，吐血，衄血，紫癜，疥癣，疮疡，烫伤，大便秘结。 |
| 用　法 | 用量10~15克；鲜品30~50克，也可绞汁去渣服用。外用适量。 |

**单方、验方**

1. 大便涩结不通：羊蹄15克。煎服。
2. 湿热黄疸：羊蹄、五加皮各15克。煎服。
3. 热郁吐血：羊蹄、麦冬各15克。煎服。
4. 内痔便血：羊蹄50克，较肥的猪肉200克。一起放在瓦罐内，加入清水，煮至肉极烂时，去药饮汤。
5. 跌打损伤：鲜羊蹄适量。捣烂，酒炒热，敷患处。

**现代研究**

含大黄酸、大黄毒等成分。具有止血作用，本品酊剂对多种致病真菌有一定的抑制作用，对急性单核细胞型及急性淋巴细胞型白血病有抑制作用，并有轻度导泻作用。因含有与大黄类似成分，抑菌消炎作用较好，特别值得注意的是本品对白血病的疗效，自20世纪70年代以来，许多地区用治急性白血病皆有一定疗效。

## 276　Sanchi [英]

# 三七

**别　　名**｜参三七、田七、三七粉。

**来　　源**｜五加科植物三七*Panax notoginseng*（Burk.）F. H. Chen 的干燥根及根茎。

### 植物形态

多年生草本。根茎短，斜生；主根粗壮，肉质，倒圆锥形或圆柱形，常有疣状突起的分枝。茎直立，不分枝。掌状复叶，3~4片轮生于茎顶，小叶通常5~7，膜质，长椭圆倒卵形或长圆披针形，基部1对较小，先端长渐尖，基部近圆形，多不对称，叶缘有细密锯齿，齿端具小刚毛。伞形花序单独顶生，花小，多数两性，少杂性。花萼5齿裂；花瓣5，黄绿色，先端尖；雄蕊5，花丝线形；花柱上部分离为2。核果浆果状，近肾形，成熟时红色。花期6~8月，果期8~10月。

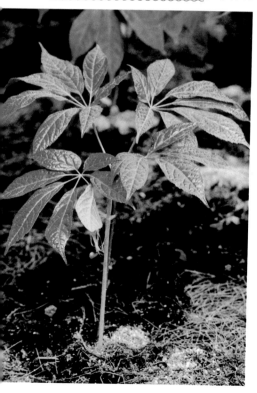

### 生境分布

野生于山坡丛林下。现多栽培于海拔800~1 000米的山脚斜坡或土丘缓坡上。分布于广西、四川、云南等地。

### 采　　制

秋季花开前采挖，洗净，分开主根、支根及根茎，干燥。支根习称"筋条"，根茎习称"剪口"。

**药材性状**

类圆锥形或圆柱形。表面灰褐色或灰黄色，有断续的纵皱纹及支根痕。顶端有茎痕，周围有瘤状突起。体重，质坚实，击破后皮部与木部常分离，断面灰绿色、黄绿色或灰白色，皮部有细小棕色斑点，木部微呈放射状纹理。气微，味苦而后微甜。

| 性味归经 | 甘、微苦，温。归肝、胃经。 |
|---|---|
| 功　效 | 散瘀止血，消肿定痛。 |
| 主　治 | 用于咯血，吐血，衄血，便血，崩漏，外伤出血，胸腹刺痛，跌扑肿痛。 |
| 用　法 | 用量3~9克。研粉吞服，一次1~3克。外用适量。孕妇慎用。 |

**单方、验方**

1. 吐血：鸡蛋1个，打开，和三七末3克，藕汁1小杯，陈酒半小杯，隔水炖熟食之。
2. 产后出血量多：三七3克。研末，米汤调服。
3. 无名痈肿，疼痛不止：三七适量。磨粉，米醋调敷。痈肿已破者，研末干撒。

**现代研究**

含人参皂苷、三七皂苷等12种单体皂苷及止血成分田七氨酸，另含挥发油及多种微量元素。动物试验表明，人参皂苷Rg类对中枢神经有兴奋作用，而Rb类则有抑制作用；三七总皂苷可抑制血小板凝集；三七提取物有强心、降压、保肝、抗炎、降低血中胆固醇、免疫调节和抗病毒作用。

# 茜草

| 别　名 | 红茜草、四轮草、茜草根。 |
|---|---|
| 来　源 | 茜草科植物茜草*Rubia cordifolia* L. 的干燥根及根茎。 |

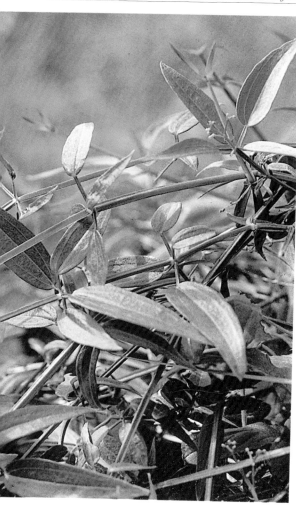

### 植物形态

多年生攀缘草本。长1~3米。支根数条或数十条，细长，外皮黄赤色。茎方形，有4棱，棱上有倒生刺。叶4片轮生，有长柄，叶片卵状心形或狭卵形，先端渐尖，基部心形或圆形，全缘，叶脉3~5，自基部射出，叶柄和叶下面中肋上均有倒刺。聚伞花序圆锥状，腋生或顶生，花小，花冠5裂，淡黄色，子房下位。浆果。

### 生境分布

生于原野、山地的林边和灌丛中。全国大部分地区有分布。

### 采　制

春、秋二季采挖，除去泥沙，干燥。

## 药材性状

根茎呈结节状，根丛生，粗细不等。根呈圆柱形，略弯曲，长10~25厘米，直径0.2~1厘米，表面红棕色或暗棕色，具细纵皱纹及少数细根痕，皮部脱落处呈黄红色。质脆，易折断，断面平坦，皮部狭，紫红色，木部宽广，浅黄红色，导管孔多数。无臭，味微苦，久嚼刺舌。

| 性味归经 | 苦，寒。归肝经。 |
|---|---|
| 功 效 | 凉血，祛瘀，止血，通经。 |
| 主 治 | 用于吐血，衄血，崩漏，外伤出血，经闭瘀阻，关节痹痛，跌扑肿痛。 |
| 用 法 | 用量6~10克。 |

### 单方、验方

1. 妇女血崩及月经过多：炒白术30克，生黄芪18克，煅龙骨、煅牡蛎（先煎）、山茱萸各24克，白芍、海螵蛸各12克，茜草10克，棕榈炭6克，五倍子（研末冲）1.5克。煎服。

2. 肠炎：茜草适量。煎水洗脚。

3. 脱肛：茜草、石榴皮各1把，加酒1碗，煎至七成，温服。

### 现代研究

含紫茜素、茜素、茜草色素等成分。小鼠口服根煎剂有明显止咳和祛痰作用，但加酒精沉淀后，滤液即无效；根煎剂能对抗离体兔回肠的收缩作用；根水提物对离体豚鼠子宫有兴奋作用，产妇口服亦有加强子宫收缩的作用；根浸液能扩张蛙足蹼膜血管，并稍能缩短家兔的血液凝固时间；根煎剂在试管内对金黄色与白色葡萄球菌、肺炎球菌及流感杆菌等有一定的抑制作用。

# 降香

**别　　名**｜降香黄檀、花梨母、花梨木。

**来　　源**｜豆科植物降香檀*Dalbergia odorifera* T.Chen树干和根的干燥心材。

## 植物形态

乔木。高达15米。树皮褐色，粗糙，皮孔小而密集。奇数羽状复叶，小叶互生，通常9~13，近革质，卵形或椭圆形，先端急尖，有钝头，基部圆形或阔楔形，全缘。花序腋生，由多数聚伞花序组成圆锥花序；苞片阔卵形，花梗短；花萼钟状，5裂，下部1裂齿较长，披针形；花冠淡黄色或乳白色，5瓣近等长，均有爪；雄蕊9，1组；花柱短，柱头小。荚果舌状长椭圆形，薄而扁平，不裂，先端钝或急尖，基部狭，微被毛。种子通常1粒。

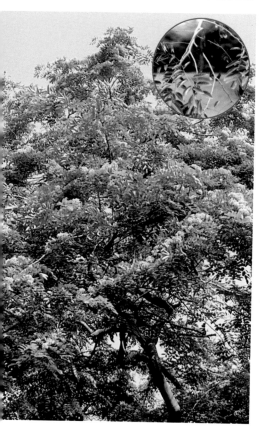

## 生境分布

生于山坡疏林中、林缘或村边旷地处。我国海南、云南有栽培。

## 采　制

全年均可采收，除去边材，阴干。

**药材性状**

类圆柱形或不规则块状。表面紫红色或红褐色，切面有致密的纹理。质硬，有油性。气微香，味微苦。

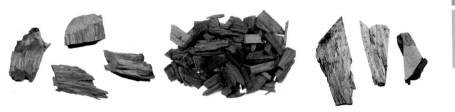

| 性味归经 | 辛，温。归肝、脾经。 |
|---|---|
| 功　效 | 化瘀止血，理气止痛。 |
| 主　治 | 用于吐血，衄血，外伤出血，肝郁胁痛，胸痹刺痛，跌扑伤痛，呕吐腹痛。 |
| 用　法 | 用量9~15克，后下。外用适量，研细末敷患处。 |

**单方、验方**

1　胸闷憋气，甚或心痛彻胸连背，感寒痛甚，得温痛减：降香、薤白各15克，丹参25克，砂仁8克，枳实、桂枝、瓜蒌、干姜各12克，细辛、甘草各6克。煎服。

2　肝郁胁痛：当归、生地黄、桔梗、红花、枳壳、降香各12克，赤芍15克，川芎、桃仁各9克，柴胡、甘草各6克。煎服。

**现代研究**

　　主含挥发油及黄酮类成分。挥发油中主含橙花叔醇、苦橙油醇、β-欧白芷内酯、4-甲基-4羟基环己酮、1,2,4-三甲基环己烷等。黄酮类化合物为芒柄花素、3'-甲氧基黄豆苷元、2'-甲氧基异苷草素、降香异黄烯素等。挥发油灌胃能提高兔血小板cAMP水平，对兔血浆纤溶酶活性具显著促进作用，对实验性血栓亦有明显的抑制作用；醇提物灌胃显示良好的中枢镇静作用。此外，还能解汞中毒和抗炎作用。

# 蒲黄

别　　名｜净蒲黄、草蒲黄、蒲黄粉。

来　　源｜香蒲科植物水烛香蒲*Typha angustifolia* L. 的干燥花粉。

## 植物形态

年沼泽生草本。根茎横走，须根多。叶狭线形，半抱茎。花小，单性，雌雄同株，集合成圆柱状肥厚的穗状花序；雌雄花序离生，雄花序在上部，雌花序在下部，雌、雄花序的花被均退化成鳞片状或茸毛。雄花具雄蕊2~3，毛长于花药，顶端单一或2~5分叉，花粉粒单生；雌花有小苞，匙形，与柱头等长，小苞与花柱均较白。果穗长短变化很大，通常短于雄花序，赭褐色。坚果细小，无槽。花期6~7月，果期7~8月。

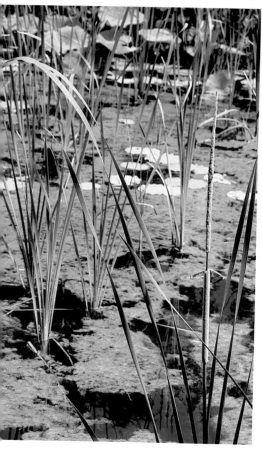

## 生境分布

生于浅水中。分布于我国安徽、江苏、浙江等地。

## 采　制

夏季采收蒲棒上部的黄色雄花序，晒干后碾轧，筛取花粉。剪取雄花后，晒干，成为带有雄花的花粉，为草蒲黄。

**药材性状**

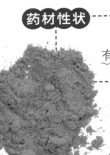

黄色粉末，质轻，入水漂浮水面，手捻之有滑润感，易附于手指上。气微，味淡。

| 性味归经 | 甘，平。归肝、心包经。 |
|---|---|
| 功　　效 | 止血，化瘀，通淋。 |
| 主　　治 | 用于吐血，衄血，咯血，崩漏，外伤出血，经闭痛经，脘腹刺痛，跌扑肿痛，血淋涩痛。 |
| 用　　法 | 用量5~10克，包煎。外用适量，敷患处。孕妇慎用。 |

**单方、验方**

1　坠伤扑损，瘀血在内：蒲黄适量。为末，空腹温酒服15克。

2　吐血、唾血：蒲黄50克。捣为粉末，每次15克，温酒或冷水调服。

3　鼻衄经久不止：蒲黄100克，石榴花50克。和在一起研成粉末，每次服15克。

4　膀胱热，小便血不止：蒲黄（微炒）100克，郁金（锉）150克。研成粉末，晚餐前空腹服用15克。

5　耳出血：蒲黄适量。炒黑研成粉末，掺入耳内。

6　男士阴下湿痒：蒲黄适量。研末，外敷适量。

**现代研究**

　　主要含黄酮及甾类成分。此外，尚含有挥发油、多糖、酸类和烷类等化合物。本品具有降血脂及抗动脉粥样硬化作用，并有抗炎作用。

## 280 Bletilla Tuber［英］

# 白及

**别　名** 白芨、白及粉、白及片。

**来　源** 兰科植物白及*Bletilla striata*（Thunb.）Reichb. f. 的干燥块茎。

### 植物形态

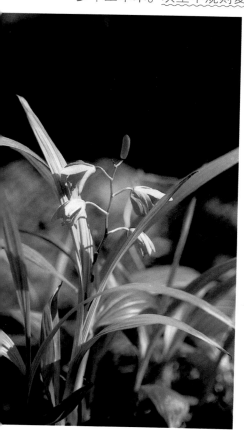

多年生草本。块茎不规则菱形，肥厚肉质。茎直立。叶3~5，叶片披针形或宽披针形，先端渐尖，基部下延呈长鞘状抱茎，全缘。总状花序顶生，有花3~8；花紫色或淡红色；萼片3，花瓣状，与花瓣近等长；花瓣3，唇瓣倒卵形，白色或具紫脉，上部3裂，中裂片边缘有波状齿，先端内凹，中央具5条褶片，侧裂片抱合蕊柱，稍伸向中裂片，但不及中裂片的1/2；合蕊柱两侧有窄翅，柱头顶端有雄蕊1，花粉块8，呈2群。蒴果圆柱形，具6条纵肋。花期4~5月，果期7~9月。

### 生境分布

生于山野、山谷较潮湿处。分布于我国四川、贵州、云南等地。

### 采　制

夏、秋季采收，除去须根，洗净，置沸水中煮或蒸至无白心，晒至半干，除去外皮，晒干。

**药材性状**

不规则扁圆形，多有爪状分枝2~3，长1.5~5厘米，淡黄白色，有数圈同心环节和棕色点状须根痕，上面有突起的茎痕，下面有连接另一块茎的痕迹。质坚硬，不易折断，断面类白色，角质样。无臭，味苦，嚼之有黏性。

| 性味归经 | 苦、甘、涩，微寒。归肺、肝、胃经。 |
|---|---|
| 功　效 | 收敛止血，消肿生肌。 |
| 主　治 | 用于咯血、吐血，外伤出血，疮疡肿毒，皮肤皲裂。 |
| 用　法 | 用量6~15克，研末吞服3~6克；外用适量。不宜与川乌、制川乌、草乌、制草乌、附子同用。 |

**单方、验方**

1. 肺痨：白及、阿胶、款冬花、紫菀各等份。煎服。
2. 跌打骨折：白及10克。研末，酒调服。
3. 刀伤：白及、煅石膏各等份。为末，撒伤口上。
4. 冬季手足皲裂：白及适量。研粉加水调匀，填入裂口。患处不能沾水。
5. 火烫伤：白及适量。研粉调油涂搽。

**现代研究**

含白及胶质、淀粉、葡萄糖、黏液质和蒽醌类化合物大黄素甲醚。提取物对实验动物有良好的止血作用，可能与所含胶状成分有关，作用原理可能为物理性的。

# 仙鹤草

| 别　　名 | 狼牙草、脱力草、子母草。 |
| 来　　源 | 蔷薇科植物龙牙草*Agrimonia pilosa* Ledeb. 的干燥地上部分。 |

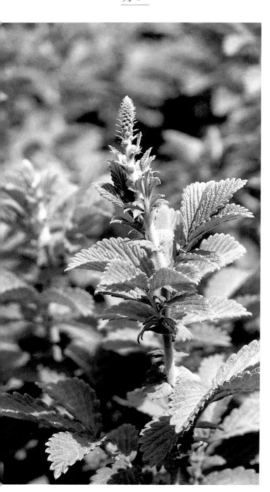

### 植物形态

多年生草本。全体有白色长毛及腺毛。根茎短，常生有1或数个根芽（越冬芽）。茎直立，上部分枝。单数羽状复叶，小叶3~5，在叶轴上对生或近对生，无柄，小叶片倒卵形至倒卵状披针形，先端急尖或渐尖，基部楔形，边缘有锯齿，上面疏生毛，背面毛较多。总状花序顶生；花小，黄色。花萼筒倒圆锥形，被生倒钩状刺；花瓣5，长圆形；柱头2裂。瘦果倒圆锥形，生于杯状花托内，果托有纵棱。花、果期5~12月。

### 生境分布

生于溪边、路旁、草地或疏林下。分布于全国大部分地区。

### 采　制

夏、秋二季茎叶茂盛时采割，除去杂质，晒干。

## 药材性状

全体被白色柔毛，茎下部圆柱形，红棕色，上部方柱形，四面略凹陷，绿褐色，有纵沟及棱线，有节；体轻，质硬，易折断，断面中空。单数羽状复叶互生，小叶大小相间生于叶轴上，小叶片呈卵形或长椭圆形，先端尖，基部楔形，边缘有锯齿。总状花序细长，花萼下部呈筒状，萼筒上部有钩刺，先端5裂，花瓣黄色。气微，味微苦。

| 性味归经 | 苦、涩，平。归心、肝经。 |
|---|---|
| 功　　效 | 收敛止血，截疟，止痢，解毒，补虚。 |
| 主　　治 | 用于咯血，吐血，崩漏下血，疟疾，血痢，痈肿疮毒，阴痒带下，脱力劳伤。 |
| 用　　法 | 用量6~12克。外用适量。 |

### 单方、验方

1. 吐血、咯血：仙鹤草、藕节各12克，白及15克，侧柏叶、小蓟各12克。煎服。
2. 血痢：仙鹤草、槐花、地榆各9克，荆芥6克。煎服。
3. 脱力劳伤（疲倦、乏力、贫血）：仙鹤草12克，红枣20个。煎服。

### 现代研究

含仙鹤草酚、仙鹤草内酯、龙芽草醇、鞣质、挥发油、三萜化合物、仙鹤草甲素、仙鹤草乙素、仙鹤草丙素。仙鹤草甲素、仙鹤草乙素、仙鹤草丙素为止血有效成分；仙鹤草酚是驱虫有效成分，并有抗疟活性，对绦虫、囊虫、血吸虫、滴虫有驱杀作用；水煎剂对金黄色葡萄球菌、结核杆菌有抑制作用，且有降血糖作用；仙鹤草素有抗肿瘤和强心作用。

# 紫珠叶

**别　名**｜紫珠、紫珠草、止血草。
**来　源**｜马鞭草科植物杜虹花*Callicarpa formosana* Rolfe的干燥叶。

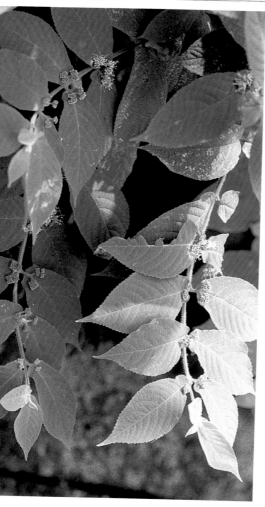

## 植物形态

落叶灌木。小枝被黄褐色星状毛。叶对生；叶片卵状椭圆形或椭圆形，基部钝圆形或阔楔形，上面有细小粗毛，下面有黄褐色星毛，侧脉8~12对，边缘有齿牙及细锯齿；叶柄密被黄褐色星毛。复聚伞花序腋生；萼钟形，4裂，裂片钝三角形，萼和柄均被星毛；花冠短筒状，4裂，紫色，无毛；雄蕊4，长于花冠2倍；雌蕊1，子房4室，花柱细长，高于雄蕊，柱头单一。小核果紫红色。花期夏、秋间。果期7~11月。

## 生境分布

生于林中或灌木丛中。分布于我国江苏、浙江、江西、福建等地。

## 采　制

夏、秋二季枝叶茂盛时采摘，干燥。

**药材性状**

多皱卷，有时破碎。展平后完整叶片卵状椭圆形，长6~14厘米，宽2.5~7厘米，顶端渐尖或短尖，边缘有细锯齿，近基部全缘，上面灰绿色或棕绿色，粗糙，下面淡绿色或淡棕绿色，被棕黄色腺点；叶柄长0.5~2.5厘米。无臭，味微苦、涩。

| 性味归经 | 苦、涩，凉。归肝、肺、胃经。 |
|---|---|
| 功　　效 | 凉血收敛止血，散瘀解毒消肿。 |
| 主　　治 | 用于衄血，咯血，吐血，便血，崩漏，外伤出血，热毒疮疡，水火烫伤。 |
| 用　　法 | 用量3~15克，研末吞服1.5~3克；外用适量，敷于患处。 |

**单方、验方**

1 早期肝硬化：紫珠叶（干品减半）200克，鸡蛋4个。紫珠叶、鸡蛋同放瓦锅内加清水煮煎。蛋熟后剥壳，再煮1小时，使蛋色发黑。每次吃鸡蛋1个，每日2次，连服100个为1个疗程。

2 妇女便血量多，头昏眼花，体瘦虚弱：阿胶15克，紫珠叶10克，地榆12克。煎服，每日1剂。

**现代研究**

含缩合鞣质、黄酮类、中性树脂、糖类、羟基化合物及镁、钙和微量铁盐等。能增加血小板，缩短出血、凝血酶原、血块收缩时间，使蛙肠系膜血管收缩；对大肠杆菌、弗氏痢疾杆菌、金黄色葡萄球菌、链球菌等有抑制作用。

**283** |

# 棕榈

**别　名**｜棕骨、陈棕皮、棕灰。

**来　源**｜棕榈科植物棕榈*Trachycarpus fortunei*（Hook. f.）H. Wendl. 的干燥叶柄。

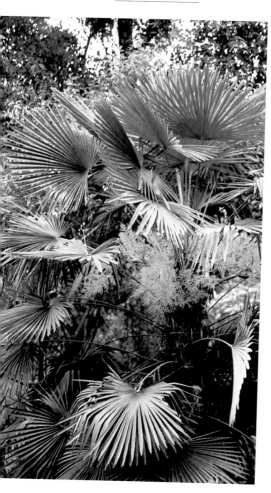

### 植物形态

常绿乔木。干圆柱形，不分枝。叶簇生于干顶；叶片圆扇形，开展时掌状，深裂至叶片的中部以上；叶柄质坚硬，两侧边缘具刺，柄基部有抱茎的叶鞘，分裂为棕褐色纤维状毛（即棕衣）。肉穗状花序，自叶丛中抽出，下部有多数大形鞘状苞；花小，多数，淡黄色，单性，雌雄异株。核果球形或近肾形，具短柄，常有宿存的花被片；种子1。花期4~5月，果期11~12月。

### 生境分布

生于山林、疏林。主产于我国华东、华南、西南各地。

### 采　制

采收时割取旧叶柄下延部分和鞘片，除去纤维状棕毛，晒干。

**药材性状**

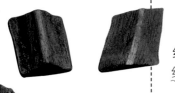

长条板状，一端较窄而厚，另一端较宽而稍薄，大小不等。表面红棕色，粗糙，有纵直皱纹；一面有明显的凸出纤维，纤维的两侧着生多数棕色茸毛。质硬而脆，不易折断。气臭，味淡。

| 性味归经 | 苦、涩，平。归肺、肝、大肠经。 |
| --- | --- |
| 功　效 | 收涩止血。 |
| 主　治 | 用于吐血，衄血，尿血，便血，崩漏。 |
| 用　法 | 用量3~9克，一般炮制后用。 |

**单方、验方**

1　赤白带下，崩漏，胎气久冷，脐腹疼痛：棕榈炭（烧存性）、蒲黄（炒）各等量。每次9克，空腹食前服，每日2次。

2　久鼻衄不止：棕榈、大蓟、桦皮、龙骨各等量。为细末，每次10克，米汤调下。

3　鼻血不止：棕榈灰适量。随左右鼻孔吹之。

**现代研究**

　　含羟基苯甲酸、原儿茶酸、原儿茶醛、d-儿茶素和没食子酸等多种鞣质，具有止血作用。制炭后鞣质含量增加，止血作用增强。

# 血余炭

**别　　名** | 血余、人发灰、发灰。
**来　　源** | 本品为人发制成的炭化物Crinis Carbonisatus。

## 形　态

　　不规则块状，大小不一。乌黑发亮，有光泽，表面具多数细孔，略似海绵样。质轻松，易碎，断面蜂窝状。有火烧之焦发气，味苦。

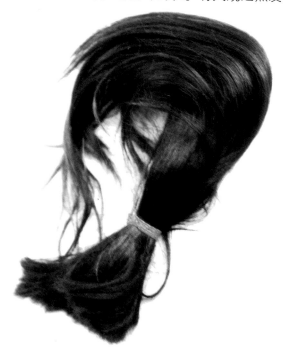

## 采　制

　　取头发，除去杂质，碱水洗去油垢，清水漂净，晒干，焖煅成炭，放凉。

**药材性状**

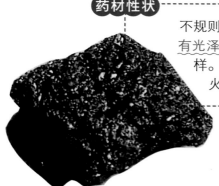

不规则块状，大小不一。乌黑发亮，有光泽，表面具多数细孔，略似海绵样。质轻松，易碎，断面蜂窝状。火烧有焦发气，味苦。

| 性味归经 | 苦、平。归肝、胃经。 |
|---|---|
| 功　效 | 收敛止血，化瘀，利尿。 |
| 主　治 | 用于吐血，咯血，衄血，血淋，尿血，便血，崩漏，外伤出血，小便不利。 |
| 用　法 | 用量5~10克。 |

**单方、验方**

1. 清热泻肺，祛瘀止血：桑白皮、花蕊石各15克，三七粉（吞服）3克，血余炭、地骨皮各10克，甘草5克。煎服，每日1剂；症状较重者，每日2剂，日服3次。
2. 鼻衄血：血余炭适量。涂在消毒药棉上，塞入鼻中，即可止血。
3. 吐血：血余炭10克，生地黄25克。煎服，每日2次。

**现代研究**

含优质角蛋白、脂肪、氮、硫及黑色素等。本品可缩短出血时间、收缩黏膜毛细血管，有止血作用。对金黄色葡萄球菌、伤寒杆菌、痢疾杆菌等均有抑制作用。

# 松花粉

别　　名｜松黄、松花、松黄粉。
来　　源｜松科植物马尾松*Pinus massoniana* Lamb. 的干燥花粉。

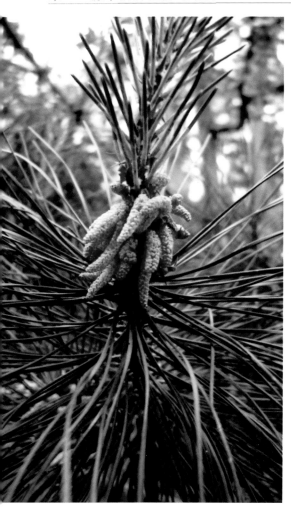

### 植物形态

常绿乔木。小枝轮生，红棕色，无毛；冬芽长椭圆形，褐色。针叶二针一束，细柔；树脂管4~7个，边生；叶鞘宿存。雄球花序椭圆形卵状，开后延长呈柔荑状，黄色，雄蕊有2花粉囊；雌球花序椭圆形，肉紫色，球果卵状椭圆形，熟后栗褐色；种鳞的鳞盾平或微肥厚，稍有横脊；鳞脐微凹，无刺尖。种子长卵圆形。

### 生境分布

生于山地等处。主产于我国浙江、江苏、辽宁、吉林、湖北、福建、广东、云南等地。

### 采　制

春季花刚开时，采摘花穗，晒干，收集花粉，筛去杂质。

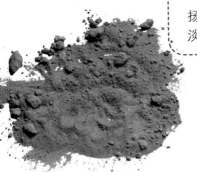

**药材性状** 淡黄色细粉。体轻，易飞扬，手捻有滑润感。气微，味淡。

| 性味归经 | 甘，温。归肝、脾经。 |
|---|---|
| 功　效 | 收敛止血，燥湿敛疮。 |
| 主　治 | 用于外伤出血，湿疹，黄水疮，皮肤糜烂，脓水淋漓。 |
| 用　法 | 外用适量，撒敷患处。 |

## 单方、验方

1. 胃及十二指肠溃疡，慢性便秘：松花粉5克。冲服。
2. 久痢不止，延及数月，缠绵不净：松花粉15克。饭前米汤调下。
3. 尿布性皮炎：松花粉适量。撒布患处。
4. 外伤出血：松花粉适量。外敷伤口。

## 现代研究

含脂肪油、色素、甾醇和黄酮类及微量元素。有抗病毒及收敛、止血作用。外敷止血效果良好。另具增耐力、对抗疲劳作用。

# 藕节

**别　　名** 老藕节、干藕节、南藕节。

**来　　源** 睡莲科植物莲*Nelumbo nucifera* Gaertn.的干燥根茎节部。

## 植物形态

多年生水生草本。叶片圆盾形，全缘，稍呈波状，上面光滑，具白粉；叶柄着生于叶背中央，表面散生刺毛。花梗与叶柄等高或略高；花大，单一顶生，粉红色或白色，芳香；萼4~5，早落；花瓣多数，长圆状椭圆形至倒卵形，先端钝，由外向内逐渐变小；雄蕊多数，早落，花药线形，黄色，药隔先端成一棒状附属物，花丝细长，着生于花托下；花托倒圆锥形，顶部平，有小孔20~30个，呈海绵状，俗称"莲蓬"。坚果椭圆形或卵形，果皮坚硬、革质；内有种子1枚，俗称"莲子"。花期7~8月，果期9~10月。

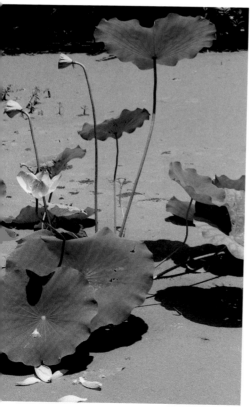

## 生境分布

栽培或野生于池塘、水田中。全国大部分地区均产。主产于我国湖南、福建、江苏等地。

## 采制

秋、冬二季采挖根茎（藕），切取节部，洗净，晒干，除去须根。

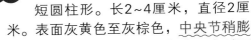

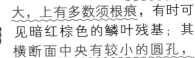

**药材性状**

短圆柱形。长2~4厘米，直径2厘米。表面灰黄色至灰棕色，中央节稍膨大，上有多数须根痕，有时可见暗红棕色的鳞叶残基；其横断面中央有较小的圆孔，周围有大孔7~9个。体轻，节部坚硬，难折断。气无，味微甘、涩。

| 性味归经 | 甘、涩，平。归肝、肺、胃经。 |
| --- | --- |
| 功　效 | 收敛止血，化瘀。 |
| 主　治 | 用于吐血，咯血，衄血，尿血，崩漏。 |
| 用　法 | 用量9~15克。 |

**单方、验方**

1. 肾结石：鲜藕节500克，冬瓜1 000克。洗净切片，加水适量煮汤服，1日服完。

2. 鼻出血：鲜茅根120克，鲜藕节250克。捣烂取汁，开水冲，代茶饮。

3. 乳腺炎：藕节15克，蒲公英40克。放入砂锅，加水适量煎煮，滤取2次药液，混匀即成。每日1剂，分3次温饮。

**现代研究**

含鞣质、天门冬素。鲜用能清热凉血，煅炭消瘀止血，收敛作用较强，能缩短出血时间。

## 287　Mugwort Leaf［英］

# 艾叶

**别　　名** 北艾、祁艾、五月艾。
**来　　源** 菊科植物艾 *Artemisia argyi* Lévl. et Vant. 的干燥叶。

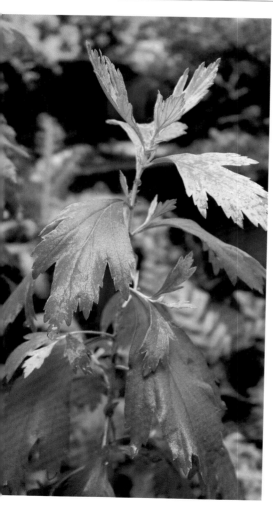

### 植物形态

多年生草本。高0.5~1.2米。茎直立，密被茸毛，上部分枝。茎中部叶卵状三角形或椭圆形，有柄，羽状分裂，裂片椭圆形至椭圆状披针形，边缘具不规则的锯齿，上面深绿色，有腺点和蛛丝状毛，下面被灰白色茸毛；茎顶部叶全缘或3裂。头状花序排成复总状；总苞卵形，总苞片4~5层，密被白色丝状毛；小花筒状，带红色。瘦果椭圆形，无毛。花期7~10月，果期9~10月。

### 生境分布

生于荒地、林缘；有栽培。分布于我国华北、华东、西南及陕西、甘肃等地。

### 采　　制

夏季花未开时采摘，除去杂质，晒干。

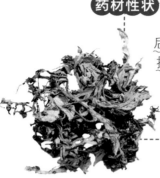

**药材性状**

多皱缩、破碎，有短柄。完整叶片展开后呈卵状椭圆形，羽状深裂，裂片椭圆状披针形，边缘有不规则的粗锯齿；上表面灰绿色或深黄绿色，有稀疏的柔毛及腺点；下表面密生灰白色茸毛。质柔软。气清香，味苦。

| 性味归经 | 苦、辛，温；有小毒。归肝、脾、肾经。 |
|---|---|
| 功　　效 | 温经止血，散寒止痛；外用祛湿止痒。 |
| 主　　治 | 用于吐血，衄血，崩漏，月经过多，胎漏下血，小腹冷痛，经寒不调，宫冷不孕；外治皮肤瘙痒。醋艾炭温经止血，用于虚寒性出血。 |
| 用　　法 | 用量3~9克。外用适量，供灸治或熏洗用。 |

**单方、验方**

1　功能性子宫出血，产后出血：艾叶炭9克，蒲黄、蒲公英各25克。煎服。

2　鼻衄：鲜艾叶适量。搓绒，塞鼻内。

3　皮肤湿疮疥癣：艾叶适量。煎汤外洗。

4　便后下血：艾叶、生姜适量。煎浓汁服。

5　盗汗不止：艾叶9克，茯神15克，乌梅3个。水煎，温服。

**现代研究**

含挥发油0.2%~0.33%，尚含β–谷甾醇、豆甾醇、α–香树脂、β–香树脂、无羁萜、柑橘素、槲皮素与4个桉烷衍生物。近年对其药理作用有不少研究，如水浸剂对致病金黄色葡萄球菌及某些皮肤真菌有抑制作用。此外，尚有增进食欲等作用。艾叶油有镇咳、祛痰、平喘、抑菌、镇静、抗休克等作用。

# 炮姜

别　　名｜黑姜。

来　　源｜姜科植物姜*Zingiber officinale* Rosc. 的干姜炮制加工品。

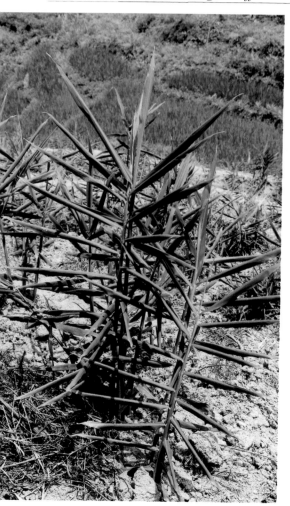

### 植物形态

多年生草本。根茎肥大，断面白色，多粉质，有浓厚辛辣气味。叶2列，无柄而抱茎；叶片披针形至线状披针形。花葶自根茎生出；穗状花序椭圆形；苞片卵圆形，淡绿色；花萼管状，具3尖齿；花冠管状，裂片3，披针形；雄蕊1，与唇瓣几等长；子房下位，3室，无毛，花柱细长。花期8~10月。

### 生境分布

原产于亚洲地区。我国大部分地区有栽培。

### 采　制

取洁净沙置锅内，用武火炒热后加入净干姜，不断翻动，烫至鼓起，表面棕褐色，取出，筛去沙子，放凉。

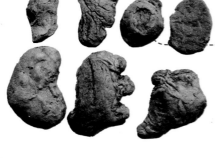

**药材性状**

不规则膨胀块状，具指状分枝。表面棕黑色或棕褐色。质轻泡，断面边缘处显棕黑色，中心棕黄色。气香特异，味辛、辣。

| 性味归经 | 辛，热。归脾、胃、肾经。 |
|---|---|
| 功　　效 | 调经止血，温中止痛。 |
| 主　　治 | 用于阳虚失血，吐衄崩漏，脾胃虚寒，腹痛吐泻。 |
| 用　　法 | 用量3~9克。 |

**单方、验方**

1. 中寒水泻：炮姜6克。米汤调服。
2. 眩晕吐逆：炮姜5克，炙甘草3克。煎服。
3. 慢性肠炎：茶叶15克，炮姜3克，粳米30克。煎服。
4. 月经不调：肉桂5克，炮姜9克，川芎15克，当归25克。煎服。
5. 小儿冬季腹泻：山楂炭10克，炮姜3克。煎服。服用时加入少量糖或盐。

**现代研究**

含挥发油。动物试验表明，水煎液及浸膏有中枢兴奋、健胃、止区、抗菌作用；挥发油有抗炎及解热止痛作用。

# 十二、活血化瘀药

## （一）活血止痛药

# 川芎

别　　名｜川芎蒡、大芎、云芎。

来　　源｜伞形科植物川芎*Ligusticum chuanxiong* Hort. 的干燥根茎。

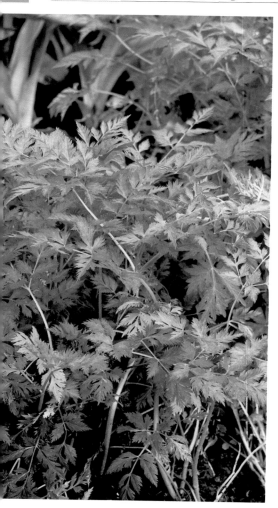

### 植物形态

多年生草本。根茎呈不规则的结节状拳形团块。茎直立，上部的节膨大呈盘状。叶互生，抱茎；小叶3~5，卵状三角形，羽状全裂。复伞形花序生于分枝顶端，伞辐7~20；花白色；花瓣椭圆形，顶端有短尖状突起，内曲；花柱2，柱头头状。双悬果卵形。花期7~8月，果期8~9月。

### 生境分布

川芎无野生种，栽培历史上千年。主产于我国四川。云南、贵州、宁夏、新疆、江西、湖北、湖南、河北、山西、广东等地亦有引种栽培。

### 采　制

夏季当茎上的节盘显著突出，并略带紫色时采挖，除去泥沙，晒后烘干，再去须根。

## 药材性状

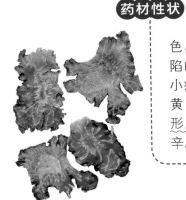

不规则结节状拳形团块。表面黄褐色，有多数平行隆起的轮节，顶端有凹陷的类圆形茎痕，下侧及轮节上有多数小瘤状根痕。质坚实，不易折断，断面黄白色或灰黄色，散有黄棕色的油室，形成层呈波状环纹。气浓香，味苦、辛。稍有麻舌感，微回甜。

| 性味归经 | 辛，温。归肝、胆、心包经。 |
| --- | --- |
| 功　　效 | 活血行气，祛风止痛。 |
| 主　　治 | 用于胸痹心痛，胸胁刺痛，跌扑肿痛，月经不调，经闭痛经，癥瘕腹痛，头痛，风湿痹痛。 |
| 用　　法 | 用量3~10克。 |

### 单方、验方

1. 月经不调：川芎、当归、熟地黄、白芍、红花适量。煎服。
2. 风湿性关节疼痛：川芎、桂枝、羌活各10克，威灵仙12克。煎服。
3. 偏头痛：川芎、细辛、白芷、羌活、防风、僵蚕、胆南星、天麻适量。煎服。

### 现代研究

　　主要含挥发油、蛇床子内酯、阿魏酸、藁本内酯、川芎嗪、川芎酚、大黄酚、香荚兰醛、维生素A、生物碱及钾、铜、锌等。川芎嗪有解痉、降低血管阻力和强烈抑制血小板聚集的作用，对已聚集的血小板有解聚作用，能明显降低全血黏度；水提物及生物碱有增加冠脉流量、改善心肌供氧、降低心肌耗氧的作用；水煎剂及挥发油对中枢神经系统有镇静作用，对多种皮肤真菌有明显的抑制作用。

# 延胡索（元胡）

| 别 名 | 延胡、玄胡索、玄胡。 |
|---|---|
| 来 源 | 罂粟科植物延胡索*Corydalis yanhusuo* W.T.Wang的干燥块茎。 |

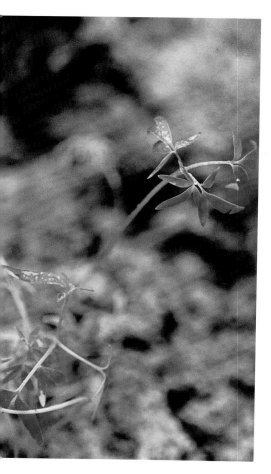

### 植物形态

多年生草本。块茎扁球形，上端稍下凹，黄色。茎细软，不分枝或分枝，易折断，基部以上具一鳞片，有时鳞片和叶腋内常有小块茎。具3~4叶，基生叶与茎生叶同形，叶片轮廓三角形。总状花序顶生，花梗与苞片约等长；萼片小，花瓣紫色或紫红色，花柱纤细，柱头近圆形，具8乳突。蒴果线形，种子1。花期4月，果期5~6月。

### 生境分布

生长于沿溪两岸或山脚的近中性或微酸性的沙质壤土或沙土中。分布于我国浙江、江苏、安徽、山西、陕西、山东、贵州、四川等地。

### 采 制

夏初茎叶枯萎时采挖，除去须根，洗净，置沸水中煮至恰无白心时，取出，晒干。

## 药材性状

不规则扁球形，直径0.5~1.5厘米。表面黄色或黄褐色，有不规则网状波纹。顶端有略凹陷的茎痕，底部常有疙瘩状凸起。质硬而脆，断面黄色，角质样，有蜡样光泽，气微，味苦。

| 性味归经 | 辛、苦，温。归肝、脾经。 |
|---|---|
| 功　　效 | 活血，行气，止痛。 |
| 主　　治 | 用于胸胁、脘腹疼痛，胸痹心痛，经闭痛经，产后瘀阻，跌扑肿痛。 |
| 用　　法 | 用量3~10克；研末吞服，一次1.5~3克。 |

### 单方、验方

1 胃寒痛：延胡索、高良姜各9克。煎服。

2 下痢腹痛：延胡索2克。研末，米汤送服。

3 咳喘：醋制延胡索七成，枯矾三成。共研细粉服，每日3次，每次1.5克。

### 现代研究

含生物碱，主要有延胡索甲素、延胡索乙素、原鸦片碱、延胡索丁素、四氢小檗碱、黄连碱、巴马亭等。延胡索总碱有抑制胃液分泌的作用，有明显止痛作用；大剂量延胡索乙素有镇静催眠作用，有增加冠脉血流量、降压、降血脂和抗心律失常的作用；延胡索乙素皮下注射对内脏及神经痛有较好的缓解效果。

# 郁金

| | |
|---|---|
| **别　名** | 川郁金、白丝郁金、黄白丝郁金。 |
| **来　源** | 姜科植物温郁金*Curcuma wenyujin* Y. H. Chen et C. Ling 的干燥块根。 |

## 植物形态

温郁金为多年生草本。高80~160厘米。根茎肉质块状，侧面根茎圆柱形，内面柠檬色，须根细长，末端常膨大呈纺锤状块根，内面白色。叶片4~7，2列，叶柄长不及叶片的一半；叶片宽椭圆形，先端渐尖或短尾状渐尖，基部楔形。穗状花序圆柱形，先叶于根茎处抽出，上部无花的苞片长椭圆形，中下部有花的苞片宽卵形，绿白色；花萼筒白色，先端具不等的3齿；花冠筒漏斗状，白色，裂片3，长椭圆形，后方一片较大，近端处有粗糙毛；侧生退化雄蕊花瓣状，黄色，唇瓣倒卵形，外折，先端微凹。花期4~6月，果期6~7月。

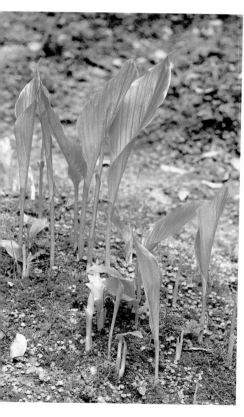

## 生境分布

生于向阳、湿润的田园，水沟边上。分布于我国浙江等地。

## 采　制

冬季茎叶枯萎后采挖，除去泥沙和细根，蒸或煮至透心，干燥。

**药材性状**

长纺锤形或长圆形，少数稍扁压，两端渐尖，长3~7厘米，直径1~1.5厘米。表面深灰棕色，具不规则的纵皱纹。质坚硬，断面棕黑色，有蜡样光泽，内皮层明显。气微，味微苦。

| 性味归经 | 辛、苦，寒。归肝、心、肺经。 |
|---|---|
| 功　　效 | 活血止痛，行气解郁，清心凉血，利胆退黄。 |
| 主　　治 | 用于胸肋刺痛，胸痹心痛，经闭痛经，乳房胀痛，热病神昏，癫痫发狂，血热吐衄，黄疸尿赤。 |
| 用　　法 | 用量3~10克。不宜与丁香、母丁香同用。 |

**单方、验方**

1　胸胁胀痛：郁金、香附、柴胡、白芍、甘草各6克。煎服。

2　吐血、衄血：郁金、生地黄、牡丹皮、栀子各9克。煎服。

3　胆结石：郁金、茵陈各10克，金钱草30克，枳壳、木香各9克，生大黄6克。煎服。

**现代研究**

　　挥发油含量约0.30%，应用薄层扫描法可测定其中的姜黄素、去甲氧基姜黄素和双去氧基姜黄素的含量。药理研究表明，有镇痛作用；能降血脂、促进胆汁的分泌和排泄，并具有抑制胆囊中的大部分微生物等作用；近年新发现郁金的水提液所含的无机成分——草酸钾镁，对心律失常有显著的疗效，值得进一步研究。

# 姜黄

**别　　名** | 黄姜、色姜黄、子姜黄。
**来　　源** | 姜科植物姜黄*Curcuma longa* L. 的干燥根茎。

## 植物形态

多年生草本。根粗壮，末端膨大呈长卵形或纺锤状块根，灰褐色。根茎卵形，侧根茎圆柱状，红黄色。叶基生；叶片椭圆形或较狭，先端渐尖，基部渐狭；叶柄长约为叶片之半，有时几与叶片等长。穗状花序稠密；苞片阔卵圆形，每苞片内含小花数朵，顶端苞片腋内无花；花萼3钝齿；花冠管上部漏斗状，3裂；雄蕊药隔矩形，侧生退化雄蕊长卵圆形；雌蕊1，花柱基部具2棒状体，柱头二唇状。蒴果膜质，球形，3瓣裂。种子卵状长圆形，具假种皮。花、果期7~8月。

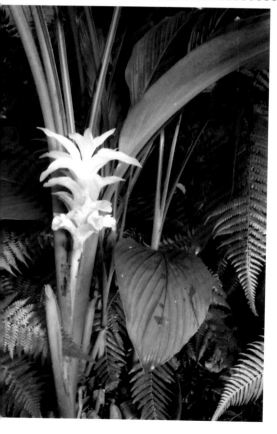

## 生境分布

生于林下。分布于我国福建、浙江、台湾、湖北等地。

## 采　　制

冬季茎叶枯萎时采挖，洗净，煮或蒸至透心，晒干，除去须根。

**药材性状**

主根茎呈卵圆形或纺锤形，长2~3.5厘米，直径1.5~2.5厘米。表面棕黄色至淡棕色，附短的须根，并有多数点状下陷的须根或少数圆形侧生根茎痕。质坚硬，击破面深黄色至红黄色，角质，具蜡样光泽，有点状维管束。气香特异，味辛，微苦。侧生根茎呈圆柱形，稍扁压，长2.5~6厘米，直径0.8~1.5厘米，略弯曲，常有短的分枝，一端圆钝，一端为断面。表面有纵皱纹和明显环节。

| 性味归经 | 苦、辛，温。归脾、肝经。 |
|---|---|
| 功　　效 | 破血行气，通经止痛。 |
| 主　　治 | 用于胸胁刺痛，胸痹心痛，痛经经闭，癥瘕，风湿肩臂疼痛，跌扑痛肿。 |
| 用　　法 | 用量3~10克。外用适量。 |

**单方、验方**

1. 十二指肠溃疡属气滞胃痛者：姜黄18克，炒香附15克。共研细末，每次服2~3克。
2. 疮癣初发：姜黄15克。研成粉末，擦在患处。
3. 扭伤：羌活、川芎、姜黄、当归各20克。上药共为细末，分4次调面粉如糊状，包贴患处，每日更换1次。

**现代研究**

主要含挥发油及酚性物质。挥发油已鉴定出51种成分，以萜类化合物为主，主要有姜黄酮、姜油烯等；酚性成分主要有姜黄素等。药理研究表明，本品有保肝、利胆、抗菌、抗炎、抗肿瘤、抗艾滋病、抗生育、降血脂等作用。

# 乳香

别　名｜原乳香、明乳香、乳香珠。

来　源｜橄榄科植物乳香树*Boswellia carterii* Birdw.树皮渗出的树脂。分为索马里乳香和埃塞俄比亚乳香，每种乳香又分乳香珠和原乳香。

### 植物形态

矮小乔木。树干粗壮，树皮光滑，淡棕黄色。叶互生，密集形成叶簇，或于上部疏生，奇数羽状复叶，叶柄被白毛，小叶7~9，对生，小叶片长卵形，边缘有不规则的圆齿裂，花小，排成总状花序，花萼杯状，先端5裂，花瓣5，淡黄色，与萼片互生，雄蕊10，着生于花盘外侧，花药橙色，花丝短；子房上位，3~4室，花柱粗，柱头头状。果实小，倒卵形，有3钝棱，果皮光滑，肉质，肥厚。花期5月，果熟期9~12月。

### 生境分布

分布于非洲东北部，索马里、埃塞俄比亚等地。

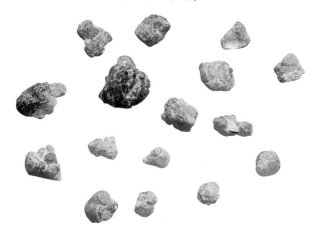

**药材性状**

呈球形、泪滴状颗粒或不规则小块状，有时粘连成团块。淡黄色、棕黄色或深棕色，常带轻微的绿色、蓝色或棕红色。半透明。表面有一层类白色粉霜，除去粉霜后，表面仍无光泽。质坚脆，断面蜡样，无光泽，亦有少部分显玻璃样光泽。气微芳香，味微苦。嚼之，初破碎成小块，迅速软化成胶块，黏附牙齿，唾液呈乳状，并微有香辣感。

| 性味归经 | 辛、苦，温。归心、肝、脾经。 |
|---|---|
| 功　　效 | 活血定痛，消肿生肌。 |
| 主　　治 | 用于胸痹心痛，胃脘疼痛，痛经经闭，产后瘀阻，癥瘕腹痛，风湿痹痛，筋脉拘挛，跌打损伤，痈肿疮疡。 |
| 用　　法 | 煎汤或入丸、散，3~5克；外用适量，研末调敷。孕妇及胃弱者慎用。 |

**单方、验方**

1 冠心病，心绞痛：制乳香5克，水蛭9克，全蝎6克，蜈蚣2条，桃仁、人参（另煎）、延胡索各12克，降香10克。煎服。

2 跌打损伤：乳香、没药、三七、血竭。煎服。

**现代研究**

含树脂60%~70%、树胶27%~35%、挥发油3%~8%。树脂主要成分为游离 $\alpha$，$\beta$–乳香脂酸、结合乳香脂酸等。挥发油为乳香镇痛的有效成分，主要为具镇痛作用的乙酸正辛酯，占挥发油总量的92.46%。

# 没药

| 别　　名 | 明没药、末药、天然没药。 |
|---|---|
| 来　　源 | 橄榄科植物没药树*Commiphora myrrha* Engl. 的干燥树脂。分为天然没药和胶质没药。 |

### 植物形态

低矮灌木或小乔木。树干粗，具多数不规则尖刺状的粗枝。叶散生或丛生，单叶或三出复叶，柄短，小叶倒长卵形或倒披针形，中央一片远较两侧叶大，先端圆钝，全缘或于末端稍具锯齿，两面均无毛。花萼杯状或深杯状，宿存；花瓣4，长圆形或线状长圆形，直立。雄蕊8，在雌花中萎缩，花粉囊卵形。雌蕊在雄花中萎缩，柱头头状。核果卵形，具种子1~3粒。花期夏季，果期秋季。

### 生境分布

分布于非洲东北部索马里及阿拉伯西海滨一带。

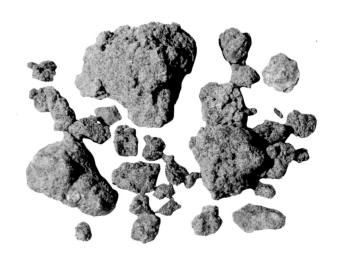

**药材性状**

呈不规则颗粒状或黏结成团状。表面黄棕色或红棕色，无光泽或有无光泽相间，有时表面黄色棕色相间。质地硬。破碎面不规则颗粒状，有油样光泽，并常具白色斑点和纹理，打碎后的薄片亮或半透明。气微芳香而特异，味苦，嚼时黏牙。

| 性味归经 | 辛、苦，平。归心、肝、脾经。 |
|---|---|
| 功　效 | 散瘀定痛，消肿生肌。 |
| 主　治 | 用于胸痹心痛，胃脘疼痛，痛经经闭，产后瘀阻，癥瘕腹痛，风湿痹痛，跌打损伤，痈肿疮疡。 |
| 用　法 | 用量3~5克，炮制去油，多入丸散用。孕妇及胃弱者慎用。 |

**单方、验方**

1. 跌打损伤，腰膝疼痛：川牛膝、杜仲、川续断、乳香、没药、宣木瓜、麻黄、马钱子各18克。共研细末，温开水送服，每次3克。

2. 妇女经闭：血竭、制没药各等份。共为细末，每日服2次，每次6克。

**现代研究**

树脂25%~35%、树胶57%~65%、挥发油2.5%~9%。树脂大部能溶于醚，不溶性部分含α-罕没药酸-及β-罕没药酸；可溶性部分含α-没药酸、β-没药酸及γ-没药酸、没药尼酸、α-罕没药酚及β-罕没药酚等。没药具调血脂、抗炎与退热作用。临床用于治疗高脂血症，降胆固醇有效率65.7%，降三酰甘油有效率47.8%。

# 两面针

**别　　名**｜两面针根、双面针、入地金牛。

**来　　源**｜芸香科植物两面针*Zanthoxylum nitidum*（Roxb.）DC. 的干燥根。

## 植物形态

　　木质藤本。根外皮棕黄色。茎、枝、叶轴背面、叶柄及叶主脉上均着生下弯的皮刺。茎棕褐色，有皮孔。叶互生，单数羽状复叶，有小叶7~11片，小叶对生，小叶柄短，卵形或卵状长圆形，坚纸质或厚革质，表面暗绿色，背面黄绿色，干后发亮，先端具骤狭的短尖头，钝圆或凹入，基部圆形或楔形，边缘具稀疏圆齿或近全缘。伞房状花序腋生；花单性；苞片细小，锥形；萼片4，宽卵形；花瓣4，卵状长圆形；雄花雄蕊4；雌花雌蕊退化，心皮4，近离生，柱头头状。果1~4，通常为2，紫红色，有粗大的油腺，顶端具短喙；种子卵圆形，黑色光亮，味麻辣。花期3~4月，果期9~10月。

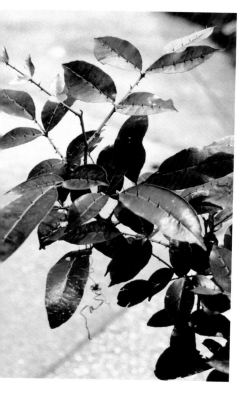

## 生境分布

　　生于旷野向阳的杂木林中。分布于我国广东、广西、福建等地。

## 采　制

　　全年均可采挖，洗净，切片或段，晒干。

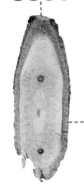

## 药材性状

厚片或圆柱形短段。表面淡棕黄色或淡黄色，有鲜黄色或黄褐色类圆形皮孔。切断面较光滑，皮部淡棕色，木部淡黄色，可见同心性环纹及密集的小孔。质坚硬。气微香，味辛辣、麻舌而苦。

| 性味归经 | 苦、辛，平；有小毒。归肝、胃经。 |
| --- | --- |
| 功　效 | 活血化瘀，行气止痛，祛风通络，解毒消肿。 |
| 主　治 | 用于跌扑损伤，胃痛，牙痛，风湿痹痛，毒蛇咬伤；外治烧烫伤。 |
| 用　法 | 用量5~10克。外用适量，研末外敷或煎水洗患处。不能过量服用；忌与酸味食物同服。 |

### 单方、验方

1. 各种腹痛：两面针10克。煎服。
2. 风湿骨痛：两面针根皮15克，鸡蛋1只。煎服。
3. 牙痛：两面针、了哥王各20克。加入75%酒精（浸）500毫升，用棉花蘸药水塞入患处。
4. 跌打劳伤，风湿骨痛：两面针根50克。泡酒500毫升，7日后可服，每次服5~10毫升，每日3次，或用两面针根9~15克，煎服。

### 现代研究

　　含两面针碱、白屈菜红碱、异崖椒定碱、氯化两面针碱、氧化两面针碱等生物碱类成分。两面针提取物腹腔注射，对小鼠醋酸扭体反应、$K^+$透入及光热刺激法均有镇痛作用，还具抗菌作用。此外，具有中枢镇静、解痉、抗癌作用。

**Redroot Sage Root and Rhizome [ 英 ]**

活血化瘀药·活血调经药

# 丹参

| 别　　名 | 赤参、紫丹参、鳖血丹参。 |
| 来　　源 | 唇形科植物丹参 *Salvia miltiorrhiza* Bge. 的干燥根和根茎。 |

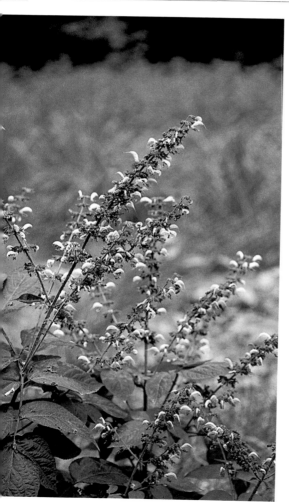

### 植物形态

多年生草本。全株密被柔毛。根圆柱形，砖红色。茎直立，多分枝。奇数羽状复叶，小叶3~7，卵形或椭圆状卵形。轮伞花序有花6至多朵，组成顶生或腋生的总状花序，花萼钟状，先端二唇形，花冠蓝紫色，二唇形，花柱较雄蕊长，柱头2裂。小坚果长圆形，包于宿萼中。花期5~8月，果期8~9月。

### 生境分布

生于山坡草地、林下、溪旁等处。分布于我国四川、山西、河北、江苏、安徽、辽宁、湖北、浙江、福建、山东、广西、贵州等地。

### 采　制

春、秋二季采挖，除去泥沙，干燥。

## 药材性状

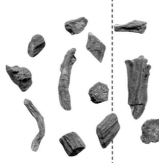

根茎短粗，顶端有时残留茎基。根圆柱形。表面棕红色或暗棕红色。老根外皮疏松，紫棕色，常呈鳞片状剥落。质硬而脆，断面疏松，有裂隙或略平整而致密，皮部棕红色，木部灰黄色或紫褐色，具黄白色放射状纹。气微，味微苦涩。栽培品较粗壮。表面红棕色，外皮紧贴不易剥落。质坚实，断面较平整，略呈角质样。

| 性味归经 | 苦，微寒。归心、肝经。 |
|---|---|
| 功　　效 | 活血祛瘀，通经止痛，清心除烦，凉血消痈。 |
| 主　　治 | 用于胸痹心痛，脘腹胁痛，癥瘕积聚，热痹疼痛，心烦不眠，月经不调，经闭痛经，疮疡肿痛。 |
| 用　　法 | 用量9~15克。不宜与藜芦同用。 |

### 单方、验方

1. 气滞血瘀所致痛经、经闭、产后恶露不下：丹参适量。研末，冲服。
2. 神经衰弱失眠：丹参80克，五味子60克，白酒500毫升。药入酒浸泡15日，每次5毫升，每日3次。

### 现代研究

有效成分主要为脂溶性的丹参酮类（丹参酮Ⅰ~Ⅵ、隐丹参酮、异丹参酮等）和水溶性的酚酸类（丹酚酸、丹参素等）。丹参酮类有抗菌、抗炎作用；酚酸类成分有改善微循环、抑制血小板凝聚和抗氧化等作用；丹参素是天然有效的抗氧化剂；水煎剂有显著降血压和降血糖作用；丹参酮有抗肿瘤作用。

# 297　**Safflower [英]**

# 红花

**别　　名**｜淮红花、川红花、云红花。
**来　　源**｜菊科植物红花*Carthamus tinctorius* L. 的干燥花。

**植物形态**

　　一年生草本。全株无毛。茎直立，表面具细浅槽纹，上部分枝。叶互生，叶片卵形至卵状披针形，边缘具刺齿，两面平滑无毛，下面主脉隆起。头状花序顶生，总苞近球形，总苞片数轮，最外轮叶状，边缘具刺齿，最内轮为线形鳞片状，透明膜质。花多数，着生于扁平的花托上，全部为管状花，橙红色，花冠管部细线形，花柱细长，伸出于花药管外，柱头2浅裂，子房下位。瘦果，倒卵形，具4棱，基部稍斜，白色，无冠毛。花期5~7月，果期9月。

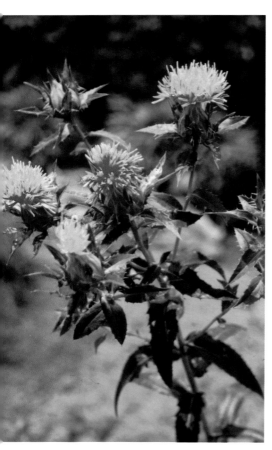

**生境分布**

　　原产于埃及。现我国河南、新疆、安徽、四川、江苏、浙江等地有栽培。

**采　　制**

　　夏季花由黄变红时采摘，阴干或晒干。

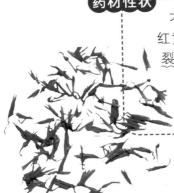

**药材性状** 不带子房的管状花，长1~2厘米。表面红黄色或红色。花冠筒细长，先端5裂，裂片呈狭条形，长5~8毫米。雄蕊5，花药聚合呈筒状，黄白色。柱头长圆柱形，顶端微分叉。质柔软。气微香，味微苦。

| 性味归经 | 辛，温。归心、肝经。 |
|---|---|
| 功　效 | 活血通经，散瘀止痛。 |
| 主　治 | 用于经闭，痛经，恶露不行，癥瘕痞块，胸痹心痛，瘀滞腹痛，胸胁刺痛，跌扑损伤，疮疡肿痛。 |
| 用　法 | 用量3~10克。孕妇慎用。 |

**单方、验方**

1　产后恶露未尽：红花、桃仁、赤芍、当归尾各9克，肉桂、川芎各4.5克，延胡索、牡丹皮各6克。煎服。

2　血瘀经闭：红花、当归、桃仁各10克。煎服。

3　跌打损伤：红花、当归、桃仁、柴胡各10克，大黄6克。煎服。

**现代研究**

含挥发油、山奈酚、红花铜、新红花苷、红花醌苷、肉豆蔻酸、棕榈酸、油酸、亚油酸、黄色素、红色素、多炔、腺苷、多糖等。棕榈酸是抗炎的有效成分；挥发油有较好的抑制霉菌作用；水煎剂小用量对心脏有兴奋作用，大用量有抑制作用，对血管有明显的收缩作用，有明显增加冠脉流量、镇痛、抗炎、抗凝血和溶栓作用，对血小板聚集有明显的抑制作用，对子宫有兴奋作用。

# 西红花

| 别 名 | 番红花、藏红花、西藏红花。 |
|---|---|
| 来 源 | 鸢尾科植物番红花*Crocus sativus* L. 的干燥柱头。 |

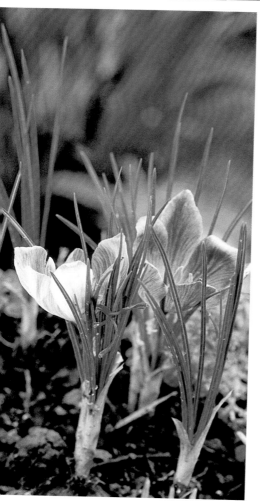

## 植物形态

多年生草本。无地上茎。鳞茎球形，外被褐色膜质鳞片。叶9~15，基生，窄条形，边缘反卷，生细毛，基部有4~5片宽卵形、鞘状鳞片包围。花1~2朵顶生；花被片6，倒卵形，淡紫色，花被筒细管状；雄蕊3，花药大，黄色；雌蕊3，子房下位，花柱细长，黄色，顶端3深裂，伸出花被外，下垂，深红色，柱头略膨大呈喇叭状，顶端边缘有不整齐的锯齿，一侧有一裂隙。蒴果长圆形，有3棱。

## 生境分布

原产于西班牙、法国、意大利、日本等。现我国浙江、江苏、上海、北京有栽培。

## 采 制

常于9~10月晴天早晨采收花朵，摘取柱头，即晒干，或55~60℃烘干。

**药材性状**

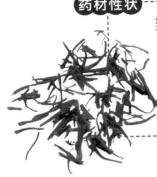

线形，三分枝，长约3厘米，暗红色，上部较宽而略扁平，顶端边缘显不整齐的齿状，内侧有一短裂隙，下端有时残留一小段黄色花柱。体轻，质松软，无油润光泽，干燥后质脆易断。气特异，微有刺激性，味微苦。

| 性味归经 | 甘，平。归心、肝经。 |
|---|---|
| 功　效 | 活血化瘀，凉血解毒，解郁安神。 |
| 主　治 | 用于经闭瘕痕，产后瘀阻，温毒发斑，忧郁痞闷，惊悸发狂。 |
| 用　法 | 用量1~3克，煎服或沸水泡服。孕妇慎用。 |

**单方、验方**

1　痛经，经闭，产后腰痛：西红花3克，丹参15克，益母草30克，香附12克。煎服。

2　扭伤血肿，灼伤，瘢痕：西红花30克，浸入75％酒精300毫升中，7日后，外涂患处。

3　各种癌结：西红花3克。煎服。

**现代研究**

含胡萝卜色素（西红花苷元、西红花苷）、苦味质（西红花苦苷、西红花醛）、挥发油。水煎剂具有兴奋子宫平滑肌作用；水浸剂有抑制心脏、收缩血管、降低血压和兴奋呼吸的作用；西红花苷元对视网膜缺血状态的血流量有较好的恢复能力，且是抗癌的有效成分；西红花总苷能抑制动脉粥样硬化斑块的形成；水提物对血液凝固有明显抑制作用，对肾炎有治疗作用，能增加肾血流量，促进炎症修复；地下球茎有止血及诱导血小板聚集作用。

**299**

# 桃仁

**别　　名** | 山桃仁、光桃仁、苏北桃仁。

**来　　源** | 蔷薇科植物桃 *Prunus persica*（L.）Batsch的干燥成熟种子。

### 植物形态

落叶小乔木。高3~8米。叶互生，在短枝上呈簇生状，具线状托叶1对；叶片椭圆状披针形至阔披针形，先端渐尖，基部阔楔形，边缘有锯齿。花单生，先叶开放；萼片5，外面被毛；花瓣5，淡红色，稀白色；雄蕊多数，短于花瓣；心皮1，稀2，有毛。核果肉质，多汁，心状卵形至椭圆形，一侧有纵沟，表面具短柔毛；果核坚硬，木质，扁卵圆形，顶端渐尖，表面具不规则的深槽及窝孔。种子1。花期3~4月，果期5~9月。

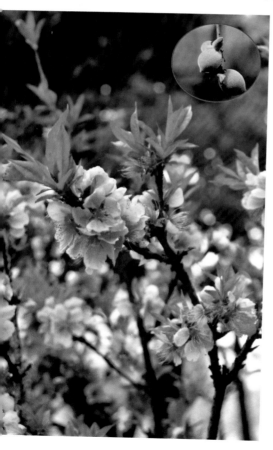

### 生境分布

生于较温湿的肥沃土壤中，多栽培于平地或丘陵地带。主产于四川、陕西、河北等地。

### 采　制

果实成熟后采收，除去果肉和核壳，取出种子，晒干。

**药材性状**

扁长卵形，长1.2~1.8厘米，宽0.8~1.2厘米，厚0.2~0.4厘米。表面黄棕色至红棕色，密布颗粒状突起。一端尖，中部膨大，另一端钝圆而偏斜，边缘较薄。尖端一侧有短线形种脐。圆端有颜色略深、不甚明显的合点，自合点处散出多数纵向维管束。种皮薄，子叶2，类白色，富油质。气微，味微苦。

| 性味归经 | 苦、甘，平。归心、肝、大肠经。 |
|---|---|
| 功　　效 | 活血祛痰，润肠通便，止咳平喘。 |
| 主　　治 | 用于经闭痛经，癥瘕痞块，跌扑损伤，肠燥便秘，咳嗽气喘。 |
| 用　　法 | 用量5~10克。孕妇慎用。 |

**单方、验方**

1. 下焦蓄血证：桃仁、大黄各10克，桂枝、甘草、芒硝（后下）各6克。煎服。
2. 中风半身不遂：黄芪120克，赤芍5克，当归尾、地龙、川芎、红花、桃仁各3克。煎服。

**现代研究**

含苦杏仁苷、野樱桃苷、多花蔷薇苷、尿囊素、维生素$B_1$、苦杏仁酶、脂肪油、脂肪酸、蛋白质等。具有抗凝血、改善血流、抗炎和抗过敏等作用，并能止咳、平喘，对肺结核有一定疗效。毒性试验发现本品无毒性。

# 益母草

**别　名**｜坤草、益母艾、茺蔚。

**来　源**｜唇形科植物益母草*Leonurus japonicus* Houtt. 的新鲜或干燥地上部分。

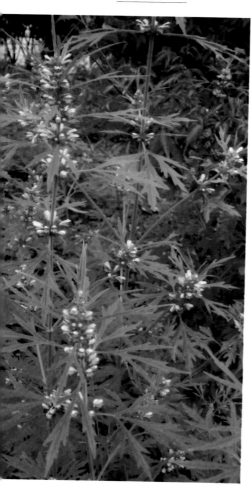

### 植物形态

一年或二年生草本。茎直立，钝四棱形，微具槽，有倒向糙伏毛，多分枝。叶对生；茎下部叶卵形，基部宽楔形稍下延；茎中部叶菱形，较小。花序最上部的苞叶近于无柄，线形或线状披针形，全缘或具疏齿。轮伞花序腋生，具8~15朵花，多数远离而组成长穗状花序；花冠粉红至淡紫红色；花柱略超出于雄蕊；花盘平顶。小坚果长圆状三棱形。花期6~9月，果期9~10月。

### 生境分布

生于山野荒地、路旁、田埂、山坡草地、溪边等处。分布于全国各地。

### 采　制

鲜品春季幼苗期至初夏花前期采割；干品夏季茎叶茂盛、花未开或初开时采割，晒干，或切段晒干。

## 药材性状

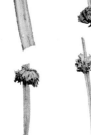

茎方柱形，表面灰绿色或黄绿色，上端有柔毛。体轻，质韧，断面中部有髓。叶片灰绿色，多皱缩、破碎，易脱落；<u>轮伞花序腋生，苞片刺状；黄宿存，上端5尖齿</u>；花冠多脱落。气微，味微苦。

| 性味归经 | 苦、辛，微寒。归肝、心包、膀胱经。 |
|---|---|
| 功　效 | 活血调经，利尿消肿，清热解毒。 |
| 主　治 | 用于月经不调，痛经经闭，恶露不尽，水肿尿少，疮疡肿毒。 |
| 用　法 | 用量9~30克，鲜品12~40克。孕妇慎用。 |

### 单方、验方

1. 产后恶露不绝：益母草9克，红枣20克。加红糖煎服。
2. 月经不调，痛经：益母草15克，延胡索6克，当归、赤芍、木香各9克。研末吞服。
3. 急性肾炎水肿：鲜益母草适量。煎服。

### 现代研究

含挥发油、益母草碱、益母草定、水苏碱、益母草碱甲、益母草碱乙、益母草甲素与乙素、苷类、鞣质等。水煎剂有显著增强子宫收缩和抗早孕作用，能增加冠脉血流量，有抑制血小板聚集和血栓形成的作用；水浸剂对皮肤真菌有抑制作用；注射剂可减轻心肌梗死病变程度；益母草碱有显著利尿作用。

# 茺蔚子

**别　　名**｜茺蔚、益母子、益母草子
**来　　源**｜唇形科植物益母草*Leonurus japonicus* Houtt. 的干燥成熟果实。

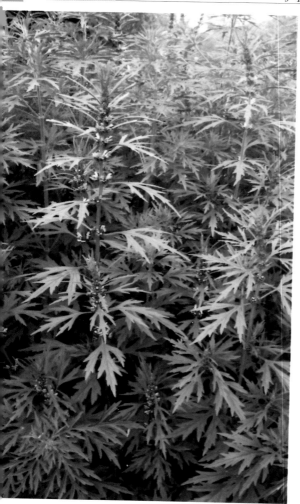

### 植物形态

　　一年或多年生直立草本。茎方形。叶对生。轮伞花序，花冠唇形，紫红色或淡红色；雄蕊4，2强；子房上位4裂，柱头2裂。坚果棕色，三角形。花期6~9月，果期9~10月。

### 生境分布

　　生于山坡、草地、路旁等处。分布于全国各地。

### 采　　制

　　秋季果实成熟时采割地上部分，晒干，打下果实，除去杂质。

**药材性状**

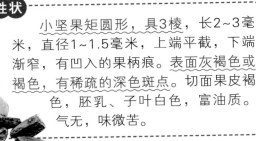

小坚果矩圆形，具3棱，长2~3毫米，直径1~1.5毫米，上端平截，下端渐窄，有凹入的果柄痕。表面灰褐色或褐色，有稀疏的深色斑点。切面果皮褐色，胚乳、子叶白色，富油质。气无，味微苦。

| 性味归经 | 辛、苦，微寒。归心包、肝经。 |
|---|---|
| 功　　效 | 活血调经，清肝明目。 |
| 主　　治 | 用于月经不调，经闭痛经，目赤翳障，头晕胀痛。 |
| 用　　法 | 用量5~10克。瞳孔散大者慎用。 |

**单方、验方**

1　子宫脱垂：茺蔚子10克，枳壳20克。煎服。

2　高血压：①桑枝、桑叶、茺蔚子各25克。加水1000毫升，煎成600毫升。睡前洗脚30~40分钟，洗完睡觉。②夏枯草、草决明、生石膏各30克，钩藤、桑叶、茺蔚子、黄芩各15克。水煎3次，过滤，取滤液加蜂蜜30克，浓缩成膏约120克，分3次服，每日1剂。10日为1个疗程。

**现代研究**

　　含益母草宁碱、水苏碱及脂肪油26%，油中主要成分为油酸63.75%及亚油酸21.13%，另含维生素A样物质。其水浸出液或醇–水提取液具有降压、兴奋子宫等作用。

# 泽兰

**别　　名** | 地瓜儿苗、地藕、泽兰叶。

**来　　源** | 唇形科植物毛叶地瓜儿苗*Lycopus lucidus* Turcz. var. hirtus Regel的干燥地上部分。

## 植物形态

多年生草本。高可达1米余。根茎横走，呈圆柱形。茎直立，四棱形，节上有白色细软毛。叶对生；叶片披针形，先端长锐尖或渐尖，基部楔形，边缘具锐齿，上面密被细刚毛状硬毛，下面具凹陷的腺点，脉上被刚毛状硬毛。轮伞花序腋生，花萼钟形，先端5齿裂，具刺尖头，边缘有毛；花冠钟形，白色，稍露出于花萼，冠檐不明显，二唇形，上唇近圆形，下唇3裂；花柱伸出于花冠外，柱头2裂。小坚果倒卵圆状三棱形，暗褐色。花期6~9月，果期8~10月。

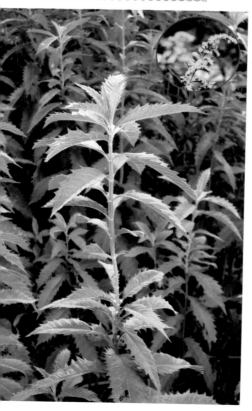

## 生境分布

生于沼泽地、山野低洼地沟边潮湿处、溪流沿岸的灌木丛或高大草丛中，亦有少量栽培。分布于我国东北、华北等地。

## 采　制

夏、秋二季茎叶茂盛时采割，晒干。

## 药材性状

茎呈方柱形，四面均有浅纵沟。表面黄绿色，节处紫色明显，有白色茸毛；质脆，易折断，中空。叶对生，多皱缩，展开后呈披针形或长圆形，边缘有锯齿，上表面黄绿色或灰绿色，下表面有棕色腺点，两面均有短毛。花簇生于叶腋呈轮状，花冠多脱落，苞片及花萼宿存。气无，味淡。

| 性味归经 | 苦、辛，微温。归肝、脾经。 |
|---|---|
| 功 效 | 活血调经，祛瘀消痈，行水消肿。 |
| 主 治 | 用于月经不调，经闭，痛经，产后瘀血腹痛，疮痈肿痛，水肿腹水。 |
| 用 法 | 用量6~12克。 |

### 单方、验方

1. 经闭腹痛：泽兰、铁刺菱各12克，马鞭草、益母草各25克，土牛膝5克。煎服。
2. 产后水肿，血虚浮肿：泽兰、防己各等份。研为末。每次10克，酸汤送服。
3. 小儿褥疮：嚼泽兰心敷之。
4. 疮肿初起，损伤瘀肿：泽兰捣敷之。

### 现代研究

主要含挥发油和鞣质，经气质联用鉴定46种成分，还含三萜化合物。有增强子宫收缩、抗凝血、改善血瘀症等主要药理作用。

**303** **Achyranthes Root [英]**

# 牛膝

别　　名｜怀牛膝、淮牛膝、牛夕。

来　　源｜苋科植物牛膝Achyranthes bidentata Bl. 的干燥根。

## 植物形态

多年生草本。高30~100厘米。茎直立，四棱形，节略膨大，疏被柔毛。叶对生，叶片椭圆形或倒卵圆形，楔形或广楔形，全缘，两面被柔毛。穗状花序腋生和顶生；花向下折，贴近总花梗，总花梗被柔毛。苞片1，膜质，宽卵形，先端突尖成刺；小苞片2，坚刺状；花被片5，绿色，披针形，多具1脉，边缘膜质；雄蕊5，花丝下部于子房合生，与退化雄蕊联为杯状，退化雄蕊短于花丝，舌状，顶端平圆或浅波状；子房上位。胞果长圆形。花期7~8月，果期9~11月。

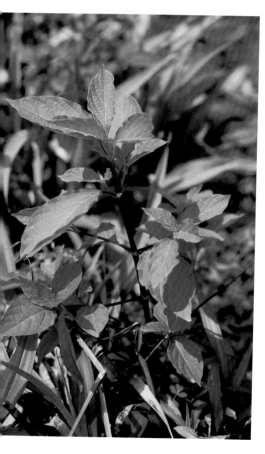

## 生境分布

生于山坡林下及路旁。分布于我国陕西、山西、山东等地。

## 采　制

冬季茎叶枯萎时采挖，除去须根和泥沙，捆成小把，晒至干皱后，将顶端切齐，晒干。

**药材性状**

细长圆柱形，多顺直，有的稍弯曲，长15~50厘米，直径0.4~1厘米。表面灰黄色或淡棕色，有略扭曲而细微的纵皱纹、横长皮孔及稀疏的细根痕。质硬而脆，易折断，受潮则变柔软，断面平坦，黄棕色，微呈角质样，中心木部较大，黄白色，其外围有多数点状维管束，排列成2~4轮。气微，味微甜而稍苦涩。

| 性味归经 | 苦、甘、酸，平。归肝、肾经。 |
|---|---|
| 功　效 | 逐瘀通经，补肝肾，强筋骨，利尿通淋，引血下行。 |
| 主　治 | 用于经闭，痛经，腰膝酸痛，筋骨无力，淋证，水肿，头痛，眩晕，牙痛，口疮，吐血，衄血。 |
| 用　法 | 用量5~12克。孕妇慎用。 |

**单方、验方**

1 跌打损伤：牛膝9克。煎服。

2 牙周病：牛膝、牡丹皮、当归各6克，生地黄15克，黄连、生甘草各3克。煎服。

3 尿道炎：牛膝、当归、黄芩各2克，研末，水调服。

**现代研究**

　　含皂苷。三萜皂苷水解后得齐墩果酸、葡萄糖醛酸等；另含蜕皮甾酮、牛膝甾酮及有免疫活性的牛膝肽多糖ABAB。现代药理实验证实，有抗生育作用，对子宫平滑肌有较强的兴奋作用；提取物有抗炎镇痛和降血糖、降血脂等作用；对免疫功能正常或低下动物均有免疫增强作用，对细胞免疫和体液免疫均能增强；此外，还有延缓衰老和抗肿瘤的作用。

活血化瘀药·活血调经药

# 川牛膝

| 别　　名 | 川膝、甜牛膝、拐牛膝。 |
| 来　　源 | 苋科植物川牛膝*Cyathula officinalis* Kuan的干燥根。 |

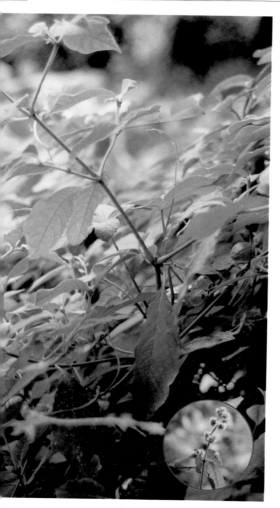

### 植物形态

多年生草本。主根圆柱形。茎直立，中部以上近四棱形，多分枝，疏被糙毛。叶对生，叶片椭圆形至窄椭圆形，先端渐尖至尾尖，基部楔形或阔楔形，全缘，上面密生倒伏糙毛，下面毛较密。花绿白色，由多数复聚伞花序密集成花球团，数个于枝端排列成穗状。胞果长椭圆状倒卵形，暗灰色，种子卵形，赤褐色。花期8~9月，果期9~10月。

### 生境分布

生于海拔1 500米以上的山区，栽培或野生。分布于我国四川、贵州、云南等地。

### 采　制

秋、冬二季采挖，除去芦头、须根及泥土，烘或晒至半干，堆放回润，再烘干或晒干。

## 药材性状

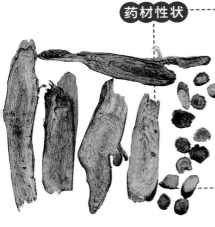

近圆柱形，微扭曲，向下略细或有少数分枝，长30~60厘米，直径0.5~3厘米。表面黄棕色或灰褐色，具纵皱纹、支根痕和多数横向突起的皮孔。质韧，不易折断，断面浅黄色或棕黄色，维管束点状，排列成数轮同心环。气微，味甜。

| 性味归经 | 甘、微苦，平。归肝、肾经。 |
| --- | --- |
| 功　效 | 逐瘀通经，通利关节，利尿通淋。 |
| 主　治 | 用于经闭癥瘕，胞衣不下，跌扑损伤，风湿痹痛，足痿痉挛，尿血血淋。 |
| 用　法 | 用量5~10克。孕妇慎用。 |

### 单方、验方

1 跌打损伤，腰膝疼痛：川牛膝、杜仲、川续断、乳香、没药、宣木瓜、麻黄、马钱子各18克。共研细末，每次3克，温开水送服。

2 小便不利，尿痛：川牛膝10克，广金钱草、车前草各30克。煎服。

3 风湿性关节炎：川牛膝10克。水煎，黄酒送服。

### 现代研究

含杯异苋甾酮、5-表杯苋甾酮、羟基杯苋甾酮、杯苋甾酮、苋菜甾酮A、苋菜甾酮B、头花杯苋甾酮、后甾酮、羟基促蜕皮甾酮等。水煎剂有明显的抗炎作用，对血清、肝、肾组织中蛋白质和RNA的合成有促进作用。

## 305 **Millettia Vine [英]**

# 鸡血藤

| 别 名 | 血凤藤、九层风、密花豆藤。 |
|---|---|
| 来 源 | 豆科植物密花豆*Spatholobus suberectus* Dunn的干燥藤茎。 |

### 植物形态

攀缘木质大藤本。枝圆柱形，老茎扁圆柱形。叶互生，小叶3，顶生小叶阔椭圆形，先端短渐尖，基部圆楔形，全缘，脉腋间有短细毛，侧生小叶呈偏斜卵形，基部不对称。圆锥花序生于枝顶的叶腋内，花序轴及总花梗均被黄色短柔毛，花萼筒状，外被白色短毛，萼片5，二唇形，肉质，两面均被淡黄色短柔毛；蝶形花冠黄白色，旗瓣肉质，近圆形，具爪；翼瓣和龙骨瓣具爪及耳；雄蕊10，分2组。花柱稍向上弯，柱头小，头状。荚果扁平，刀状，表面被茸毛，有网纹，只于顶部有种子1。

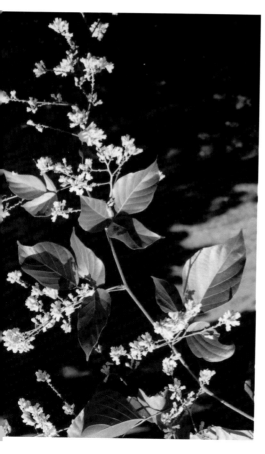

### 生境分布

生于山地疏林、密林沟谷或灌丛中。分布于我国福建、广东、广西、云南、福建等地。

### 采 制

秋、冬二季采收，除去枝叶，切片，晒干。

**药材性状**

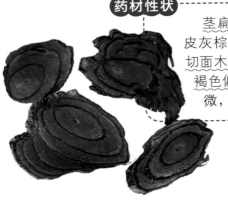

茎扁平板状圆柱形或圆柱形。栓皮灰棕色，栓皮脱落处显红棕色。切面木部红棕色或棕色，具3~8轮黑褐色偏心性半圆形环。质坚硬。气微，味涩。

| 性味归经 | 苦、甘，温。归肝、肾经。 |
| --- | --- |
| 功　　效 | 活血补血，调经止痛，舒筋活络。 |
| 主　　治 | 用于月经不调，痛经，经闭，风湿痹痛，麻木瘫痪，血虚萎黄。 |
| 用　　法 | 用量9~15克。 |

**单方、验方**

1　慢性风湿痹痛：鸡血藤、当归、枫香寄生、海风藤、豆豉姜各15克，半枫荷30克，牛膝9克。煎服。

2　月经不调，经闭腹痛：鸡血藤、地黄各12克，白芍9克，川芎3克。煎服。

**现代研究**

含有多种异黄酮、二氢黄酮、查耳酮、拟雌内酯类、三萜类和甾醇等成分。水煎剂对离体及在体蟾蜍心脏有轻度抑制作用和抗炎作用，也能增加壮年兔血细胞作用，升高其血红蛋白；能加强子宫的节律性收缩，有调节血脂、抗动脉粥样硬化病变作用；用以鸡血藤为主药的"升白冲剂"或"鸡甲升白汤"治疗白细胞减少症有较好的临床疗效。

# 王不留行

**别　　名**｜不留子、留行子、王不留。

**来　　源**｜石竹科植物麦蓝菜*Vaccaria segetalis*（Neck.）Garcke 的干燥成熟种子。

## 植物形态

一年或二年生草本。高30~70厘米，全体平滑无毛，唯梢有白粉。茎直立，上部呈二叉状分枝，近基部节间粗壮而较短，节略膨大。单叶对生，无柄；叶卵状椭圆形至卵状披针形，先端渐尖，基部圆形或近心形，稍连合抱茎，全缘。花淡红色，疏生聚伞花序着生于枝顶，花梗细长，下有鳞片状小苞片2；花萼圆筒状，花后增大呈5棱状球形；花瓣5，倒卵形，先端有不整齐小齿；雄蕊10。蒴果包于宿存的花萼内，成熟后先端呈4齿状开裂。种子多数，暗黑色，球形，有明显的粒状突起。花期4~5月，果期6月。

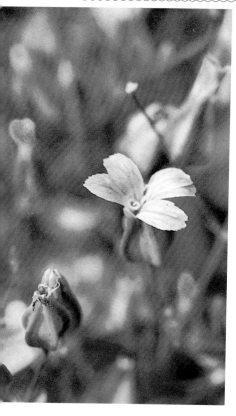

## 生境分布

生于山坡、路旁及丘陵地带荒地上。主产于我国河北、黑龙江、山东等地。

## 采　制

夏季果实成熟、果皮尚未开裂时，采割植株，晒干，打下种子，除去杂质，再晒干。

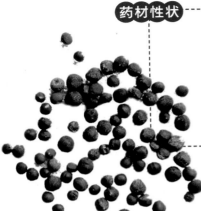

**药材性状**

球形，直径约2毫米。表面黑色，少数红棕色，略带光泽，有细密颗粒状突起，一侧有一凹陷的纵沟。质硬，胚乳白色，胚弯曲成环。子叶2。无臭，味微涩、苦。

| 性味归经 | 苦，平。归肝、胃经。 |
|---|---|
| 功　　效 | 活血通经，下乳消肿，利尿通淋。 |
| 主　　治 | 用于经闭，痛经，乳汁不下，乳痈肿痛，淋证涩痛。 |
| 用　　法 | 用量5~10克。孕妇慎用。 |

**单方、验方**

1　血淋不止：王不留行10克，当归身、川续断、白芍、丹参各10克。分作2剂，煎服。

2　虚劳小肠热，小便淋沥，痛经：王不留行、生地黄、滑石各10克，黄芩15克，榆白皮、赤芍、当归、木通各1克。共研成细粉，饭前服用。

3　乳痈初起：王不留行10克，蒲公英、瓜蒌仁各25克，当归梢15克。酒煎服。

**现代研究**

主要含王不留行皂苷、王不留行三萜皂苷、多种环肽、黄酮化合物、氢化阿魏酸及尿核苷等，具有抗早孕、收缩平滑肌和镇痛等作用。

*307*

# 月季花

**别　　名**｜月月红、月季、四季花。
**来　　源**｜蔷薇科植物月季*Rosa chinensis* Jacq. 的干燥花。

## 植物形态

常绿或半常绿灌木。茎枝有钩状皮刺或近无刺。小叶3~5，少数7，宽卵形或卵状椭圆形，先端急尖或渐尖，基部宽楔形至近圆形，边缘有锐锯齿，两面无毛；叶柄、叶轴散生皮刺和短腺毛；托叶大部和叶柄合生，边缘有睫毛状腺毛。花常数朵聚生或单生；萼裂片卵形，羽状分裂，边缘有腺毛；花瓣5或重瓣，红色或粉红色，很少白色；雄蕊多数，着生于花托边缘的花盘上；雌蕊多数，有毛，包于花托内。蔷薇果卵形或梨形，黄红色，内有多数瘦果，萼宿存。花期5~9月，果期8~11月。

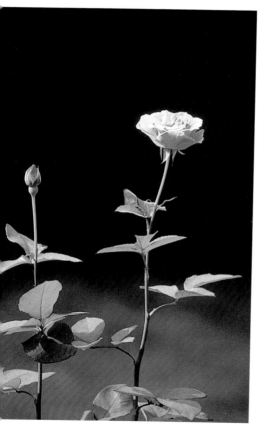

## 生境分布

野生于山坡、路旁。全国各地大多有栽培。主产于我国江苏、山东、山西、湖北等地。

## 采　　制

全年均可采收，花微开时采摘，阴干或低温干燥。

## 药材性状

花蕾多呈卵圆形或类球形，花朵多呈圆球形，有的杂有散碎花瓣。花托倒圆锥形或倒卵形，棕紫色，基部较尖，常常带有一花梗。萼片5，先端尾尖，大多向下反折，短于或等于花冠，背面黄绿色或橙黄色，有疏毛，内面被白色棉毛。花瓣5或重瓣，覆瓦状排列，紫红或淡红色，脉纹明显。雄蕊多数，黄棕色，卷曲，着生于花萼筒上。雌蕊多数，有毛，花柱伸出花托口。体轻，质脆，易碎。气清香，味微苦涩。

| 性味归经 | 甘，温。归肝经。 |
|---|---|
| 功　　效 | 活血调经，疏肝解郁。 |
| 主　　治 | 用于气滞血瘀，月经不调，痛经，闭经，胸胁胀痛。 |
| 用　　法 | 用量3~6克。 |

### 单方、验方

1　月经不调：鲜月季花6克。开水泡服，连服数次。
2　肺虚咳嗽咯血：月季花合冰糖炖服。
3　筋骨疼痛，脚膝肿痛，跌打损伤：月季花瓣。研末，每次5克，酒冲服。

### 现代研究

主要含挥发油，大部分为萜醇类化合物。有较强的抗真菌作用，已分离出其抗真菌的有效成分是没食子酸。

*308* **Trumpet Flower [英]**

# 凌霄花

**别　　名**｜紫葳、紫葳花、吊墙花。

**来　　源**｜紫葳科植物凌霄*Campsis grandiflora*（Thunb.）K. Schum. 的干燥花。

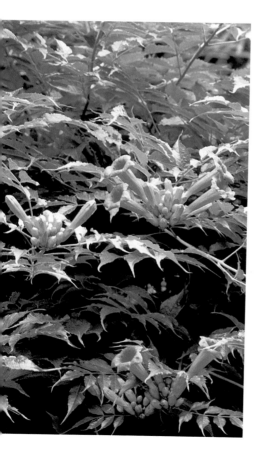

### 植物形态

叶木质藤本。羽状复叶对生；小叶7~9，卵形至卵状披针形，先端长尖，基部不对称。花橙红色，由三出聚伞花序集成稀疏顶生圆锥花丛；花萼钟形，质较薄，绿色，有10条突起纵脉，5裂至中部，萼齿披针形；花冠漏斗状，先端5裂，裂片圆形，开展；雄蕊4，2强；雌蕊1，子房上位、2室，基部有花盘。蒴果长如豆荚，顶端钝。种子多数。花期6~8月，果期7~11月。

### 生境分布

生于山谷、小河边、疏林下，攀缘于树上或石壁上。全国各地均有，主产于我国江苏、浙江等地。

### 采　制

夏、秋二季花盛开时采摘，干燥。

## 药材性状

多皱缩或折叠。花萼钟形，灰绿色，质薄，先端5裂至中部；裂片披针形；顶端长而尖；中央有1条突起的纵脉纹；裂片相接处有1条不明显的纵脉纹。花冠外面淡黄棕色，内面红棕色；水浸软后展开呈漏斗状，先端5裂，裂片半圆形，表面具棕红色脉纹。雄蕊4，2强，着生于花冠管中部，不伸出花冠外。雌蕊1，子房上位、2室，胚珠多数，柱头2裂，扁长圆形，常反卷。气微香，味微苦而后酸。

| 性味归经 | 甘、酸，寒。归肝、心包经。 |
|---|---|
| 功　　效 | 活血通经，凉血祛风。 |
| 主　　治 | 用于月经不调，经闭癥瘕，产后乳肿，风疹发红，皮肤瘙痒，痤疮。 |
| 用　　法 | 用量5~9克。孕妇慎用。 |

### 单方、验方

1. 月经不通，脐腹痛：凌霄花20克，当归、莪术各10克。共为细末服，每日2次，每次6克。
2. 酒渣鼻：凌霄花、栀子各9克。共为细末服，每日2次，每次6克。
3. 皮肤湿癣：凌霄花、羊蹄根各等量，酌加枯矾。研末搽患处。
4. 大便后下血：凌霄花。浸酒饮服。

### 现代研究

含黄酮类、有机酸、猕猴桃碱、草苁蓉碱等，对福氏痢疾杆菌和伤寒杆菌有抑制作用。

**309**

# 卷柏

| 别　　名 | 岩松、九死还魂草、还阳草。 |
| 来　　源 | 卷柏科植物卷柏 *Selaginella tamariscina*（Beauv.）Spring 的干燥全草。 |

### 植物形态

多年生常绿草本。高5~15厘米，全株呈莲座状。主茎粗壮，直立，顶端分枝丛生，辐射开展，下部生大量须根；分枝扁平，多回羽状叉分，干时拳卷，湿润则张开。营养叶二型，侧叶和中叶各2列，交互着生；侧叶斜展，长卵圆形至卵状矩圆形，顶端急尖并具长芒，边缘微有细齿；中叶2行斜向上，卵状披针形，顶端急尖，具长芒，边缘有微锯齿，中脉在叶上面下陷。孢子囊穗生于枝顶，四棱形；孢子叶卵状三角形，先端有长芒，边缘膜质；大小孢子囊同穗，孢子囊肾形。大小孢子均为球状四面体。孢子期7~10月。

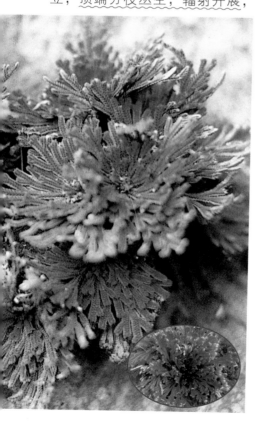

### 生境分布

生于林下阴湿的裸岩、岩壁上或石缝中。分布于全国各地。

### 采　制

全年均可采收，除去须根和泥沙，晒干。

## 药材性状

全体卷缩似拳状，长3~10厘米。枝丛生，扁而有分枝，绿色或棕黄色，向内卷曲，枝上密生鳞片状小叶，叶先端具长芒，中叶（腹叶）2行，卵状矩圆形，斜向上排列，叶缘膜质，有不整齐的细锯齿。背叶（侧叶）背面的膜质边缘常呈棕黑色。基部残留棕色至棕褐色须根，散生或聚生呈短干状。质脆，易折断。无臭，味淡。

| 性味归经 | 辛，平。归肝、心经。 |
|---|---|
| 功　　效 | 活血通经。 |
| 主　　治 | 用于经闭痛经，癥瘕痞块，跌扑损伤。卷柏炭化瘀止血。用于吐血，崩漏，便血，脱肛。 |
| 用　　法 | 用量5~10克。孕妇慎用。 |

### 单方、验方

1　跌打损伤，局部疼痛：鲜卷柏50克（干品25克）。煎服，每日1次。
2　腹痛，喘累及吐血：卷柏、小血藤、白花草、地胡椒各适量。酒泡1周，中午空腹服。
3　胃痛：卷柏10克。煎服。
4　吐血，便血，尿血：卷柏（炒焦）、仙鹤草各10克。煎服。
5　烫火伤：鲜卷柏捣烂敷。

### 现代研究

含黄酮、酚性成分及氨基酸、海藻糖等多糖类以及少量鞣质。黄酮成分有芹菜素、穗花杉双黄酮、扁柏双黄酮和异柳杉素。

*310* **Ground Beeltle [英]**

# 土鳖虫（䗪虫）

**别　名**｜地鳖虫、大土元、苏土元。

**来　源**｜鳖蠊科昆虫地鳖*Eupolyphaga sinensis* Walker的雌虫干燥体。

### 植物形态

雌雄异形。雌虫无翅，长约3厘米，体上下扁平，黑色带光泽。头小，向腹面弯曲。口器咀嚼式，大颚坚硬。复眼发达，肾形；单眼2个。触角丝状，长而多节。前胸背板盾状，前狭后阔，盖于头上。雄虫前胸呈波状纹，有缺刻，具翅2对。

### 生境分布

生活于地下或沙土间，多见于粮仓底下或油坊阴湿处。全国大部分地区均有分布。

### 采　制

捕捉后，置沸水中烫死，晒干或烘干。

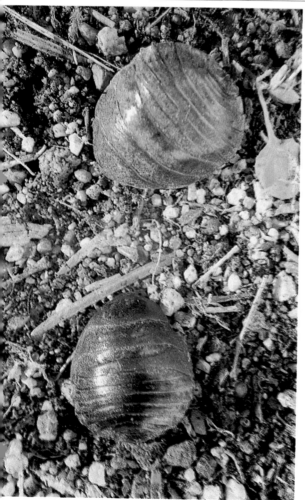

**药材性状**

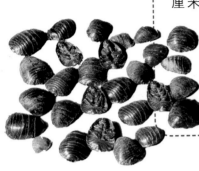

扁平卵形，长1.3~3厘米，宽1.2~2.4厘米。前端较窄，后端宽，<u>背部紫褐色，具光泽，无翅</u>。<u>前胸背板较发达，盖住头部</u>。腹背板9节，呈覆瓦状排列。腹面红棕色，头较小，有1对丝状触角，常脱落；<u>胸部有3对足</u>。腹部有横环节。气腥，味微咸。

| 性味归经 | 咸，寒；有小毒。归肝经。 |
|---|---|
| 功　　效 | 破血逐瘀，续筋接骨。 |
| 主　　治 | 用于跌扑损伤，筋骨骨折，瘀血经闭，产后瘀阻腹痛，癥瘕痞块。 |
| 用　　法 | 用量3~10克。孕妇禁用。 |

**单方、验方**

1　肝硬化：太子参30克，白术、茯苓各15克，楮实子、菟丝子各12克，川草薢、丹参各10克，土鳖虫3克，甘草6克。煎服。

2　腰椎间盘突出：地龙20克，土鳖、全虫、乌梢蛇、穿山甲各9克。煎服。

**现代研究**

含蛋白质、挥发油、脂肪酸、氨基酸、甾醇及多种微量元素。动物实验表明，本品水提物有抗凝血作用，还有抗缺氧、抗突变、降低总胆固醇和提高高密度脂蛋白/胆固醇值的作用。

*311* **Nux Vomica Seed[英]**

# 马钱子

| 别　名 | 番木鳖、番木鳖仁、番木鳖子。 |
| 来　源 | 马钱科植物马钱Strychnos nux-vomica L.的干燥成熟种子。 |

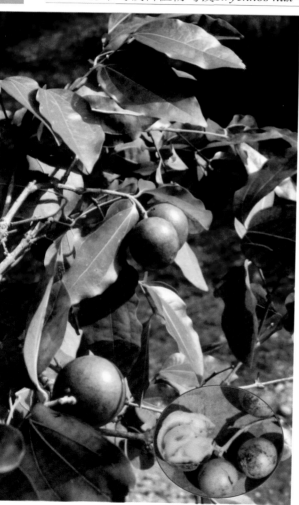

## 植物形态

乔木。叶对生，叶片革质，椭圆形、卵形至广卵形，先端急尖，基部圆形至广楔形，全缘，主脉5，在下面隆起。聚伞花序顶生，被柔毛；花较小，灰白色；花萼5裂；花冠筒状，先端5裂，雄蕊5，着生于花冠筒喉部，几无花丝。浆果球形。种子2~5，圆盘形，表面灰黄色，密被银色茸毛。

## 生境分布

生于山地林中或栽培。分布于福建、台湾、广东、广西等地。

## 采　制

冬季采收成熟果实，取出种子，晒干。

## 药材性状

纽扣状圆板形，常一面隆起，一面稍凹下，表面密被灰棕色或灰绿色绢状茸毛，自中间向四周呈辐射状排列。边缘稍隆起，较厚，有突起的珠孔，底面中心有突起的圆点状种脐。质坚硬，平行剖面可见淡黄白色胚乳，角质状，子叶心形。无臭，味极苦。

| 性味归经 | 苦，温；有大毒。归肝、脾经。 |
| --- | --- |
| 功　　效 | 通络止痛，散结消肿。 |
| 主　　治 | 用于跌打损伤，骨折肿痛，风湿顽痹，麻木瘫痪，痈疽疮毒，咽喉肿痛。 |
| 用　　法 | 用量0.3~0.6克，炮制后入丸散用。孕妇禁用。不宜多服久服及生用；运动员慎用；有毒成分能经皮肤吸收，外用不宜大面积涂敷。 |

## 单方、验方

臂痛腰痛，周身疼痛及肢体萎缩：马钱子（沙烫）适量，地龙（去土焙黄）90克。每晚用黄酒或开水送服，每次0.2克。

## 现代研究

　　主要含毒性生物碱：士的宁、马钱子碱、番木鳖次碱、伪士的宁、伪马钱子碱等。提取物能缩短小鼠巴比妥睡眠时间和明显降低最大电惊厥阈值，提高中枢神经系统的兴奋性；士的宁使再生障碍性贫血患者骨髓增生活跃，促进骨髓造血。另外，还有镇静、祛痰、平喘、抗菌作用。

*312*  **Pyrite [英]**

# 自然铜

**别　　名** 川然铜、铜矿石、石髓铅。

**来　　源** 硫化物类矿物黄铁矿族黄铁矿Pyritum的矿石。主含二硫化铁（FeS$_2$）。

## 矿物形态

　　晶体结构属等轴晶系。晶体呈立方体、五角十二面体以及八面体的晶形，在立方体或五角十二面体晶面上有条纹，相邻两个晶面的条纹互相垂直。集合体呈致密块状、浸染状和球状结核体。药用者多为立方体者。浅黄铜色，表面常带黄褐色锖色。条痕绿黑色。强金属光泽。硬度6~6.5，性脆。相对密度4.9~5.2。无解理，断口参差状。

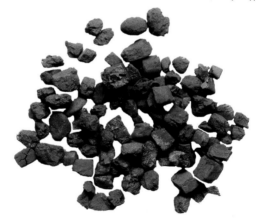

## 生境分布

　　主产于我国四川、陕西、云南、辽宁、河北、湖南、广东等地。

## 采　制

　　采挖后，除去杂石。

**药材性状**

多呈方块状，大小不一，边长0.2~2.5厘米。表面亮黄色，有金属光泽，有的表面棕褐色，无金属光泽，具棕黑色或墨绿色细条纹及砂眼。立方体相邻晶面上条纹相互垂直。条痕绿黑色或棕红色。体重，质坚硬或稍脆，易砸碎，断面黄白色，有金属光泽或棕褐色，可见银白色亮星。无臭，无味。

| 性味归经 | 辛、平。归肝经。 |
|---|---|
| 功　　效 | 散瘀止痛，续筋接骨。 |
| 主　　治 | 用于跌打损伤，筋骨折伤，瘀肿疼痛。 |
| 用　　法 | 用量3~9克，多入丸散服，若入煎剂宜先煎。外用适量。 |

**单方、验方**

1. 跌打骨断：自然铜、乳香、没药、当归身、羌活各等份。为散，每次服10克，酒调服。
2. 心气刺痛：自然铜火煅醋淬9次，研末，醋调服。
3. 闪腰岔气，腰痛：煅自然铜、土鳖虫各50克。研末，每次3克，开水送下。
4. 项下气瘿：自然铜贮水瓮中，逐日饮食，皆用此水，其瘿自消，或火烧烟气，久久吸之亦可。
5. 一切恶疮及火烧汤烫：自然铜、密陀僧各50克（并煅研），甘草、黄柏各100克（并为末）。上4味，研细，收密器中，水调涂或干敷。

**现代研究**

主要含二硫化铁，亦有铜、镍、钡等多种金属混入。实验表明，口服含有自然铜的接骨丹，对骨折愈合有促进作用。在地方性甲状腺肿病地区的井水中加入自然铜，可起到预防作用。自然铜在试管中对多种病原性真菌均有不同程度的抗真菌作用。

## 373 　Sappan Wood［英］

# 苏木

**别　　名**｜苏枋、苏枋木、红苏木。

**来　　源**｜豆科植物苏木*Caesalpinia sappan* L. 的干燥心材。

### 植物形态

小乔木。高达6米，具疏刺。新枝幼时具细柔毛，枝上的皮孔密而显著。2回羽状复叶，羽片7~13，对生，小叶10~17，纸质，长圆形至长圆状菱形，先端微缺，基部歪斜。圆锥花序顶生或腋生；苞片大，披针形；花梗具细柔毛；花托浅钟形；萼片5，稍不等，下面一片比其他的大，呈兜状；花瓣黄色，阔倒卵形；雄蕊稍伸出，花丝下部密生柔毛；子房生灰色柔毛，具柄，花柱细长，具毛。荚果木质，稍压扁。花期5~10月，果期9月至翌年3月。

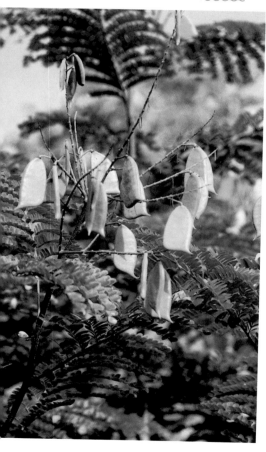

### 生境分布

生于高温多湿、阳光充足的平坝或坡地。分布于我国云南、贵州、四川等地。

### 采　　制

多于秋季采伐，除去白色边材，干燥。

## 药材性状

长圆柱形或对剖半圆柱形，长10~100厘米，直径3~12厘米。表面黄红色至棕红色，具刀削痕，常见纵向裂缝。横断面略具光泽，年轮明显，有的可见暗棕色、质松、带亮星的髓部。质坚硬。无臭，味微涩。

| 性味归经 | 甘、咸，平。归心、肝、脾经。 |
|---|---|
| 功　　效 | 活血祛瘀，消肿止痛。 |
| 主　　治 | 用于跌打损伤，骨折筋伤，瘀滞肿痛，经闭痛经，产后瘀阻，胸腹刺痛，痛疽肿痛。 |
| 用　　法 | 用量3~9克。孕妇慎用。 |

### 单方、验方

1. 产后气滞作喘：苏木、人参、麦冬各9克。煎服。
2. 跌打损伤：苏木100克，捶烂，加酒2升，煎取1升。分3次服，空腹、午时、夜卧各1次。

### 现代研究

含巴西苏木素，在空气中易氧化成红色的巴西苏木素氧化物和苏木酚。又含挥发油和鞣质，挥发油主要成分为右旋菲兰烃。动物实验表明，适量的水溶液能增强血管的收缩力。具催眠作用，大量尚有麻醉作用，甚至死亡。能对抗士的宁与可卡因的中枢兴奋作用，但不能对抗吗啡的兴奋作用。水煎液（10%）有抗菌作用。

## 314

# 骨碎补

**别　　名** 肉碎补、猴姜、毛姜。

**来　　源** 水龙骨科植物槲蕨 *Drynaria fortunei*（Kunze）J. Sm. 的干燥根茎。

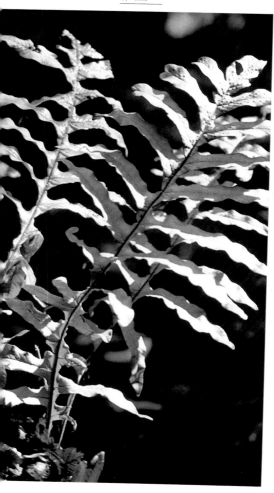

### 植物形态

生草本。根状茎肉质粗壮，长而横走，密被棕黄色、线状凿形鳞片。叶二型，营养叶厚革质，红棕色或灰褐色，卵形，无柄，边缘羽状深裂，似槲树叶；孢子叶绿色，有柄，柄有翅，叶矩圆形或长椭圆形，羽状深裂，羽片6~15，裂片广披针形或长圆形，先端急尖或钝。在叶中脉两侧有2~4行孢子囊群，圆形，黄褐色，无囊群盖。

### 生境分布

附生于树干或岩石上。分布于我国浙江、福建、台湾等地。

### 采　　制

全年均可采挖，除去泥沙，干燥，或再燎去茸毛（鳞片）。

## 药材性状

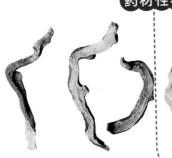

扁平长条状，略弯曲，有分枝。表面淡棕色至暗棕色，密被棕色细小鳞片，有时鳞片大部分已断去，残存基部呈鱼鳞状，两侧及上面具突起的圆形叶柄痕，少数有叶柄残基及短的须根残留。质轻、脆，易折断，断面红棕色，黄色小点排列成环。气微弱，味淡、微涩。

| 性味归经 | 苦，温。归肝、肾经。 |
|---|---|
| 功　　效 | 疗伤止痛，补肾强骨；外用消风祛斑。 |
| 主　　治 | 用于跌打闪挫，筋骨折伤，肾虚腰痛，筋骨痿软，耳鸣耳聋，牙齿松动，外治斑秃，白癜风。 |
| 用　　法 | 用量3~9克。 |

### 单方、验方

1. 接骨续筋：骨碎补200克。浸酒500毫升，分10次内服，每日2次；另晒干研末外敷。
2. 跌打损伤，腰背、关节酸痛：骨碎补（去毛）9克。煎服。
3. 阑尾炎：骨碎补（去毛）9克。切碎，加大血藤25克，红枣200克。煎服。

### 现代研究

柚皮苷，水解得槲皮素及D-葡萄糖和L-鼠李糖，含骨碎补双氢黄酮苷及多种萜类化合物。应用薄层紫外分光光度法，测定槲蕨根茎中的柚皮苷的含量为1.00%。药理实验表明，柚皮苷有明显的促进骨损伤愈合作用，是骨碎补的有效成分之一。本品还能促进骨对钙的吸收，并提高血钙和血磷水平，有利于骨折的愈合。骨碎补有一定的改善软骨细胞功能，推迟细胞退行性变的作用。骨碎补双氢黄酮对小鼠有明显的镇痛和镇静作用，能防治链霉素等中毒。临床上用于退行性关节病，防治链霉素毒副反应等。

*315* **Dragon's Blood Palm [英]**

# 血竭

| | |
|---|---|
| **别　名** | 国产血竭、小花龙血树、剑叶木。 |
| **来　源** | 龙舌兰科植物海南龙血树*Dracaena combodiana* Pierre ex Gagnep. 的树干中渗出的树脂。 |

**植物形态**

常绿乔木。分枝多，树皮灰白色，光滑，老树皮部灰褐色，有纵向裂纹，易片状剥落，幼枝有明显的环状叶痕。叶聚生在茎、分枝顶端，互相套叠，剑形，薄革质，光滑无毛，向基部略变窄而后扩大，抱茎，无柄，近叶茎处有少量红色液汁溢出。圆锥花序，花序轴密生乳突状短柔毛，幼时毛更甚。球形浆果，橘黄色，具1~3粒种子，种子大如豌豆。花果期常因年份不同而异。花期2~7月，果期4~10月。

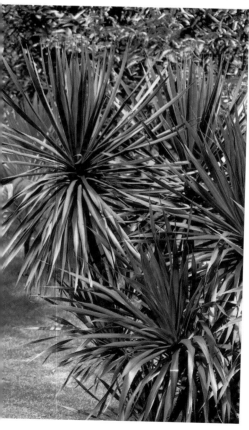

**生境分布**

生于峻险山坡，悬崖绝壁的石缝间。主要分布于我国海南、云南、广西等地。

**采　制**

全年可采。取含脂木质部，干燥后粉碎，再用95％乙醇提取，然后过滤、浓缩、干燥，便得纯品血竭。

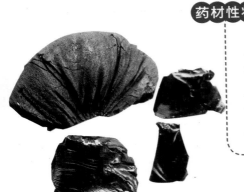

**药材性状**

不规则块状，精制品呈片状。表面紫红色，有光泽，局部被红粉。质脆，断面光滑，玻璃样光泽。气微，叶微涩，嚼之有粘牙感。

| 性味归经 | 甘、咸，平。归心、肝经。 |
|---|---|
| 功　　效 | 活血行瘀止痛，外用止血敛疮生肌。 |
| 主　　治 | 用于跌打损伤，瘀血作痛，外伤出血，疮疡久不收敛。 |
| 用　　法 | 用量1~2克研末服或入丸剂。外用适量研末撒或入膏药用。 |

**单方、验方**

1　跌打损伤：三七、血竭、乳香、没药适量。煎服。
2　子宫内膜异位，腹剧痛，有大血块：血竭（包煎）1.8克，赤芍10克，桃仁、柴胡、木香、当归各9克，川芎6克。煎服。
3　妇女经闭：血竭、制没药各等份。共为细末，每次3克，每日服2次。

**现代研究**

含红色树脂血竭素、血竭红素等黄酮类化合物，以及海松酸、异海松酸、脱氢松香酸等三萜类化合物。药理实验表明，有抗菌作用。

# 儿茶

**别　　名** 孩儿茶、儿茶膏、黑儿茶。

**来　　源** 豆科植物儿茶*Acacia catechu*（L. f.）Willd. 的去皮枝、干的干燥煎膏。

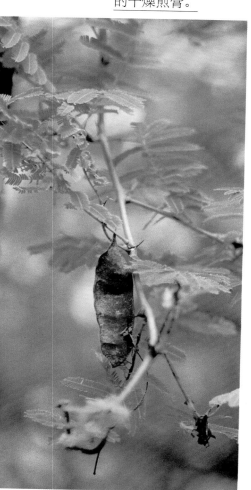

### 植物形态

落叶乔木。树皮棕色，呈条状薄片，剥离而不脱离。2回偶数羽状复叶，互生，叶轴上被灰色柔毛，着生羽片10~20，每羽片上具小叶20~50，小叶线形，两面被疏毛。总状花序腋生，萼筒状，先端5裂，有疏毛，花瓣5，黄色或白色，为萼长的2~3倍。雄蕊多数，伸出花冠外；雌蕊1，子房上位，长卵形。荚果扁而薄，紫褐色，有光泽。

### 生境分布

多野生于村旁、路边或栽培。主要分布于我国云南西双版纳，现广东、广西、福建有栽培。

### 采　　制

冬季采收枝、干，除去外皮，砍成大块，加水煎煮，浓缩，干燥。

**药材性状**

方形或不规则块状，大小不一。表面棕褐色或黑褐色，光滑而稍有光泽。质硬，易碎，断面不整齐，具光泽，有细孔，遇潮有黏性。无臭，味涩、苦，略回甜。

| 性味归经 | 苦、涩，微寒。归肺、心经。 |
|---|---|
| 功　效 | 活血止痛，止血生肌，收湿敛疮，清肺化痰。 |
| 主　治 | 用于跌扑伤痛，外伤出血，吐血衄血，疮疡不敛，湿疹，湿疮，肺热咳嗽。 |
| 用　法 | 用量1~3克，包煎，多入丸散服。外用适量。 |

**单方、验方**

1. 皮肤湿疮，黄水淋漓：煅龙骨3克，儿茶1.5克，轻粉1克，冰片0.1克。共为细粉，掺敷患处。、

2. 急性腰扭伤：血竭、儿茶各等份。研末，早晚各服6克，用100毫升温热黄酒送服。

3. 宫颈糜烂：儿茶、铜绿、乳香、没药各25克，轻粉6克，黄丹9克，冰片3克，共研细粉，用液体石蜡调成膏剂。用消毒干棉球拭净分泌物，将药膏用带线棉球涂塞患处，6小时后牵出，每日1次。

**现代研究**

含儿茶精、儿茶酸、对苯二甲酸甲酯、儿茶鞣酸等；黄酮类化合物有槲皮素、槲皮万寿菊素；多聚糖有由半乳糖、阿拉伯糖、鼠李糖和葡萄糖等组成的二聚糖。此外，含有黏液质、脂肪油、树胶及蜡等。具抗菌、抑制肠蠕动、降压和降低毛细血管通透性和保肝的作用，还有抗癌作用；儿茶素可阻止瘤细胞扩散。

# 刘寄奴

| 别　　名 | 寄奴、南刘寄奴、异形蒿。 |
| 来　　源 | 菊科植物奇蒿*Artemisia anomala* S. Moore的干燥地上部分。 |

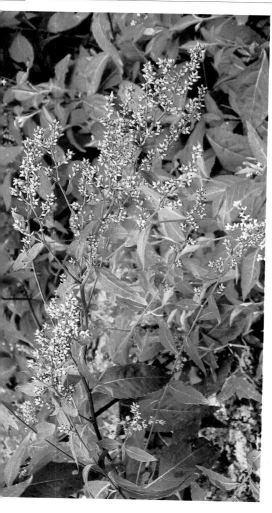

### 植物形态

多年生草本。高60~120厘米，有根茎。茎直立，有细棱，疏被毛。单叶互生，叶卵状披针形，长7~11厘米，宽3~4厘米，先端渐尖，基部渐窄呈短柄，边缘有尖锯齿，叶背有蛛丝状微毛。头状花序钟形，几无梗，密集在花枝上呈穗状，总苞片3~4，全为管状花，白色，外层花雌性，中央花两性。瘦果长圆形，具纵棱。花期7~9月，果期9~10月。

### 生境分布

生于山坡、路边及林缘。分布于我国华东、中南、西南等地。

### 采　制

夏、秋二季开花时采收，连根拔起，洗净，鲜用，或晒干防夜露雨淋变黑。

## 药材性状

长60~90厘米，茎圆柱形，直径2~4毫米，常折弯；表面棕黄色或棕绿色，被白色茸毛，具细纵棱；质坚，折断面纤维性，黄白色，中央具白色而疏松的髓。叶互生，通常干枯皱缩或脱落，展开后叶片为长卵圆形，长6~10厘米，宽3~4厘米，叶缘有缺刻，上面棕绿色，下面灰绿色，密被白毛，质脆易破碎或脱落。枝稍带花穗，头状花集成穗状圆锥花序，枯黄色。气芳香，味淡。

| 性味归经 | 苦，温。归心、肝、脾经。 |
| --- | --- |
| 功　效 | 散瘀止痛，疗伤止血，破血通经，消食化积。 |
| 主　治 | 用于跌打损伤，肿痛出血，血瘀经闭，产后瘀滞腹痛，食积不化，泻痢腹痛。 |
| 用　法 | 用量3~10克。外用适量，研末撒或调敷，亦可鲜品捣烂外敷。 |

### 单方、验方

1. 烧伤：刘寄奴40克，冰片1克。分别研为细末后混合，加香油60毫升调成稀糊状，涂搽于伤处，3~5日即可见效。
2. 妇女痛经，闭经腹痛，产后血瘀：刘寄奴10克。加黄酒炖，冲红糖适量服。
3. 产后血晕：刘寄奴、甘草各等量。粉碎为末，每次服4克，每日2次。

### 现代研究

含香豆精、异泽兰素、西米杜鹃素、脱肠草素、奇蒿内酯、奇蒿黄酮、橙黄胡椒酰胺乙酸酯、东莨菪素、棕榈酸、反式邻羟基桂皮酸、反式邻羟基对甲氧基桂皮酸、小麦黄素、环己六醇单甲醚、伞形花内酯、三裂鼠尾草素、瑞诺木烯内酯、狭叶墨西哥蒿素及其他内酯。有抗缺氧作用，溶液有增加离体豚鼠冠脉灌流量的作用，有毒性。

## 318　Zedoary Rhizome［英］

# 莪术

**别　　名**｜蓬术、蓝心姜、黑心姜。
**来　　源**｜姜科植物蓬莪术*Curcuma phaeocaulis* Val. 的干燥根茎。

### 植物形态

多年生草本。根细长，末端膨大呈肉质纺锤形块根。主根茎圆柱状，侧根茎指状。叶直立，叶片4~7，2列；叶柄、叶鞘下段常为暗紫褐色，微被柔毛；叶片长圆状椭圆形或长圆状披针形，先端渐尖或长渐尖，基部渐狭，上面无毛，下面疏被短柔毛，叶片上面沿中脉两侧有紫色带直达基部。穗状花序从根茎上抽出，有20多枚苞片；花冠裂片红色；退化雄蕊较唇瓣小，唇瓣黄色，倒卵状。蒴果卵状三角形。

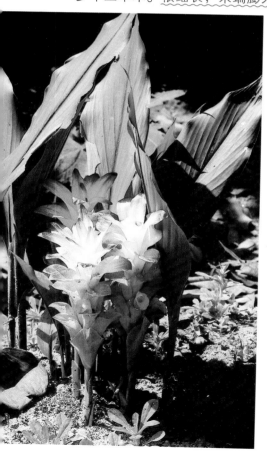

### 生境分布

生于山坡、村旁或林下半阴湿地，亦有栽培。分布于我国浙江、湖南、广东、广西、四川、云南等地。

### 采　　制

冬季茎叶枯萎后采挖，洗净，蒸或煮至透心，晒干或低温干燥后除去须根和杂质。

**药材性状**

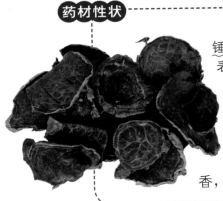

卵形、长卵形、圆锥形或长纺锤形，顶端多钝尖，基部钝圆。表面灰黄色至灰棕色，上部环节凸起，有圆形微凹的须根痕或有残留的须根，有的两侧各有1列下陷的芽痕和类圆形的侧生根茎痕，有的可见刀削痕。体重，质坚实气微香，味微苦而辛。

| 性味归经 | 辛、苦，温。归肝、脾经。 |
|---|---|
| 功　效 | 行气破血，消积止痛。 |
| 主　治 | 用于癥瘕痞块，瘀血经闭，胸痹心痛，食积胀痛。 |
| 用　法 | 用量6~9克。孕妇禁用。 |

**单方、验方**

1　月经未尽：莪术（醋炒）、三棱（醋炒）、红花、牛膝、苏木各适量。煎服。

2　卵巢囊肿：莪术9克，海藻15克，夏枯草、白芥子各12克，桃仁、三棱各10克，薏苡仁20克，天南星、赤芍、甘草各6克。煎服。

**现代研究**

含挥发油，主成分为莪术呋喃烯酮、龙脑等。莪术油制剂具抗肿瘤作用，用莪术油注射剂局部病灶注射，可使癌组织变性坏死，对正常组织无害。治疗早期宫颈癌近期治愈率达34％，挥发油治疗卵巢癌、恶性淋巴癌、肺癌、肝癌有一定疗效；莪术可抗血栓形成，临床用莪术油注射剂静脉滴注治疗血栓闭塞性脉管炎获较好疗效，随症状好转，肢体血流图也见改善；莪术注射液具抗病毒、抗菌作用，临床对婴儿RSV肺炎有较好疗效且无副作用。

活血化瘀药·破血消癥药

# 三棱

别　名｜京三棱、光三棱、荆三棱。

来　源｜黑三棱科植物黑三棱*Sparganium stoloniferum* Buch. -Ham.
的干燥块茎。

### 植物形态

多年生草本。根茎横走，下生粗而短的圆锥形块茎。茎单一，直立，圆柱形，光滑。叶丛生，排成2列，质地松软稍呈海绵质，长条形，先端渐尖，背面具纵棱，基部抱茎。花茎通常单一，上端分枝；花单性，雌雄同株，花序头状，总苞片叶状。雄花序生于花枝上部，雄花具花被片3~4，倒披针形，顶端截平，雄蕊3，花丝白色丝状，花药黄色。雌花序位于花枝下部，雌花花被3~4，雌蕊1，子房纺锤形，花柱长，柱头狭披针形，被密毛，有光泽。聚花果，核果无柄，有棱角。

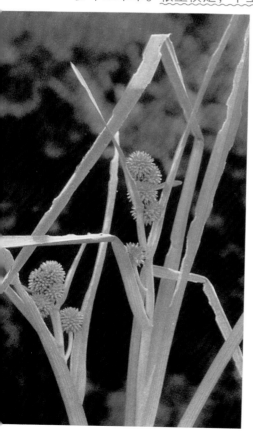

### 生境分布

生于水湿低洼处及沼泽等地。分布于我国黑龙江、吉林、辽宁等地。

### 采　制

冬季至次年春采挖，洗净，削去外皮，晒干。

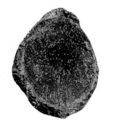

**药材性状**

圆锥形或倒卵圆形，略扁，上圆下尖，下端稍弯曲，长2~6厘米，直径2~4厘米。表面黄白色或灰黄色，有刀削痕，顶端有茎痕，须根痕小点状密集，略呈横向环状排列。体重，质坚实。无臭，味淡，嚼之有麻辣感。

| 性味归经 | 辛、苦，平。归肝、脾经。 |
|---|---|
| 功　　效 | 破血行气，消积止痛。 |
| 主　　治 | 用于癥瘕痞块，痛经，瘀血经闭，胸痹心痛，食积胀痛。 |
| 用　　法 | 用量5~10克。孕妇禁用；不宜与芒硝、玄明粉同用。 |

**单方、验方**

1. 血瘀经闭，小腹痛：三棱、当归各10克，红花5克，生地黄12克。煎服。
2. 食积腹胀：三棱、莱菔子各10克。煎服。
3. 慢性肝炎或迁延性肝炎：三棱、莪术、当归、青皮各10克，赤芍12克，丹参40克，白茅根50克。煎服。

**现代研究**

　　三棱块茎含挥发油，主要成分为苯乙醇、对苯二酚、十六酸等。三棱水提物可使凝血酶对纤维蛋白的凝聚时间显著延长；有抗体外血栓形成的作用；水煎剂对离体兔子宫平滑肌呈兴奋作用。

# 干漆

别　名｜山漆、漆渣、生漆。

来　源｜漆树科植物漆树*Toxicodendron verniciuluum*（Stokes）F. A. Barkl. 的树脂经加工后的干燥品。

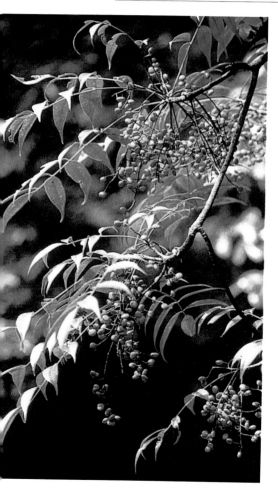

### 植物形态

落叶乔木。嫩枝和冬芽具棕黄色毛。单数羽状复叶，互生；小叶7~13，卵形或卵状椭圆形，全缘，上面疏生柔毛或近光滑，下面有黄柔毛，侧脉18~25对显著；叶柄短，有毛。圆锥花序侧生；花细小，黄色；雌雄异株，或单性花与两性花共存；萼5裂；花瓣5；雄蕊5，在雌花中不完全；子房无柄，上位，1室，花柱3。核果偏斜而扁，宽大于高，淡棕黄色，光滑。花期5~6月，果熟期9~10月。

### 生境分布

多栽培。分布于我国华东、华南等地。

### 采　制

一般收集盛漆器具底留下的漆渣，干燥。

**药材性状**

不规则块状，黑褐色或棕褐色，表面粗糙，有蜂窝状细小孔洞或呈颗粒状。质坚硬，不易折断，断面不平坦。具特殊臭气。

| 性味归经 | 辛，温；有毒。归肝、脾经。 |
|---|---|
| 功　　效 | 破瘀通经，消积杀虫。 |
| 主　　治 | 用于瘀血经闭，癥瘕积聚，虫积腹痛。 |
| 用　　法 | 用量2~5克。孕妇及漆过敏者禁用。 |

**单方、验方**

1. 胞衣不出及恶血不行：干漆（碎，炒制）、当归（切，焙）各50克。研成粉末，每次服用5克。每日1次。

2. 小儿蛔虫肚痛：干漆（捣碎，炒制）10克。捣细为粉末，每次服用3克。

3. 五劳七伤：干漆、柏子仁、山茱萸、酸枣仁各等份。研成粉末后，制成蜜丸。每次服14丸，每日服2次。

**现代研究**

　　干漆为漆酚在虫漆酶的作用下氧化而成的黑色树脂状物。干漆醇提物对离体平滑肌有拮抗组胺、5-羟色胺和乙酰胆碱的作用。动物实验表明：小剂量具有强心、升压和散瞳作用，大剂量有抑制心脏、降压、缩瞳作用。干漆炭有促血凝作用。

*321*　　**Leech [英]**

# 水蛭

别　　名｜医用水蛭、小水蛭、宽水蛭。
来　　源｜水蛭科动物水蛭*Hirudo nipponica* Whitman的干燥全体。

### 动物形态

　　水生环节动物。体长3~5厘米，宽0.4~0.6厘米。背面黄绿色或黄褐色，有5条黄白色纵纹，但背部和纵纹的色泽变化很大。背中线的一条纵纹延伸至后吸盘上。腹面暗灰色，无斑纹。体环数103。雄性生殖环位于第31至第32节，雌性生殖环位于第36至第37环沟，两孔相间5环。阴茎露出时呈细线状。眼5对，排列成马蹄形。口内有3个腭，腭背上有1列细齿，后吸盘呈碗状，朝向腹面。

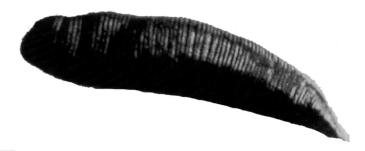

### 生境分布

　　栖息于沟渠或水田中，吸食人、畜血液。分布很广，我国南、北方均有。

### 采　制

　　夏、秋二季捕捉，用沸水烫死，晒干或低温干燥。

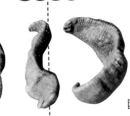

**药材性状**

扁长圆柱形，有多数环节，长2~5厘米，宽0.2~0.3厘米，体多弯曲扭转。全体棕黑色，背部稍隆起，腹面平坦，前端略尖，后端钝圆，两端各有一吸盘。质脆，易折断，断面不平坦，无光泽。气微腥，味咸。

| 性味归经 | 咸、苦，平；有小毒。归肝经。 |
|---|---|
| 功　　效 | 破血通经，逐瘀消癥。 |
| 主　　治 | 用于血瘀经闭，癥瘕痞块，中风偏瘫，跌扑损伤。 |
| 用　　法 | 用量1~3克。孕妇禁用。 |

**单方、验方**

1　糖尿病合并脑梗死、脑血栓、末梢神经病变等有瘀血征象的疾病，如疼痛固定不移，刺痛，舌黯或有瘀点瘀斑等：水蛭0.5~1.0克。焙干研粉末，温水吞服。

2　因糖尿病末梢神经病变出现的四肢不温、麻木、疼痛等，或舌质黯，苔薄白，脉涩等：水蛭3克，当归、桃仁、红花、僵蚕、地龙、桂枝各10克，细辛3克。煎服，每日1剂，早晚分服，若足部没有破溃，可用熬药后剩下的药渣泡脚，对改善症状有益。

**现代研究**

　　主要含蛋白质和多种氨基酸、水蛭素，另含水蛭素的3种异构体：透明质酸酶、伪水蛭素、吻蛭素，还含有肝素、抗血栓素。具有抗血凝、抗血栓、降血脂及终止实验动物妊娠作用，尚有使血管扩张，增加血液循环的作用，还有抗肿瘤作用。

# 斑蝥

**别　　名**｜花罗虫、花壳虫、小豆虫。

**来　　源**｜芫青科昆虫南方大斑蝥*Mylabris phalerata* Pallas的干燥虫体。

## 动物形态

体长1.5~3厘米，黑色，被黑绒色。头圆三角形，额中央有1条光滑纵纹。复眼和触角各1对。鞘翅黑色，有3条黄色波状横带；鞘翅下具1对褐色透明膜质翅。步足3对，有黑色长绒毛。腹面亦具黑色长绒毛。

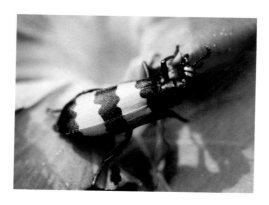

## 生境分布

多群集取食大豆的花、叶，花生、茄子叶片及棉花的芽、叶、花等。主要分布于我国河南、广西、安徽等地。

## 采　制

夏、秋二季捕捉，闷死或烫死或用沸水烫死，晒干。

## 药材性状

长圆形，长1.5~3厘米，宽0.5~1厘米。头及口器向下垂，有较大的复眼及触角各1对，触角多已脱落。背部具革质鞘翅1对，黑色，有3条黄色或棕黄色的横纹；棕褐色薄膜状透明的内翅2片。胸腹部乌黑色，胸部有足3对；腹部呈环节状，有黑色茸毛。气特异而臭，刺激性强，不宜口尝。

| 性味归经 | 辛，热；有大毒。归肝、胃、肾经。 |
| --- | --- |
| 功　效 | 破血逐瘀，散结消癥，攻毒蚀疮。 |
| 主　治 | 用于癥瘕，经闭，顽癣，瘰疬，赘疣，痈疽不溃，恶疮死肌。 |
| 用　法 | 用量0.03~0.06克，炮制后多入丸散用。外用适量，研末或浸酒醋，或制油膏涂敷患处，不宜大面积用。本品有大毒，内服慎用；孕妇禁用。 |

### 单方、验方

1. 神经性皮炎：斑蝥、生半夏各10克，浸入70%酒精100毫升中，7天后取浸液涂患处。
2. 风湿性关节炎：斑蝥、樟脑、全虫各5克，浸泡食醋中密封7天后涂擦患处。

### 现代研究

　　主要含斑蝥素1%~2%，尚含脂肪12%、甲酸、色素及树脂等。斑蝥素具有抗肿瘤作用，对小鼠腹水型肝癌有显著的抑制作用；斑蝥水煎剂对小鼠S180实体瘤和网质肉瘤L2也有一定的抑制作用；斑蝥水浸剂（1：4）对试管内堇色毛癣菌等皮肤真菌有抑制作用。此外，还有增强免疫、升高白细胞和抗肝炎作用；斑蝥素对皮肤、黏膜有强烈的刺激作用；口服斑蝥毒性颇大，能引起胃炎、肠炎、肾炎等多种症状。

# 穿山甲

别　　名｜铁甲片、大甲片、铜甲片。

来　　源｜鲮鲤科动物穿山甲*Manis pentadactyla* Linnaeus的鳞甲。

**动物形态**

　　体狭长，全身有鳞甲，四肢粗短，尾扁平而长，背面略隆起。不同个体的体重和身长差异极大。头呈圆锥状，眼小，吻尖。舌长，无齿。耳不发达。足具5趾，并有强爪；前足爪长，尤以中间第3爪特长，后足爪较短小。全身鳞甲如瓦状。自额顶部至背、四肢外侧、尾背腹面都有。鳞甲从背脊中央向两侧排列，呈纵列状。鳞片呈黑褐色，每一鳞片自基部始有花纹。背鳞阔菱形，鳞基有纵纹，边缘光滑。腹侧、前肢近腹部内侧和后肢鳞片呈盾状，中央有龙骨状突起。尾侧鳞呈折合状。

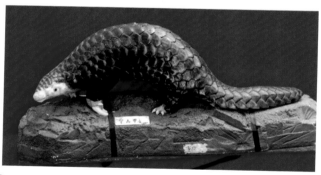

**生境分布**

　　栖息于丘陵山地的树林、灌丛、草丛中，掘洞而居，昼伏夜出。分布于我国福建、台湾、广东、广西、海南、云南等地。

**采　　制**

　　收集鳞甲，洗净，晒干。

## 药材性状

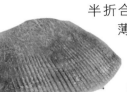

三角形、扇面形、菱形或盾形扁平状或半折合状，中央较厚，边缘较薄，大小不一。背面黑褐色或黄褐色，有光泽，宽端有数十条排列整齐的纵纹及数条横线纹；腹面色较浅，中间有一条明显突起的弓形横向棱线，其下方有数条与棱线平行的细纹。角质，半透明，坚韧有弹性，难折断。气微腥，味微咸。

| 性味归经 | 咸，微寒。归肝、胃经。 |
|---|---|
| 功　　效 | 活血消癥，通经下乳，消肿排脓，搜风通络。 |
| 主　　治 | 用于经闭癥瘕，乳汁不通，痈肿疮毒，风湿痹痛，中风瘫痪，麻木拘挛。 |
| 用　　法 | 用量5~10克。一般炮制后用。孕妇慎用。 |

### 单方、验方

1. 乳汁不通：炮穿山甲。研末，酒服，每日2次。
2. 痢疾，里急后重：穿山甲、蛤粉各等份。研为细末。每次服5克。
3. 疝气膀胱疼痛：穿山甲（炒）15克，茴香子10克。研为细末。每次10克，温水送下。

### 现代研究

含硬脂酸、胆甾醇及大量的角蛋白等。实验表明，其水提醇沉制剂可直接扩张动物血管壁，显著增加动脉血流量，并具有抗凝血、降低血液黏度、抗炎作用，可提高小鼠常压缺氧的耐受能力。

**324**

# 半夏

别　　名 | 清水半夏、法半夏、苏半夏。
来　　源 | 天南星科植物半夏*Pinellia ternata*（Thunb.）Breit. 的干燥块茎。

**植物形态**

多年生草本。块茎近球形。叶出自块茎顶端，在叶柄下部内侧生一白色珠芽；一年生的叶为单叶，卵状心形；2~3年后，叶为3小叶的

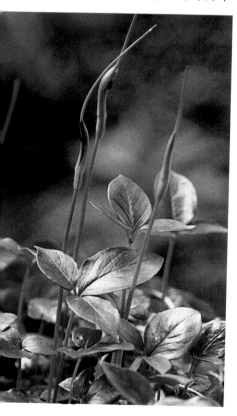

复叶，小叶椭圆形至披针形，中间小叶较大，两侧的较小，先端锐尖，基部楔形，全缘，两面光滑无毛。肉穗花序顶生，花序梗常较叶柄长；佛焰苞绿色；花单性，无花被，雌雄同株；雄花着生在花序上部，白色，雄蕊密集成圆筒形，雌花着生于雄花的下部，绿色；花序中轴先端附属物延伸呈鼠尾状，直立伸出在佛焰苞外。浆果卵状椭圆形，绿色。花期5~7月，果期8~9月。

**生境分布**

生于山坡草地、荒地、河边及疏林下。除内蒙古、新疆、西藏外，全国各地均有分布。

**采　制**

夏、秋二季采挖，洗净，除去外皮和须根，晒干。

**药材性状**

类球形，有的稍偏斜，直径0.8~1.5厘米。表面白色或浅黄色，顶端中心有凹陷的茎痕，周围密布棕色凹点状的根痕；下端钝圆，较光滑。质坚实，断面白色，富粉性。气微，味辛辣、麻舌而刺喉。

| 性味归经 | 辛，温；有毒。归脾、胃、肺经。 |
|---|---|
| 功　　效 | 燥湿化痰，降逆止呕，消痞散结。 |
| 主　　治 | 用于湿痰寒痰，咳喘痰多、痰饮眩悸，风痰眩晕，痰厥头痛，呕吐反胃，胸脘痞闷，梅核气；外治痈肿痰核。 |
| 用　　法 | 内服一般炮制后使用，用量 3~9克。外用适量，磨汁涂或研末调敷患处。不宜与川乌、制川乌、草乌、制草乌、附子同用；生品内服宜慎。 |

**单方、验方**

1. 急性消化不良呕吐，胃部胀闷：制半夏、茯苓各9克，生姜15克。煎服。
2. 慢性气管炎、支气管炎：半夏、陈皮、茯苓、款冬花、前胡、川贝母各适量。煎服。
3. 皮癣，痈肿疮毒：生半夏适量。醋磨汁，外搽患处。

**现代研究**

含挥发油，内含3-乙酰氨基-5-甲基异唑等60多种成分及16种氨基酸和多种无机元素。其中，所含的草酸钙针晶为半夏的刺激性成分之一，经炮制后，晶形发生变化，含量急剧下降，刺激性明显减弱；水煎剂有镇咳、镇吐、抗早孕、抗矽肺等药理作用。

**325** Rhizoma Arisaematis [英]

# 天南星

| | |
|---|---|
| **别　名** | 南星、广东南星、南星片。 |
| **来　源** | 天南星科植物异叶天南星*Arisaema heterophyllum* Bl. 的干燥块茎。 |

### 植物形态

多年生草本。块茎近球形，上部扁平，常有侧生小球块状块茎。叶常只1片；叶柄圆柱形，下部鞘状；叶片趾状分裂，裂片11~19，

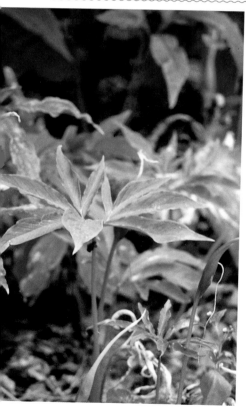

中裂片通常比侧裂片短小。佛焰苞喉部斜形，边缘稍外卷，檐部卵形或卵状披针形，有时下弯呈盔状；花序轴与佛焰苞分离；雌雄同株或异株，两性花序；附属器细长，鼠尾状，绿白色，伸出佛焰苞外呈"之"字形上升，基部膨大，雄花部分在上，花疏生，具2~4花药；雌花部分在下，花密生，子房球形，花柱明显，柱头小。果序近圆锥形，浆果红色，密集；种子1，棒状，黄色，具红色斑点。花期4~5月，果期6~7月。

### 生境分布

生于林下、灌丛中阴湿地。分布于甘肃、四川、贵州等地。

### 采　制

秋、冬二季茎叶枯萎时采挖，除去须根及外皮，干燥。

**药材性状**

扁球形，高1~2厘米，直径1.5~6.5厘米。表面类白色或淡棕色，较光滑，顶端有凹陷的茎痕，周围有麻点状根痕，有的块茎周边有小扁球状侧芽。质坚硬，不易破碎，断面不平坦，白色，粉性。气微辛，味麻辣。

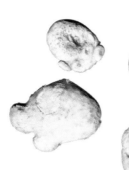

| 性味归经 | 苦、辛，温；有毒。归肺、肝、脾经。 |
| --- | --- |
| 功　　效 | 散结消肿。 |
| 主　　治 | 外用治痈肿，蛇虫咬伤。 |
| 用　　法 | 外用生品适量，研末以醋或酒调敷患处。孕妇慎用；生品内服宜慎。 |

**单方、验方**

1　痰湿臂痛：天南星、苍术各等份，生姜3片。煎服。

2　腮腺炎：生天南星适量。研粉浸于食醋中，外涂患处。

**现代研究**

　　含鸟氨酸、瓜氨酸、精氨酸、谷氨酸、γ-氨基丁酸、天门冬氨酸和亮氨酸等多种氨基酸。另含β-谷甾醇及其葡萄糖苷等。水浸剂小鼠腹腔注射，有抗惊厥作用，口服有祛痰作用。鲜天南星的水提醇沉制剂在体外和体内实验证明，对子宫颈癌细胞具有抑制作用。

化痰止咳平喘药·温化寒痰药

# 胆南星

**别　　名** | 胆星、狗爪南星、狗爪半夏。
**来　　源** | 制天南星的细粉与牛、羊或猪胆汁经加工而成，或为生天南星细粉与牛、羊或猪胆汁经发酵加工而成。

### 植物形态

多年生草本。块茎近球形，上部扁平，常有侧生小球块状块茎。叶常只1片；叶柄圆柱形，下部鞘状；叶片趾状分裂，裂片11~19，倒披针形或窄长圆形，先端渐尖，基部楔形，全缘，中裂片无柄或具短柄，通常比侧裂片短小。花序柄通常比叶短；佛焰苞喉部斜形，边缘稍外卷，檐部卵形或卵状披针形，有时下弯呈盔状；花序轴与佛焰苞分离；雌雄同株或异株，两性花序；附属器细长，鼠尾状，绿白色，伸出佛焰苞外呈"之"字形上升，基部膨大，雄花部分在上，花疏生，具2~4花药；雌花部分在下，花密生，子房球形，花柱明显，柱头小。果序近圆锥形，浆果红色，密集。花期4~5月，果期6~7月。

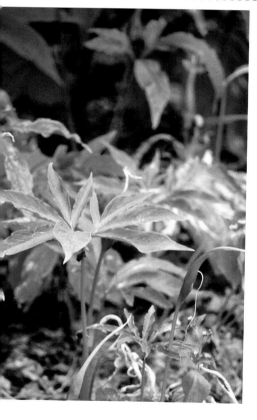

### 生境分布

生于林下、灌丛中阴湿地。分布于我国甘肃、四川、云南、贵州等地。

**药材性状**

方块状或圆柱状。棕黄色、灰棕色或棕黑色。质硬。气微腥，味苦。

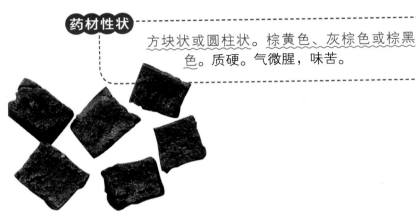

| 性味归经 | 苦、微辛，凉。归肺、肝、脾经。 |
|---|---|
| 功 效 | 清热化痰，息风定惊。 |
| 主 治 | 用于痰热咳嗽，咯痰黄稠，中风痰迷，癫狂惊痫。 |
| 用 法 | 用量3~6克。 |

**单方、验方**

1. 复发性口疮：吴茱萸、胆南星、大黄3味药量比例4∶1∶2。共研细末，陈醋调糊状，晚上睡觉时敷于两足心涌泉穴，包扎好，次日醒后去之。

2. 小儿惊风，四肢抽搐：竹沥5克，生姜、红茶各3克，胆南星1克，白糖15克。煎服。

**现代研究**

含鸟氨酸、瓜氨酸、精氨酸、谷氨酸、γ−氨基丁酸、天门冬氨酸和亮氨酸等多种氨基酸。另含β−谷甾醇及其葡萄糖苷等。水浸剂小鼠腹腔注射，有抗惊厥作用，口服有祛痰作用。鲜天南星的水提醇沉制剂在体外和体内实验证明，对子宫颈癌细胞具有抑制作用。

# 白附子

**别　　名**｜禹白附、牛奶白附、独角莲。

**来　　源**｜天南星科植物独角莲*Typhonium giganteum* Engl. 的干燥块茎。

## 植物形态

多年生草本。块茎卵圆形。叶基生；叶柄肥大肉质，基部扩大成鞘；叶片大，戟状箭形或卵状宽椭圆形，先端渐尖，基部箭形，全缘或略呈波状，侧脉6~10对。花梗从块茎处生出，肥厚，圆柱形，绿色，常带紫色纵条斑点；肉穗花序顶生，佛焰苞上部展开，先端渐尖，下部筒状；肉穗花序几无梗，顶端具圆柱状附属器，紫色；花雌雄同株；雄花部分在上，雌花部分在下，子房圆柱形，顶端近六角形，1室，通常具2~3个基生胚珠。浆果红色。花期6~7月，果期8~9月。

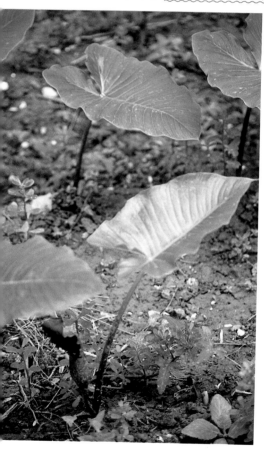

## 生境分布

生于林下或山涧阴湿地，也有栽培。分布于我国河北、河南、山东、山西等地。

## 采　制

秋季采挖，除去须根和外皮，晒干。

**药材性状**

椭圆形或卵圆形。表面白色至黄白色，略粗糙，有环纹及须根痕，顶端有茎痕或芽痕。质坚硬，断面白色，粉性。无臭，味淡、麻辣刺舌。

| 性味归经 | 辛，温；有毒。归胃、肝经。 |
|---|---|
| 功　效 | 祛风痰，定惊搐，解毒散结，止痛。 |
| 主　治 | 用于中风痰壅，口眼㖞斜，语言謇涩，惊风癫痫，破伤风，痰厥头痛，偏正头痛，瘰疬痰核，毒蛇咬伤。 |
| 用　法 | 用量3~6克，一般炮制后用。外用生品适量捣烂，熬膏或研末以酒调敷患处。孕妇慎用；生品内服宜慎。 |

### 单方、验方

1. 中风半身不遂：白附子、白僵蚕、全蝎各等量。生研为末，每次10克，热酒调服。
2. 偏附疝气：白附子1个。研为末，加口涎调填脐上，再以艾灸三壮或五壮，即愈。
3. 小儿慢脾惊风：白附子、天南星各3克，黑附子（炮去皮为末）5克，加生姜5片。煎服。
4. 通便止痛：大黄9克，白附子6克，细辛3克。煎服。

### 现代研究

含 β-谷甾醇及其葡萄糖苷、肌醇、黏液质、蔗糖，可能尚有皂苷，还含胆碱、尿嘧啶、琥珀酸、棕榈酸、亚油酸、油酸、三亚油酸及二棕榈酸甘油酯。现代研究证实，有抗结核杆菌的作用，其疗效仅次于链霉素。有显著抗凝血酶作用和镇痛作用。

# 芥子

**别　名**｜芥菜子、青菜子。

**来　源**｜十字花科植物芥*Brassica juncea*（L.）Czern. et Coss. 的干燥成熟种子。

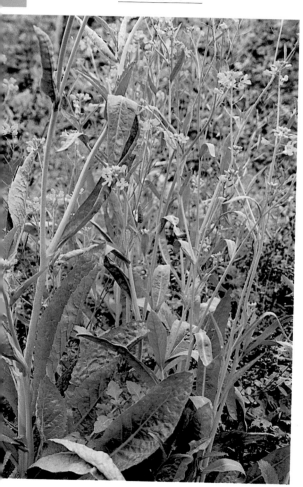

### 植物形态

一年或二年生草本，高30~100厘米。茎直立，多分枝，幼枝被微毛，老枝光滑，有时微被白粉。基生叶大，呈琴状分裂，先端裂片特别大，两侧裂片甚小，茎上部的叶不分裂，披针形至线形。总状花序多数，聚成圆锥状，花萼4，绿色，花瓣4，呈十字形，鲜黄色，雄蕊6，4强。长角果光滑无毛。

### 生境分布

原产于亚洲。我国南北广泛栽培。

### 采　制

夏末秋初果实成熟时采割植株，晒干，打下种子，除去杂质。

**药材性状**

球形。表面黄色至棕黄色，少数呈暗红棕色。研碎后加水浸湿，则产生辛烈的特异臭气。

| 性味归经 | 辛，温。归肺经。 |
|---|---|
| 功 效 | 温肺豁痰利气，散结通络止痛。 |
| 主 治 | 用于寒痰喘咳，胸胁胀痛，痰滞经络，关节麻木，疼痛，痰湿流注，阴疽肿毒。 |
| 用 法 | 用量3~9克。外用适量。 |

**单方、验方**

1. 关节炎：芥子末50克，醋适量。将芥子末先用少量开水湿润，再加醋调成糊状，摊在布上再盖一层纱布，贴敷痛处。3小时后取下，3~5日贴1次。

2. 阴证伤寒，腹痛厥逆：芥子适量。研成粉末，水调贴脐上。

3. 大人、小儿痛肿：芥子适量。研成粉末，米汤和，敷纸上贴于患处。

**现代研究**

含黑芥子苷、芥子酶、芥子酸、芥子碱等成分。黑芥子苷本身无刺激作用，但遇水后经芥子酶的作用生成挥发油，主要成分为异硫氰酸烯丙酯，有刺鼻辛辣味及刺激作用，应用于皮肤，有温暖的感觉并使之发红，甚至引起水泡、脓疱。通常将芥子粉除去脂肪油后做成芥子硬膏使用，用作刺激剂，治疗神经痛、风湿痛、胸膜炎及扭伤等。毒性：芥子油或芥子硬膏用于皮肤，如果时间过长或浓度过高，可引起发泡甚至化脓， 芥子油对黏膜刺激性很强，15%溶液滴入兔眼很快引起明显的结膜水肿；少量芥子内服作调味剂，大量引起呕吐，更大量则引起强烈的胃肠道刺激。

# 旋覆花

**别　　名**｜覆花、复花、伏花。

**来　　源**｜菊科植物旋覆花*Inula japonica* Thunb.的干燥头状花序。

## 植物形态

多年生草本，高30~70厘米。根茎短，横走或斜升。茎单生或簇生，绿色或紫色，被毛。基部叶花期枯萎；中部叶长圆形或长圆状披针形，叶端尖，叶基渐狭，无柄，全缘或有疏齿，上面有疏毛或近无毛；上部叶渐狭小，基部有时稍宽。头状花序单生或数个排列成疏散伞房花序，总苞半球形，总苞片5层，线状披针形，最外层披针形而较长，外层基部革质，内层苞片干膜质。舌状花黄色，雌性，顶端3齿裂，管状花两性，顶端5齿裂，雄蕊5，聚药，雌蕊1，柱头2深裂。瘦果圆柱形，有10条纵沟，被疏短毛，冠毛白色。

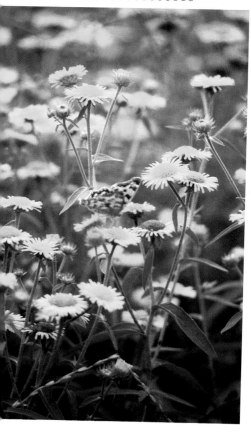

## 生境分布

野生于山谷、河滩、路边等较潮湿处。分布于我国东北等地。

## 采　制

夏、秋二季花开放时采收，除去杂质，阴干或晒干。

**药材性状**

球形或扁球形，多松散。总苞半球形，总苞片5层，舌状花1轮，雌性，花冠黄色，舌片带状，顶端有3齿。管状花两性，黄色，花冠顶端具5个尖裂片。雄蕊5，花药聚合成筒状。气微，味微苦。

| 性味归经 | 苦、辛、咸，微温。归肺、脾、胃、大肠经。 |
|---|---|
| 功　效 | 降气，消痰，行水，止呕。 |
| 主　治 | 用于风寒咳嗽，痰饮蓄结，胸膈痞闷，喘咳痰多，呕吐噫气，心下痞硬。 |
| 用　法 | 用量3~9克，包煎。 |

**单方、验方**

1. 风火牙痛：旋覆花适量。研成粉末，搽牙根上，良久，去其痰涎，痛止。
2. 乳岩、乳痈：旋覆花9克，甘草4克，蒲公英、白芷、青皮各5克。水酒为引，煎服。

**现代研究**

含乙酸蒲公英甾醇酯，其对免疫诱导损伤和肝毒性化学物质诱发的小鼠肝炎呈现保肝作用，又含倍半萜内酯1,6-O,O-二乙酰旋覆花内酯对KB细胞和P-388细胞具有细胞毒活性。地上部分含旋覆花素。此外，黄酮类成分具止咳、平喘、祛痰作用；煎剂具抗炎、抗菌等作用。

# 白前

别　名｜毛白前、草白前、鹅管白前。

来　源｜萝摩科植物芫花叶白前*Cynanchum glaucescens*（Decne.）Hand. -Mazz. 的干燥根茎和根。

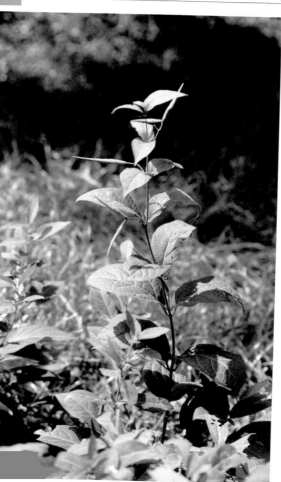

## 植物形态

多年生草本。茎直立，幼枝被棕色茸毛。叶对生，几无柄；叶片椭圆形，先端圆或锐尖，基部楔形，全缘。聚伞花序腋；花萼黄绿色，近于全裂；花冠黄白色，深5裂；副花冠5，黄绿色；雄蕊5，药覆盖蕊柱先端；子房上位，心皮2，花柱2。果1~2，狭长卵形。花期8月，果期9~10月。

## 生境分布

生于江边河岸及沙石间。主产于我国江苏、浙江、安徽等地。

## 采　制

秋季采挖，洗净，晒干。

## 药材性状

根茎圆柱形，较短小，或略呈块状；表面灰绿色或淡黄色，平滑或有细纵纹。节明显，节间长1~2厘米，质地较坚硬，折断面中空，髓腔较小。节上簇生纤细弯曲的根，细根稍粗长，直径约1毫米，分枝的细根少，质脆，易折断。气微，味微甜。

| 性味归经 | 辛、苦，微温。归肺经。 |
|---|---|
| 功　　效 | 降气，消痰，止咳。 |
| 主　　治 | 用于肺气壅实，咳嗽痰多，胸满喘急。 |
| 用　　法 | 用量3~10克。 |

### 单方、验方

1. 胃脘痛，虚热痛：白前、重阳木根各10克。煎服。
2. 疟母（脾肿大）：白前10克。煎服。
3. 小儿疳积：白前、重阳木或兖州卷柏全草各10克。炖服。
4. 跌打胁痛：白前10克，香附15克，青皮5克。煎服。
5. 顽固性咳嗽：黄芪15克，枸杞子、白前、前胡各10克，当归、党参、金银花、连翘、牛蒡子、蝉蜕、百合、南沙参、北沙参各10克。煎服，每日1剂。

### 现代研究

含三萜皂苷，已分离得芫花叶白前苷元A、芫花叶白前苷元B和芫花叶白前苷元C–单黄夹竹桃糖苷，另得芫花叶白前苷元H、芫花叶白前苷元I、芫花叶白前苷元J等。有镇咳、祛痰、平喘、抗炎等药理作用。

Catclaw Buttercup Root-tuber [英]

# 猫爪草

| 别　　名 | 三散草、黄花草、金花草。 |
| 来　　源 | 毛茛科植物小毛茛*Ranunculus ternatus* Thunb. 的干燥块根。 |

## 植物形态

多年生草本。块根数个，近纺锤形，顶端质硬，形似猫爪。茎细弱，高5~17厘米，疏生短柔毛，后渐无毛。基生叶丛生，有长柄，三出复叶或3深裂，小叶片卵圆形或阔倒卵形，中央1片较大；茎生叶互生，通常无柄，3裂，裂片线形。花单生于枝端；花梗有短柔毛；萼片5，长圆形或倒卵形，绿色，外面疏生柔毛；花瓣5，也有6~8，阔倒卵形，黄色，基部有袋状蜜腺；雄蕊多数，花药长圆形；雌蕊多数，丛集于膨大的花托上。聚合果球形，瘦果卵形，有短而稍弯的果喙。花期4~5月，果期5~6月。

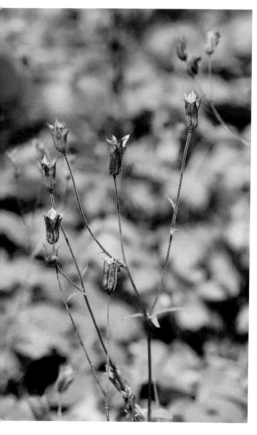

## 生境分布

生于田边、路旁、洼地及山坡草丛中。主产于我国河南，江苏、浙江、湖北等地。

## 采　制

春季采挖，除去须根和泥沙，晒干。

## 药材性状

小纺锤形，常5~6个簇生，形如猫爪状，长3~7毫米，直径2~3毫米。顶端有黄棕色圆形茎基。表面黄褐色或灰黄色，久贮色变深，微有纵皱纹，有的具残留须根。质坚实，断面类白色，粉性。无臭，味甘。

| 性味归经 | 甘、辛，温。归肝、肺经。 |
| --- | --- |
| 功　效 | 化痰散结，解毒消肿。 |
| 主　治 | 用于瘰疬痰核，疗疮肿毒，蛇虫咬伤。 |
| 用　法 | 用量15~30克。单味药可用至120克。 |

### 单方、验方

1. 瘰疬：猫爪草、夏枯草各适量。水煮，过滤取汁，再熬成膏，贴患处。
2. 肺结核：猫爪草30克。水煎，分2次服。
3. 慢性咽炎：猫爪草25克，绿豆50克。上药加适量水，煎取500毫升，分3次饮用。

### 现代研究

含肉豆蔻酸十八醇酯、二十烷酸、豆甾醇、β-谷甾醇等成分。现代药理研究表明，猫爪草能够抗结核菌，抑制肿瘤细胞，抗体外白血病细胞。复方猫爪草水提物有抗急性炎症作用。

## 332　Szechuan Fritillary Bulb［英］

# 川贝母

| 别　　名 | 松贝、川贝、贝母。 |
| 来　　源 | 百合科植物川贝母*Fritillaria cirrhosa* D. Don的干燥鳞茎。 |

**植物形态**

多年生草本。植物形态变化较大。鳞茎卵圆形。叶通常对生，少数在中部兼有互生或轮生，先端不卷曲或稍卷曲。花单生茎顶，紫红色，有浅绿色的小方格斑纹，方格斑纹的多少也有很大变化，有的花色泽从紫色逐渐过渡到淡黄绿色，具紫色斑纹；叶状苞片3，先端稍卷曲；花被片6，外轮3片，内轮3片，蜜腺窝在背面明显凸出。蒴果核上具窄翅。花期5～7月，果期8～10月。

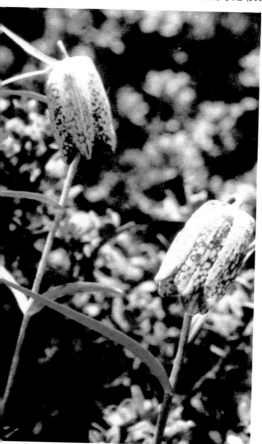

**生境分布**

生于林中、灌丛、草地、河滩、山谷等湿地或岩缝中。分布于云南、四川、西藏等地。

**采　制**

夏、秋二季或积雪融化后采挖，除去须根、粗皮及泥沙，晒干或低温干燥。

**药材性状**

松贝类圆锥形或近球形，高0.3~0.8厘米，直径0.3~0.9厘米。表面类白色。外层鳞叶2瓣，大小悬殊，大瓣紧抱小瓣，未抱部分呈新月形，习称"怀中抱月"；顶部闭合，内有类圆柱形、顶端稍尖的心芽和小鳞叶1~2枚；先端钝圆或稍尖，底部平。微凹入，中心有一灰褐色的鳞茎盘，偶有残存须根。质硬而脆，断面白色，富粉性。气微，味微苦。

| 性味归经 | 苦、甘，微寒。归肺、心经。 |
|---|---|
| 功　效 | 清热润肺，化痰止咳，散结消痈。 |
| 主　治 | 用于肺热燥咳，干咳少痰，阴虚劳嗽，痰中带血，瘰疬，乳痈，肺痈。 |
| 用　法 | 用量3~10克；研粉冲服，一次1~2克。不宜与川乌、制川乌、草乌、制草乌、附子同用。 |

**单方、验方**

1. 慢性咳嗽，干咳无痰，慢性支气管炎及肺结核：川贝母2克。研末吞服。
2. 百日咳：川贝母9克，冰糖15克，米汤200毫升。煎服。
3. 肺燥咳嗽，久咳：川贝母3克，麦冬、杏仁、款冬花、紫菀各10克。煎服。

**现代研究**

含贝母碱（西贝母素）、川贝母碱。有显著的镇咳和祛痰作用，对金黄色葡萄球菌和大肠杆菌有明显的抑菌作用。川贝生物碱有扩张支气管的作用，川贝母碱静脉注射可产生持久的降压作用。

665

## 333

# 浙贝母

别　　名│象贝、大贝、珠贝。

来　　源│百合科植物浙贝母*Fritillaria thunbergii* Miq. 的干燥鳞茎。

**植物形态**

多年生草本。鳞茎半球形，有肉质的鳞片2~3。茎单一，直立，圆柱形。叶无柄；茎下部的叶对生，狭披针形至线形；中上部的叶常3~5片轮生，先端卷须状。花单生于茎顶或叶腋；花钟形，俯垂；花被6，2轮排列，淡黄色或黄绿色，具细微平行脉，内面有淡紫色方格状斑纹，基部具腺体；雄蕊6，花药基部着生，外向；雌蕊1，柱头3歧。蒴果卵圆形，有6条较宽的纵翅。种子扁平，近半圆形，边缘具翅。花期3~4月，果期4~5月。

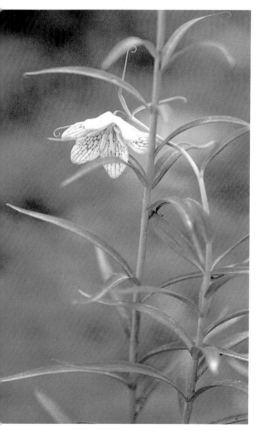

**生境分布**

生于山坡草丛，林下较阴处。分布于山东、江苏、浙江等地。

**采　　制**

初夏植株枯萎时采挖，洗净。大小分开，大者除去芯芽，习称"大贝"；小者不去芯芽，习称"珠贝"。分别撞擦，除去外皮，拌以煅过的贝壳粉，吸去擦出的浆汁，干燥。

## 药材性状

珠贝：完整鳞茎，扁球形。表面类白色，外层两枚鳞叶肥厚，略呈肾形，对合，中央有皱缩小鳞叶2~3及干缩的残基。质实而脆，易折断，断面白色，富粉性。气微弱，味苦。大贝（元宝贝）：单瓣肥厚鳞茎，略呈新月形，外表面类白色至淡黄白色，有淡棕色斑痕，内表面类白色至淡黄白色。

| 性味归经 | 苦，寒。归肺、心经。 |
|---|---|
| 功　效 | 清热化痰止咳，解毒散结消痈。 |
| 主　治 | 用于风热咳嗽，痰火咳嗽，肺痈，乳痈，瘰疬，疮毒。 |
| 用　法 | 用量5~10克。不宜与川乌、制川乌、草乌、制草乌、附子同用。 |

### 单方、验方

1　耳窍肉破烂（耳疮）：浙贝母研末，频频外搽。

2　感冒咳嗽：浙贝母、知母、桑叶、杏仁、紫苏各10克。煎服。

3　痈毒肿痛：浙贝母、连翘各15克，金银花30克，蒲公英40克。煎服。

### 现代研究

含甾醇类生物碱贝母素甲，即浙贝母碱、贝母素乙、浙贝宁、浙贝酮、贝母辛、异浙贝母碱、浙贝母碱苷、浙贝宁苷、浙贝丙素等，并含多种二萜类化合物。本品有镇咳、平喘、扩瞳、调节血压、升高血糖、祛痰等作用。

化痰止咳平喘药·清化热痰药

# 瓜蒌

| 别　名 | 栝楼、全栝楼、全瓜蒌。 |
| --- | --- |
| 来　源 | 葫芦科植物栝楼*Trichosanthes kirilowii* Maxim.的干燥成熟果实。 |

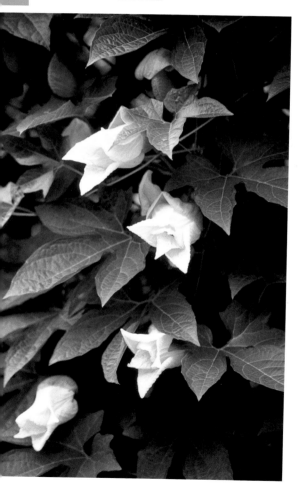

### 植物形态

　　多年生草质藤本。叶互生，具粗壮长柄；卷须腋生；叶形多变，通常近心形，不裂或掌状浅裂至中裂。雌雄异株，雄花数朵生于总梗先端，雌花单生；雄花有雄蕊3，花药聚药，成熟时分开，雌花子房下位。瓠果近球形，橙黄色。种子卵形。花期7~8月，果期9~10月。

### 生境分布

　　生于山坡林缘水边。分布于我国山东、河北、河南等地。

### 采　制

　　秋季果实成熟时，连果梗剪下，置通风处阴干。

## 药材性状

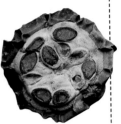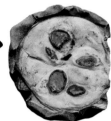

类球形或宽椭圆形。表面橙黄色至橙红色，皱缩或较平滑，顶端有圆形的花柱残基。质脆，易破开，内表面黄白色，有红黄色丝络，果瓤橙黄色，黏稠，与多数种子黏结成团。气如焦糖，味微酸、甜。

| 性味归经 | 甘、微苦，寒。归肺、胃、大肠经。 |
|---|---|
| 功　效 | 清热涤痰，宽胸散结，润燥滑肠。 |
| 主　治 | 用于肺热咳嗽，痰浊黄稠，胸痹心痛，结胸痞满，乳痈，肺痈，肠痈，大便秘结。 |
| 用　法 | 用量9~15克。不宜与川乌、制川乌、草乌、制草乌、附子同用。 |

### 单方、验方

1. 肺热咳嗽：桑白皮18克，瓜蒌、黄芩各12克，川贝母、栀子各10克，石膏30克，金银花、葶苈子各15克，甘草6克。煎服。
2. 胸痹心痛：瓜蒌、法半夏各12克，薤白、丹参各15克，陈皮、白蔻仁、甘草6克。煎服。

### 现代研究

果实含丝氨酸蛋白酶、多种氨基酸及含挥发油，具有抗缺氧、抗心肌缺血、抗心律失常、抗血小板聚集的功能。

335

# 青天葵

**别　　名**｜独叶莲、珍珠叶、独脚莲。
**来　　源**｜兰科植物毛唇芋兰*Nervilia plicata*（Andr.）Schltr.的干燥全草。

## 植物形态

多年生草本，块茎球形或扁球形，叶于花后长出，基生，通常1片，少有2片，叶片近圆形或卵状心形，边缘微波状，基部心形，叶脉隆起，约20条，横脉网状，叶柄圆柱形，有凹槽，下部被紫红色的叶鞘包围。春季开花，总状花序有花5~10，萼片和花瓣近相等，线状披针形，唇瓣白色，具紫脉，内面密生长柔毛，3裂，侧裂片合抱蕊柱，中裂片顶端圆或稍尖。蒴果椭圆形。

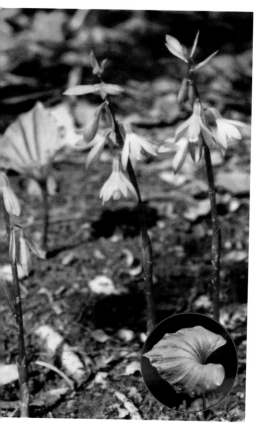

## 生境分布

生于石灰岩山地疏林下或田边、溪旁肥沃阴湿处。分布于我国广东、海南、广西、云南等地。

## 采　制

夏、秋二季采收。广西地区采叶，洗净，晒至半干时用手搓成粒状，边晒边搓，至晒干为度。广东地区挖取全株，除去根茎，洗净暴晒，将叶片包裹球茎，搓成球状，再晒至足干为度。

**药材性状** ---- 干燥叶灰褐色至灰绿色，卷成团粒状，叶柄扁平，有纵向条纹。有的带球茎，淡黄色，气香，味微甘。

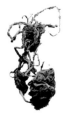

| 性味归经 | 甘，凉。归心、肺、肝经。 |
|---|---|
| 功　　效 | 润肺止咳，清热凉血，散瘀解毒。 |
| 主　　治 | 用于肺痨咳嗽，痰火咳血，热病发热，血热斑疹，热毒疮疖。 |
| 用　　法 | 用量9~15克。 |

**单方、验方**

1. 慢性肺病：鱼腥草30克，苇茎20克，青天葵、浙贝母、葶苈子、瓜蒌仁、杏仁各12克，黄芩10克，甘草6克。煎服。

2. 小儿外感高热：青天葵、荆芥穗、芦根各10克，黄芩、金银花、蒲公英、葛根各6克，板蓝根8克，甘草5克。煎服。

3. 麻疹：浮萍、青天葵、连翘、金银花、黄芩、菊花各10克，蝉蜕、甘草、升麻各5克，葛根12克，红紫草15克。煎服。

**现代研究**

含黄酮类、生物碱类、氨基酸等成分。对喘息型慢性气管炎症有显著作用，对治疗鼻咽癌有一定的缓解作用。

# 竹茹

| 别　名 | 淡竹茹、齐竹茹、散竹茹。 |
| --- | --- |
| 来　源 | 禾本科植物淡竹*Phyllostachys nigra*（Lodd.）Munro var. henonis（Mitf.）Stapf ex Rendle茎秆的干燥中间层。 |

### 植物形态

乔木状或灌木状，秆高7~18米，直径3~10厘米，圆筒形，绿色，光滑无毛，秆环与箨环均隆起，箨鞘，箨耳显著，箨舌发达，箨叶披针形，先端渐尖，基部收缩。每节通常分2枝，小枝具叶1~3；叶鞘无毛；叶舌绿色，或微带紫色；叶片狭披针形，先端尖，基部收缩为叶柄。花枝有叶，顶生小穗丛1~3；小穗含2~3朵花；雄蕊3，悬垂于花外。花期3月至次年5月。

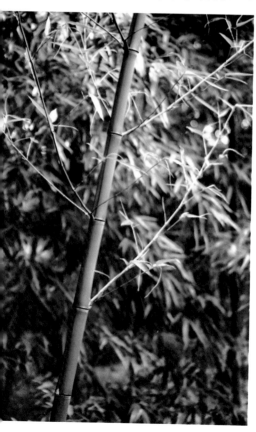

### 生境分布

通常栽植于庭园。分布于我国河南、湖北等地。

### 采　制

全年均可采制，取新鲜茎，除去外皮，将稍带绿色的中间层刮成丝条，或削成薄片，捆扎成束，阴干。前者称"散竹茹"，后者称"齐竹茹"。

**药材性状**

卷曲成团的不规则丝条或呈长条形薄片状。宽窄厚薄不等，浅绿色或黄绿色。体轻松，质柔韧，有弹性。气微，味淡。

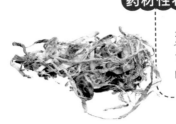

▲ 散竹茹

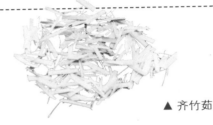

▲ 齐竹茹

| 性味归经 | 甘，微寒。归肺、胃、心、胆经。 |
| --- | --- |
| 功　　效 | 清热化痰、除烦，止呕。 |
| 主　　治 | 用于痰热咳嗽，胆火挟痰，惊悸不宁，心烦失眠，中风痰迷，舌强不语，胃热呕吐，妊娠恶阻，胎动不安。 |
| 用　　法 | 用量5~10克。 |

**单方、验方**

1　伤暑，烦渴不止：竹茹（新竹者）10克，甘草（锉）7.5克，乌梅（捶破）2枚。上3味，用水220毫升，煎取180毫升，去滓，放温服。

2　胃热呕吐：干葛90克，甘草、半夏各22.5克。上药为粗末。用水300毫升，加生姜3片、竹茹9克、大枣1枚，同煎至150毫升，每次服15克，去滓温服。

**现代研究**

含2，5-二甲氧基对苯醌、丁香醛、松柏醛、对羟基苯甲醛、对苯二甲酸β-羟乙基甲基酯。竹茹粉在平皿上对白色葡萄球菌、大肠杆菌及伤寒杆菌等有较强的抗菌作用。提取物还有抑制cAMP磷酸二酯酶活性的作用。

# 天竺黄

| 别　　名 | 竹黄、竺黄、天竹黄。 |
|---|---|
| 来　　源 | 禾本科植物青皮竹*Bambusa textilis* McClure的秆内分泌液干燥后的块状物。 |

## 植物形态

高8~10米，尾梢弯垂，下部挺直；绿色，幼时被白蜡粉，贴生或疏或密的淡棕色刺毛；节处平坦，无毛。箨鞘早落；革质，箨耳较

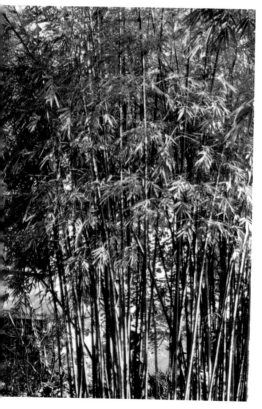

小；箨舌边缘齿裂；箨片直立，卵状狭三角形；叶鞘无毛，背部具脊；叶耳通常呈镰刀形；叶舌极低矮，边缘啮蚀状，无毛；叶片线状披针形至狭披针形，下面密生短柔毛，先端渐尖具钻状细尖头，基部近圆形或楔形；小穗含小花5~8；颖1片，宽卵形，具21脉；外稃椭圆形，具25脉；内稃披针形，具2脊，脊间20脉；鳞片不相等，边缘被长纤毛；花丝细长，花药黄色；子房宽卵球形，花柱被短硬毛，柱头3。

## 生境分布

常栽培于低海拔地的河边、村落附近。分布于我国广东和广西。

## 采　制

秋、冬二季采收。

**药材性状** ┄┄┄┄┄┄

不规则片块状或颗粒，大小不一。表面灰蓝色、灰黄色或灰白色，有的洁白色，半透明，略带光泽。体轻，质硬而脆，易破碎，吸湿性强。无臭，味淡。

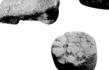

| 性味归经 | 甘，寒。归心、肝经。 |
|---|---|
| 功　效 | 清热豁痰，凉心定惊。 |
| 主　治 | 用于热病神昏，中风痰迷，小儿痰热惊痫，抽搐，夜啼。 |
| 用　法 | 用量3~9克。 |

**单方、验方**

1. 小儿风热惊风：天竺黄、蝉蜕、白僵蚕、山栀子、甘草、郁金各等份。捣罗为末。每次服3克，3岁小儿每次服1.5克。

2. 小儿胎风惊热，手脚急强：天竺黄（细研）7克，牛黄（细研）3克，胡黄连、犀角屑、蝉蜕各（微炒）7克，天麻15克，上药研成粉末，每次服0.3克。

**现代研究**

含钠、镁、铝、硅等14种无机元素，14种氨基酸及生物碱。具镇痛、局部麻醉的作用。可使离体蛙心收缩力减弱、心率减慢。另外，可引起光敏性皮炎。

# 前胡

| 别 名 | 信香胡、官前胡、生前胡。 |
| 来 源 | 伞形科植物白花前胡*Peucedanum praeruptorum* Dunn的干燥根。 |

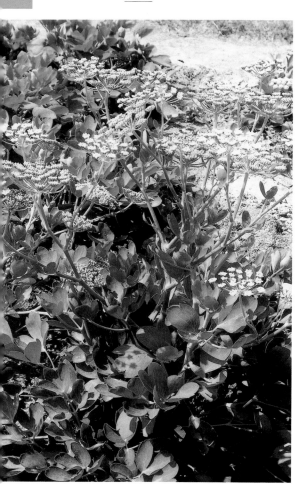

### 植物形态

多年生草本。高约100厘米。主根粗壮，圆锥形，茎直立，上部叉状分枝。茎生叶2~3回三出羽状分裂，最终裂片倒卵形，不规则羽状分裂，边缘有圆锯齿；茎生叶较小。复伞形花序，伞辐12~18；花白色，双花果椭圆或卵形。花期8~10月，果期10~11月。

### 生境分布

生于向阳的山坡、荒地草丛中。主产于我国浙江、江西、四川等地。

### 采 制

冬季至次春茎叶枯萎或未抽花茎时采挖，除去须根，洗净，晒干或低温干燥。

**药材性状**

不规则圆锥形或纺锤形，长3~15厘米，直径1~2厘米。表面黑褐色至灰黄色，根头部具纺锤状叶鞘残茎，上部具密集环纹，下部具纵纹及横长疤痕。质硬脆，断面具棕色环，皮部宽，散有多数棕黄色油点，木部黄棕色，具放射纹，具芳香，味先甜后苦辛。

| 性味归经 | 苦、辛，微寒。归肺经。 |
| --- | --- |
| 功　效 | 降气化痰，散风清热。 |
| 主　治 | 用于痰热喘满，咯痰黄稠，风热咳嗽痰多。 |
| 用　法 | 用量3~10克。 |

**单方、验方**

1　感冒咳嗽痰多，气喘不息：薄荷（后下）、前胡、苦杏仁、牛蒡子各9克，桔梗6克。煎服。

2　咳嗽痰稠，心胸不利：前胡、麦冬、贝母、桑白皮、杏仁、甘草各适量。研末，加生姜水煎服。

3　关节疼痛、四肢拘挛：前胡6克，羌活、独活各1.5克，秦艽9克，桑枝15克。煎服。

**现代研究**

　　主要含挥发油及香豆精。特征性成分为线型二氢吡喃香豆素化合物，以紫花前胡次素为代表。挥发油的主要成分为爱草脑及柠檬烯，有化痰、抑菌、镇咳、镇痛和松弛平滑肌等药理作用。

# 桔梗

**别　名**｜南桔梗、苦桔梗、白桔梗。

**来　源**｜桔梗科植物桔梗*Platycodon grandiflorum*（Jacq）A.DC.的干燥根。

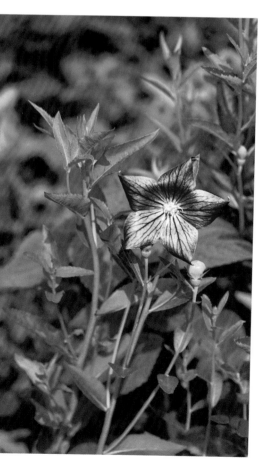

### 植物形态

多年生草本，有白色乳汁。主根长纺锤形，分枝少。茎高30~120厘米。叶3~4轮生、对生或互生，叶片卵形至披针形，顶端尖，边缘有尖锯齿，基部楔形，下面被白粉。花1至数朵，单生茎顶或集成疏总状花序；花萼钟状，裂片5；花冠宽钟状，蓝色或蓝紫色，裂片5，三角形；雄蕊5，花丝基部变宽，密生细毛；花柱5裂。蒴果倒卵圆形，熟时顶部5瓣裂。种子多数，褐色。花期7~10月，果期8~10月。

### 生境分布

生山地草坡、林边。全国各地均有分布，并有栽培。

### 采　制

春、秋二季采挖，洗净，除去须根，趁鲜剥去外皮或不去外皮，干燥。

## 药材性状

圆柱形或略纺锤形，有的有分枝，略扭曲，直径0.7~2厘米。表面白色或淡黄白色，具纵扭皱沟，有横长的皮孔样斑痕及支根痕，有的顶端有较短的根茎，其上有数个半月形茎痕；质脆，断面不平坦，形成层环棕色，皮部类白色，有裂隙，木部淡黄白色。无臭，味微甜后苦。

| 性味归经 | 苦、辛，平。归肺经。 |
|---|---|
| 功　　效 | 宣肺，利咽，祛痰，排脓。 |
| 主　　治 | 用于咳嗽痰多，胸闷不畅，咽痛音哑，肺痈吐脓。 |
| 用　　法 | 用量3~10克。 |

### 单方、验方

1. 感冒咳嗽，肺炎咳嗽：桔梗、金银花、连翘、甘草、荆芥穗各适量。煎服。

2. 咽喉肿痛：桔梗6克，生甘草12克。煎服。

### 现代研究

有效成分为皂苷，已知成分有桔梗苷、桔梗皂苷元、远志苷、远志皂苷元、远志酸、桔梗酸、葡萄糖、桔梗聚糖、甾体、植物甾醇等。根、茎、叶、花和果均有非常显著的祛痰作用，还具有降血糖、抗炎、退热、抗过敏、抑制胃液分泌、抗真菌、降低冠状动脉阻力的作用；桔梗皂苷可防治消化溃疡。

# 胖大海

别　名｜大海、星大海、通大海。
来　源｜梧桐科植物胖大海*Sterculia lychnophora* Hance. 的干燥成熟
　　　　种子。

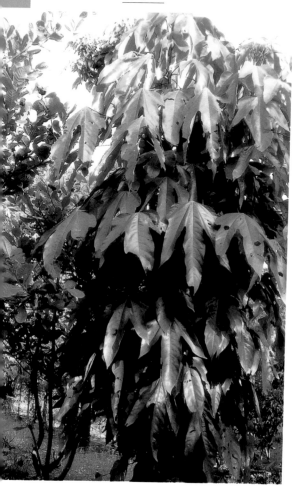

### 植物形态

　　落叶乔木，高30~40米。单叶互生，叶片革质，卵圆或椭圆状披针形，3裂，中裂片较长，先端钝或锐尖，基部圆形或近截形，全缘或微波状，上面光滑无毛。圆锥花序顶生或腋生，花杂性同株；花萼钟状，先端5深裂，裂片披针形，外面被星状柔毛；花瓣缺；雄花具雄蕊10~15，花药及花丝均具柔毛；雌花具雌蕊1。柱头2~5裂，退化雄蕊为1簇无花丝的花药，环绕子房。种子菱形或倒卵形。花期3月，果期4~6月。

### 生境分布

　　生于热带地区。近年在我国广东、海南及广西有少量引种。

## 药材性状

纺锤形或椭圆形。先端钝圆，基部略尖而歪，具浅色的圆形种脐，表面棕色或暗棕色，微有光泽，具不规则的干缩皱纹。外层种皮极薄，质脆，易脱落。中层种皮较厚，黑褐色，质松易碎，遇水膨胀成海绵状。断面可见散在的树脂状小点。内层种皮可与中层种皮剥离，稍革质，广卵形；子叶菲薄，紧贴于胚乳内侧，与胚乳等大。气微，味淡，嚼之有黏性。

| 性味归经 | 甘，寒。归肺、大肠经。 |
|---|---|
| 功 效 | 清热润肺，利咽开音，润肠通便。 |
| 主 治 | 用于肺热声哑，干咳无痰，咽喉干痛，热结便闭，头痛目赤。 |
| 用 法 | 用量2~3枚，沸水泡用或煎服。 |

### 单方、验方

1 慢性咽喉炎：金银花、麦冬各10克，胖大海2枚。开水冲泡代茶饮。

2 急性扁桃体炎：胖大海3枚，冰糖适量。开水冲泡代茶饮。

### 现代研究

种皮含活性成分胖大海素；胚乳含挥发油、黄蓍胶黏素等；种子含水溶性多糖、多种脂肪酸，还含2，4-二羟基苯甲酸、β-谷甾醇及胡萝卜苷等。浸出液对兔有缓泻作用，服后促进肠蠕动而通便；种仁煎液有降血压作用；对流感病毒PR6株有较强的抑制作用。此外，尚有抗菌作用，且具有一定毒性。

341 Seaweed [英]

# 海藻

**别　　名** | 淡海藻、大叶海藻、小叶海藻。

**来　　源** | 马尾藻科植物海蒿子*Sargassum pallidum*（Turn.）C. Ag. 的干燥藻体。

## 植物形态

多年生褐藻，褐色。固着器盘状。主干圆柱形，单生，小枝互生凋落后于主干上残留圆锥形迹。单叶，互生，叶形变化甚大，初生叶倒卵形、披针形，全缘，具中肋；次生叶较狭小，线形至披针形，中肋不明显。小枝末端常有气囊，圆球形，生殖托单生或成总状排列于生殖小枝上。

## 生境分布

均生于低潮线下海水激荡处的岩石上。主产于我国山东、辽宁等地。

## 采　　制

夏、秋二季采捞，除去杂质，洗净，晒干。

**药材性状**

卷曲皱缩，黑棕色，有的被有白霜，长30~60厘米。主干呈圆柱形，具圆锥状突起。主枝自主干两侧生出，侧枝自主枝叶腋生出，具短小的刺状突起。初生叶披针形或倒卵形，全缘或具粗锯齿；次生叶条形或披针形，叶腋间有着生条状叶的小枝。气囊黑褐色，球形或卵圆形，有的有柄，顶端钝圆，有的具细短尖。质脆，潮润时柔软；水浸软后膨胀，肉质肥厚，黏滑。气腥，味微咸。

| 性味归经 | 苦、咸，寒。归肝、胃、肾经。 |
| --- | --- |
| 功　　效 | 消痰软坚散结，利水消肿。 |
| 主　　治 | 用于瘿瘤，瘰疬，睾丸肿痛，痰饮水肿。 |
| 用　　法 | 用量6~12克。不宜与甘草同用。 |

**单方、验方**

1. 疝气，睾丸肿大：海藻10克，炒橘核12克，小茴香10克。水煎或制丸服。
2. 淋巴结核肿：海藻、生牡蛎各10克，玄参15克，夏枯草10克（或海藻、夏枯草、香附、浙贝母各10克）。煎服。
3. 甲状腺肿：海藻、海带各15克，黄药子、柴胡各10克，夏枯草18克，生牡蛎30克。煎服。

**现代研究**

含藻胶酸、粗蛋白、甘露醇、灰分、脂肪、糖类、黏液质等。此外，提取出一种抗凝血成分，作用类似肝素。能影响甲状腺功能，有缩肝脾、抑菌、抗凝、降脂和抗肿瘤作用。

**Kelp [英]**

# 昆布

| 别 名 | 海带根、黑昆布、淡昆布。 |
| 来 源 | 海带科植物海带*Laminaria japonica* Aresch. 或翅藻科植物昆布*Ecklonia kurome* Okam. 的干燥叶状体。 |

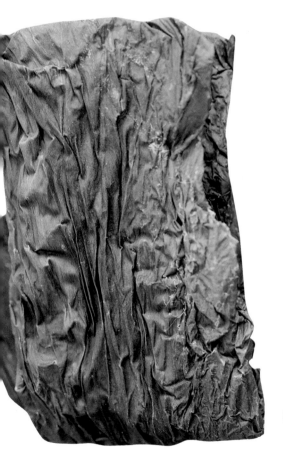

## 植物形态

海带：多年生大型褐藻，藻体分为根状固着器、柄部和片部。片部绿褐色，完整者带状，扁平柔滑，边缘深波状，基部具细短轴柄，柄下端生有树枝状假根。昆布：多年生大型褐藻。片部宽大，厚革质，暗褐色，扁平近扁圆形，羽状深裂，裂片条状披针形，有时再羽状深裂，边缘常有疏浅齿；孢子囊群在表面生长，片部之下有细长圆柱形柄。

## 生境分布

海带生于低潮线下2~3米深的岩石上或人工培植，分布于我国辽宁、山东、浙江等沿海地区。昆布生于低潮线附近的岩礁上，分布于我国浙江、福建沿海地区。

## 采 制

夏、秋二季采捞，晒干。

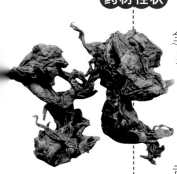

**药材性状**

海带：卷曲折叠呈团状，或缠结成把。全体呈黑褐色或绿褐色，表面附有白霜，用水浸软后则呈扁平长带状，中部较厚，边缘较薄而呈波状。类革质，残存柄部扁圆柱状。气腥，味咸。昆布：常卷曲皱缩呈不规则团块，全体呈黑色，较薄。用水浸软后则膨胀呈扁平的叶状；两侧呈羽状深裂，裂片呈长舌状。边缘有小齿或全缘。质柔滑。

| 性味归经 | 寒，咸。归肝、胃、肾经。 |
|---|---|
| 功　　效 | 消痰软坚散结，利水消肿。 |
| 主　　治 | 用于瘿瘤，瘰疬，睾丸肿痛，痰饮水肿。 |
| 用　　法 | 用量6~12克。 |

**单方、验方**

1. 皮肤湿毒瘙痒：昆布、绿豆、红糖各10克。水煮服食，每日1次。
2. 暑热、高血压、高血脂：冬瓜100克，昆布、薏苡仁各10克。同煮汤，加适量白糖食用，每日1次。
3. 高血压、动脉硬化及慢性支气管炎咳喘：昆布15克，粳米100克，猪瘦肉50克。同煮粥，适量食盐或白糖调味食用。
4. 肝火头痛、眼结膜炎：昆布10克，草决明30克。水煎，吃昆布饮汤。每日2次。

**现代研究**

海带含多糖类成分、藻胶酸、昆布素、甘露醇、无机盐。昆布含藻胶酸、粗蛋白、甘露醇、灰分、钾、碘。能纠正缺碘引起的甲状腺机能不足，还有降压、抑制平滑肌、止咳平喘、预防白血病、止血、清除血脂等功能，也用于治疗地方性甲状腺肿和脚气水肿。

# 蛤壳

别　　名｜花蛤壳、黄蛤壳、海蛤。
来　　源｜帘蛤科动物文蛤Meretrix meretrix L.的贝壳。

**动物形态**

　　贝壳呈扇形或类圆形，背缘略呈三角形，腹缘呈圆弧形，壳顶突出，位于背面，稍靠前方。壳外面光滑，被有一层黄褐色光亮如漆皮的壳，同心生长纹清晰，通常在背部有锯齿状或波纹状褐色花纹，壳内面白色，边缘无齿纹，前后缘有时略带紫色，铰合部较宽，右壳有主齿3个及前侧齿2个，左壳有主齿3个及前侧齿2个。

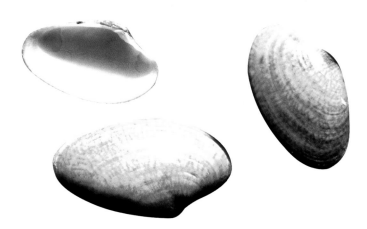

**生境分布**

　　生于浅海泥沙中。我国辽宁至海南岛沿海均有分布。

**采　　制**

　　夏、秋二季捕捞，去肉，洗净，晒干。

**药材性状**

扇形或类圆形，背缘略呈三角形，腹缘呈圆弧形，长3~10厘米，宽2~8厘米。壳顶突出，稍靠前方。外表面光滑，黄褐色，同心状生长纹清晰，背部常有锯齿状或波状褐色花纹。内面乳白色，边缘无齿纹。质坚硬，断面有层纹。气无，味淡。

| 性味归经 | 苦、咸，寒。归肺、肾、胃经。 |
| --- | --- |
| 功　效 | 清热化痰，软坚散结，制酸止痛。外用收湿敛疮。 |
| 主　治 | 用于痰火咳嗽，胸胁疼痛，痰中带血，瘰疬瘿瘤，胃痛吞酸；外治湿疹，烫伤。 |
| 用　法 | 用量6~15克，先煎，蛤粉包煎。外用适量，研极细粉撒布或油调后敷患处。 |

**单方、验方**

1. 咳喘痰多：蛤壳、半夏、桑皮、苏子、贝母各15克，栝蒌25克。煎服。
2. 小儿肠胃病，肿满气息：蛤壳、泽泻、防己各0.3克，莱菔子30粒。上药研为末。每次服5克，连喝两次，小便利，即效。
3. 淋巴结核，甲状腺肿大：蛤壳12克，海藻、牡蛎各25克，夏枯草30克。煎服。
4. 血痢内热：蛤壳末，蜂蜜水调服10克，每日2次。

**现代研究**

主含碳酸钙、甲壳素等。本品有抗肿瘤作用，对免疫功能有双向调节作用。此外还有抗炎、降血脂、抗血小板凝集作用。

**344** Pumice［英］

# 浮海石

**别　名**｜浮石、海浮石、岩浮石。

**来　源**｜火山喷发出的岩浆凝固形成的多孔状石块Pumex。主要成分为火山玻璃（含有最广泛的微量元素），入海后吸附有海水里多种元素而成。

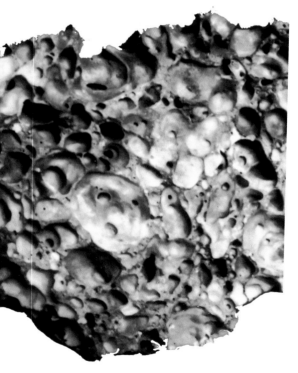

### 矿物形态

非晶质。白色或浅灰色，偶呈浅红色。多孔，孔呈蛀窠状或管状。表面暗淡或具丝绢光泽。性脆。比重小，在水中可以浮起。为火山喷发出的岩浆所形成的石块，主要由玻璃质构成，偶含少量结晶质矿物。

### 生境分布

分布于我国辽宁、浙江、山东、广东、广西、海南等地。主产于广东、广西。

### 采　制

全年可采收。通常在台风过后，把漂浮在海面或被风吹刮至海岸边的浮海石捞起，清水泡去盐分和泥沙，晒干。

**药材性状**

近圆球形或不规则的团块状，呈多孔性海绵状结构，大小不一。表面粗糙，灰白色、灰黄色或淡褐色。体轻，质硬脆，碎断面疏松，具小孔，常有绢丝或玻璃样光泽。投于水中浮而不沉。气微，味微咸。

| 性味归经 | 咸，微寒。归肺、肾经。 |
|---|---|
| 功　效 | 清化热痰，软坚散结，通淋，明目。 |
| 主　治 | 用于痰热喘嗽，顽痰积结，瘿瘤，瘰疬，砂淋，小便涩痛。 |
| 用　法 | 用量9~15克。或入丸、散剂。 |

**单方、验方**

1. 肾结石：珍珠母60克，路路通、海金沙、浮海石各15克，鸡内金、王不留行、泽泻、丝瓜络各12克，小茴香、麦冬各9克。煎服，每日1剂。连服7日左右。

2. 单纯性甲状腺肿及良性甲状腺瘤：浮海石、冬瓜皮各10克，海藻、金银花藤、水红花子各15克。煎服。

3. 膀胱结石：浮海石适量，加水300毫升，加醋100毫升，煮到只剩1/2分量，澄清服。

**现代研究**

　　主含二氧化硅，并含钙、钠、铁、铝、镁、锌、钛、磷等多种元素。临床上常用于治疗甲状腺良性肿物，治疗乳腺囊性增生病以及治疗尿路结石。

# 瓦楞子

**别　名**｜毛蚶壳、瓦垄子、瓦楞。
**来　源**｜蚶科动物魁蚶*Arca inflata* Reeve的贝壳。

## 动物形态

　　贝壳大，斜卵圆形，极膨胀，左右两壳稍不等，壳顶膨胀，稍接近，壳前端钝圆，向后渐变狭，背后方斜下，壳上具放射肋纹42~48条（常43条），光滑而整齐，肋纹与肋间沟宽度相等，壳表面被有棕色外皮及毛，极易脱落。壳内面白色，近顶部处略带灰色，边缘厚，具长形齿，有极细弱的放射条纹。铰合部直，铰合齿约70枚，自两端向中央渐细密，外套痕与闭壳肌痕均明显，前闭壳肌痕较小，近似圆形，后者略大，似方形，外套膜边缘厚，有褶襞。

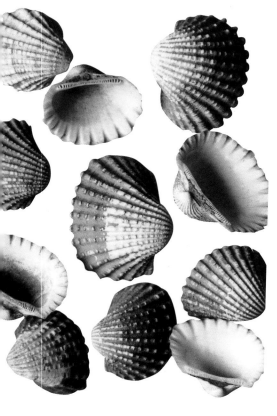

## 生境分布

　　生活于浅海数十米深的软泥或泥沙质海底中。分布于我国沿海各地，以渤海湾产量最大。

## 采　制

　　秋冬至次年春捕捞，洗净，置沸水中略煮，去肉，干燥。

**药材性状**

略呈三角形或扇形，长7~9厘米，高6~8厘米。壳外面隆起，黄褐色；壳顶突出，向内卷曲；自壳顶至腹面有延伸的放射肋42~48条。壳内面平滑，白色，壳缘有与壳外面直楞相对应的凹陷，铰合部具小齿1列。质坚。气微，味淡。

| 性味归经 | 咸，平。归肺、胃、肝经。 |
|---|---|
| 功　效 | 清痰化瘀，软坚散结，制酸止痛。 |
| 主　治 | 用于顽痰胶结，黏稠难咯，瘿瘤，瘰疬，癥瘕痞块，胃痛泛酸。 |
| 用　法 | 用量9~15克。先煎。 |

**单方、验方**

1　胃痛吐酸水，嗳气，甚则吐血：瓦楞子（醋煅7次）450克，乌贼骨300克，广陈皮（炒）150克。研极细末，每日3次，每次10克，饭后开水送下。

2　急性胃炎：煅瓦楞子9克，高良姜3克，香附、甘草6克。共研末。每次服6克，每日2次。

**现代研究**

含大量碳酸钙、少量磷酸钙。尚含少量镁、铁、硅酸盐、硫酸盐、氯化物及有机质。实验表明，复方瓦楞子冲剂抗消化溃疡面愈合作用优于西咪替丁，具有抑制幽门螺旋杆菌生长的作用，其抑菌能力亦优于西咪替丁。

346 **Bitter Apricot Seed [英]**

# 苦杏仁

别　　名｜杏仁、北杏仁、山杏仁。

来　　源｜蔷薇科植物杏 *Prunus armeniaca* L. 的干燥成熟种仁。

### 植物形态

乔木，树皮灰褐色。单叶互生，叶片宽卵形或圆卵形，边缘具圆钝锯齿。花先叶开放，单生，花梗被短柔毛；花萼紫绿色，萼筒呈圆筒形，基部疏被短柔毛，萼片卵圆形或椭圆形，花瓣5，卵形至倒卵形，具短爪，白色或粉红色；顶生花柱3，柱头头柱。果实卵圆形或椭圆形，白色、黄色至黄红色，常具红晕，微被短柔毛，果肉多汁；果核卵形或椭圆形，两侧扁平，顶端圆钝，两侧常不相等，腹棱较圆，背棱较直，腹面具龙骨状棱。花期3~4月，果期4~6月。

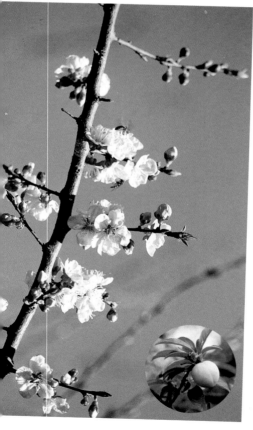

### 生境分布

生于低山地或丘陵山地，分布于我国黑龙江、吉林、辽宁、河北、内蒙古、江苏、青海等地。

### 采　制

夏季采收成熟果实，除去果肉及核壳，取出种子，晒干。

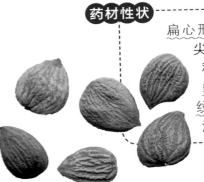

**药材性状**

扁心形。表面黄棕色至深棕色，一端尖，另端钝圆，肥厚，左右不对称。尖端一侧有短线形种脐，圆端合点处向上具多数深棕色的脉纹。种皮薄，子叶2，乳白色，富油性。无臭，味苦。

| 性味归经 | 苦，微温；有小毒。归肺、大肠经。 |
|---|---|
| 功　效 | 降气止咳平喘，润肠通便。 |
| 主　治 | 用于咳嗽气喘，胸满痰多，肠燥便秘。 |
| 用　法 | 用量5~10克，生品入煎剂后下。内服不宜过量，以免中毒。 |

**单方、验方**

1　久病气喘、睡卧不得：苦杏仁（炒）、核桃仁各10克。加生蜜少许，同研极细，每30克做10丸，每次服1丸，临卧用生姜汤嚼下。

2　慢性气管炎：苦杏仁、冰糖各4.5克。研末混匀，水冲服。

3　滴虫性阴道炎：苦杏仁适量。炒研粉，芝麻油调成糊状，涂搽患处。

**现代研究**

含苦杏仁苷、苦杏仁酶、苦杏仁苷酶、樱叶酶、谷氨酸、油酸、亚油酸等。油酸、亚油酸有抗诱变作用；水解物可抑制转氨酶、转肽酶的升高，并能抑制肝结缔组织的增生；苦杏仁苷腹腔注射，对抗癌药所致的高血糖有降低作用；水煎剂可促进肺病表面活物质的合成，有利于增强呼吸功能。

**347**

# 紫苏子

别　名｜苏子、黑苏子、香苏子。

来　源｜唇形科植物紫苏*Perilla frutescens*（L.）Britt.的干燥成熟果实。

## 植物形态

一年生草本。高0.3~1.5米。茎直立，绿色或紫色，密被长柔毛。单叶对生；叶片卵形至宽卵形。轮伞花序，具2花，排成偏于一侧的总状花序，密被长柔毛；苞片宽卵形或近圆形，外被红褐色腺点；花萼钟状，萼齿5，上唇3齿，下唇2齿；花冠白色至紫红色，喉部斜钟形，冠檐二唇形，上唇先端微凹，下唇3裂；雄蕊4，2强，花丝扁平；子房全4裂，花柱基底着生，先端2浅裂，花盘前方膨大呈指状。小坚果近球形，表面灰褐色，有微隆起的暗棕色网状花纹。花期6~8月，果期8~10月。

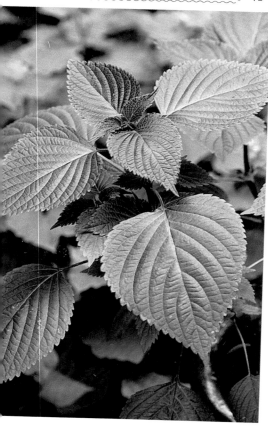

## 生境分布

紫苏为栽培品，我国广泛种植。

## 采　制

秋季果实成熟时采收，除去杂质，晒干。

**药材性状**

卵圆形或类球形。表面灰棕色或灰褐色，有微隆起的暗紫色网纹，基部稍尖，灰白色点状果梗痕。果皮薄而脆，易压碎。种子黄白色，种皮膜质，子叶2，类白色，有油性。压碎有香气，味微辛。

| 性味归经 | 辛，温。归肺经。 |
|---|---|
| 功 效 | 降气化痰，止咳平喘，润肠通便。 |
| 主 治 | 用于痰壅气逆，咳嗽气喘，肠燥便秘。 |
| 用 法 | 用量3~9克。 |

**单方、验方**

1 咳嗽痰喘：紫苏子5克，莱菔子（炒去皮）9克，陈皮6克。煎服。

2 年老、产后及病后体虚所致的便秘：麻子仁、紫苏子各9克，粳米60克。将麻子仁、紫苏子捣烂如泥，加水慢研，滤汁去渣，以汁煮粳米为稀粥，空腹食用。

3 风寒哮喘：苦杏仁9克，炙甘草3克，茯苓、紫苏子各10克，清半夏、白芥子、蜜麻黄、葶苈子（布包）、蜜款冬花各6克，蜜橘红5克。煎服，每日1剂，分2次服。

**现代研究**

含脂肪油、维生素$B_1$。种子油中含L-紫苏醛、白苏烯酮、松茸醇和L-芳樟醇。野生紫苏的油中含异戊基-3-呋喃甲酮、紫苏醛、蒎烯、d-柠檬烯、L-芳樟醇、莰烯、薄荷醇、薄荷酮、紫苏酮等。

## 348

# 百部

| 别　名 | 土百部、一窝虎、肥百部。 |
|---|---|
| 来　源 | 百部科植物直立百部*Stemona sessilifolia*（Miq.）Miq. 的干燥块根。 |

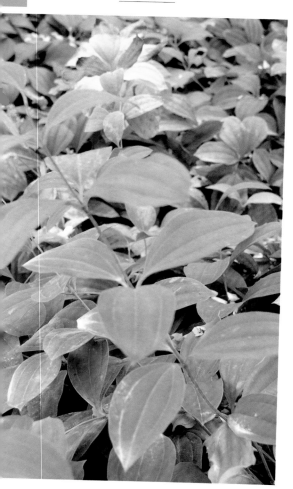

### 植物形态

多年生草本。块根簇生，肉质，纺锤形。茎直立，不分枝。轮生叶3~4，叶片卵形至椭圆形，叶脉5~7，中间3条明显。花单生，淡绿色，多数生于茎下部鳞叶腋内，花梗细长；花被片4，卵状披针形；雄蕊4；子房卵形。蒴果。花期4~5月，果期7月。

### 生境分布

生于山地林下。主产于我国浙江、江苏、安徽等地。

### 采　制

春、秋二季采挖，除去须根，洗净，置沸水中略烫或蒸至无白心，取出，晒干。

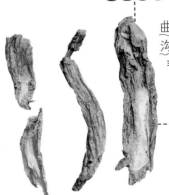

**药材性状**

块根呈纺锤形，上端较细长，皱缩弯曲。表面黄白色或土黄色，有不规则深纵沟，偶尔有横皱纹。质脆，受潮后易软韧，断面平坦，角质样，淡黄棕色或黄白色，皮部宽广，中柱扁缩。气微，味甘、微苦。

| 性味归经 | 甘、苦，微温。归肺经。 |
|---|---|
| 功　　效 | 润肺下气止咳，杀虫灭虱。 |
| 主　　治 | 用于新久咳嗽，肺痨咳嗽，顿咳；外用于头虱，体虱，蛲虫病，阴痒。蜜百部润肺止咳。用于阴虚劳嗽。 |
| 用　　法 | 用量3~9克。外用适量，水煎或酒浸。 |

**单方、验方**

1. 蛲虫病：百部、使君子仁各30克。研为细末，每次3克，空腹冲服，每日3次。

2. 百日咳：百部10克，蜂蜜2匙。将百部水煎，加蜂蜜调味。每日2次，顿服。

3. 各种类型咳嗽：百部9克，桔梗10克，枇杷叶15克。煎服。

**现代研究**

含百部碱、原百部碱、百部定碱、异百部定碱、对叶百部碱、霍多林碱、直立百部碱等。百部总生物碱的含量测定方法有HPLC法、滴定法（以对叶百部碱计算）、酸性染料比色法。有抗菌、抗病毒、镇静、镇痛、杀虫等药理作用。特别是对多种寄生虫有直接杀灭作用，如头虱、体虱、阴虱、蛲虫等，并能杀死多种农作物害虫。

## 349 **Purple Aster Root [英]**

# 紫苑

别　　名｜亳紫菀、祁紫菀、北紫菀。
来　　源｜菊科植物紫菀*Aster tataricus* L. f. 的干燥根和根茎。

**植物形态**

多年生草本，高1~1.5米。根茎短，密生多数细根，茎直立，上部疏生短毛。基生叶丛生，长椭圆形，基部渐狭呈翼状柄，边缘具锯齿，两面疏生糙毛，叶柄长；茎生叶互生，卵形或长椭圆形。头状花序排成伞房状，有长梗，密被短毛；总苞片球形，总苞片3层，边缘紫红色；舌状花蓝紫色，筒状花黄色。瘦果扁平，一侧弯凸，一侧平直，有短毛，冠毛灰白色或带红色。花期7~8月，果期8~10月。

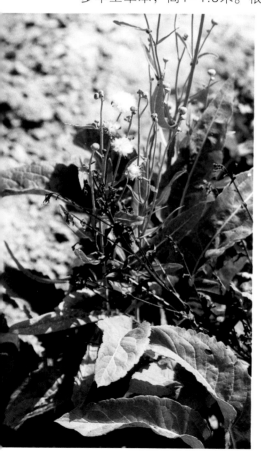

**生境分布**

生于山坡、草地、河边。分布于我国黑龙江、吉林、辽宁、河北、山西、内蒙古、安徽、陕西、甘肃、青海等地。

**采　　制**

春、秋二季采挖，除去有节的根茎（习称"母根"）和泥沙，编成辫状晒干，或直接晒干。

**药材性状**

规则块状，大小不一，顶端有茎、叶的残基，质稍硬。根茎簇生多数细根，长3~15厘米，直径0.1~0.3厘米，多编成辫状。表面紫红色或灰红色，有纵皱纹。质较柔韧。气微香，味甜、微苦。

| 性味归经 | 辛、苦，温。归肺经。 |
|---|---|
| 功　　效 | 润肺下气，消痰止咳。 |
| 主　　治 | 用于痰多喘咳，新久咳嗽，劳嗽咳血。 |
| 用　　法 | 用量5~10克。 |

### 单方、验方

1. 肺伤咳嗽：紫苑10克，加水1碗，煎至七成，温服。每日服3次。
2. 久咳不愈：紫苑、款冬花各50克，百部25克。捣、筛为末。每次15克，用姜3片、乌梅1个，煎汤调服。每日2次。
3. 吐血咳嗽：紫苑、五味子各适量。炒过，共研为末，加蜜做成丸子，如芡子大。每次含化1丸。
4. 产后下血：紫苑末5撮，水冲服。

### 现代研究

含紫苑酮、槲皮素、无羁萜、表无羁萜和挥发油。挥发油中含毛叶醇、毛叶醇乙酯、茴香醚、烃、脂肪酸、芳香酸等，并分离得琥珀酸。现代药理试验证实，有祛痰镇咳作用，并对金黄色葡萄球菌、痢疾杆菌、伤寒杆菌、大肠杆菌、绿脓杆菌、霍乱弧菌皆有抑制作用；对结核杆菌亦有抑制作用。此外，还有抗病毒、抗癌及利尿等作用。

# 款冬花

**别　名** | 冬花、顶冬花、上冬花。
**来　源** | 菊科植物款冬 *Tussilago farfara* L. 的干燥花蕾。

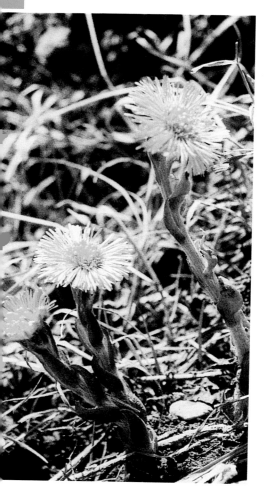

### 植物形态

多年生草本。根茎细长，横生。叶基生，阔心形，边缘具波状疏齿，下面密生白色茸毛，掌状脉5~9条。花黄色，先叶开放；花茎数枝，被茸毛，具淡紫褐色互生鳞叶10余片；头状花序单生茎顶，总苞片1~2层，被茸毛；边缘舌状花，雌性；中央筒状花，两性，通常不结实。瘦果长椭圆形，有5~10纵棱；冠毛纤细。花期1~2月。

### 生境分布

生于河边沙地、山谷沟旁湿地。分布于我国河南、河北、湖北、四川、陕西、山西、甘肃、青海、内蒙古、新疆、西藏等地。

### 采　制

12月或地冻前当花尚未出土时采挖，除去花梗及泥沙，阴干。

**药材性状**

长圆棒状，单生或2~3个基部连生，习称"连三朵"。上端较粗，下端渐细或带有短梗，外面被有多数鱼鳞状苞片。苞片外表面紫红色或淡红色，内表面密被白色絮状茸毛。体轻，撕开后可见白色茸毛。气香，味微苦而辛，久嚼似棉絮。

| 性味归经 | 辛、微苦，温。归肺经。 |
|---|---|
| 功　效 | 润肺下气，止咳化痰。 |
| 主　治 | 用于新久咳嗽，喘咳痰多，劳嗽咳血。 |
| 用　法 | 用量5~10克。 |

**单方、验方**

1. 久嗽不止：紫菀、款冬花各150克。上药粗捣罗为粉末，每次15克，水煎温服。

2. 肺痈嗽而胸满振寒，脉数，咽干，大渴，时出浊唾腥臭，臭久吐脓如粳米粥状者：款冬花（去梗）、桔梗各10克，甘草（炙）5克，薏苡仁5克。煎服。

3. 外感风寒引起的咳嗽气喘：款冬花、杏仁、旋覆花各10克。煎服，每日2次。

**现代研究**

含款冬二醇、山金车二醇等。动物试验证明，有较强的镇咳作用，水煎剂能促进呼吸道分泌物增加，有较明显的祛痰作用。临床上主要用于咳喘的治疗，特别用于慢性支气管炎咳嗽，并用于哮喘及哮喘性支气管炎。

# 马兜铃

**别　名**｜南马兜铃、北兜铃、马兜零。

**来　源**｜马兜铃科植物马兜铃*Aristolochia debilis* Sieb.et Zucc. 的干燥成熟果实。

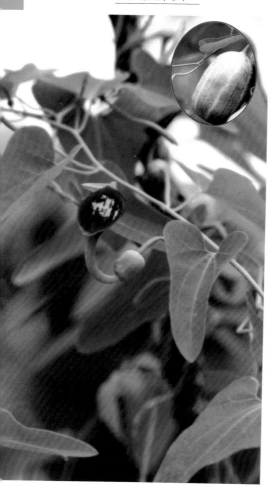

### 植物形态

多年生缠绕草本，全株无毛，有香气。茎细长，扭曲，有棱。叶片三角状狭卵形、卵状披针形或卵形，先端短锐尖或钝，基部心形。花单生于叶腋，花被斜喇叭状，花被管基部膨大成球形，中间收缩呈管状，上部逐渐扩大呈斜喇叭状，先端呈长尖尾；上部暗红色，下部绿色。蒴果近球形。种子扁平而薄，钝三角形或扇形，边缘有翅，淡棕色。花期7~8月，果期9~10月。

### 生境分布

生于山野树林下。主产于我国河南、山东、江苏等地。

### 采　制

秋季果实由绿变黄时采收，干燥。

## 药材性状

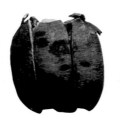

卵圆形。表面黄绿色、灰绿色或棕褐色，有纵棱线12条，由棱线分出多数横向平行的细脉纹。顶端平钝，基部有细长果梗，果皮轻而脆，易裂为6瓣。果梗也分裂为6条。果皮内表面平滑而带光泽，有横向脉纹。果实6室，每室种子多数，平叠整齐排列。种子扁平而薄，钝三角形或扇形，边缘有翅，淡棕色。气特异，味微苦。

| 性味归经 | 苦，微寒。归肺、大肠经。 |
|---|---|
| 功　效 | 清肺降气，止咳平喘，清肠消痔。 |
| 主　治 | 用于肺热喘咳，痰中带血，肠热痔血，痔疮肿痛。 |
| 用　法 | 用量3~9克。本品含马兜铃酸，可引起肾脏损害等不良反应；儿童及老年人慎用；孕妇、婴幼儿及肾功能不全者禁用。 |

### 单方、验方

1. 肺气喘嗽：马兜铃100克，甘草（炙）50克。2味为末，每次服5克，用药末含咽津亦可。

2. 小儿肺虚，气粗喘促：阿胶（麸炒）25克，鼠粘子（炒香）、甘草（炙）各3克，马兜铃（焙）25克，杏仁（去皮、尖）7个，糯米（炒）50克。上研为末，每次取10克，水煎服。

3. 久腹水肚如大鼓者：水煮马兜铃服之。

4. 心痛：大马兜铃1个，灯上烧存性，为末，温酒服。

### 现代研究

含马兜铃酸、马兜铃次酸、木兰花碱、木青香碱、马兜铃内酰胺等。对呼吸系统有镇咳、祛痰和平喘作用；能增强免疫功能，还具有抗肿瘤、抑菌、降压、抗生育等作用。

# 枇杷叶

**别　名**｜广杷叶、巴叶、苏杷叶。

**来　源**｜蔷薇科植物枇杷*Eriobotrya japonica*（Thunb.）Lindl. 的干燥叶。

**植物形态**

常绿小乔木，高3~8米。小枝粗壮，被锈色茸毛。单叶互生，革质；具短柄或近无柄；托叶2。叶片长椭圆形至倒卵状披针形，先端短尖或渐尖，基部楔形，边缘具疏锯齿，上面深绿色，有光泽，下面密被锈色茸毛，侧脉12~15。圆锥花序顶生，密被锈色茸毛，分枝粗壮；花密集，苞片被褐色茸毛；萼筒壶形，黄绿色，密被茸毛；花瓣5，白色，倒卵形，花丝基部较粗，略呈三角形；子房下位，外被长茸毛，5室，柱头头状。果为浆果状梨果，卵形、椭圆形或近圆形，黄色或橙色。

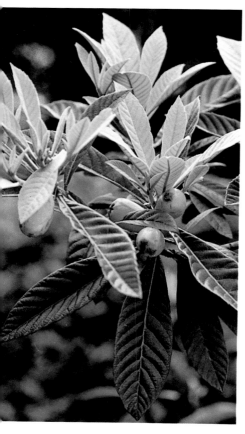

**生境分布**

多为栽培。分布于我国江苏、浙江、广东、陕西及长江流域以南各地。

**采　制**

全年均可采收，晒至七、八成干时，扎成小把，再晒干。

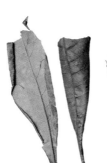

**药材性状**

长圆形或倒卵形。先端尖，基部楔形，<u>边缘有疏锯齿，近基部全缘。</u>上表面灰绿色、黄棕色或红棕色，较光滑；<u>下表面密被黄色茸毛</u>，主脉于下表面显著突起，侧脉羽状；叶柄极短，被棕黄色茸毛。革质而脆，易折断。无臭，味微苦。

| 性味归经 | 苦，微寒。归肺、胃经。 |
|---|---|
| 功　效 | 清肺止咳，降逆止呕。 |
| 主　治 | 用于肺热咳嗽，气逆喘急，胃热呕逆，烦热口渴。 |
| 用　法 | 用量6~10克。 |

**单方、验方**

1. 急性气管炎：枇杷叶、生地黄各10克，杏仁、杭菊、川贝母各9克，茅根24克，甘草5克。煎服。

2. 呃逆作呕、胃脘胀闷：枇杷叶（姜汁炙）、布渣叶、山药、香附、葛根、鸡内金各适量。煎服。

**现代研究**

新鲜枇杷叶含挥发油0.045％~0.108％，主要成分为橙花叔醇、芳樟醇及其氧化物等。水煎剂或醋酸乙酯提取物具有祛痰和平喘作用，挥发油有轻度祛痰作用，醇提物灌胃或局部用药具抗炎作用。此外，还具抗菌、降血糖、抗肿瘤的作用。

**White Mulberry Root-bark [英]**

# 桑白皮

| 别　　名 | 严桑皮、毫桑皮、北桑皮。 |
| --- | --- |
| 来　　源 | 桑科植物桑 *Morus alba* L. 的干燥根皮。 |

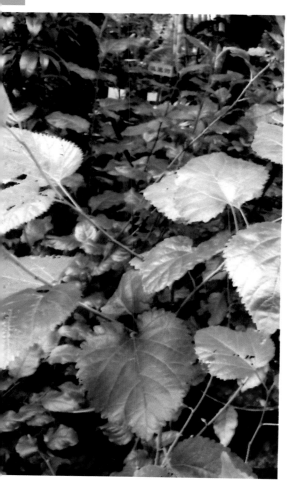

### 植物形态

落叶乔木，通常成灌木状。根褐黄色。叶互生，卵圆形至广卵形，边缘有粗齿，下面沿脉有疏毛；托叶披针形，早落。花单性异株或同株；雄花集成柔荑花序，早落，花被片4，黄绿色，雄蕊4，与花被片对生；雌花集成穗状花序，排列紧密，花被片4，果时变肉质，子房1室，柱头2裂，宿存。聚花果（桑椹）熟时紫黑色或白色。花期4～5月，果期5～6月。

### 生境分布

生于村旁、田埂、山坡。全国各地有栽培。

### 采　制

秋末叶落时至次春发芽前采挖根部，剥去黄棕色粗皮，纵向剖开，剥取根皮，晒干。

**药材性状**

呈扭曲卷筒状、槽状或板片状，长短、宽窄不一。外表面白色或淡黄白色，较平坦，有的残留橙黄色或棕黄色鳞片状粗皮；内表面黄白色或灰黄色，有细纵纹。体轻，质韧，纤维性强，难折断，易纵向撕裂，撕裂时有粉尘飞扬。气微，味微甘。

| 性味归经 | 甘、寒。归肺经。 |
|---|---|
| 功　效 | 泻肺平喘，利水消肿。 |
| 主　治 | 用于肺热喘咳，水肿胀满尿少，面目肌肤浮肿。 |
| 用　法 | 用量6～12克。 |

**单方、验方**

1. 白发：桑白皮10克，五倍子15克，青葙子60克。水煎取汁，外洗。
2. 各种水肿：桑白皮10克。水煎频服。
3. 清肺中之热，止咳平喘，祛痰：桑白皮15克。水煎服。
4. 红眼病：桑白皮、白蒺藜各10克。水煎服。

**现代研究**

主含黄酮类化合物、甾体及三萜类化合物、香豆素、生物碱、绿原酸及微量挥发油等。药理试验表明，有抑菌、利尿、降压、降低血糖等作用。

# 葶苈子

**别　名**｜北葶苈、苦葶苈、北葶苈子。

**来　源**｜十字花科植物播娘蒿*Descurainia sophia*（L.）Webb ex Prantl 的干燥成熟种子。

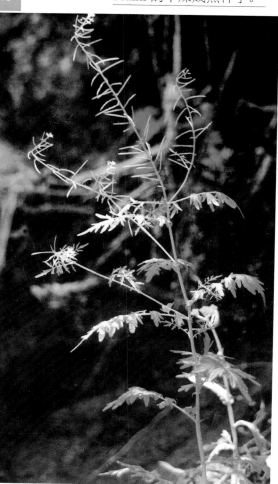

**植物形态**

　　一年生草本，高30~70厘米。茎直立，不分枝，或上部分枝，被星状毛。叶互生，较密，茎下部的叶柄较明显；叶片2~3回羽状全裂或深裂，裂片线形，柔软，下面多毛，上面无毛或较下面之毛少。夏季开黄色小花，总状花序顶生。长角果细长，成略扁平的圆柱形，近光滑或被柔毛。花期4~6月，果期5~8月。

**生境分布**

　　生于麦地、田边及路旁、住宅附近。主产于我国山东、江苏、安徽等地。

**采　制**

　　夏季果实成熟时采割植株，晒干，搓出种子，除去杂质。

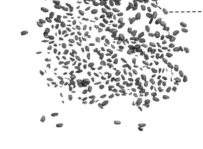

**药材性状**

长圆形略扁。表面棕色或红棕色，微有光泽，一端钝圆，另一端微凹或较平截。气微，味微辛、苦，略带黏性。

| 性味归经 | 辛、苦，大寒。归肺、膀胱经。 |
|---|---|
| 功 效 | 清肺平喘，行水消肿。 |
| 主 治 | 用于痰涎壅肺，喘咳痰多，胸胁胀满，不得平卧，胸腹水肿，小便不利。 |
| 用 法 | 用量3~10克，包煎。 |

**单方、验方**

1　咳嗽音哑、发热、黄痰、气促、咽喉肿痛：川贝母、葶苈子、山豆根各10克。煎水约200毫升，早晚分服。

2　哮喘：钩藤15克，炙麻黄、葶苈子、蝉蜕各9克，石韦30克，乌梅6克，甘草3~15克。水煎服，每日分2次服。

3　顺气降逆，化痰消食：葶苈子10克，苍耳子、白芥子各8克，五味子5克，黄荆子、莱菔子、紫苏子各9克。布包水煎服，每日1剂，分2次服。

**现代研究**

含芥子苷、芥酸、异硫氢酸苄酯、异硫氢酸烯丙酯、二烯丙基二硫化合物、脂肪油、蛋白质、糖类等。具有强心利尿、抗菌、抗癌和祛痰等功效，对胰蛋白酶有较强的抑制作用。

**355** Ginkgo Seed [英]

# 白果

别　　名｜银杏、公孙树子、白果仁。
来　　源｜银杏科植物银杏*Ginkgo biloba* L. 的干燥成熟种子。

### 植物形态

落叶高大乔木，高达30~40米。树皮淡灰色，老时黄褐色，纵裂。叶簇生于短枝或螺旋状散生于长枝上；叶片扇形，上缘浅波状，有时中央浅裂或深裂，脉叉状分枝；叶柄长。花单生异株，稀同株，球花生于短枝叶腋或苞腋，与叶同时开放；雄球花呈柔荑花序状；雌球花有长梗，梗端2叉，叉端生1珠座，每珠座生1胚珠，仅1个发育。种子核果状，椭圆形至近球形，外种皮肉质，有白粉，熟时橙黄色；内种皮骨质，白色。花期5月，果期10月。

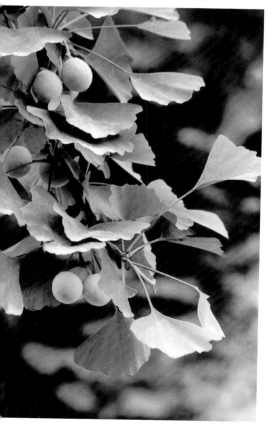

### 生境分布

全国各地均有栽培。分布于我国广西、四川、河南、山东、湖北、辽宁等地。

### 采　制

秋季种子成熟时采收，除去肉质外种皮，洗净，稍蒸或略煮后，烘干。

## 药材性状

椭圆形或倒卵形，外壳（中果皮）骨质，光滑，表面乳白色，两面隆起，两侧边缘各有1纵棱，偶有3纵棱，顶端有一圆形突起，其中央为珠孔，基部渐尖，具小突起或无，内种皮为一层红褐色薄膜，种仁扁球形，淡黄绿色，胚乳肥厚，粉质，中央为1细长条形的胚，白色子叶2枚。气微清香，味微甘、苦。

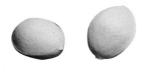

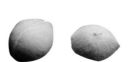

| 性味归经 | 甘、苦、涩，平；有毒。归肺、胃经。 |
| --- | --- |
| 功　效 | 敛肺定喘，止带缩尿。 |
| 主　治 | 用于痰多喘咳，带下白浊，遗尿尿频。 |
| 用　法 | 用量5~10克。生食有毒。 |

### 单方、验方

1 梦遗：白果3枚。酒煮食，连食4~5日。

2 赤白带下，下元虚惫：白果、莲子、糯米各10克。研为末，用乌骨鸡1只，去肠盛药煮烂，空腹食。

3 小儿腹泻：白果2枚，鸡蛋1个。将白果去皮研末，鸡蛋打破一孔，装入白果末，烧熟食。

### 现代研究

含银杏毒素等。本品有抗菌、祛痰、清除自由基、解痉、降压、抗肿瘤、调节免疫功能、抗脂质过氧化等的药理作用。

# 银杏叶

**别　　名** 白果叶、白果树叶、公孙树叶。

**来　　源** 银杏科植物银杏*Ginkgo biloba* L.的干燥叶。

## 植物形态

落叶高大乔木，高达30~40米。树干直立，树皮淡灰色，老时黄褐色，纵裂。枝分长枝与短枝。叶簇生于短枝或螺旋状散生于长枝上；叶片扇形，上缘浅波状，有时中央浅裂或深裂，脉叉状分枝；叶柄长。花单生异株，稀同株，球花生于短枝叶腋或苞腋，与叶同时开放；雄球花呈柔荑花序状；雌球花有长梗，梗端2叉，叉端生1珠座，每珠座生1胚珠，仅1个发育。种子核果状，椭圆形至近球形，外种皮肉质，有白粉，熟时橙黄色；内种皮骨质，白色。花期5月，果期10月。

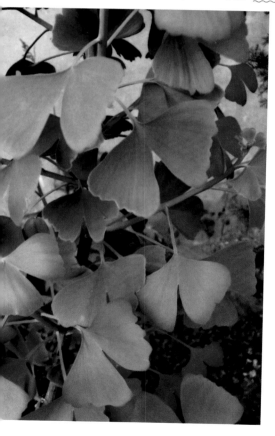

## 生境分布

全国各地均有栽培。分布于广西、四川、河南、山东、湖北、辽宁等地。

## 采　制

秋季叶尚绿时采收，及时干燥。

**药材性状**

黄绿色，光滑无毛，常破碎或折叠。完整的叶片呈扇形，浅裂或深裂，二分叉脉。叶柄细，质轻，易撕裂，气味清香，味微涩。

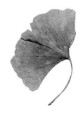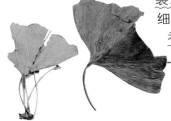

| 性味归经 | 甘、苦、涩，平。归心、肺经。 |
|---|---|
| 功　效 | 活血化瘀，通络止痛，敛肺平喘，化浊降脂。 |
| 主　治 | 用于瘀血阻络，胸痹心痛，中风偏瘫，肺虚咳喘，高脂血症。 |
| 用　法 | 用量9~12克。有实邪者忌用。 |

## 单方、验方

1. 肺虚咳喘：银杏叶10克，麻黄、姜半夏各3克，款冬花、桑白皮、苏子各9克，黄芩、杏仁各6克，甘草4.5克。煎服。
2. 冠心病，心绞痛：银杏叶9克，川芎、红花各15克，煎服。

## 现代研究

含异鼠李素、山柰酚、槲皮素、芦丁、槲皮苷、白果双黄酮、白果苦内酯A、白果苦内酯B、白果苦内酯C（Ginkgolides A、GinkgolidesB、Ginkgolides C）、儿茶精等。药理试验对动脉血管有扩张作用，并能对抗肾上腺素所致的血管收缩作用，另外有降血胆固醇作用。

**357**

# 洋金花

别　　名｜南洋金花、闹洋花、曼陀罗花。

来　　源｜茄科植物白花曼陀罗*Datura metel* L. 的干燥花。

## 植物形态

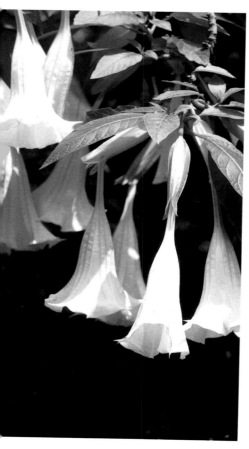

一年生粗壮草本，有时呈半灌木状，全株近无毛。茎基部木质，上部叉状分枝。叶互生，上部叶近对生；叶片卵形至广卵形，全缘或有波状齿。花单生；花萼筒状，稍有棱纹，先端5裂；花冠白色，漏斗状，在蕾中对折而旋转，冠筒中部以下较小，淡绿色，有5棱，先端5裂，各棱达裂片尖端，两侧各有一纵脉，平行直达裂片边缘；雄蕊5，花药线形；雌蕊1，花柱丝状，柱头盾形。蒴果生于倾斜的果柄上，扁球形，表面疏生短刺，熟时瓣裂，宿存萼筒基部呈浅盘状。花期3~11月，果期4~11月。

## 生境分布

生于山坡草地、田间、路旁、水沟或住宅附近土质肥沃处。主产于我国江苏、浙江、福建等地。

## 采　制

4~11月花初开时采收，晒干或低温干燥。

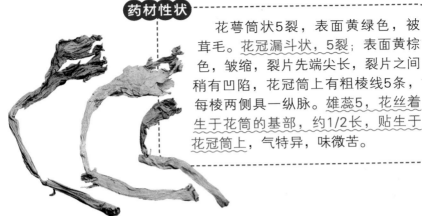

**药材性状**

花萼筒状5裂，表面黄绿色，被茸毛。花冠漏斗状，5裂；表面黄棕色，皱缩，裂片先端尖长，裂片之间稍有凹陷，花冠筒上有粗棱线5条，每棱两侧具一纵脉。雄蕊5，花丝着生于花筒的基部，约1/2长，贴生于花冠筒上，气特异，味微苦。

| 性味归经 | 辛，温；有毒。归肺、肝经。 |
|---|---|
| 功　　效 | 平喘止咳，解痉定痛。 |
| 主　　治 | 用于哮喘咳嗽，脘腹冷痛，风湿痹痛，小儿慢惊，外科麻醉。 |
| 用　　法 | 用量0.3~0.6克，宜入丸散，亦可作卷烟分次燃吸（一日量不超过1.5克）。外用适量。孕妇，外感及痰热咳喘、青光眼、高血压及心动过速患者禁用。 |

**单方、验方**

1　诸风痛及寒湿脚气：洋金花、茄梗、大蒜梗、花椒叶各10克。 煎水洗。

2　面上生疮：洋金花。晒干研末，少许贴之。

**现代研究**

含总生物碱达0.82%，主要为莨菪烷型生物碱、东莨菪碱及莨菪碱。应用HPLC测定了不同采收期花中的东莨菪碱及莨菪碱的含量，结果以花盛开期为最高。本品有镇痛、抗心律失常、增加心血排出量、改善微循环、松弛平滑肌、祛痰、抗炎、抗氧化、抗溃疡等作用。

# 罗汉果

别　　名｜拉汗果、假苦瓜、野栝楼。

来　　源｜葫芦科植物罗汉果*Siraitia grosvenori*（Swingle）C.Jeffrey ex A. M. Lu et Z.Y. Zhang的干燥果实。

**植物形态**

多年生攀缘草质藤本。长达5米。茎暗紫色，具纵棱，被白色或黄色柔毛及红色腺点；卷须2裂，几达中部。叶互生，叶片心状卵形，膜质，叶柄被短柔毛。花单性，雌雄异株；雄花为腋生总状花序，被白色柔毛及红色腺毛，花萼漏斗状，5裂，花冠橙黄色，5全裂，雄蕊3，被白色腺毛，花药分离。雌花单生或3~5朵簇生于叶腋或呈短总状花序，子房下位，长卵形，被柔毛，花柱3，柱头2叉，具3个黄色或黑色退化雄蕊。果实圆球形或长圆球形或倒卵形，灰棕色，被柔毛，具10条纵线。种子扁长圆形，淡黄色，花期6~8月，果期8~10月。

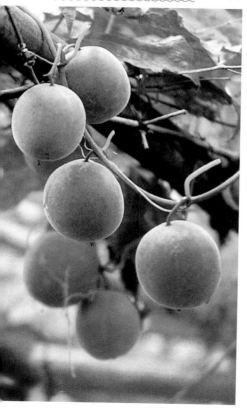

**生境分布**

生于山谷林中较阴湿处。分布于我国广西、江西、广东等地。

**采　制**

秋季果实由嫩绿色变深绿色时采收，晾数天后，低温干燥。

**药材性状**

卵形、椭圆形或球形。表面褐色、黄褐色或绿褐色，有深色斑块及黄色柔毛，有的有6~11条纵纹。顶端有花柱残痕，基部有果梗痕。体轻，质脆，果皮薄，易破。果瓤（中、内果皮）海绵状，浅棕色。种子扁圆形，多数；浅红色至棕红色，两面中间微凹陷，四周有放射状沟纹，边缘有槽。气微，味甜。

| | |
|---|---|
| 性味归经 | 甘，凉。归肺、大肠经。 |
| 功　效 | 清热润肺，利咽开音，滑肠通便。 |
| 主　治 | 用于肺热燥咳，咽痛失音，肠燥便秘。 |
| 用　法 | 用量9~15克。 |

**单方、验方**

1. 慢性咽喉炎，肺阴不足、痰热互结而出现的咽喉干燥不适，喉痛失音或咳嗽口干等：罗汉果1个。将罗汉果切碎，沸水冲泡10分钟后，不拘时饮服。
2. 小儿百日咳：柿饼15克，罗汉果1个。煎服。

**现代研究**

含罗汉果苷Ⅳ、罗汉果苷Ⅴ、罗汉果苷Ⅶ，该苷甜度为蔗糖的300倍，苷元是葫芦素类化合物。尚含十多种氨基酸、黄酮和大量果糖。种仁含有油，其脂肪酸有癸酸、月桂酸、肉豆蔻酸、棕榈酸、硬脂酸、油酸及亚油酸等。

**359** | **Dahurian Rhododendron Leaf [英]**

# 满山红

| | |
|---|---|
| **别　名** | 映山红、迎山红、东北满山红。 |
| **来　源** | 杜鹃花科植物兴安杜鹃*Rhododendron dauricum* L. 的干燥叶。 |

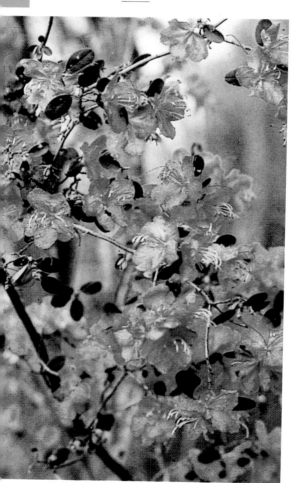

### 植物形态

半常绿灌木。叶互生，叶片革质，长圆形，两端钝，顶端有短尖头，上面有疏鳞片，下面有密鳞片，叶柄有微毛。花生于枝端，先叶开放，花冠宽漏斗状，5裂。蒴果。

### 生境分布

生于干燥的山坡、山脊或林中。分布于黑龙江、吉林、辽宁、内蒙古等地。

### 采　制

夏、秋二季采收，阴干。

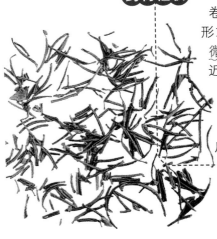

**药材性状**

卷曲，完整叶片椭圆形、长椭圆形或长倒卵形，先端钝或稍尖，常微缺，微缺处具钝的短尖，叶基近圆形或阔楔形。全缘，上表面暗绿色至褐绿色，下表面灰绿色，中脉隆起，侧脉不明显，叶柄表面凹，背面圆突。近革质。气特异芳香，味苦微辛。

满山红

叶类

| 性味归经 | 辛、苦，寒。归肺、脾经。 |
| --- | --- |
| 功　效 | 止咳祛痰。 |
| 主　治 | 用于咳嗽气喘痰多。 |
| 用　法 | 用量25~50克。 |

**单方、验方**

1　痢疾：满山红10克。煎服。
2　疔疮：满山红50克。捣碎敷患处。
3　慢性气管炎：满山红30克，胡颓子叶15克，蒲公英、黄荆子各20克。煎服。

**现代研究**

　　叶含挥发油、黄酮类、内酯类等成分。灌服或腹腔注射乙醇或水提取液，对豚鼠、猫、小鼠均有止咳作用；醇浸水沉液、挥发油和水溶部分灌服对兔和小鼠酚红法均显示祛痰作用，杜鹃素和去甲杜鹃素是祛痰主要成分。毒性：浸膏的生理盐水溶液给豚鼠静注，出现心率减慢，最后窦性停搏。

719

**360**   

# 龙脷叶

| | |
|---|---|
| 别　名 | 龙利叶、龙舌叶、龙味叶。 |
| 来　源 | 大戟科植物龙脷叶*Sauropus spatulifdius* Beille.的干燥叶。 |

### 植物形态

常绿小灌木。枝稍扭曲，下部斜倚。单叶互生，稍肉质，倒披针状匙形或长圆状匙形，顶端圆，基部楔尖或渐狭，上面深绿色或淡蓝绿色，中脉和侧脉附近常为苍白色。花紫红色，很小，单性，雌雄同株，雄花几朵簇生或组成腋生聚伞花序，雌花1~2朵常生于叶腋；雄花的花萼盘状，有雄蕊3；雌花的花萼陀螺状，子房3室，每室有2胚珠；雄花和雌花均无花瓣。蒴果大如豌豆，扁球形，外有宿萼包被。

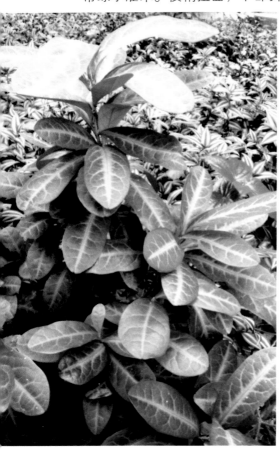

### 生境分布

常见栽培于园圃和庭院中。原产于苏门答腊。我国广东、广西、云南、福建、海南等地均有栽种。

### 采　制

夏、秋二季开始采收，晒干。

**药材性状**

长卵形、卵状披针形或倒卵状披针形，如舌状，先端圆钝，稍内凹而有小尖刺，基部窄呈楔形或稍圆，全缘，叶面深绿色，常有灰白色花斑，叶背黄绿色，中脉突出，基部偶见柔毛，侧脉羽状，5~6对，近外缘合拢。硬纸质，稍厚。气微，味淡微甘。

| 性味归经 | 甘、淡，平。归肺、胃经。 |
|---|---|
| 功　效 | 润肺止咳，通便。 |
| 主　治 | 用于肺燥咳嗽，咽痛失音，便秘。 |
| 用　法 | 用量9~15克。 |

**单方、验方**

1. 肺结核：龙脷叶12克，百部9克，麦冬15克，甘草6克。煎服，每日1剂，1个月为1个疗程。
2. 肺结核咳嗽：龙脷叶15克。煎服或炖猪肺服。
3. 流行性感冒：龙脷叶15克，鱼腥草12克，板蓝根、黄芩各9克。煎服，每日1剂。

**现代研究**

含甾类化合物。现代研究认为它有抗炎、降脂、降压、抗甲状腺肿等功效，为人们喜有的药食兼之的食材。

## 361　Cinnabar［英］

# 朱砂

| 别　　名 | 朱宝砂、贡朱砂、辰砂。 |
| --- | --- |
| 来　　源 | 硫化物类矿物辰砂族辰砂Cinnabaris的矿石。主含硫化汞（HgS）。 |

### 矿物形态

　　晶体结构属三方晶系，晶体为厚板状或菱面体，有时呈极不规则的粒状集合体或致密状块体出现。为朱红色至褐红色，有时带铅灰色。条痕红色，具金刚光泽。硬度2~2.5。易碎裂成片，有平行的完全解理。断口呈半贝壳状或参差状，相对密度8.09~8.2。

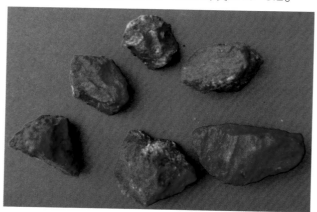

### 生境分布

　　主产于我国湖南新晃、凤凰，贵州铜仁，重庆酉阳等地。此外云南、广西、湖北等地亦产。

### 采　制

　　采挖后，选取纯净者，用磁铁吸净含铁的杂质，再用水淘去杂石和泥沙。

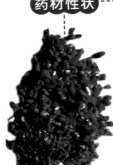

**药材性状**

粒状或块状集合体，呈颗粒状或块片状。鲜红色或暗红色，有的带有铅灰的青色。条痕红色至褐红色，具光泽，触之不染手。体重，片状者质脆，易破碎，粉末状者有闪烁光泽。气微，味无。

| 性味归经 | 甘，微寒；有毒。归心经。 |
|---|---|
| 功　效 | 清心镇惊，安神，明目，解毒。 |
| 主　治 | 用于心悸易惊，失眠多梦，癫痫发狂，小儿惊风，视物昏花，口疮，喉痹，疮疡肿毒。 |
| 用　法 | 用量0.1~0.5克，多入丸散服，不宜入煎剂。外用适量。本品有毒，不宜大量服用，也不宜少量久服。孕妇及肝肾功能不全者禁用。 |

**单方、验方**

1. 心悸失眠：朱砂0.5克，琥珀15克，菖蒲、远志、人参各10克。煎服。
2. 口腔溃疡：冰片0.5克，朱砂0.6克，硼砂（煅）、玄明粉各5克。研末，涂于患处。
3. 小儿惊风：朱砂0.3克，黄连1.5克，当归、钩藤各4克，生地黄8克，龙齿15克，蝉蜕、甘草各2克。

**现代研究**

主含硫化汞，并含钙、钡、硅、铅、锌、铜、砷等多种无机元素。实验表明，朱砂混悬液小鼠灌胃具有镇静、抗惊厥作用。雌鼠口服朱砂后可抑制生育，且胎儿汞含量高于对照组，故妊娠期应禁服朱砂。

## 362　Magnetite［英］

# 磁石

别　　名｜灵磁石、活磁石、戏铁石。

来　　源｜氧化物类矿物尖晶石族磁铁矿Magnetitum的矿石。主含四氧化三铁（$Fe_3O_4$）。

### 矿物形态

　　晶体结构同等轴晶系。晶体为八面体、菱形十二面体等，或为粗至细粒的粒状集合体。铁黑色，表面或氧化、水化为红黑、褐黑色调；风化严重者，附有水赤铁矿、褐铁矿被膜。条痕黑色。不透明。无解理，断口不平坦。硬度5.5~6。性脆，相对密度4.9~5.2。具强磁性，碎块可被手磁铁吸着，或块体本身可吸引铁针等铁器。

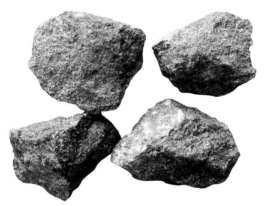

### 生境分布

　　产于我国辽宁、河北、河南、山东、江苏、安徽、福建、四川、云南、广东、广西等地。

### 采　制

　　挖出后，除去杂石。

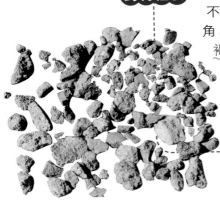

不规则块状或略带方形，多具棱角，大小不一。表面灰黑色或棕褐色，有金属样光泽，有的附有铁屑状棕色粉末。体重，质坚硬，断面不整齐，灰黑色或棕褐色。具磁性，日久磁性渐弱。有土腥气，无味。

| 性味归经 | 咸，寒。归肝、心、肾经。 |
|---|---|
| 功　效 | 镇惊安神，平肝潜阳，聪耳明目，纳气平喘。 |
| 主　治 | 用于惊悸失眠，头晕目眩，视物昏花，耳鸣耳聋，肾虚气喘。 |
| 用　法 | 用量9~30克，先煎。 |

**单方、验方**

1　肿毒：磁石15克，忍冬藤200克，黄丹250克，香油500克。如常熬膏贴之。

2　金疮，止痛，断血：磁石研成粉末，外敷。

**现代研究**

　　主含四氧化三铁，其中氧化铁占31%，三氧化二铁占69%。此外尚含有铝、硅、磷、钙、镁等27种元素。动物实验表明，超分散磁石微粒可使实验大鼠血液中血红蛋白、红细胞和白细胞数增加，血液凝固时间延长，血浆纤维蛋白分解活性增加，同时中性粒细胞吞噬反应增加。混悬液有镇静、镇痛、抗惊厥、消炎和止血作用。

# 龙骨

**别　　名** | 花龙骨、白龙骨、龙骨粉。

**来　　源** | 古代哺乳动物如三趾马类、犀类、鹿类、牛类、象类等的骨骼化石或象类门齿的化石Os Dracomis Tossilis。前者习称"土龙骨"，后者习称"五花龙骨"。由磷灰石、方解石以及少量黏土矿物组成。

## 矿物形态

磷灰石Apatite，又名：磷钙石。六方晶系隐晶质，依古代生物骨骼产出。疏松集合体中或有呈晶形小棒状的磷灰石，灰白色。略带油脂状，土状光泽或瓷状光泽。硬度大于指甲，小于小刀。

方解石Calcite。晶体结构属三方晶系。晶体为菱面体，也有呈柱状及板状者。常以钟乳状或致密粒状集合体产出。多为无色或乳白色，如有混入物，则成灰、黄、玫瑰、红、褐等各种色彩。具玻璃光泽，透明至不透明，有完全的解理，晶体可沿三个不同的方向劈开。断口贝壳状，硬度3，性脆，相对密度2.6～2.8。是内生热液矿脉及沉积的碳酸盐类岩石的重要组成部分。产于沉积岩和变质岩中，金属矿脉中也多有存在，而且晶体较好。

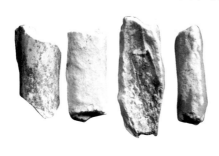

## 生境分布

主产于我国山西、河北、河南，内蒙古、陕西、甘肃、湖北、四川等地。

## 采　制

挖出后除去杂质。

**药材性状**

龙骨呈骨骼状或已破碎为大小不等的不规则块状，黄白色或淡灰白色，有的具浅棕色条纹或裂隙，摸之有细腻感。断面粗糙，中心有浅棕色网状的髓。质坚硬，不易破碎。具较强吸湿力，气微，味淡。五花龙骨为不规则块状或圆柱状，表面黄白色，常夹有蓝灰色或红棕色花纹，略有光泽。质硬而脆，易片状剥落。

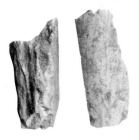

| 性味归经 | 甘、涩，平。归心、肝、肾、大肠经。 |
|---|---|
| 功　效 | 镇静安神，敛汗固精；外用生肌敛疮。 |
| 主　治 | 用于心悸易惊，失眠多梦，自汗盗汗，遗精，崩漏带下，外治溃疡久不收口，阴囊湿痒。 |
| 用　法 | 用量15~30克。外用适量。 |

**单方、验方**

1　心悸：桂枝、甘草各10克，龙骨、牡蛎各18克。煎服。

2　遗精遗尿：龙骨、桂枝、白芍、生姜、大枣、甘草、牡蛎各适量。煎服。

3　失眠：肉桂、生大黄各3克，黄连、川芎、甘草各6克，知母、当归、陈皮各12克，酸枣仁、生地黄各15克，生龙骨、生牡蛎、柏子仁各30克。煎服。

**现代研究**

主要含碳酸钙、磷酸钙，尚含少量铁、钾、钠、氯等。实验表明，本品具有增强免疫和促进损伤组织修复作用，还有镇静作用。

# 龙齿

别　　名｜白龙牙、青龙齿、青条龙齿。

来　　源｜古代哺乳动物如三趾马犀类、鹿类，牛类、象类等的牙齿化石Dens Draconis Fossilis。矿物组成主要为磷灰石、纤磷石。

## 矿物形态

晶体结构属六方晶系。单晶体呈六方柱状或厚板状，隐晶质为依动物牙齿形态之集合体。表面白色、青灰色。粗糙白垩质或稍显珐琅质光泽，或有灰白、灰、黄褐、褐黄色环带，似油脂状、珐琅状光泽。断口不平坦，显示出纤维状个体时硬度稍低，一般硬度大于或近于小刀。齿化石内部呈灰白色瓷状光泽，断口平坦或次贝壳状，硬度大于指甲，小于小刀，在5cm以下。原矿物具珐琅质和丘状脊形齿冠，不同于龙骨。

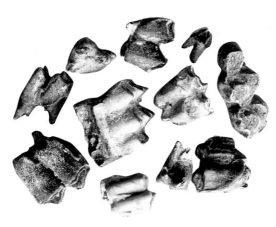

## 生境分布

分布于我国山西、内蒙古、河南、四川、陕西、甘肃、青海等地。

## 采　　制

挖出后，除去泥土，敲去牙床。

**药材性状**

齿状或破碎成不规则块状。完整者可分犬齿和臼齿。犬齿呈圆锥形，略弯曲，先端断面中空。臼齿呈圆柱形或方柱形，略弯曲，一端较细，有深浅不同的棱。其中青灰色或暗棕色者，习称青龙齿，呈黄白色者，习称白龙齿，有的表面具有光泽的珐琅质。质坚硬，断面粗糙，凹凸不平或有不规则的凸起棱线。具吸湿性。无臭，无味。

| 性味归经 | 甘、涩，凉。归心、肝经。 |
|---|---|
| 功　　效 | 镇惊安神，清热除烦。 |
| 主　　治 | 用于惊痫癫狂，心悸怔忡，失眠多梦，身热心烦。 |
| 用　　法 | 用量10~20克。 |

**单方、验方**

1 失眠：①生地黄12克，百合、珍珠母各30克，枣仁、旱莲草各20克，炙远志、五味子、女贞子、龙齿各10克。煎服。②党参15克，麦冬（去心）9克，五味子6克，夜交藤、龙齿各20克。晚饭前水温服，留渣再煎，晚上睡前1小时再服，每日1剂。

2 小儿夜啼：蝉衣3克，钩藤6克，茯苓、莲子各10克，龙齿、珍珠母各15克。煎服。

3 滋阴养血，镇心神：珍珠母、酸枣仁、柏子仁、龙齿各12克，当归、熟地黄、人参、茯神、沉香各6克，犀角、辰砂、金银花、薄荷各1克。煎服。

**现代研究**

本品主含碳酸钙、磷酸钙，尚含少量铁、钾、钠等，具有中枢镇静作用，能降低小鼠脑组织中多巴胺和高香草酸水平，使中枢神经镇静。

# 365

# 琥珀

**别　名**｜血珀、老琥珀、琥珀末。

**来　源**｜古代松科植物的树脂，埋藏地下经年久转化而成的树脂化石Sucinum。

## 矿物形态

　　呈不规则的团块状、钟乳状或散粒状。有时内具昆虫或植物的化石，散在煤或砂质黏土中。煤层中者，质较坚硬称煤珀。黏土中者，

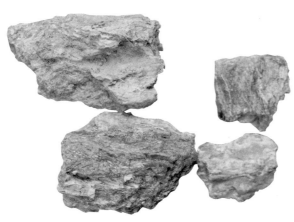

质酥、体较轻称琥珀。颜色为棕黄色、橙黄色或黄色，时有红色、褐色或绿色等。透明至不透明，有松脂光泽。硬度2～2.5。相对密度1.05～1.09。易熔。加热至150℃变软，250～400℃时熔融。溶于硫酸和热硝酸中，部分溶于乙醇、乙醚和松节油。

## 生境分布

　　分布于我国云南腾冲、广西平南、辽宁抚顺。

## 采　制

　　全年均可采收。近性状不同，商品分为琥珀（从地下挖出者）和煤珀（从煤中选出者）。除净砂石、泥土及煤屑杂质。

**药材性状**

不规则的粒状、块状、钟乳状及散粒状，大小不一。表面光滑或凹凸不平，血红色、淡黄色至淡棕色或深棕色，常相间排列；条痕白色。透明至半透明。具树脂样光泽。体较轻，质酥脆，捻之易碎。断面平滑，具玻璃光泽。摩擦后能吸引灯心草或薄纸片。微有松香气，味淡，嚼之易碎，无沙砾感。

| 性味归经 | 甘，平。归心、肝、膀胱经。 |
|---|---|
| 功 效 | 安神镇惊，活血散瘀，利尿通淋。 |
| 主 治 | 用于心悸失眠，惊风癫痫，血瘀肿痛，经闭痛经，心腹刺痛，癥瘕积聚，热淋，石淋，血淋，癃闭。 |
| 用 法 | 用量1~2克，研末吞服或入丸散剂。 |

**单方、验方**

1. 目生翳障：土茯苓30克，琥珀粉1.5克，陈皮、半夏、黄芩、车前子、茺蔚子、白术各10克，薏苡仁20克，蝉蜕6克，海螵蛸5克。煎服。

2. 产后尿潴留：琥珀末（冲）2克，黄芪15克，升麻、荆芥各10克，炙甘草、肉桂各6克。煎服。

**现代研究**

主含树脂、挥发油、二松香醇酸、琥珀银松酸、琥珀树脂醇、琥珀松香醇、琥珀酸、龙脑、琥珀氧松香酸、琥珀松香醇酸，还含有钠、锶、硅、铁、钨、镁、铝、钴、镓等元素。

## 366

# 酸枣仁

**别 名**｜山枣仁、枣仁、酸枣实。

**来 源**｜鼠李科植物酸枣*Ziziphus jujuba* Mill.var.spinosa（Bunge）Hu ex H.F.Chou 的干燥成熟种子。

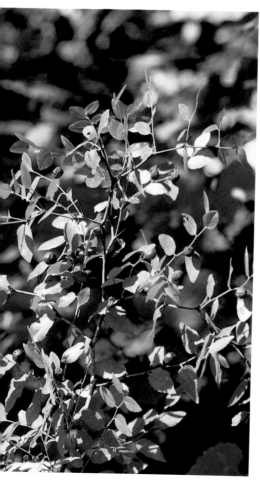

### 植物形态

落叶灌木，稀为小乔木。茎分枝基部处具刺1对，一枚针形直立，另一枚向下弯曲。单叶互生；托叶针状；叶片长圆状卵形至卵状披针形，先端钝，基部圆形，稍偏斜，边缘具细锯齿，下面有3条明显的纵脉。花小，2~3朵簇生于叶腋；花萼5，裂片卵状三角形；花瓣5，黄绿色。雄蕊5，与花瓣对生，比花瓣稍长；花盘明显，10浅裂；花柱2。核果肉质，近球形。花期6~7月，果期9~10月。

### 生境分布

生长于向阳的山坡、山谷、丘陵、平原、路旁以及荒地。分布于我国辽宁、河南、河北等地。

### 采 制

秋末冬初采收成熟果实，除去果肉及核壳，收集种子，晒干。

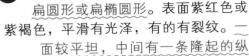

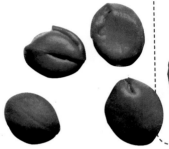

## 药材性状

扁圆形或扁椭圆形。表面紫红色或紫褐色，平滑有光泽，有的有裂纹。一面较平坦，中间有一条隆起的纵线纹；另一面稍突起。一端凹陷，可见线形种脐；另一端有细小突起的合点。种皮较脆，胚乳白色，子叶2，浅黄色，富油性。气微，味淡。

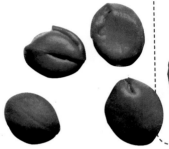

| 性味归经 | 甘、酸，平。归肝、胆、心经。 |
| --- | --- |
| 功　效 | 养心补肝，宁心安神，敛汗，生津。 |
| 主　治 | 用于虚烦不眠，惊悸多梦，体虚多汗，津伤口渴。 |
| 用　法 | 用量9~15克。 |

### 单方、验方

1　心绞痛：龙眼肉250克，麦冬150克，炒酸枣仁120克，西洋参30克，蜂蜜适量。将前4味药加水煎煮3次，滤取合并煎液，再以文火将煎液浓缩，然后放入蜂蜜熬至膏状。每日早晚各服15~30克。

2　失眠：炒酸枣仁15克，粳米50克，白糖适量。酸枣仁捣碎，用纱布袋包好，与粳米同煮为粥，粥成时去掉酸枣仁袋，加入白糖调味，或以酸枣仁煎液，煮米为粥。每日1次，晚饮或临睡前服食。

### 现代研究

含脂肪油、挥发油、黏液质、糖分、枣酸、蛋白质、谷甾醇、苦味质、有机酸、维生素C、酸枣仁皂苷、黄酮苷等，并含有植物甾醇、三萜类化合物及GMP活性物质。具有镇静催眠、抗惊厥、降压、抗心律失常和心肌缺血、增强免疫功能。

**Arborvitae Seed [英]**

# 柏子仁

**别　名**｜柏实、柏子、侧柏子。
**来　源**｜柏科植物侧柏*Platycladus orientalis*（L.）Franco 的干燥成熟种仁。

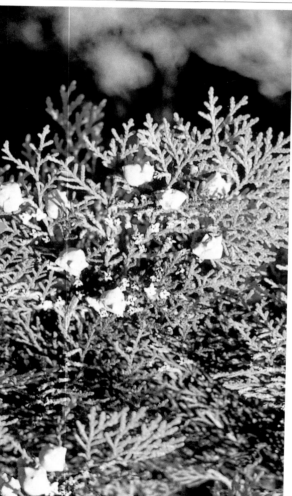

### 植物形态

常绿乔木。树皮薄，裂成长条状；分枝密，小枝扁平，鳞形叶交互对生，雌雄同株，球花生于上年短枝顶上。球果卵状椭圆形，初时绿色，肉质，被白粉，熟后深褐色，木质，张开；种鳞4，扁平，近顶部有下弯的尖头，中部种鳞各有种子1~2粒；种子无翅或有棱脊。花期4~5月，球果10月成熟。

### 生境分布

分布较广，公园及庭院有栽培。主产于我国山东、河南、河北等地。

### 采　制

秋、冬二季采收成熟种子，晒干，除去种皮，收集种仁。

**药材性状**

长卵形或椭圆形。表面黄白色或淡黄棕色，外包膜质内种皮，顶端略尖，有深褐色的小点，基部钝圆。质软，富油性。气微香，味淡。

| 性味归经 | 甘，平。归心、肾、大肠经。 |
|---|---|
| 功　效 | 养心安神，润肠通便，止汗。 |
| 主　治 | 用于阴血不足，虚烦失眠，心悸怔忡，肠燥便秘，阴虚盗汗。 |
| 用　法 | 用量3~10克。 |

**单方、验方**

1. 心悸、失眠健忘、长期便秘或老年性便秘：柏子仁10克，粳米50~100克，蜂蜜适量。柏子仁捣烂，同粳米煮粥，待粥将熟时，加入蜂蜜，稍煮一二沸即可。每日服2次，2~3日为1个疗程。

2. 血虚心悸、失眠盗汗：柏子仁10克。炒香为度，轻轻捣破，开水泡饮。

3. 心脾不足型儿童多动症：当归身15克，柏子仁、生龙骨、茯苓各10克，浮小麦20克，黄连3克，甘草1.5克。先取3剂，煎汤分服。停5~10日，继服3剂。2~3个月为1个疗程。

**现代研究**

种子含皂苷、脂肪油及挥发油，还含谷甾醇、柏木醇、红松内酯等化合物。

# 首乌藤

| 别　　名 | 夜交藤、夜合藤、何首乌藤。 |
|---|---|
| 来　　源 | 蓼科植物何首乌*Polygonum multiflorum* Thunb. 的干燥藤茎。 |

## 植物形态

多年生缠绕草本。块根肥大，外表红褐色至暗褐色。茎多分枝，中空。叶互生，具长柄，卵状心形，先端渐尖，基部心形或近心形，全缘，两面较粗糙。托叶鞘状，膜质，无缘毛，常早落。花序圆锥状，顶生或腋生，开展；苞片卵形，中部绿色，边缘膜质透明，无毛；苞片内生白色小花2~4，花被片5，不等大，结果时外轮3片增大、肥厚，背部生宽翅，翅下延至花梗节处；雄蕊8，短于花被片；花柱3，柱头头状。瘦果三棱形，黑色，具光泽。花期10月，果期11月。

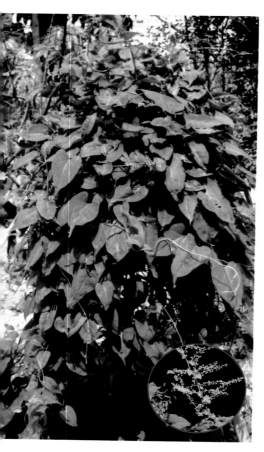

## 生境分布

生于山脚阳处、溪边、路旁及灌木丛中。分布于我国广东、贵州、广西、河南、江苏等地。

## 采　　制

秋、冬二季采割，除去残叶，捆成把或趁鲜切段，干燥。

**药材性状**

长圆柱形，稍扭曲，具分枝，长短不一。表面紫红色至紫褐色，粗糙，具扭曲的纵皱纹，节部略膨大，有侧枝痕，外皮菲薄，可剥离。质脆，易折断，断面皮部紫红色，木部黄白色或淡棕色，导管孔明显，髓部疏松，类白色。气微，味微苦涩。

| 性味归经 | 甘，平。归心、肝经。 |
|---|---|
| 功　效 | 养血安神，祛风通络。 |
| 主　治 | 用于失眠多梦，血虚身痛，风湿痹痛，皮肤瘙痒。 |
| 用　法 | 用量9~15克。外用适量，煎水洗患处。 |

**单方、验方**

1. 虚烦失眠多梦：首乌藤、珍珠母各15克，丹参9克。煎服。
2. 腋疽：首乌藤、鸡矢藤叶各适量。捣烂，敷患处。
3. 疮肿痛：首乌藤、假蒌叶、杉木叶各适量。煎水洗患处。
4. 皮肤瘙痒：首乌藤、苍耳子各适量。煎水外洗。

**现代研究**

含蒽醌类化合物，尚含 β –谷甾醇、苷类化合物及鞣质等。煎剂灌服能显著降低高脂血大鼠的血清胆固醇含量；对戊巴比妥钠阈下睡眠时间有协同作用，能加强小鼠睡眠。所含的大黄素对离体、在体肠管小剂量肌张力增加，大剂量呈抑制作用。此外，还有抗菌镇咳、抗癌作用。

## *369*

# 合欢皮

**别　名**｜夜合欢、夜合皮、夜合树皮。

**来　源**｜豆科植物合欢*Albizia julibrissin* Durazz. 的干燥树皮。

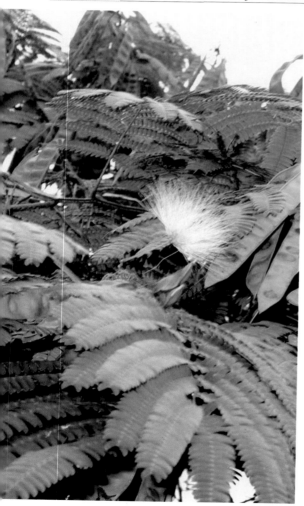

### 植物形态

落叶乔木。树皮灰褐色，小枝有棱角。2回羽状复叶，总叶柄基部及最顶1对羽片着生处各有1腺点；小叶10~30对，镰状长圆形，两侧极偏斜；托叶早落。头状花序于枝端排成圆锥花序；花冠漏斗状，5裂；雄蕊多数，花丝细长，上部淡红色，基部连合。荚果扁平带状。花期6~7月，果期8~10月。

### 生境分布

生于山坡地或栽培。主产于我国湖北、河北、河南、陕西等地。

### 采　制

夏、秋二季剥取，晒干。

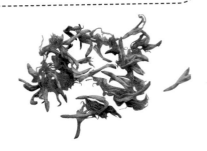

**药材性状**

卷曲筒状或半筒状。外表面灰棕色至灰褐色，<u>密生明显的椭圆形横向皮孔</u>，棕红色，内表面淡黄棕色或黄白色，平滑。质硬而脆，易折断，<u>断面呈纤维性片状</u>。气微香，味淡、微涩、稍刺舌。

| 性味归经 | 甘，平。归心、肝、肺经。 |
|---|---|
| 功　效 | 解郁安神，活血消肿。 |
| 主　治 | 用于心神不安，忧郁失眠，肺痈，疮肿，跌扑伤痛。 |
| 用　法 | 用量6~12克。外用适量，研末调敷。 |

**单方、验方**

1. 神经衰弱、失眠健忘：合欢皮、夜交藤各10克，酸枣仁、柴胡各5克。水煎服。
2. 跌打损伤、肿痛：合欢皮、当归、川芎各10克，乳香、没药各5克。水煎服。
3. 肺痈：合欢皮、鱼腥草、芦根各12克，黄芩、桃仁各10克。水煎服。

**现代研究**

含皂苷、鞣质。

# 远志

**别　名**｜远志筒、远志肉、远志通。

**来　源**｜远志科植物远志*Polygala tenuifolia* Willd. 的干燥根。

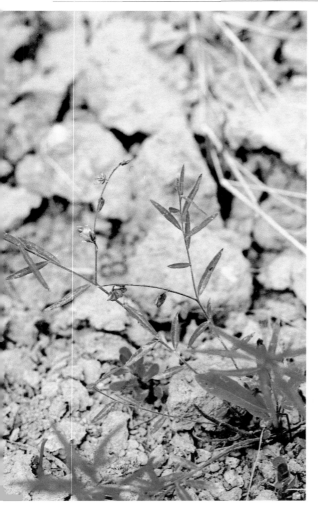

**植物形态**

多年生草本，高20~40厘米。根圆柱形而长。叶互生，线形或狭线形，近无柄。总状花序顶生；花淡蓝紫色；萼片5，外轮3片小，内轮2片花瓣状；花瓣3，1片较大，先端有丝状附属物；雄蕊8，花丝基部合生成鞘。蒴果扁平，倒圆心形，无睫毛，边缘有狭翅。花期5~7月，果期7~8月。

**生境分布**

生于山坡、干燥沙质草地。主产于我国山西、陕西、吉林、河南等地。

**采　制**

春、秋二季采挖，除去须根和泥沙，晒干。

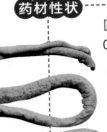

**药材性状**　圆柱形，略弯曲，长3~15厘米，直径0.3~0.8厘米。表面灰黄色至灰棕色，有较密并深陷的横皱纹、纵皱纹及裂纹，老根的横皱纹较密更深陷，略呈结节状。质硬而脆，易折断，断面皮部棕黄色，木部黄白色，皮部易与木部剥离。气微，味苦、微辛，嚼之有刺喉感。

| 性味归经 | 苦、辛，温。归心、肾、肺经。 |
|---|---|
| 功　效 | 安神益智，交通心肾，祛痰，消肿。 |
| 主　治 | 用于心肾不交引起的失眠多梦，健忘惊悸，神志恍惚，咳痰不爽，疮疡肿毒，乳房肿痛。 |
| 用　法 | 用量3~10克。 |

**单方、验方**

1. 神经衰弱，健忘心悸，多梦失眠：远志。研粉，每次服5克，每日2次，米汤冲服。
2. 久心痛：远志（去心）、石菖蒲（切细）各10克。煎服。
3. 气郁膨胀，诸药不效者：远志肉（麸拌炒）25克，加生姜3片，煎服。

**现代研究**

含多种三萜类皂苷，主要有远志皂苷A、远志皂苷B、远志皂苷C、远志皂苷D、远志皂苷E、远志皂苷F、远志皂苷G，由细叶远志皂苷元等与不同的糖结合而成。皂苷以皮部含量最多。药理研究结果表明，因含皂苷，能刺激胃黏膜，引起轻度恶心，因而反射性的支气管分泌物增加而有祛痰作用。提取物给狗口服，可促进气管分泌。此外，尚有降压和抑菌等作用。

**371**　　Abalone Shell [英]

# 石决明

别　　名 | 鲍鱼壳、光底海决、海决明。

来　　源 | 鲍科动物杂色鲍*Haliotis diversicolor* Reeve的贝壳。

### 动物形态

　　贝壳椭圆形，有3个螺层，缝合线浅。螺旋部极小，体螺部极宽大，几乎占贝壳全部。壳顶钝，略高于体螺部。自第二螺层中部开始至体螺部边缘有30多个突起的小孔。前端突起小而不显著，末端6~9个开孔，孔口与壳面平。壳表面绿褐色，内面白色，有彩色光泽，壳口椭圆形，与体螺层大小几相等。

### 生境分布

　　多生活于低潮线附近至潮下带岩礁上或海底。分布于我国广东、海南、台湾和福建沿海。

### 采　　制

　　夏、秋二季捕捞，去肉，洗净，干燥。

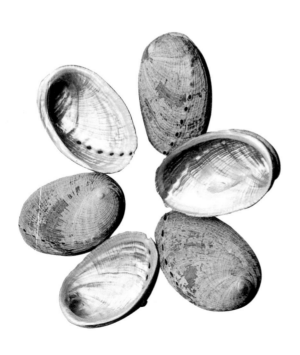

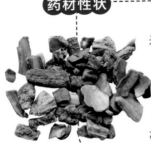

## 药材性状

长卵圆形或椭圆形，内面略呈耳形。表面暗红色，有多数不规则的螺肋及细密生长线，螺旋部小，体螺部大，从螺旋部顶向右排列有30余个疣状突起，末端6~9个开孔，孔口与壳面平。内面光滑，具珍珠样彩色光泽。壳较厚，质坚硬，不易破碎。气微，味微咸。

| 性味归经 | 咸，寒。归肝经。 |
| --- | --- |
| 功　　效 | 平肝潜阳，清肝明目。 |
| 主　　治 | 用于头痛眩晕，目赤翳障，视物昏花，青盲雀目。 |
| 用　　法 | 用量6~20克，先煎。 |

### 单方、验方

1. 中风：石决明、龟板、钩藤、菊花、夏枯草、生地黄、白芍各15克，羚羊角（锉末冲服）0.3克，黄芩、天竺黄各12克。煎服。

2. 顽固性偏头痛：石决明、川牛膝、女贞子、石斛、延胡索各12克，全蝎、天麻、钩藤、地龙、蔓荆子各10克，蜈蚣3条，白芍15克，丹参18克，川芎6克。煎服。

3. 高血压：石决明、丹参、夏枯草、车前子各15克，刺蒺藜20克。煎服。

### 现代研究

　　主含碳酸钙，并含壳角质、胆壳素和多种微量元素。实验表明，其提取液对金黄葡萄球菌、大肠杆菌、绿脓杆菌有较强抑制作用；其贝壳内层水解液可显著降低四氯化碳急性中毒小白鼠谷丙转氨酶；其酸性提取液对家兔体内、外均具有显著的抗凝作用；其贝壳提取液对小白鼠常压下缺氧实验有明显的耐氧作用，还可使离体小鼠肺的灌流量增加，扩张气管、支气管的平滑肌（扩张率17%）；水煎醇沉提取液对实验小鼠具有免疫抑制作用。

# 珍珠母

**别　名**｜珍珠层粉、蚌壳粉、蚌壳灰。

**来　源**｜珍珠贝科动物马氏珍珠贝*Pteria martensii*（Dunker）的贝壳。

## 动物形态

　　贝壳呈斜四方形。壳质薄而脆。壳长与高近相等。壳顶位于前方，两侧有耳，前耳小，后耳大。两壳不等，右壳前较平，左壳稍凸，右壳前耳下方有一明显的足丝凹。壳面同心生长纹细密，呈片状。壳面淡黄褐色，常有数条黑褐色放射线。壳内面具极强的珍珠光泽，边缘淡黄色。闭壳肌痕大，位于壳中央稍近后方，长圆形，前端稍尖。

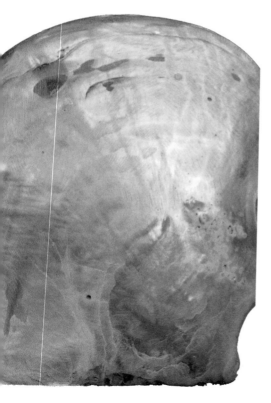

## 生境分布

　　栖息于风浪较平静的海湾中，以足丝附着于岩礁或石块上。在泥沙、岩礁或沙砾较多、潮水通畅、水质较肥的海区生长较好。分布于我国广东、广西和海南沿海，尤以北部湾较为常见。现多为人工养殖。

## 采　制

　　去肉，洗净，干燥。

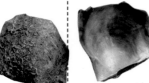

斜四方形。壳质薄而脆。两侧有耳，前耳小，后耳大。两壳不等，右壳前较平，左壳稍凸，右壳前耳下方有一明显的足丝凹。壳面同心生长纹细密，呈片状。壳面淡黄褐色，常有数条黑褐色放射线。壳内面珍珠层发达，具极强的珍珠光泽，边缘淡黄色。闭壳肌痕大，位于壳中央稍近后方，长圆形，具一凸起的长主齿。气微、味淡。

| 性味归经 | 咸，寒。归肝、心经。 |
| --- | --- |
| 功　　效 | 平肝潜阳，安神定惊，明目退翳。 |
| 主　　治 | 用于头痛眩晕，惊悸失眠，目赤翳障，视物昏花。 |
| 用　　法 | 用量10~25克，先煎。 |

## 单方、验方

1. 肝阳上升，头晕头痛，眼花耳鸣，面颊燥热：珍珠母25克，女贞子、旱莲草各15克。煎服。
2. 心悸失眠：珍珠母25克，酸枣仁15克，远志、炙甘草各5克。煎服。
3. 眼部疾患（晶体混浊，视神经萎缩）：珍珠母25克，苍术40克，人参5克。煎服，每日2次。

## 现代研究

　　主含碳酸钙92％以上，内层角壳蛋白水解后得甘氨酸、丙氨酸和亮氨酸等17种氨基酸，尚含铝、铜、铁、镁等多种无机元素。实验表明，其珍珠层粉具有抗溃疡作用，能显著促进大鼠醋酸性胃溃疡的愈合。珍珠层粉水解物能显著延迟实验大鼠白内障的形成，对初期白内障亦有明显疗效。珍珠层粉还具有抗氧化作用，冠心病患者连续服用1个月后，可使血清过氧化脂质明显降低。中老年人服用珍珠层粉2个月后，记忆力和运动能力有所改善，细胞免疫功能有所提高。

# 牡蛎

| | |
|---|---|
| 别　　名 | 蚝、蚝壳、海蛎子壳。 |
| 来　　源 | 牡蛎科动物长牡蛎*Ostrea gigas* Thunberg、大连湾牡蛎*O.talianwhanensis* Crosse或近江牡蛎*O. rivularis* GouLd的贝壳。 |

### 动物形态

贝壳左右2片，极不规则，厚而坚硬。左壳较大而凹，固着于海底岩石上；右壳较小而平坦，呈钙化质状。贝壳外表面有多层起伏的鳞片，灰白色、淡黄色、黄褐色至淡紫色，边缘极粗糙。内表面瓷白色，可见深色闭壳肌痕。肉质部可见鳃、心室、心耳及外套膜触手等。

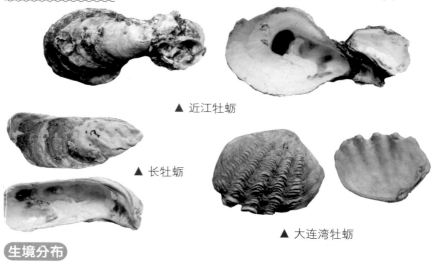

▲ 近江牡蛎

▲ 长牡蛎

▲ 大连湾牡蛎

### 生境分布

生活于低潮线附近或浅海泥沙质海底及岩礁上，近江牡蛎及长牡蛎分布于全国沿海各地，大连湾牡蛎分布于我国辽宁、河北、山东沿海。

### 采　制

全年均可捕捞，去肉，洗净，晒干。

**药材性状**

外形不一，分左右两壳，一般左壳较大而厚。壳外面粗糙不平，内表面光滑、瓷白色。质硬脆，断面层状。气微，味微咸。

| 性味归经 | 咸，微寒。归肝、胆、肾经。 |
|---|---|
| 功　效 | 重镇安神，潜阳补阴，软坚散结。 |
| 主　治 | 用于惊悸失眠，眩晕耳鸣，瘰疬痰核，癥瘕痞块。煅牡蛎收敛固涩，制酸止痛。用于自汗盗汗，遗精滑精，崩漏带下，胃痛吞酸。 |
| 用　法 | 用量9~30克，先煎。 |

**单方、验方**

1. 惊悸失眠：生牡蛎、生龙骨各30克，黄芪、当归、远志各12克，茯苓、酸枣仁、太子参、白术各15克，枳壳9克，生大黄、甘草各3克。煎服。
2. 自汗盗汗：煅牡蛎30克，黄芪20克，白术12克，防风10克，党参15克，麻黄根9克，浮小麦25克。煎服。
3. 小儿多汗：桂枝4克，白芍9克，甘草3克，大枣5枚，龙骨、牡蛎各15克（先煎）。煎服。

**现代研究**

主含碳酸钙、磷酸钙及硫酸钙，此外尚含镁、铁、铝、硅等多种无机元素及多种氨基酸。动物实验表明，本品提取物具有增强免疫、镇静、抗实验性胃溃疡、抗动脉粥样硬化、抗炎和抗衰老作用。

# 紫贝齿

| 别　名 | 紫贝、贝子、贝齿。 |
|---|---|
| 来　源 | 宝贝科动物阿拉伯绶贝*Mauritia arabica*（Linnaeus）的干燥贝壳。 |

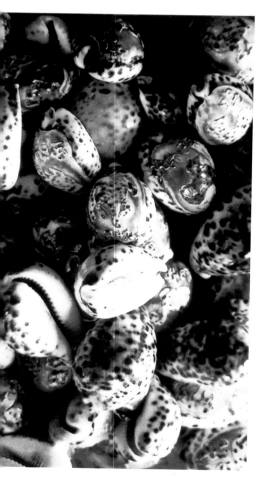

## 动物形态

贝壳长卵圆形,壳质坚固。壳螺旋部几乎全被珐琅质遮盖。背部膨圆，两侧下部略向内收缩，边缘稍厚。壳表面光滑细腻，褐色或灰褐色，布满纵横交错、不甚规则的棕褐色断续条纹和若干星状圆斑，背部隐约可见褐色或灰蓝色彩带，两侧缘灰褐色，上面具有紫褐色斑点，斑点一直延伸至基部。背线明显，不具斑纹。壳口狭长，前端稍宽，前、后端管沟陷入很深，内外两唇的齿各为32，红褐色。

## 生境分布

生活在潮间带低潮线附近有珊瑚礁或岩石的海底。分布于我国福建、台湾、海南及西沙和南沙群岛。

## 采　制

夏、秋二季捕捞或捡拾，除去肉，洗净，晒干。

**药材性状**

卵圆形，长3~7厘米，宽2~4厘米，高1.5~2厘米。背部隆起，腹部扁平，中间有沟，沟缘向内卷，并有多数细齿，两端均凹入呈圆口状，前端较宽。壳面平滑，紫色、棕色或褐色，具多数暗紫棕色与白色交错的斑纹或圆点，光泽美丽。内面蓝白色。质坚硬。气无，味淡。

| 性味归经 | 咸，平。归肝经。 |
|---|---|
| 功　　效 | 镇惊安神，清肝明目。 |
| 主　　治 | 用于惊悸心烦，失眠多梦，小儿高热抽搐，肝火上升所致的眩晕头痛，目赤肿痛。外用角膜云翳。 |
| 用　　法 | 用量10~15克，宜先煎。外用适量，按"水飞法"磨成细粉，点眼。 |

**单方、验方**

1　小儿痘疹入眼：紫贝齿（生用）1个为末，加人参药末3克，用米泔水煮熟，入小瓶内，趁热熏，凉后取出，空腹服用。

2　尖锐湿疣（偏气滞血瘀者）：灵磁石、紫贝齿各20克，代赭石、地骨皮、生牡蛎各15克，桃仁、红花、山慈姑、白芍、黄柏各10克。煎服。

**现代研究**

主含碳酸钙90％以上，另含镁、铁、硅酸盐、磷酸盐和氯化物及有机质。

# 赭石

**别　　名** 代赭石、钉头赭石、红石头。

**来　　源** 氧化物类矿物刚玉族赤铁矿Haematitum的矿石。主含三氧化二铁（Fe$_2$O$_3$）。

## 矿物形态

　　结晶质赤铁矿呈钢灰色至铁黑色，常带浅蓝色锖色。隐晶质的鲕状、豆状、肾状赤铁矿集合体则呈暗红色至鲜红色。条痕樱红色。金属光泽至半金属光泽或暗淡无光泽。硬度5.5~6。性脆，无解理。相对密度5.0~5.3。

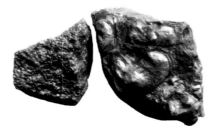
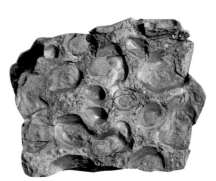

## 生境分布

　　主产于山西、河北，河南、山东、四川、湖南、广东等地。

## 采　制

　　采挖后，除去杂石。

## 药材性状

不规则扁平块状，大小不一。全体棕红色或铁青色，表面附有少量棕红色粉末，有的具金属光泽。一面常有圆形乳头状突起的，习称"钉头"，另一面与突起相对应处有同样大小的凹窝。质坚硬，不易砸碎，断面显层叠状，每层依钉头而呈波浪状弯曲，手摸则有红棕色粉末黏手。条痕樱红色。气微，味淡。

| 性味归经 | 苦，寒。归肺、心、胃经。 |
| --- | --- |
| 功　效 | 平肝潜阳，重镇降逆，凉血止血。 |
| 主　治 | 用于眩晕耳鸣，呕吐，噫气，呃逆，喘息，吐血，衄血，崩漏下血。 |
| 用　法 | 用量9~30克。先煎。孕妇慎用。 |

## 单方、验方

1. 失眠、眩晕：桃仁、当归、大黄各12克，红花8克，升麻、丁香各6克，枳实、生姜各10克，姜半夏20克，代赭石30克。水煎，每日1剂，分2次服。
2. 慢性支气管炎久咳气急痰多：夏枯草20克，法半夏10克，代赭石、车前草各30克。煎服。
3. 肝胃不和所致的呕吐、反酸：灶心土12克，代赭石、旋覆花、柿蒂、竹茹各9克。水煎，分3次服，每日1剂。
4. 顽固性呃逆：柿蒂、竹茹、木香、代赭石各5克。共研末分3份，每份加鸡蛋1个，蜂蜜50克，开水冲服。每日服1份，3日服完。

## 现代研究

主含三氧化二铁，其中铁占69.94％，氧占30.06％，同时有钛和镁类物质混入。此外，尚含钙、锰、锶、钡等20余种微量元素，并含铅、砷等有害元素。动物实验表明，其水煎剂具有收敛保护胃肠黏膜作用，并能促进红细胞和白细胞新生，同时还具有中枢镇静作用。

376 **Caltrop Fruit [英]**

# 蒺藜

| 别 名 | 刺蒺藜、硬蒺藜、白蒺藜。 |
| --- | --- |
| 来 源 | 蒺藜科植物蒺藜*Tribulus terrestris* L.的干燥成熟果实。 |

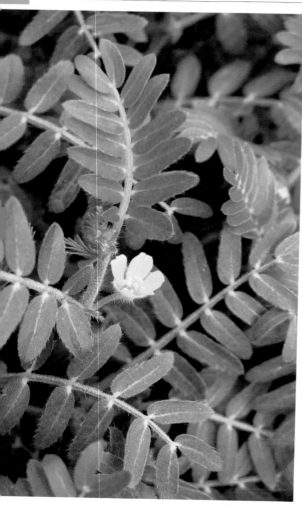

### 植物形态

一年生匍匐草本，多分枝，全株有柔毛。羽状复叶互生或对生，小叶5~7对，长椭圆形，基部常偏斜，有托叶。花单生于叶腋；萼片5；花瓣5，黄色，早落；雄蕊10，5长5短；子房上位，5室，柱头5裂。果实由4~5个分果瓣组成，每果瓣有长短棘刺各1对。种子卵状三角形。花期5~7月，果期7~9月。

### 生境分布

生于田野、路旁。分布于全国各地，以长江北部为多。河南、河北等地有栽培。

### 采 制

秋季果实成熟时采割植株，晒干，打下果实，除去杂质。

## 药材性状

复果多由5个分果瓣组成，放射状排列呈五棱状球形。常裂为单一的分果瓣，斧状三角形，淡黄绿色，背部隆起，有纵棱及多数小刺，并有对称的长刺和短刺各1对，成"八"字形分开，两侧面粗糙，有网纹，灰白色；果皮坚硬，木质，内含种子3~4粒。种子卵圆形，稍扁，淡黄绿色，有油性。气微，味苦。

| 性味归经 | 辛、苦，微温；有小毒。归肝经。 |
|---|---|
| 功　　效 | 平肝解郁，活血祛风，明目，止痒。 |
| 主　　治 | 用于头痛眩晕，胸胁胀痛，乳闭乳痈，目赤翳障，风疹瘙痒。 |
| 用　　法 | 用量6~10克。 |

## 单方、验方

1　通身浮肿：蒺藜适量。每日煎汤洗。

2　月经不通：蒺藜、当归各等份。研为末。每次服15克，米汤送下。

3　脸上疤痕：蒺藜、山栀子各15克。共研为末。加醋调匀，夜涂脸上，清晨洗去。

4　疔肿：蒺藜子30克，火熬，捣烂，以醋调匀敷疮上。拔根即愈。

5　带状疱疹：蒺藜捣烂敷患处。

## 现代研究

　　果实和叶含刺蒺藜苷、紫云英苷、山柰素-3-芸香糖苷及山柰素，并含生物碱哈尔满碱和哈尔明碱，以及少量挥发油和油脂。药理实验表明蒺藜水提取部分有轻度降压作用，生物碱部分有轻度利尿作用，并对在体蛙心呈抑制作用。此外，蒺藜水提取部分有抗变态反应，对2，4-二硝基氯苯引起的小鼠接触性皮炎有抑制作用。

**Dogbane Leaf [英]**

# 罗布麻叶

别　　名｜红麻、泽漆麻叶、茶叶花。
来　　源｜夹竹桃科植物罗布麻*Apocynum venetum* L. 的干燥叶。

**植物形态**

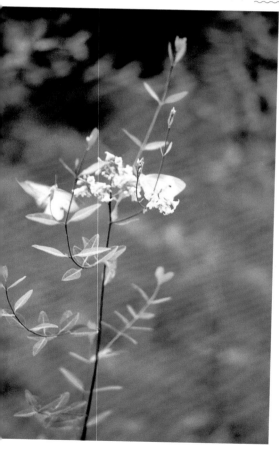

直立半灌木，高1~1.5米，有乳汁。枝常对生，紫红色或淡红色。叶对生，椭圆状披针形或卵圆状矩圆形，叶缘具细齿；叶柄短。聚伞花序生于茎端或分枝上；花萼5深裂，被短毛；花冠粉红色或浅紫色，钟形，先端5裂，两面具颗粒突起；副花冠裂片5；雄蕊5，花药箭头状，顶端黏合且与柱头合生；子房上位，心皮2，离生。果平行或叉生。种子顶端簇生白色细长毛。花期4~9月，果期7~12月。

**生境分布**

生于河岸沙质地、山沟沙地、多石的山坡及盐碱地。分布于我国华北、西北、东北、华东各地。

**采　　制**

夏季采收，除去杂质，干燥。

**药材性状**

多皱缩卷曲。完整叶片展开后呈椭圆状披针形或卵状披针形，长2~5厘米，宽0.5~2厘米，淡绿色或灰绿色，先端钝，有小芒尖，基部钝圆或楔形，边缘具细齿，常反卷，两面无毛，叶脉于下表面突起；叶柄细，长约4毫米。质脆。气微，味淡。

| 性味归经 | 甘、苦，凉。归肝经。 |
| --- | --- |
| 功　效 | 平肝安神，清热利水。 |
| 主　治 | 用于肝阳眩晕，心悸失眠，浮肿尿少。 |
| 用　法 | 用量6~12克。 |

**单方、验方**

1. 肝炎腹胀：甜瓜蒂12克，罗布麻叶、延胡索各10克，公丁香5克，木香15克。共研末，每次0.5克，每日2次，开水送服。
2. 高血压，头痛，头晕，失眠：罗布麻叶3~5克，每日泡水代茶饮。

**现代研究**

含黄酮类化合物，含量达2%。另含儿茶素、蒽醌、谷氨酸、丙氨酸、缬氨酸、氯化钾等，尚含甾体化合物。药理试验表明，水煎剂有降压作用，同时还具有止咳、祛痰、利尿等作用。

## 378　Antelope Horn［英］

# 羚羊角

| 别　　名 | 紫羚羊角、羚羊角尖、羚羊角片。 |
| --- | --- |
| 来　　源 | 牛科动物赛加羚羊*Saiga tatarica* Linnaeus的角。 |

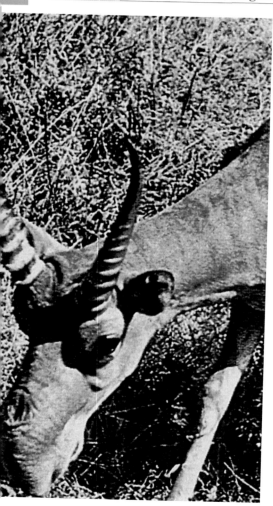

### 动物形态

身长1~1.4米。头较特别，耳郭短小，眼眶突出；鼻端大，鼻中间具槽，鼻孔呈明显的筒状，整个鼻子呈肿胀状鼓起。雄者具角1对。角自基部长出后几乎竖直向上，至生长到整个角长1/3高度时，二角略向外斜，接着又往上、往里靠近再又微微往外，最后二角尖相向略往内弯。角尖端平滑，而下半段具环棱。角呈半透明状，黄蜡色。整个体色呈现灰黄色，但体侧较灰白，至冬季时毛色更淡。

### 生境分布

羚羊主要栖于半沙漠地区，群栖。白天活动，夜间休息。分布于我国新疆北部。

### 采　制

猎取后锯取其角，晒干。

## 药材性状

长圆锥形，略呈弓形弯曲，长15~33厘米，类白色或黄白色，基部稍呈青灰色。嫩枝透视有血丝或紫黑色斑纹，老枝则有细纵裂纹。除尖端部分外，有10~16个隆起环脊，间距约2厘米，用手握之，四指正好嵌入凹处。角的基部横截面圆形，内有骨塞，骨塞长约占全角的1/2或1/3。除去骨塞后，角的下半段呈空洞，全角呈半透明，对光透视，有一条隐约可辨的细孔道直通角尖，习称通天眼。质坚硬。气无，味淡。

| 性味归经 | 咸，寒。归肝、心经。 |
|---|---|
| 功　效 | 平肝息风，清肝明目，散血解毒。 |
| 主　治 | 用于肝风内动，惊痫抽搐，妊娠子痫，高热痉厥，癫痫发狂，头痛眩晕，目赤翳障，温毒发斑，痈肿疮毒。 |
| 用　法 | 用量1~3克，宜另煎2小时以上。磨汁或研粉服，每次0.3~0.6克。 |

### 单方、验方

1. 高热惊痫、神昏：羚羊角（先煎）3克，钩藤20克，地龙、生地黄、玄参、麦冬、丹参、连翘各15克，黄连10克，竹叶、甘草各6克。煎服。

2. 中风：羚羊角（锉末冲服）0.3克，龟板、石决明、钩藤各30克，菊花、夏枯草、生地黄、白芍各15克，黄芩、天竺黄各12克。煎服。

### 现代研究

主要含角蛋白、磷酸钙、氨基酸等。水煎剂有解热、镇静和抗惊厥作用，有降血压和消炎作用；注射液治疗感冒、流感、肺炎、麻疹等引起的发热疗效较好。

## 379 **Bezoar [英]**

# 牛黄

**别　名** 胆黄、蛋黄、管黄。

**来　源** 牛科动物牛 *Bos taurus domesticus* Gmelin的干燥胆结石。

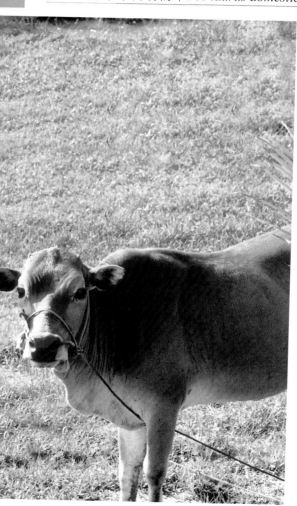

### 动物形态

　　大型家畜，体格高大壮实。头部宽阔，眼大，鼻孔粗大，嘴亦大。头顶有角1对，左右分开。四肢健壮，蹄趾坚硬，尾较长。毛色一般多为黄色，但由于品种不同，毛色也有很大的差异。

### 生境分布

　　全国各地均有饲养。

### 采　制

　　宰牛时，如发现有牛黄，即滤去胆汁，将牛黄取出，除去外部薄膜，阴干。

**药材性状**

卵形、类球形、三角形或四方形，大小不一，少数呈管状或碎片。表面黄红色至棕黄色，有的表面挂有一层黑色光亮的薄膜，习称乌金衣，有的粗糙，具疣状突起，有的具龟裂纹。体轻，质酥脆，易分层剥落，断面金黄色，可见细密的同心层纹，有的夹有白心。气清香，味苦而后甘，有清凉感，嚼之易碎，不黏牙。

| 性味归经 | 甘，凉。归心、肝经。 |
|---|---|
| 功　效 | 清心，豁痰，开窍，凉肝，息风，解毒。 |
| 主　治 | 用于热病神昏，中风痰迷，惊痫抽搐，癫痫发狂，咽喉肿痛，口舌生疮，痈肿疔疮。 |
| 用　法 | 用量0.15~0.35克，多入丸散用；外用适量，研末敷患处。孕妇慎用。 |

**单方、验方**

热毒疮疡：牛黄9克，甘草、金银花各30克，草河车15克。共研细末，炼蜜为丸，每次服0.5~1.5克，每日2次。

**现代研究**

含胆酸、脱氧胆酸、胆甾醇、胆红素、胆绿素、去氧胆酸、鹅去氧胆酸、牛磺酸、维生素P等。脱氧胆酸有镇静解痉、利胆作用；牛磺酸具有保肝作用；脱氧胆酸、胆红素、胆绿素能降低血压。牛黄有抗惊厥、解热、镇痛、强心、利胆作用，能助脂肪消化，并可与多种有机物结合成稳定的化合物，从而起到解毒作用，对中枢神经系统病症有特殊疗效，常用于治疗中风、热毒症、肝胆病。

牛黄

动物类

# 380

# 珍珠

**别　名**｜真珠、珠子、养殖珍珠。

**来　源**｜珍珠贝科动物马氏珍珠贝*Pteria martensii*（Dunker）受刺激形成的珍珠。

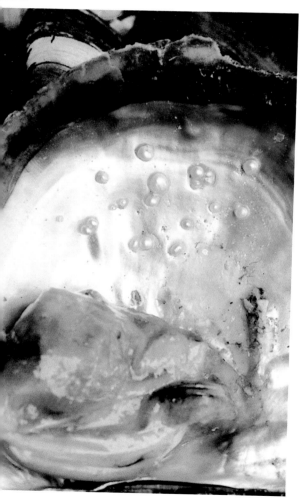

### 动物形态

　　贝壳呈斜四方形，二壳不等，左壳比右壳稍鼓起，壳面淡黄色至黄褐色，具舌状稍作游离的同心鳞片层，薄而脆，极易脱落，边缘鳞片层紧密，末端稍翘起。壳内面珍珠层发达，具珍珠光泽，边缘淡黄色。闭壳肌痕大，位于壳中央稍近后方，长圆形，前端稍尖。

### 生境分布

　　马氏珍珠贝栖息于风浪较平静的暖海1~10米深处，多附着于岩礁沙砾。分布于南海。

### 采　制

　　自动物体内取出，洗净，干燥。

## 药材性状

类球形、长圆形、卵圆形或棒形，直径1.5~8毫米。表面类白色、浅粉红色、浅黄绿色或浅蓝色，半透明，光滑或微有凹凸，具有特有的彩色光泽。质坚硬，破碎面现层纹。无臭，无味。

| 性味归经 | 甘、咸，寒。归心、肝经。 |
|---|---|
| 功　效 | 安神定惊，明目消翳，解毒生肌，润肤祛斑。 |
| 主　治 | 用于惊悸失眠，惊风癫痫，目生翳障，疮疡不敛，皮肤色斑。 |
| 用　法 | 用量0.1~0.3克，多入丸散用。外用适量。 |

### 单方、验方

1. 惊悸失眠：珍珠0.2克。研粉冲服。
2. 口腔溃疡：珍珠5克，青黛、血竭各3克，鸡内金10克，生石膏15克。共研为细粉（过200目筛），每次服2克。
3. 咽喉肿痛：珍珠0.9克，牛黄0.3克。研为细末，每次服0.1克。

### 现代研究

　　珍珠含20余种氨基酸和大量的碳酸钙，并含有钠、镁、钾、锶等微量元素。珍珠层30%的硫酸水解产物可使离体蟾蜍心脏跳动幅度加大，使兔离体肠管紧张降低，对兔有短暂的利尿作用；酸水解产物的乙醚提取液（除去钙）有对抗组胺引起的肠管收缩作用，并能保护豚鼠因组胺引起的休克，有升压作用。

# 钩藤

**别　　名**｜勾藤、双勾、嫩钩藤。

**来　　源**｜茜草科植物钩藤*Uncaria rhynchophylla*（Miq.）Miq. ex Havil.的干燥带钩茎枝。

### 植物形态

藤本。长达10米。小枝四棱柱形，光滑，幼时具白粉，变态枝呈钩状，下弯。叶对生；叶片纸质，椭圆形，先端尾尖，基部宽楔形，全缘；托叶2深裂。头状花序单个腋生或总状花序顶生；花萼有中粗毛；花冠黄色。蒴果圆锥形，有疏柔毛。花期6~8月，果期10~11月。

### 生境分布

生于湿润林下或灌丛。分布于我国广西、江西、湖南、四川等地。

### 采　　制

秋、冬二季采收，去叶，切段，晒干。

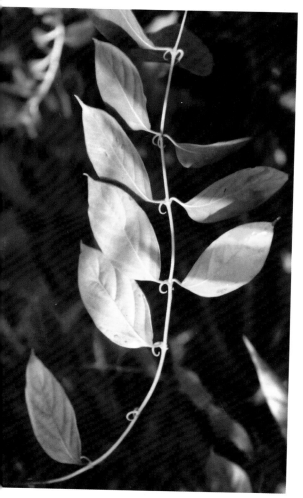

**药材性状**

圆柱形或类方柱形，长2~3厘米，直径0.2~0.5厘米。表面红棕色至紫红色者具细纵纹，光滑无毛；黄绿色至灰褐色者有的可见白色点状皮孔，被黄褐色柔毛。多数枝节上对生2个向下弯曲的钩（不育花序梗），或仅一侧有钩，另一侧为凸起的疤痕；钩略扁或稍圆，先端细尖，基部较阔；钩基部的枝上可见叶柄脱落后的窝点状痕迹和环状的托叶痕。质坚韧，断面黄棕色，皮部纤维性，髓部黄白色或中空。无臭，味淡。

| 性味归经 | 甘，凉。归肝、心包经。 |
|---|---|
| 功　效 | 息风定惊，清热平肝。 |
| 主　治 | 用于肝风内动，惊痫抽搐，高热惊厥，感冒夹惊，小儿惊啼，妊娠子痫，头痛眩晕。 |
| 用　法 | 用量3~12克，后下。 |

**单方、验方**

1. 高血压：钩藤12克。水煎10~20分钟，饮服。
2. 肝阳上亢，风热头痛眩晕，面红目赤：钩藤、桑叶、菊花、夏枯草各9克。煎服。
3. 急热惊风，痉挛抽搐：钩藤12克，犀角4.5克，天麻10克，木香5克，全蝎、甘草各3克。煎服。

**现代研究**

本品含钩藤碱、异钩藤碱、毛钩藤碱、去氢毛钩藤碱等生物碱以及含有喜果苷、金丝桃苷、三叶豆苷。药理实验表明，具抗惊厥、镇静及降压的作用。

## 382　**Gastrodia Tuber [英]**

# 天麻

**别　　名**｜明天麻、冬麻、春麻。

**来　　源**｜兰科植物天麻*Gastrodia elata* Bl. 的干燥块茎。

### 植物形态

多年生寄生植物。以蜜环菌的菌丝或菌丝的分泌物为营养来源，借以生长发育。块茎椭圆形或卵圆形，横生，肉质。茎单一，圆柱形，黄褐色。叶呈鳞片状，膜质，下部鞘状抱茎。总状花序顶生，苞片膜质，窄披针形，或条状长椭圆形，花淡黄绿色或黄色，萼片和花瓣合生成歪壶状，口部偏斜，顶端5裂；合蕊柱，顶端有2个小的附属物；子房倒卵形，子房柄扭转。蒴果长圆形，有短梗。种子多数而细小，粉尘状。花期6~7月，果期7~8月。

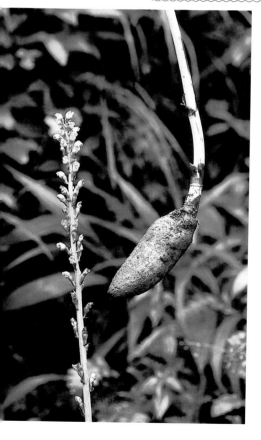

### 生境分布

生于湿润的林下及肥沃的土壤上。分布于我国吉林、辽宁、河南、陕西、甘肃、四川、云南、贵州、西藏等地。

### 采　　制

立冬后至次年清明前采挖，立即洗净，蒸透，敞开低温干燥。

**药材性状**

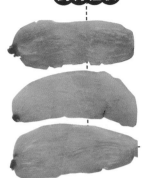

椭圆形或长条形，略扁，皱缩而稍弯曲。表面黄白色至淡黄棕色，有纵皱纹及由潜伏芽排列而成的横环纹多轮。顶端有红棕色至深棕色鹦嘴状的芽或残留茎基（鹦哥嘴）；另端有圆脐形疤痕（肚脐眼）。质坚硬，断面较平坦，黄白色至淡棕色，角质样。气微，味甘。

| 性味归经 | 甘，平。归肝经。 |
|---|---|
| 功　效 | 息风止痉，平抑肝阳，祛风通络。 |
| 主　治 | 用于小儿惊风，癫痫抽搐，破伤风，头痛眩晕，手足不遂，肢体麻木，风湿痹痛。 |
| 用　法 | 用量3~10克。 |

**单方、验方**

1. 血虚头痛，眩晕：天麻10克，煎服或炖猪瘦肉服。
2. 肢体麻木：天麻、当归、川牛膝各10克，羌活3克。水酒各半煎服。
3. 偏头痛：天麻10克，白芷12克，川芎、白花蛇、地龙各9克。煎服。

**现代研究**

　　主要含天麻苷、香荚兰醇、香草醛、甾醇、多糖、抗真菌蛋白、胡萝卜苷、棕榈酸、柠檬酸、琥珀酸、铁、锌、铜等。天麻液和天麻苷能轻度而持久地降低血压；苷元镇痛作用较强，且能有效制止癫痫发作；天麻多糖能增强细胞免疫作用；天麻苷有镇静和抗惊厥作用；天麻制剂可治疗眩晕综合征、肢体麻木、癫痫、高血压病及老年痴呆症。

## 383　Earthworm［英］

# 地龙

**别　名**｜蚯蚓、地龙末、广地龙。

**来　源**｜钜蚓科动物参环毛蚓 *Pheretima aspergillum*（E. Perrier）的干燥体。

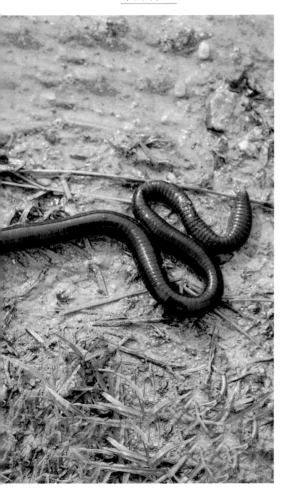

### 动物形态

体长11～38厘米，宽0.5~1.2厘米，前端尖，后端钝圆，全体由100余个环节组成。背孔自11~12节开始，背部灰紫色，后部稍淡，刚毛圈稍白，生殖环带位于第14~16节，其上无背孔和刚毛，环带前各节刚毛粗而硬。雄性生殖孔在第18节腹面两侧一小突上，外缘有浅皮褶，前后两边有1~2排小乳突。受精囊孔2对，球形，管较短，盲管亦短，弯曲数转。

### 生境分布

生于潮湿、疏松而有机质多的泥土中。分布于我国福建、广东、广西、台湾等地。

### 采　制

春至秋季捕捉。捉后及时剖开腹部，除去内脏及泥沙，洗净，晒干或低温干燥。

**药材性状**

长条状薄片，弯曲，边缘略卷，长10~20厘米，宽1~2厘米，全体具环节，背部棕褐色至紫灰色，腹部浅黄棕色。第14~16环节为生殖带，习称白颈，较光亮。雄性生殖孔在第18节腹面两侧一小突上，前后两边有1~2排小乳突。受精囊孔2对。体轻，略呈革质，不易折断。气腥，味微咸。

| 性味归经 | 咸，寒。归肝、脾、膀胱经。 |
|---|---|
| 功　效 | 清热定惊，通络，平喘，利尿。 |
| 主　治 | 用于高热神昏，惊痫抽搐，关节痹痛，肢体麻木，半身不遂，肺热咳嗽，水肿尿少。 |
| 用　法 | 用量5~10克。 |

**单方、验方**

1. 高热神昏、惊痫抽搐：地龙。煎汤服用。
2. 喉源性咳嗽：地龙、防风、诃子肉、蝉蜕、黄芩、西青果、五味子、乌梅、麦冬各10克，沙参、黄芪各15克，射干、远志、甘草各6克。水煎。

**现代研究**

含次黄嘌呤、蚯蚓解热碱、蚯蚓素及多种氨基酸，尚含琥珀酸。其提取物对多数动物有缓慢持久的降压作用；浸剂对豚鼠实验性哮喘有平喘作用，对离体蛙心，适量可使心跳增强，动物实验尚有解热、镇静、抗惊厥作用；次黄嘌呤为降压成分，并有抗组织胺及舒张气管作用。

## 384　Scorpion［英］

# 全蝎

**别　　名**｜东全虫、春蝎、伏蝎。

**来　　源**｜钳蝎科动物东亚钳蝎*Buthus martensii* Karsch的干燥体。

### 动物形态

　　体长约6cm，躯干（头胸部和前腹部）为绿褐色，尾（后腹部）为土黄色。头胸部背甲梯形。侧眼3对。胸板三角形，螯肢的钳状上肢有2齿。触肢钳状，上下肢内颗粒斜列。第3节、第4对步足胫节有距，各步足跗节末端有2爪和1距。前腹部的前背板上有5条隆脊线。生殖孔由2个半圆形甲片组成。节状器有16~25枚齿。后腹部的前4节各有10条隆脊线，第5节仅有5条，第6节的毒针下方无距。

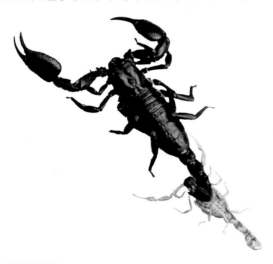

### 生境分布

　　多栖息于山坡石砾、树皮、落叶下及墙隙土穴、荒地的潮湿阴暗处。分布于我国辽宁、河北、山东、河南、江苏、福建、台湾等地。

### 采　制

　　春末至秋初捕捉，除去泥沙，置沸水或沸盐水中，煮至全身僵硬，捞出，置通风处，阴干。

**药材性状**

头胸部与前腹部呈扁平长椭圆形，后腹部呈尾状。头胸部呈绿褐色，前面有1对短小的螯肢及1对较长的钳状脚须，形似蟹螯，背面有梯形背甲，腹面有足4对，均为7节，末端各具2爪钩；前腹部由7节组成，第7节色深，背甲上有5条隆脊线。背面绿褐色，后腹部棕黄色，6节，节上均有纵沟，末节有锐钩状毒刺，毒刺下方无距。气微腥，味咸。

| 性味归经 | 辛，平；有毒。归肝经。 |
|---|---|
| 功　　效 | 息风镇痉，通络止痛，攻毒散结。 |
| 主　　治 | 用于肝风内动，痉挛抽搐，小儿惊风，中风口㖞，半身不遂，破伤风，风湿顽痹，偏正头痛，疮疡，瘰疬。 |
| 用　　法 | 用量3~6克。孕妇禁用。 |

**单方、验方**

1　中风：全蝎5克，陈皮、甘草各6克，僵蚕、地龙各10克，胆南星、白附子各12克，法半夏、钩藤各15克。煎服。

2　癌性疼痛：全蝎、莪术、降香、陈皮、延胡索各6克，蜈蚣3条，蚤休、山慈姑、石见穿各15克，黄芪、女贞子、薏苡仁、茯苓各20克。煎服。

**现代研究**

　　含有蝎毒素、三甲胺、牛磺酸等成分，其中蝎毒为全蝎的主要活性成分，易溶于水，全蝎及蝎毒所含的苏氨酸，酪氨酸、甲硫氨酸，赖氨酸等16种氨基酸，亦大多溶于水。蝎毒由蛋白和非蛋白两部分组成，若沸水100℃加热30分钟，可丧失部分活性，若再沸水煮4~5小时，对全蝎成分有不良影响。

## 385 Centipede [英]

# 蜈蚣

**别　　名** | 赤足蜈蚣、大蜈蚣、川蜈蚣。

**来　　源** | 蜈蚣科动物少棘巨蜈蚣*Scolopendra subspinipes mutilans* L. Koch 的干燥体。

### 动物形态

体形扁平而长，体长达6~16cm，体宽8~10mm，全身连头部由22个同律节构成，除头部外，其他各节均有对生的足1对。全身可分为头部和躯干部，整个身体为几丁质外骨骼所包围，头部由6节愈合而成，头板较圆，前端突出，似杏仁形，长约为第1背板的2倍。躯干部为21体节组成，第1节由2节组成，共有21对步足，第1对为颚肢，前腿节很大，前腿节内侧有1距状突起，上具4枚上齿，跗节和前胸跗节合成钩状大螯，上有毒钩，末端有孔，内通毒腺。

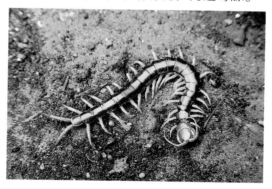

### 生境分布

栖居于潮湿阴暗处，食肉性。全国各地多有分布。

### 采　　制

春、夏二季捕捉，用竹片插入头尾，绷直、干燥。

**药材性状**

扁平长条形，全体共22个环节。头部暗红色或红褐色，略有光泽，有头板覆盖，头板近圆形，前端稍突出，两侧贴有颚肢1对，前端两侧有触角1对。腹部淡黄色或棕黄色，皱缩；步足黄色或红褐色，偶有黄白色，呈弯钩形，最末1对步足尾状，故又称尾足，易脱落。质脆，断面有裂隙。气微腥，有特殊刺鼻的臭气，味辛、微咸。

| 性味归经 | 辛，温。有毒。归肝经。 |
|---|---|
| 功　　效 | 息风镇痉，通络止痛，攻毒散结。 |
| 主　　治 | 用于肝风内动，痉挛抽搐，小儿惊风，中风口㖞，半身不遂，破伤风，风湿顽痹，偏正头痛，疮疡，瘰疬，蛇虫咬伤。 |
| 用　　法 | 用量3~5克。孕妇禁用。 |

**单方、验方**

1. 中风偏瘫：蜈蚣、西洋参、牛黄、冰片、水蛭、全蝎、鹿茸、川芎各适量。煎服。
2. 带状疱疹：蜈蚣10克，研成细末，用麻油调匀，擦患处，每日3次。

**现代研究**

含有2种类似蜂毒的成分，即组织胺样物质及溶血蛋白质，还含有胆甾醇、脂肪酸、蛋白质和多种氨基酸。实验表明，本品提取物对戊四氮、纯烟碱及硝酸士的宁碱引起的惊厥均有不同程度的对抗作用，对多种皮肤真菌有不同程度的抑制作用，对结核杆菌有抑制和杀灭的功能，还具有抗肿瘤、抗炎、镇痛、抗衰老和增加心肌收缩力的功能。

# 僵蚕

别　　名 | 僵蚕末、白僵虫、白僵蚕。

来　　源 | 蚕蛾科昆虫家蚕*Bombyx mori* Linnaeus 4~5龄的幼虫感染（或人工接种）白僵菌*Beauveria basiana*（Bals.）Vuillant致死的干燥虫。

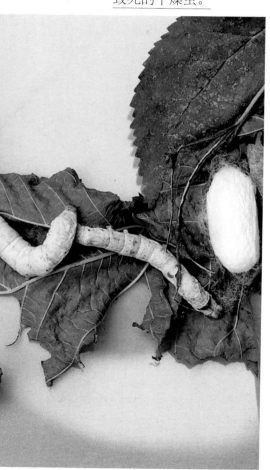

### 动物形态

雌雄成虫全身皆密布白色鳞片。体长1.6~2.3厘米。翅展3.9~4.3厘米。头部较小。复眼1对。口器退化，下唇须细小。触角呈羽毛状。翅2对，前翅位于中胸部，呈三角形，较大；后翅生自后胸，较小；翅面有白色鳞片。雌性腹部肥硕，末端钝圆；雄性腹部狭窄，末端稍尖。幼虫体色灰白色至白色，胸部第3节稍见膨大，有皱纹。腹部第8节背面有一尾角。

### 生境分布

人工饲养，1年可繁殖3代。分布于全国各地，以长江以南为主。

### 采　制

多于春、秋季生产，将感染白僵菌病死的蚕，干燥。

**药材性状**

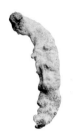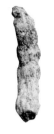

圆柱形，多弯曲皱缩，长2~5厘米，直径0.5~0.7厘米。表面灰黄色，被有白色粉霜状气生菌丝和分生孢子。头部较圆，黄棕色；体腹面有足8对，呈突起状，体节明显，尾部略呈二叉分枝状。质硬脆，易折断，断面平坦，外层白色，中间具4个亮黑色或亮棕色的丝腺环。气微腥，味微咸。

| 性味归经 | 咸、辛，平。归肝、肺、胃经。 |
|---|---|
| 功　效 | 息风止痉，祛风止痛，化痰散结。 |
| 主　治 | 用于肝风夹痰，惊痫抽搐，小儿急惊，破伤风喎，中风口喎，风热头痛，目赤咽痛，风疹瘙痒，发颐疔腮。 |
| 用　法 | 用量5~10克。 |

**单方、验方**

1. 风热咽痛：僵蚕、荆芥、防风各6克，薄荷、生甘草各4.5克，桔梗9克 切碎。煎服。

2. 脾风慢惊：僵蚕、人参、白术、茯苓各9克，木香、白附子各3克，天麻、全蝎各6克。共研细末，早、晚分2次用温开水送服。

**现代研究**

含蛋白质、氨基酸、脂肪、脱皮甾酮和白僵菌素等。实验表明，本品具有抗惊厥、镇静、抗凝血、降血糖和抗癌作用，并有雄激素样作用。

**387** **Musk [英]**

# 麝香

别　　名｜当门子、散香、麝香仁。

来　　源｜鹿科动物林麝*Moschus berezovskii* Flerov成熟雄体香囊中的干燥分泌物。

### 动物形态

形似鹿，体长65~95厘米，尾短，被毛粗硬，曲折如波浪状，易折断。雌雄均无角，眼圆大，耳长大。四肢细长，后肢比前肢长。全身毛色均匀，深棕色，背部有明显的肉桂色斑点，排列呈四五纵行。雄兽上犬齿很长露出唇外，腹面脐部有卵圆形的香囊，生于皮肤和肌肉之间。

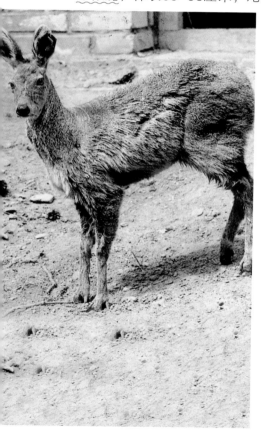

### 生境分布

麝多栖息于多岩石的针叶林和针阔混交林中。常独居，多于晨昏活动。分布于我国四川、西藏、云南等地。

### 采　制

野麝多在冬季至次春猎取，猎获后，割取香囊，阴干，习称"毛壳麝香"；剖开香囊，除去囊壳，习称"麝香仁"。家养麝直接从香囊中取出麝香仁，阴干或用干燥器密闭干燥。

**药材性状**

毛壳麝香为扁圆形或类椭圆形的囊状体。开口面密生白色或灰棕色短毛，中央有一小囊孔，另一面为棕褐色带紫的皮膜，微皱缩，内含颗粒状、粉末状的麝香仁和少量细毛及脱落的内层皮膜。麝香仁质柔，油润，疏松，其中颗粒状者习称"当门子"，多呈紫黑色，油润光亮，微有麻纹，断面深棕色或黄棕色；粉末状者多呈棕褐色或黄棕色。香气浓烈而特异，味微辣、微苦带咸。

| 性味归经 | 辛，温。归心、脾经。 |
| --- | --- |
| 功　效 | 开窍醒神，活血通经，消肿止痛。 |
| 主　治 | 用于热病神昏，中风痰厥，气郁暴厥，中恶昏迷，经闭，癥瘕，难产死胎，胸痹心痛，心腹暴痛，跌扑伤痛，痹痛麻木，痈肿瘰疬，咽喉肿痛。 |
| 用　法 | 用量0.03~0.1克，多入丸散用；外用适量。孕妇禁用。 |

**单方、验方**

1. 中风：麝香0.1克，研末服。
2. 齿垢及口臭：麝香0.03克，细辛1.5克，升麻、藁本、藿香叶、甘松、白芷各8克，石膏12克，寒水石6克。上药共研成细末，每日早上涂抹在口腔。

**现代研究**

含麝香酮、麝吡啶、雄甾烷衍生物、胆甾醇类、脂肪、蛋白质、蜡及无机盐等。药理实验表明，有兴奋中枢神经和增加肾上腺素对 $\beta$ –受体的作用，并有对 $\beta$ –儿茶酚胺的增加作用；对大鼠、家兔、豚鼠的妊娠离体子宫均呈明显兴奋作用，而对非妊娠离体子宫多呈抑制作用。

## *388*

# 天然冰片（右旋龙脑）

**别　名**｜樟脑块、潮脑、樟脑粉。
**来　源**｜樟科植物樟*Cinnamomum camphora*（L.）Presl的新鲜枝、叶经提取加工制成。

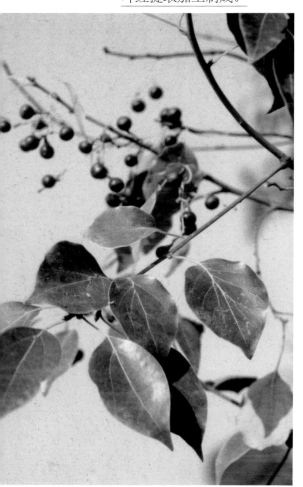

### 植物形态

常绿乔木。树皮灰褐色或黄褐色，纵裂。小枝淡褐色；枝和叶均有樟脑味。叶互生，革质；叶片卵状椭圆形至卵形，先端渐尖，基部钝或阔楔形，脉在基部以上三出，脉腋内有隆起的腺体。圆锥花序腋生，花小，绿白色或淡黄色；花被6，椭圆形，内面密生细柔毛；能育雄蕊9，花药4；花柱短，柱头头状。核果球形，熟时紫黑色，基部为宿存、扩大的花被管所包围。花期4~6月，果期8~11月。

### 生境分布

栽培或野生于河旁，或生于较为湿润的平地。主产于我国台湾、贵州、广西、福建等地。

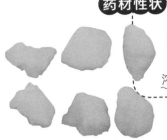

**药材性状**

白色结晶性粉末或片状结晶。气清香，味辛、凉。具挥发性，点燃时有浓烟，火焰呈黄色。

| 性味归经 | 辛、苦，凉。归心、脾、肺经。 |
|---|---|
| 功　　效 | 开窍醒神，清热止痛。 |
| 主　　治 | 用于热病神昏，惊厥，中风痰厥，气郁暴厥，中恶昏迷，胸痹心痛，目赤，口疮，咽喉肿痛，耳道流脓。 |
| 用　　法 | 用量0.3~0.9克，入丸散服。外用适量，研粉点敷患处。孕妇慎用。 |

### 单方、验方

1. 发作期疟腮：赤豆粉适量，天然冰片3克，青黛6克。赤豆粉加冰片末、青黛末，一同调敷于患部，用水调和极易干燥，故要随时更换，每日涂5~6次，连涂几日，即可消退。

2. 水、火、油烫伤：马齿苋40克，天然冰片10克。共研细末，用蜂蜜适量调成糊状，外敷患处，每日3~4次。

3. 带状疱疹：王不留行60克，天然冰片3克。共研细末，用香油搅拌后，涂在疱疹局部。

### 现代研究

含右旋龙脑，又含绿草烯、β－榄香烯、石竹烯等倍半萜，以及齐墩果酸、麦珠子酸、积雪草酸、龙脑香醇、古柯二醇等三萜化合物。天然冰片中的主要成分龙脑、异龙脑均有耐氧作用和镇静作用。冰片局部应用对感觉神经有轻微刺激，有一定的止痛及温和的防腐作用。经肠系膜吸收迅速，给药5分钟即可通过血脑屏障，且在脑中蓄积时间长，量也相当高，此为冰片的芳香开窍作用提供了初步实验依据。

## 389

# 艾片（左旋龙脑）

**别　　名**｜结片、冰片。

**来　　源**｜菊科植物艾纳香*Blumea balsamifera*（L.）D.C.的新鲜叶经提取加工制成的结晶。

### 植物形态

多年生草本或灌木状。茎密被黄褐色柔毛。单叶互生，矩圆形或矩圆状披针形，上、下面均密被毛。头状花序多数排成圆锥花序；总苞片4~5层被白色棉毛；花为管状，花冠黄色；缘花雌性，盘花两性；聚药雄蕊5；雌蕊1，子房下位。瘦果10棱，矩圆形，冠毛淡白色。花期3~5月，果期9~10月。

### 生境分布

生于林缘、林下、河床谷地或草地。主产于我国广东、广西、云南、贵州等地。

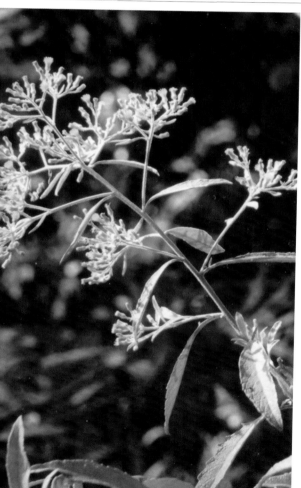

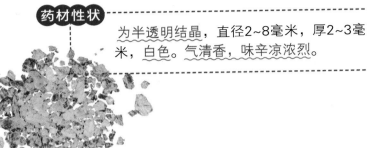

**药材性状** ⋯⋯ 为半透明结晶，直径2~8毫米，厚2~3毫米，白色。气清香，味辛凉浓烈。

| 性味归经 | 辛、苦，微寒。归心、脾、肺经。 |
|---|---|
| 功　　效 | 开窍醒神，清热止痛。 |
| 主　　治 | 用于热病神昏，痉厥，中风痰厥，气郁暴厥，中恶昏迷，目赤，口疮，咽喉肿痛，耳道流脓。 |
| 用　　法 | 用量0.15~0.3克，入丸散用。外用研粉点敷患处。孕妇慎用。 |

**单方、验方**

1. 冠心病：苏合香、乳香、檀香、青木香、艾片、朱砂各适量。煎服。
2. 口腔溃疡：艾片0.5克，朱砂0.6克，硼砂（煅）、玄明粉各5克。研末，涂于患处。
3. 烫伤：小米500克，艾片6克。小米炒炭，加艾片研为细末，用麻油调成糊状，敷于患处。

**现代研究**

　　艾片局部应用对感觉神经具有轻微的刺激作用，有一定的止痛和防腐作用；服后能迅速通过血脑屏障，进入神经中枢发挥作用；能显著延长戊巴比妥引起的小鼠睡眠时间与戊巴比妥产生协同作用，并能延长小鼠耐缺氧时间。较高浓度的冰片（0.5%）对多种细菌有抑制作用，对中晚期妊娠小鼠有引产作用。

390

# 安息香

**别　名** | 国产安息香、安悉香、安西香。

**来　源** | 安息香科植物白花树*Styrax tonkinensis*（Pierre）Craib ex Hart.的干燥树脂。

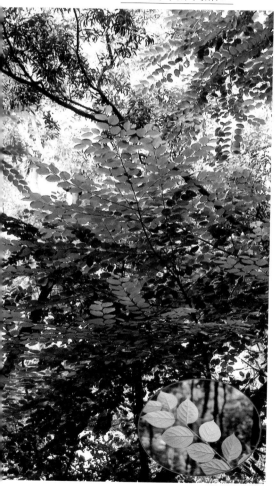

### 植物形态

乔木。树皮暗灰色或灰褐色，有不规则纵裂纹。树枝稍扁，被褐色茸毛，成长后无毛。叶互生，纸质至薄革质；叶片椭圆形至卵形。圆锥花序，或渐缩小成总状花序，花多，白色。果实近球形，顶端有细小的喙，外面密被灰色星状茸毛。种子卵形，栗褐色，密被小瘤状突起或星状毛。花期4~6月，果期8~10月。

### 生境分布

生于气候温暖、较潮湿、土层深厚的山坡、山谷、疏林中或林缘。分布于我国云南、广西、广东等地。

### 采　制

树干自然损伤或于夏、秋季割裂树干，收集流出的树脂，阴干。

## 药材性状

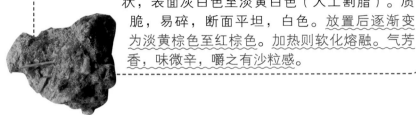

不规则小块，稍扁平，常黏结成团块。表面橙黄色，具蜡样光泽（自然出脂），或为不规则的圆柱状、扁平块状，表面灰白色至淡黄白色（人工割脂）。质脆，易碎，断面平坦，白色。放置后逐渐变为淡黄棕色至红棕色。加热则软化熔融。气芳香，味微辛，嚼之有沙粒感。

| 性味归经 | 辛、苦，平。归心、脾经。 |
|---|---|
| 功　效 | 开窍醒神，行气活血、止痛。 |
| 主　治 | 用于中风痰厥，气郁暴厥，中恶昏迷，心腹疼痛，产后血晕，小儿惊风。 |
| 用　法 | 用量0.6~1.5克，多入丸散用。 |

### 单方、验方

1. 突然心痛，或时发时止：安息香适量。研为末，开水送服，每次3克。
2. 小儿肚痛：安息香酒蒸成膏，另用沉香、木香、丁香、藿香、八角、茴香各15克，香附子、缩砂仁、炙甘草各25克，共研为末，以膏和炼蜜调各药做成丸子，如芡实子大。每次服1丸，用紫苏汤饮服。

### 现代研究

含树脂70%~80%，主要成分为泰国树脂酸和苯甲酸松柏醇酯，还含苯甲酸11.7%、苯甲酸桂皮醇酯2.3%和香草醛0.3%。药理实验表明，酊剂为刺激性祛痰药，置于热水中吸入其蒸汽，则能直接刺激呼吸道黏膜而增加其分泌，可用治支气管炎以促进痰液排出。吸入时应避免蒸汽的浓度过高而刺激眼、鼻、喉等。外用可作局部防腐剂，并能促进溃疡及创伤的愈合。

# 苏合香

**别　　名** 苏合油、苏合香油、普通苏合香。
**来　　源** 金缕梅科植物苏合香树*Liquidambar orientalis* Mill.的树干渗出的香树脂经加工精制而成。

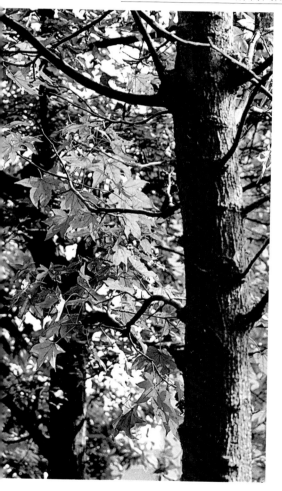

### 植物形态

乔木。叶互生，具长柄；托叶小，早落；叶片掌状5裂，稀3裂或7裂，裂片卵形或长方卵形，先端急尖，基部心形，边缘有锯齿。花小，单性，雌雄同株，多数成圆头状花序，黄绿色，无花瓣；雌花的圆头状花序成总状排列，雄花仅有苞片；雄蕊多数，花药矩圆形，2室，纵裂，花丝短；雌花单生，花柄下垂，花被细小，具退化雄蕊；雌蕊多数，基部愈合，花柱2，弯曲。果序圆球状，聚生多数蒴果，有宿存刺状花柱，蒴果先端喙状，成熟时顶端开裂。种子1或2粒，狭长圆形、扁平，顶有翅。

### 生境分布

生于潮湿、肥沃的土壤中。分布于我国广西、云南等地。

**药材性状**

为半流动性的浓稠液体。棕黄色或暗棕色，半透明。质黏稠。气芳香，味略苦辣而香。质重，入水则沉。在90%乙醇、二硫化碳、氯仿或冰醋酸中溶解，在乙醚中微溶。

| 性味归经 | 辛，温。归心、脾经。 |
|---|---|
| 功　　效 | 开窍，辟秽，止痛。 |
| 主　　治 | 用于中风痰厥，猝然昏倒，胸痹心痛，胸腹冷痛，惊痫。 |
| 用　　法 | 用量0.3~1克，宜入丸散服。 |

**单方、验方**

1. 冠心病：苏合香、乳香、檀香、青木香、冰片、朱砂各适量。煎服。

2. 心绞痛，胸闷，憋气，心前区疼痛等：苏合香、乳香、檀香、青木香、艾片、朱砂、白蜜组成，制成小蜜丸。每次1丸，每日服3次，口含或嚼服。

**现代研究**

含树脂约36%，主要为萜类化合物，其中包括挥发性的单萜、倍半萜类化合物和三萜类化合物齐墩果酸酮等。苏合香有抗血栓、抗血小板聚集、抗心肌梗死、扩张冠脉、抗缺氧、抗心律失常、提高冠脉流量作用，此外还具有祛痰抗炎作用。现代临床用于冠心病心绞痛、各种疼痛止痛、冻疮、胆管蛔虫病。

# 石菖蒲

| | |
|---|---|
| 别　名 | 水剑草、石蜈蚣、九节菖蒲。 |
| 来　源 | 天南星科植物石菖蒲*Acorus tatarinowii* Schott 的干燥根茎。 |

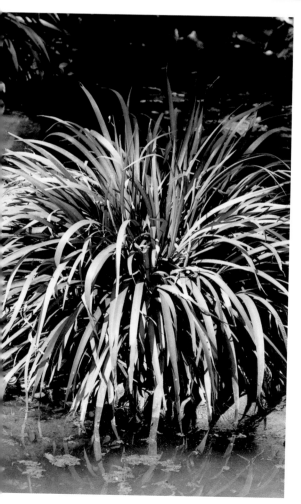

## 植物形态

多年生草本。根茎横卧，外皮黄褐色。叶基生，剑状线形，先端渐尖，暗绿色，有光泽，叶脉平行，无中脉。花茎扁三棱形；佛焰苞叶状；肉穗花序自佛焰苞中部旁侧裸露而出，无梗，斜上或稍直立，呈狭圆柱形，柔弱；花两性，淡黄绿色，密生；花被6，两列；雄蕊6，稍长于花被，花药黄色，花丝扁线形；子房长椭圆形。浆果肉质，倒卵形。花期6~7月，果期8月。

## 生境分布

生于山谷、山涧及泉流的水石间。分布于我国河南、山东、江苏等地。

## 采　制

秋、冬二季采挖，除去须根和泥沙，晒干。

**药材性状**

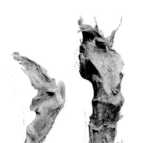

扁圆柱形，稍弯曲，常有分枝，长3~20厘米，直径0.3~1厘米。表面棕褐色、棕红色或灰黄色，粗糙，多环节，节间长0.2~0.8厘米；上侧有略扁三角形的叶痕，左右交叉排列，下侧有圆点状根痕，节部有时残留有纤维状叶基。质硬脆，折断面纤维性，类白色或微红色，横切面内皮层环明显，可见多数维管束小点及棕色油点。气芳香，味苦、微辛。

| 性味归经 | 辛、苦，温。归心、胃经。 |
|---|---|
| 功　　效 | 开窍豁痰，醒神益智，化湿开胃。 |
| 主　　治 | 用于神昏癫痫，健忘失眠，耳鸣耳聋，脘痞不饥，噤口下痢。 |
| 用　　法 | 用量3~10克。 |

**单方、验方**

1. 惊痫痰厥：石菖蒲10克，配生葱适量。煎服。
2. 胃痛冷痛：石菖蒲10克，吴茱萸5克。煎服。
3. 水肿：石菖蒲10克，山香根、茅根各15克。煎服。
4. 补血安胎：石菖蒲10克，当归6克，老母鸡1只。炖服。

**现代研究**

　　主含挥发油。挥发油中主要成分为细辛醚及黄樟油素、丁香酚等32种微量成分。有镇静、抗惊厥、开窍、镇咳祛痰、抗菌、平滑肌解痉等药理作用。但有研究表明，有一定的致癌、致突变作用。

# 十七、补虚药

## （一）补气药

# 人参

别　　名｜边条参、红参、吉林参。

来　　源｜五加科植物人参*Panax ginseng* C.A. Mey. 的干燥根和根茎。

**植物形态**

多年生草本。根茎短，直立，每年增生1节，通称芦头，主根粗壮，圆柱形或纺锤形，下部有分枝。茎直立，不分枝。掌状复叶轮生茎端，通常一年生者生1片三出复叶，以后每年递增1叶，最多可达6片。伞形花序单独顶生，花小，多数。花萼5，齿状；花瓣5，淡黄绿色，卵形。核果浆果状，扁球形，熟时鲜红色。花期6~7月，果期7~9月。

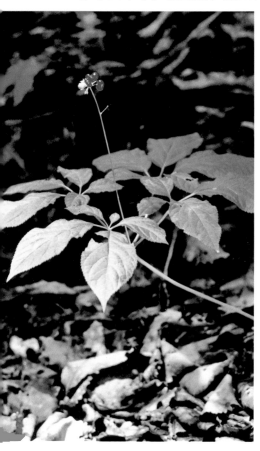

**生境分布**

生于山地针、阔叶混交林或杂木林下。分布于我国东北地区。辽宁、吉林、黑龙江、河北、山西、陕西、内蒙古等地有大量栽培。

**采　　制**

多于秋季采挖，洗净经晒干或烘干。栽培的俗称"园参"；播种在山林野生状态下自然生长的称"林下山参"，习称"籽海"。

## 药材性状

纺锤形或圆柱形，表面灰黄色，上部或全体有疏浅断续的粗横纹及明显的纵皱。根茎（芦头）多拘挛而弯曲。质较硬，断面淡黄白色，显粉性，形成层环纹棕黄色，皮部有黄棕色的点状树脂道及放射状裂隙。香气特异，味微苦、甘。

| 性味归经 | 甘、微苦，微温。归脾、肺、心、胃经。 |
|---|---|
| 功　效 | 大补元气，复脉固脱，补脾益肺，生津养血，安神益智。 |
| 主　治 | 用于体虚欲脱，肢冷脉微，脾虚食少，肺虚喘咳，津伤口渴，内热消渴，气血亏虚，久病虚羸，惊悸失眠，阳痿宫冷。 |
| 用　法 | 用量3~9克。另煎兑服；也可研粉吞服，一次2克，一日2次。不宜与黎芦、五灵脂同用。 |

### 单方、验方

1. 心肺功能不全：人参6克，熟地黄、核桃仁各12克，熟附片9克，蛤蚧1对，五味子6克。煎服。
2. 心肌营养不良：人参6克。研末，调蜜冲服。
3. 失眠健忘，心悸：人参（另炖）10克，酸枣仁15克。煎服。

### 现代研究

　　含人参皂苷、人参炔醇、人参多糖、挥发油、人参酸、柠檬酸、氨基酸、维生素、微量元素等。人参总皂苷和人参皂苷可作为人参质量控制的标准。人参皂苷是人参的主要有效成分。人参皂苷能促进癌细胞再分化并递增转为非癌细胞。人参皂苷和多糖均有提高免疫力的作用。人参制剂、人参总皂苷具有强心作用，能抑制血小板聚集。

# 红参

| 别　　名 | 边条参。 |
|---|---|
| 来　　源 | 五加科植物人参*Panax ginseng* C. A. Mey.的栽培品经蒸制后的干燥根及根茎。 |

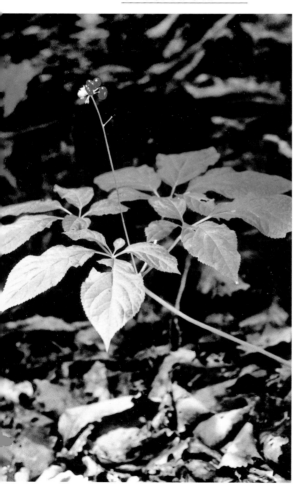

### 植物形态

多年生草本。根茎短，直立，每年增生一节，通称"芦头"，有时其上生一至数条不定根。主根粗壮，肉质，圆柱形或纺锤形。掌状复叶轮生茎端，复叶有长柄，小叶片多为5，边缘有细锯齿，上面沿脉有稀疏刚毛。伞形花序顶生。核果。种子2。

### 生境分布

生于山地的针、阔叶混交林或杂木林下。分布于我国长白山脉和小兴安岭东南部的山林地带，辽宁、吉林、黑龙江等地有大量栽培。

### 采　制

秋季采挖，洗净，蒸制后，干燥。

## 药材性状

纺锤形或圆柱形，长3～10厘米，直径1～2厘米。表面棕红色，半透明，偶有不透明的暗黄褐色斑块，具纵沟、皱纹及细根痕。根茎（芦头）长1～2厘米，土黄色，上有数个凹窝状茎痕（芦碗），有的带有1～2条完整或折断的不定根。质硬而脆，断面平坦，角质样，棕红色，中有浅色圆心。气香，味甘、微苦。

| 性味归经 | 甘、微苦，温。归脾、肺、心、胃经。 |
| --- | --- |
| 功 效 | 大补元气，复脉固脱，益气摄血。 |
| 主 治 | 用于体虚欲脱，肢冷脉微，气不摄血，崩漏下血。 |
| 用 法 | 用量3~9克，另煎兑服。不宜与藜芦、五灵脂同用。 |

## 单方、验方

1. 胃下垂：红参12克，黄芪30克，母鸡肉500克。加水适量，食盐少许，共放入瓷碗内，隔水炖2小时，分早晚2次喝汤吃鸡肉，每周服1剂，连服5~6剂有显著疗效。
2. 阳脱：红参10克，制附片10克。水煎频服。
3. 男女性冷淡：红参20克，蛤蚧1对，肉苁蓉50克。浸入1升米酒内，1周后饮用。暑热天不宜用。

## 现代研究

主要含人参皂苷，其中达玛烷系三萜皂苷活性最显著，为评定人参质量的主要指标。人参对中枢神经系统有双向调节、促智、镇痛、解热、抗惊厥和肌力减弱等作用；对心血管系统有强心、抗缺血、扩张血管、降压等作用；对血液系统有保护和刺激造血功能，并抗凝血和抗血栓；对内分泌系统有促皮质激素样、促性激素样作用。其提取物能明显促进大鼠器官核酸和蛋白质的合成；具有提高免疫功能及抗肿瘤作用。

## *395*

# 西洋参

| 别　　名 | 花旗参、洋参、花旗人参。 |
|---|---|
| 来　　源 | 五加科植物西洋参*Panax quinquefolium* L. 的干燥根。 |

**植物形态**

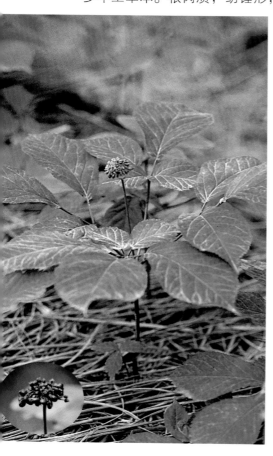

多年生草本。根肉质，纺锤形，掌状分枝。茎直立，圆柱形，具纵条纹。掌状复叶，生长3年以上有复叶3~5轮生于茎顶，小叶通常5，小叶片倒卵形、宽卵形至宽椭圆形，边缘具粗锯齿，上面叶脉有稀疏的刚毛。伞形花序单一，顶生，小花集成圆球形；花柱2，花盘肉质，环状。核果状浆果，扁球形，成熟时鲜红色至暗红色，有光泽，内含种子1~4，多为2。花期5~7月，果期6~9月。

**生境分布**

原产北美（加拿大及美国），现我国北京、河北、河南、山东、辽宁、吉林、黑龙江、陕西等地有栽培。

**采　制**

秋季采收，洗净，晒干或低温干燥。

## 药材性状

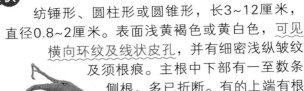

纺锤形、圆柱形或圆锥形，长3~12厘米，直径0.8~2厘米。表面浅黄褐色或黄白色，可见横向环纹及线状皮孔，并有细密浅纵皱纹及须根痕。主根中下部有一至数条侧根，多已折断。有的上端有根茎（芦头），环节明显，茎痕（芦碗）圆形或半圆形具不定根（芋）或已折断。体重，质坚实，不易折断，断面平坦，浅黄白色，略显粉性，皮部可见黄棕色点状树脂道，形成层环纹棕黄色，木部略呈放射状纹理。气微而特异，味微苦、甘。

| 性味归经 | 甘、微苦，凉。归心、肺、肾经。 |
| --- | --- |
| 功　　效 | 补气养阴，清热生津。 |
| 主　　治 | 用于气虚阴亏，虚热烦倦，咳喘痰血，内热消渴、口燥咽干。 |
| 用　　法 | 用量3~6克，另煎兑服。不宜与藜芦同用。 |

### 单方、验方

1. 冠心病：西洋参、三七各10克，灵芝50克。研末，温开水冲服。
2. 糖尿病：西洋参、天花粉、麦冬各等份。研末，炼蜜丸。
3. 暑热烦渴：西洋参2克。切薄片，泡开水代茶饮。

### 现代研究

含人参皂苷、西洋参皂苷、绞股蓝皂苷、挥发油、低聚糖、粗多糖、多炔、氨基酸、树脂及钙、铁、铜、镁、锌等。人参皂苷有降血糖作用。西洋参皂苷具有抗疲劳、抗肿瘤、抗病毒、抑制血小板聚集和抗血液凝固作用。水煎剂有抗心律失常作用，可用于预防癌症，治疗心血管病。

# 党参

| 别　　名 | 潞党、潞党参、上党参。 |
| --- | --- |
| 来　　源 | 桔梗科植物党参*Codonopsis pilosula*（Franch.）Nannf. 的干燥根。 |

**植物形态**

多年生草质藤本，具浓臭。根常肥大肉质，呈纺锤状圆柱形，上端有细密环纹，而下部则疏生横长皮孔。茎基具多数瘤状茎痕，茎缠绕，有多数分枝。叶在主茎及侧枝上互生，在小枝上的近于对生，叶柄有疏短刺毛；叶片卵形或窄卵形，先端钝或微尖，基部近于心形，两面疏被或密被贴伏的长硬毛或柔毛，边缘具波形钝锯齿，分枝上的叶片渐趋狭窄，叶基部圆形或楔形。花单生于枝端；花萼5；花冠钟状，黄绿色，内面有紫斑，先端5裂；雄蕊5，花柱短。蒴果圆锥形；种子细小，多数。花期8~9月，果期9~10月。

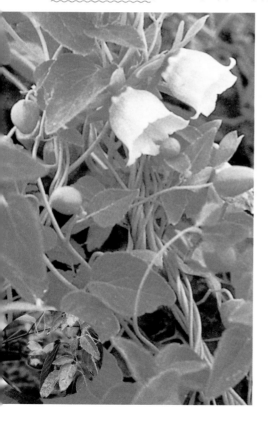

**生境分布**

生于山地灌木丛中及林缘。主产于我国山西、陕西、甘肃等地。

**采　制**

秋季采挖，洗净，晒干。

**药材性状**

长圆柱形，稍弯曲，长10~35厘米，直径0.4~2厘米。表面黄棕色至灰棕色，根头部有多数疣状突起的茎痕及芽，每个茎痕的顶端呈凹下的圆点状；根头下有致密的环状横纹，向下渐稀疏，有的达全长的一半，栽培品环状横纹少或无；全体有纵皱纹及散在的横长皮孔，支根断落处常有黑褐色胶状物。质稍硬或略带韧性，断面稍平坦，有裂隙或放射状纹理，皮部淡黄白色至淡棕色，木部淡黄色。有特殊香气，味微甜。

| 性味归经 | 甘，平。归脾、肺经。 |
|---|---|
| 功　　效 | 健脾益肺，养血生津。 |
| 主　　治 | 用于脾肺气虚，食少倦怠，咳嗽虚喘，气血不足，面色萎黄，心悸气短，津伤口渴，内热消渴。 |
| 用　　法 | 用量9~30克。不宜与藜芦同用。 |

**单方、验方**

1　造血功能障碍贫血：党参9克，大枣10枚。煎服。
2　冠心病，急性高山反应：党参、黄芪、黄精各9克。煎服。
3　脾胃虚弱：党参、白术、茯苓各12克，炙甘草6克。煎服。

**现代研究**

含三萜类化合物、苍术内酯和党参酸等成分。临床用于防治冠心病、急性高山反应、脾胃虚弱、胃溃疡、造血功能障碍、肿瘤及贫血等。

# 太子参

**别　名**｜孩儿参、童参、四叶参。

**来　源**｜石竹科植物孩儿参*Pseudostellaria heterophylla*（Miq.）Pax ex Pax et Hoffm. 的干燥块根。

## 植物形态

多年生草本，高7~15厘米。块根肉质，纺锤形。茎单生，稀双生，直立，下部带紫色，近方形，上部绿色，较圆，节略膨大，有2行短柔毛。叶对生，近无柄，叶通常4~5对，叶片倒披针形；茎顶端有4片大型叶状总苞，脉上常有疏毛。花二型：普通花1~3生于茎端总苞内，白色，萼片5，披针形，花瓣5，顶端2齿裂；雄蕊10，子房卵形，花柱3，线形；闭锁花生于茎下部叶腋，小型，萼片4，无花瓣。蒴果卵形，成熟时下垂，内有种子7~8粒，褐色，表面有疣状突起。花期4月，果期5~6月。

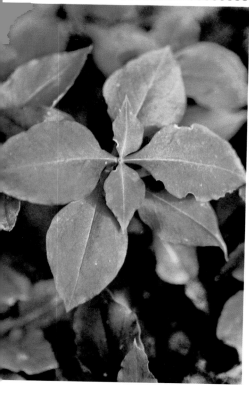

## 生境分布

生于山坡林下和岩石缝中。分布于华北、东北、华东、西南及湖北、湖南等地。

## 采　制

夏季茎叶大部分枯萎时采挖，洗净，除去须根，置沸水中略烫后晒干或直接晒干。

**药材性状**

细长纺锤形或细长条形，稍弯曲，长3~10厘米，直径0.2~0.6厘米。顶端有茎痕，表面黄白色，较光滑，微有纵皱纹，凹陷处有须根痕。质硬而脆，断面平坦，淡黄白色，角质样，或类白色，有粉性。气微，味微甘。

太子参

根类

| 性味归经 | 甘、微苦，平。归脾、肺经。 |
|---|---|
| 功　效 | 益气健脾，生津润肺。 |
| 主　治 | 用于脾虚体倦，食欲不振，病后虚弱，气阴不足，自汗口渴，肺燥干咳。 |
| 用　法 | 用量9~30克。 |

**单方、验方**

1. 急、慢性肝炎：太子参、玉米须各30克。煎服。
2. 糖尿病：太子参15克。煎服。
3. 夏季伤暑，汗多乏力：太子参、乌梅各15克，甘草6克。水煎代茶饮。

**现代研究**

含多种氨基酸，大部分与人参所含相同，尚含皂苷、多糖、棕榈酸、酚酸或鞣质、黄酮、香豆精、淀粉及微量元素铜、锌、铁、硒等。

795

## 398

# 黄芪

**别　名**｜北芪、西芪、关芪。

**来　源**｜豆科植物蒙古黄芪*Astragalus membranaceus*（Fisch．）Bge
．var. mongholicus（Bge.）Hsiao的干燥根。

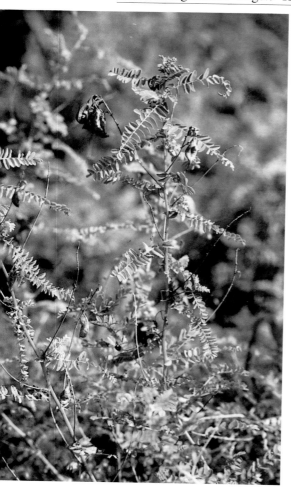

### 植物形态

多年生草本。主根长而粗壮，条较顺直。茎直立。奇数羽状复叶，小叶12~18；小叶宽椭圆形、椭圆形或长圆形，上面无毛，下面被柔毛。总状花序腋生，常比叶长，具花5~20；花冠黄色至淡黄色，旗瓣长圆状倒卵形。荚果膜质，膨胀，半卵圆形，先端有短喙，基部有长子房柄，均无毛。花期6~7月，果期7~9月。

### 生境分布

生于向阳草地及山坡。野生或栽培。分布于我国黑龙江、吉林、河北、山西、内蒙古等地。

### 采　制

春、秋二季采挖，除去须根及根头，晒干。

**药材性状**

圆柱形，有的有分枝，上端较粗。表面淡棕黄色或淡棕褐色，有不整齐的纵皱纹或纵沟。质硬而韧，不易折断，断面纤维性强，并显粉性，皮部黄白色，木部淡黄色有放射状纹理及裂隙，老根中心偶有枯朽状，黑褐色或呈空洞。气微，味微甜，嚼之微有豆腥味。

| 性味归经 | 甘，微温。归脾、肺经。 |
|---|---|
| 功　效 | 补气升阳，固表止汗，利水消肿，生津养血，行滞通痹，托毒排脓，敛疮生肌。 |
| 主　治 | 用于气虚乏力，食少便溏，中气下陷，久泻脱肛，便血崩漏，表虚自汗，气虚水肿，内热消渴，血虚萎黄，半身不遂，痹痛麻木，痈疽难溃，久溃不敛。 |
| 用　法 | 用量9~30克。 |

**单方、验方**

1. 脱肛、子宫脱垂：生黄芪20克，防风12克。煎服。
2. 体虚自汗：黄芪、防风各30克，白术60克，研末，每日2次，每次6克，温开水送服。
3. 肾炎蛋白尿阳性：黄芪30克。煎服。

**现代研究**

含黄芪苷Ⅰ（黄芪甲苷）、黄芪苷Ⅱ、异黄酮、黄芪多糖、黄芪皂苷、酸性多糖、叶酸、亚油酸、绿原酸及铁、铜、锌、钙等。黄芪苷Ⅰ和黄芪苷Ⅱ为主要成分，前者是黄芪质量控制的主要指标，强壮作用特别突出；水煎剂、黄芪多糖与黄芪皂苷具有抗衰老和提高免疫力作用；黄芪总皂苷能明显增加冠脉流量，有减少尿蛋白量和保肝作用；黄芪皂苷有抗炎和降血压作用；黄芪粉能减轻肾脏病变。

# 五指毛桃

**别　　名**｜五爪龙、五指牛奶、土北芪。
**来　　源**｜桑科植物粗叶榕*Ficus hirta* Vahl 的干燥根。

## 植物形态

灌木，稀为小乔木。全株被锈色或黄色刚毛和贴伏的硬毛；嫩枝圆柱状，常中空。叶互生，纸质，多型，为长圆状披针形或卵状椭圆形，有时为阔卵形，顶端短尖或渐尖，基部圆或心形，常3~5深裂或浅裂，间有不规则分裂，很少浅波状或不裂，叶缘和裂片边缘有锯齿，两面粗糙，常有凸点；基出脉3~5条，偶有7条，中脉每边有侧脉4~7条；托叶卵状披针形。隐头花序腋生或生于无叶老枝上，几乎全年可见，球形，顶端有脐状凸起，无总花梗。

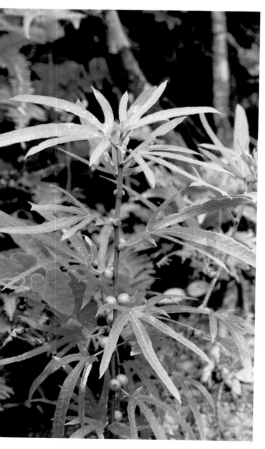

## 生境分布

常生于旷野、山地灌木丛中或疏林中。分布于我国南部及西南部各地。

## 采　　制

夏、秋二季采挖，除去泥沙，洗净，再除去细根，趁鲜时切成短段或块片，晒干。

## 药材性状

圆柱形短段或片状。表面灰黄色或黄棕色，有红棕色花斑纹及细密纵皱纹，可见横向皮孔。质坚硬，不易折断。横切面皮部薄而韧，易剥离，富纤维性，似麻皮样；木部宽大，淡黄白色，有较密的同心性环纹。纵切面木纹顺直。气微香，有类似油腥气，味微甘。

| 性味归经 | 甘，微温。归肺、脾、胃、大肠、肝经。 |
|---|---|
| 功 效 | 益气健脾，祛痰化湿，舒筋活络。 |
| 主 治 | 用于肺虚痰喘，脾胃气虚，肢倦无力，食少腹胀，水肿，带下，风湿痹痛，腰腿痛。 |
| 用 法 | 用量15~30克。 |

### 单方、验方

1　风湿关节痛：五指毛桃30克，猪脚、米酒各适量。炖服。
2　腰肌劳损：五指毛桃30克，山药30克。煎服。
3　无名肿毒：五指毛桃30克，酒水各半，炖鸡蛋服。
4　闭经：鲜五指毛桃60克，红糖30克。煎服。

### 现代研究

含挥发油、氨基酸、糖类、甾类、香豆精、生物碱及有机酸等。水煎剂、乙醇提取物等对小鼠有较好的镇咳、祛痰作用；对金黄色葡萄球菌、甲型链球菌有较好的抑菌作用。

# 白术

别　名｜於白术、於术、杭白术。

来　源｜菊科植物白术*Atractylodes macrocephala* Koidz. 的干燥根茎。

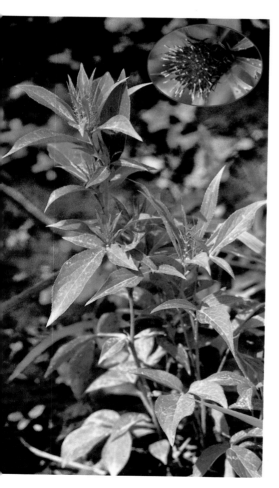

## 植物形态

多年生草本。根状茎肥厚，略呈拳状，外皮灰黄色。茎直立，上部分枝。叶互生，3裂或羽状5深裂，裂片椭圆形至卵状披针形。头状花序单生枝顶，总苞基部为一轮羽状深裂的叶状总苞片所包围；花多数，全为管状花，花冠紫红色，花柱细长，柱头头状。瘦果椭圆形，稍扁，被黄白色茸毛，冠毛羽状。花期9~10月，果期10~11月。

## 生境分布

生于山坡、林边及灌木林中。分布于我国安徽、浙江、江西、湖南、湖北、陕西、四川等地。全国各地多有栽培。

## 采　制

冬季下部叶枯黄、上部叶变脆时采挖，除去泥沙，烘干或晒干，再除去须根。

**药材性状**

不规则肥厚团块。表面灰黄色或灰棕色，有瘤状突起及断续的纵皱和沟纹，并有须根痕，顶端有残留茎基和芽痕。质坚硬，不易折断，断面不平坦，黄白色至淡棕色，有棕黄色的点状油室散在，烘干者断面角质样，色较深或有裂隙。气清香，味甘、微辛，嚼之略带黏性。

| 性味归经 | 苦、甘，温。归脾、胃经。 |
| --- | --- |
| 功　效 | 健脾益气，燥湿利水，止汗，安胎。 |
| 主　治 | 用于脾虚食少，腹胀泄泻，痰饮眩悸，水肿，自汗，胎动不安。 |
| 用　法 | 用量6~12克。 |

**单方、验方**

1　慢性消化不良、慢性非特异性结肠炎：白术、木香、砂仁、枳实适量。煎服。

2　自汗不止：白术、黄芪各等份。研末，每次10克，米汤送服，每日2次。

3　病后体弱：白术、山药、芡实适量。煎服。

**现代研究**

含挥发油，油中主要成分为苍术酮、白术内酯A、白术内酯B、3-β乙酰氧基苍术酮、3-β羟基苍术酮、苍术醇。能提高机体免疫力；挥发油对癌症有显著抑制作用；挥发油及苍术酮有抗胃溃疡的作用；水煎剂及苍术酮能抑制转氨酶升高。

# 山药

**别　　名**｜怀山、淮山、怀山药。
**来　　源**｜薯蓣科植物薯蓣*Dioscorea opposita* Thunb. 的干燥根茎。

**植物形态**

　　缠绕草质藤本。块状茎肉质肥厚，略呈圆柱形，外皮灰褐色。茎通常带紫红色，右旋。单叶在茎下部互生，中部以上对生，少为3叶轮生；叶片卵状三角形至宽卵形或戟形。花单性，雌雄异株，呈细长穗状花序；雄花序近直立；花序轴呈明显"之"字形曲折；雌花序1~3个生于叶腋。蒴果三棱状扁圆形或三棱状圆形，外面有白粉。种子四周有膜质翅。花期6~9月，果期7~11月。

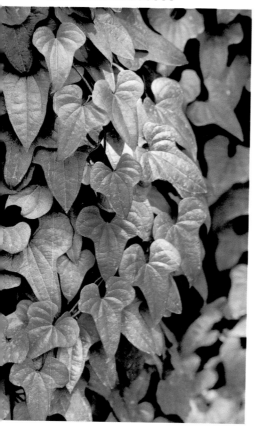

**生境分布**

　　生于山坡、山谷林下或溪边、路旁灌丛中或杂草中。分布于我国河南、河北、陕西等地。

**采　　制**

　　冬季茎叶枯萎后采挖，切去根头，洗净，除去外皮和须根，干燥，或趁鲜切厚片，干燥；也有选择肥大顺直的干燥山药，置清水中，浸至无干心，闷透，切齐两端，用木板搓成圆柱状，晒干，打光，习称"光山药"。

**药材性状**

略圆柱形，弯曲而稍扁，表面黄白色或淡黄色，有纵沟、纵皱纹及须根痕，偶有浅棕色外皮残留。体重，质坚实，不易折断，断面白色，粉性。无臭，味淡、微酸，嚼之发黏。光山药圆柱形，两端平齐，长9~18厘米，直径1.5~3厘米。表面光滑，白色或黄白色。

| 性味归经 | 甘，平。归脾、肺、肾经。 |
|---|---|
| 功　效 | 补脾养胃，生津益肺，补肾涩精。 |
| 主　治 | 用于脾虚食少，久泻不止，肺虚喘咳，肾虚遗精，带下，尿频，虚热消渴。麸炒山药补脾健胃。用于脾虚食少，泄泻便溏，白带过多。 |
| 用　法 | 用量15~30克。 |

**单方、验方**

1. 脾胃虚弱，饮食减少，体倦神疲：山药、白术、莲子、党参。煎服。
2. 消渴体瘦，多饮多尿：山药30克，麦冬、天花粉、知母各10克。煎服。
3. 遗精、盗汗：山药、熟地黄、山萸肉各15克。煎服。

**现代研究**

含山药素、山药多糖、薯蓣皂苷、薯蓣皂苷元、甘露多糖、多巴胺、盐酸山药碱、止权素、胆甾烷醇、菜油甾醇等。山药的有效成分为多糖类。山药粉有促进骨折愈合的作用；薯蓣皂苷元有降低胆固醇作用；水煎剂有抗氧化、抗衰老、降血糖、促进和恢复胃液分泌的作用；山药多糖能增强机体免疫功能。

# 白扁豆

别　　名｜扁豆、南扁豆、白豆。

来　　源｜豆科植物扁豆*Dolichos lablab* L. 的干燥成熟种子。

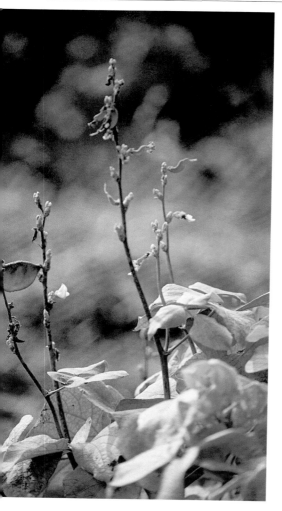

## 植物形态

一年生缠绕草本，茎近光滑。三出复叶互生，具长柄，小叶片广阔卵形，先端尖，基部广楔形或截形，全缘，两面被疏短柔毛。总状花序腋生，通常2~4朵聚生于花序轴的节上；小苞片2，早落；花萼钟状，萼齿5，边缘密被白色柔毛；花冠蝶形，白色或淡紫色；雄蕊10，2体；柱头头状，疏生白色短毛。荚果长椭圆形，扁平，微弯曲，先端具弯曲的喙。花期7~8月，果期9月。

## 生境分布

原产于印度。现我国江苏、河南、安徽、浙江等地广泛栽培。

## 采　制

秋、冬二季采收成熟果实，晒干，取出种子，再晒干。

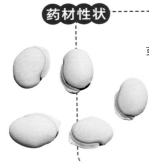

**药材性状**

扁椭圆形或扁卵圆形。表面淡黄白色或淡黄色，平滑，略有光泽，有时可见棕黑色斑点，一端有隆起的白色眉状种阜，剥去后可见凹陷的种脐，紧接种阜的一端有珠孔，另端有短的种脊。质坚硬。种皮薄而脆，子叶肥厚，黄白色，角质。气微，味淡，嚼之有豆腥气。

| 性味归经 | 甘、微温。归脾、胃经。 |
|---|---|
| 功　效 | 健脾化湿，和中消暑。 |
| 主　治 | 用于脾胃虚弱，食欲不振，大便溏泻，白带过多，暑湿吐泻，胸闷腹胀。炒白扁豆健脾化湿。用于脾虚泄泻，白带过多。 |
| 用　法 | 用量9~15克。 |

**单方、验方**

1. 脾胃虚弱，饮食不进而呕吐泄泻：白扁豆（姜汁浸，去皮，微炒）750克，人参（去芦）、白茯苓、白术、甘草（炒）、山药各1 000克，莲子（去皮）、桔梗（炒令深黄色）、薏苡仁、缩砂仁各500克。上为细末，每次服10克，枣汤调下。
2. 水肿：白扁豆，炒黄，磨成粉。每日早、午、晚饭前，大人用15克，小儿用5克。
3. 赤白带下：白扁豆炒为末，每次服10克。

**现代研究**

含油0.62％，内有棕榈酸、亚油酸、反油酸、油酸、硬脂酸等，另含甾体、葫芦巴碱等。100％白扁豆煎剂用平板纸片法，对痢疾杆菌有抑制作用，对食物中毒引起的呕吐、急性胃肠炎有解毒作用。含两种不同的植物血球凝集素A、凝集素B，其中凝集素A为有毒成分，但加热后毒性大为减弱，凝集素B有抗胰蛋白酶的活性。

# 甘草

别　　名｜西草、东草、关草。

来　　源｜豆科植物甘草*Glycyrrhiza uralensis* Fisch. 的干燥根和根茎。

**植物形态**

多年生草本。根茎圆柱状，多横走；主根，粗大，外皮红棕色至暗棕色或暗褐色。茎直立，稍带木质，被白色短毛及腺鳞或腺状毛。奇数羽状复叶，小叶5~17，两面被腺鳞及白毛，下面毛较密。总状花序腋生，较叶短，花密集；花萼钟状，外被短毛及腺鳞；花冠淡紫色，子房无柄，上部渐细呈短花柱。荚果扁平，多数紧密排列成球状。种子扁圆形或肾形，黑色光亮。花期6~7月，果期7~9月。

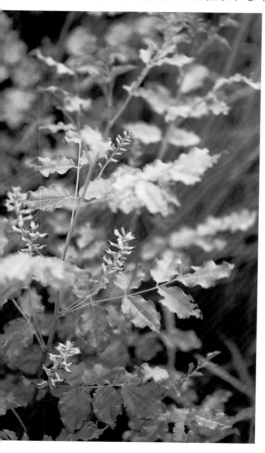

**生境分布**

生于向阳干燥的棕钙土；含盐分较少、土层深厚、排水良好的草原。分布于我国黑龙江、吉林、辽宁、河北、内蒙古、甘肃、青海、新疆等地。

**采　制**

春、秋二季采挖，除去须根，晒干。

## 药材性状

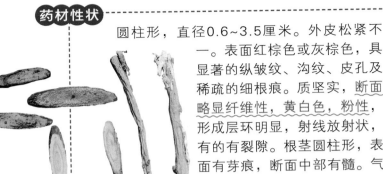

圆柱形，直径0.6~3.5厘米。外皮松紧不一。表面红棕色或灰棕色，具显著的纵皱纹、沟纹、皮孔及稀疏的细根痕。质坚实，断面略显纤维性，黄白色，粉性，形成层环明显，射线放射状，有的有裂隙。根茎圆柱形，表面有芽痕，断面中部有髓。气微，味甜而特殊。

| 性味归经 | 甘，平。归心、肺、脾、胃经。 |
|---|---|
| 功　效 | 补脾益气，清热解毒，祛痰止咳，缓急止痛，调和诸药。 |
| 主　治 | 用于脾胃虚弱，倦怠乏力、心悸气短，咳嗽痰多，脘腹、四肢挛急疼痛，痈肿疮毒，缓解药物毒性、烈性。 |
| 用　法 | 用量2~10克。不宜与海藻、京大戟、红大戟、甘遂、芫花同用。 |

### 单方、验方

1. 胃及十二指肠溃疡：甘草、乌贼骨、瓦楞子、陈皮、蜂蜜适量。煎服。
2. 传染性肝炎：甘草9克，大枣9枚。煎服。
3. 疮疖肿毒：甘草、金银花、野菊花、蒲公英各10克。煎服。

### 现代研究

含甘草皂苷、甘草甜素、甘草次酸、甘草苷、异甘草素、黄酮、香豆素、生物碱、挥发油、多糖等。甘草甜素为甘草的甜味成分。甘草总皂苷、总黄酮、甘草甜素的含量可鉴别甘草的质量。甘草多糖为抗病毒的有效成分；黄酮、甘草甜素能抗艾滋病病原的复制；甘草酸的钙盐有较强的解毒作用；甘草能明显减轻肝脏变性坏死。

# 大枣

| | | |
|---|---|---|
| 别　　名 | 小枣、红枣、枣肉。 |
| 来　　源 | 鼠李科植物枣*Ziziphus jujuba* Mill. 的干燥成熟果实。 |

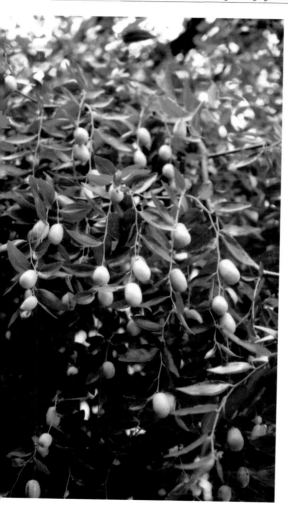

## 植物形态

落叶灌木或小乔木，高达10米。小叶有成对的针刺，嫩枝有微细毛。叶互生，椭圆状卵形或卵状披针形，长2.5~7厘米，宽1.2~3.5厘米，先端稍钝，基部偏斜，边缘有细锯齿，基出3脉。花较小，淡黄绿色，2~3朵集成腋生的聚伞花序；花萼5裂；花瓣5；雄蕊5；子房柱头2裂。核果卵形至长圆形，熟时深红色。花期4~5月，果期7~9月。

## 生境分布

常见于黄土、沙土及沙滩地区，性耐干旱；在平原、丘陵及山谷等地。主产于我国河南、河北、山东等地。

## 采　　制

秋季果实成熟时采收，晒干。

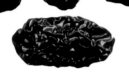

**药材性状**

果实椭圆形或球形，长2~3.5厘米，直径1.5~2.5厘米。表面暗红色，略带光泽，有不规则皱纹，基部凹陷，有短果梗；果核纺锤形，两端锐尖，质坚硬。气微香，味甜。

大枣

果实类

| 性味归经 | 甘，温。归脾、胃、心经。 |
| --- | --- |
| 功　　效 | 补中益气，养血安神。 |
| 主　　治 | 用于脾虚食少，乏力便溏，妇人脏躁。 |
| 用　　法 | 用量6~15克。 |

**单方、验方**

1. 脾胃湿寒，饮食减少，泄泻，完谷不化：大枣（煮熟）250克，白术120克，干姜、鸡内金各60克，共捣成泥，做饼当点心吃。
2. 急慢性肝炎，肝硬化，血清转氨酶较高：大枣、花生、冰糖各50克。水煎，睡前服。
3. 自汗：大枣10克，乌梅肉9克，桑叶12克，浮小麦15克。煎服。

**现代研究**

含有机酸、喹啉生物碱、三萜类、皂苷类。鲜果含大量维生素C，还含核黄素、硫胺素、胡萝卜素及维生素E等。鲜果含糖量高，主要是葡萄糖、果糖、蔗糖等，并含环磷腺苷、环磷鸟苷等。具有增强体力、抗疲劳、镇静安神、保肝、增加白细胞cAMP、增强免疫和抗变态反应等作用。

# 刺五加

**别　名** 五加皮木、少刺五加、南五加皮。

**来　源** 五加科植物刺五加*Acanthopanax senticosus*（Rupr. et Maxim.）Harms 的干燥根和根茎或茎。

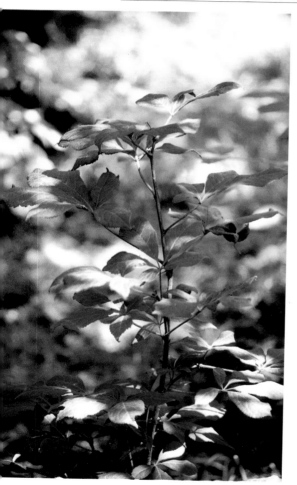

### 植物形态

落叶灌木，高达2米。茎通常密生细长倒刺。掌状复叶，互生，叶柄具细刺或无刺，被疏毛或无毛，小叶5，小叶柄被褐色毛，小叶椭圆状倒卵形至长圆形，先端渐尖或突尖，基部楔形，边缘具尖锐重锯齿或锯齿，上面稍被短毛或无毛，下面沿脉上密生淡褐色毛。伞形花序顶生，花多而密，花萼绿色，花瓣5。核果浆果状，近球形或卵形。花期6~7月，果期7~9月。

### 生境分布

生于山地林下及林缘。分布于我国黑龙江、吉林、辽宁、河北、山西等地。

### 采　制

春、秋二季采收，洗净，干燥。

## 药材性状

根茎呈不规则圆柱形，直径1.4~4.2厘米，有分枝，上端可见不定芽发育的细枝，下部与根相接，表面灰棕色，有纵皱，弯曲处常有密集的横皱纹，皮孔横长，微突起而色淡。根圆柱形，多分枝，直径0.3~1.5厘米，表面纵皱明显，皮孔可见。质硬，不易折断，断面黄白色。气微香，味微辛，稍苦。

| 性味归经 | 辛、微苦，温。归脾、肾、心经。 |
|---|---|
| 功　效 | 益气健脾，补肾安神。 |
| 主　治 | 用于脾肺气虚，体虚乏力，食欲不振，肺肾两虚，久咳虚喘，肾虚腰膝酸痛，心脾不足，失眠多梦。 |
| 用　法 | 用量9~25克。 |

### 单方、验方

1. 肠风下血：刺五加、漏芦根。炖猪大肠服。
2. 小儿脱肛：刺五加、五倍子各25克。煎水洗。
3. 跌打损伤：鲜刺五加25克，土鳖虫5克。酒煎内服。
4. 筋骨痛：鲜刺五加25克，杜衡5克，鸡血藤50克。煎服。

### 现代研究

含有多种糖苷，有类似人参根中皂苷的生理活性。刺五加有明显镇静作用，能改善大脑的兴奋、抑制过程，增强学习记忆力，提高工作效率；对心血管系统有作用；能抗肿瘤；具适应原样作用和免疫调节作用。毒性：皮下注射总苷$LD_{50}$为14.5克/千克，总黄酮腹腔给药$LD_{50}$为89.8毫克/千克。

# 红景天

| 别　　名 | 狭叶红景天、狮子草、狮子七。 |
| 来　　源 | 景天科植物大花红景天*Rhodiola crenulata*（Hook.f.et Thoms.）H. Ohba的干燥根和根茎。 |

**植物形态**

　　多年生草本。主根圆柱形，断面具粉红色花纹。根头先端密生鳞片状基生叶。花茎常呈扇状排列，不分枝。叶互生，上部叶密集近覆瓦状，下部叶较稀疏，叶片椭圆形、宽椭圆形至近圆形，稍肉质，边缘和先端带紫红色，中脉不突起。花序伞房状，顶生，多花密集。雌雄异株；雄花萼片5，红色或紫红色，近直立；花瓣5，红色，狭倒披针形或狭长圆状倒披针形，先端圆或钝，全缘，伸展；雄蕊10，稍长于花瓣；雌花花瓣近直立，无雄蕊，雌花淡红色，花柱短，余同雄花。果暗红色或褐色。种子数枚，红褐色，狭长圆形。花期6~9月，果期7~10月。

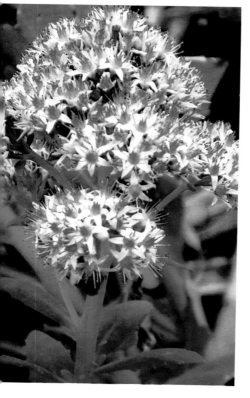

**生境分布**

　　生于林下沟边、山坡或草坡的石缝中。分布于我国四川、云南和西藏。

**采　　制**

　　秋季花茎凋枯后采挖，除去粗皮，洗净，晒干。

**药材性状**

根茎呈类圆柱形，粗壮，多分枝，长3~20厘米，直径1~5厘米。表面棕色，具膜质鳞叶较大，节间不规则，具众多粗壮的茎基。体轻，疏松，断面红棕色或红黄色相间，有一环纹，主根粗短，侧根细长，质脆，断面橙红色。具有玫瑰香气，鲜时更浓郁，味微涩。

| 性味归经 | 甘、苦，平。归肺、心经。 |
|---|---|
| 功　效 | 益气活血，通脉平喘。 |
| 主　治 | 用于气虚血瘀，胸痹心痛，中风偏瘫，倦怠气喘。 |
| 用　法 | 用量3~6克。 |

**单方、验方**

1. 咳嗽：红景天6克。与茶叶一起冲水饮。
2. 支气管炎：红景天（根部）250克。用水小火提取约500克浸膏。每日1匙，加入1匙蜂蜜，开水冲服。

**现代研究**

含红景天苷、红景天苷元、二苯甲基六氢吡啶、谷甾醇等成分。红景天苷和红景天苷元具有抗疲劳、抗缺氧、抗寒冷、抗微波辐射作用红景天素对S180肉瘤细胞有抑制作用。

# 灵芝

**别　名** | 灵芝草、仙草、红芝。

**来　源** | 多孔菌科真菌赤芝*Ganoderma lucidum*（Leyss.ex Fr.）Karsten的干燥子实体。

### 植物形态

子实体分菌柄和菌伞两部分，成熟后的子实体变为木质化，其皮革组织革质化，有黄色至红棕色的漆样光泽。菌柄多侧生，少见中生或偏生，赤褐色有光泽。菌盖为肾形、半圆形、马蹄形等，大小不一，上有环状轮纹及辐射状皱纹，环纹的宽窄不定，随生长速度而变化，生长迅速环纹宽，生长缓慢环纹窄，其数目也不固定，随生长条件好坏而增减。菌肉近白色至淡褐色，菌盖下（子实体腹面）有细密排列的管状孔洞，菌管口初为白色后与菌肉同色，内壁为子实层，孢子由子实层内产生。

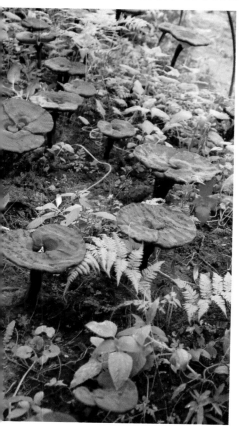

### 生境分布

腐生于栎树等的根部枯干或腐朽的木桩旁，现多为栽培。分布于我国浙江、安徽、广东、广西等地。

### 采　制

子实体成熟时采收，剪除下端菌柄，阴干或在40~50℃烘干。

**药材性状**

菌盖肾形、半圆形或近圆形。皮壳坚硬，黄褐色至红褐色，有光泽，具环状棱纹和辐射状皱纹，边缘薄而平截，常稍内卷。菌肉白色至淡棕色，菌柄圆柱形，侧生，少偏生，红褐色至紫褐色，光亮。孢子细小，黄褐色。气微香，味苦涩。栽培灵芝子实体较粗壮、肥厚。皮壳外常被有大量粉尘样的黄褐色孢子。

| 性味归经 | 甘，平。归心、肺、肝、肾经。 |
|---|---|
| 功　　效 | 补气安神，止咳平喘。 |
| 主　　治 | 用于心神不宁，失眠心悸，肺虚咳喘，虚劳短气，不思饮食。 |
| 用　　法 | 用量6~12克。 |

**单方、验方**

1. 心神经衰弱，病后体虚：灵芝15克，蜂蜜20克，炖服。
2. 肺癌：灵芝、紫草、铁包金、穿破石各9克。煎服。
3. 白细胞减少症：灵芝、糯米各等量。研末，红糖适量，开水送服。

**现代研究**

化学成分种类很多，具有生理活性的主要为三萜类成分和多糖，其他有核苷类、甾醇类、生物碱类、多肽类。苦味三萜类成分是灵芝的主要成分之一，如灵芝酸A、灵芝酸B、灵芝酸C、灵芝酸D能抑制小鼠肌肉细胞组织胺的释放；灵芝酸F有很强的抑制血管紧张素酶的活性；赤芝孢子酸A对由四氯化碳和半乳糖胺及丙酸杆菌造成的小鼠转氨酶升高均有降低作用；灵芝多糖具有抗肿瘤、免疫调节、降血糖、降血脂、抗氧化及抗衰等多方面的作用。临床用于抗肿瘤、各类型肝炎、冠心病、神经衰弱、老年虚弱、慢性气管炎、高脂血症、多发性肌炎等症。

# 云芝

| 别　　名 | 黄云芝、灰芝、瓦菌、彩云革盖菌。 |
| --- | --- |
| 来　　源 | 多孔菌科真菌彩狨革盖菌*Coriolus versicolor*（L.ex Fr.）Quel的干燥子实体。 |

**植物形态**

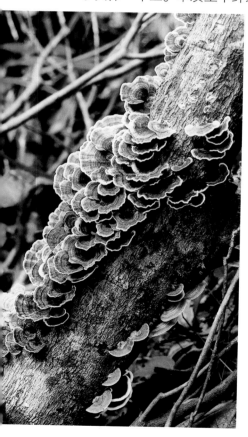

子实体一年生。革质至半纤维质，侧生无柄，常覆瓦状叠生，往往左右相连，生于伐桩断面上或倒木上的子实体常围成莲座状。菌盖半圆形至贝壳形；盖面幼时白色，渐变为深色，有密生的细绒毛，长短不等，呈灰、白、褐、蓝、紫、黑等多种颜色，并构成云纹状的同心环纹；盖缘薄而锐，波状，完整，淡色。管口面初期白色，渐变为黄褐色、赤褐色至淡灰黑色；管口圆形至多角形，后期开裂，菌管单层，白色。菌肉白色，纤维质，干后纤维质至近革质。

**生境分布**

生于多种阔叶树的枯立木倒木、枯枝及衰老的活立木上，偶见生于落叶松、黑松等针叶树腐木上。分布于全国各地。

**采　制**

全年均可采收，除去杂质，晒干。

菌盖呈扇形、半圆形或贝壳形，<u>常数个叠生成覆瓦状或莲座状。表面密生灰、褐、蓝、紫黑等颜色的绒毛（菌丝），构成多色的狭窄同心性环带</u>，边缘薄，腹面灰褐色、黄棕色或淡黄色，无菌管处呈白色，菌管密集，管口近圆形至多角形，部分管口开裂成齿。革质，不易折断，断面菌肉类白色；菌管单层，多为浅棕色，管口近圆形至多角形。气微，味淡。

| 性味归经 | 甘、平。归心、脾、肝、肾经。 |
|---|---|
| 功　　效 | 健脾利湿，清热解毒。 |
| 主　　治 | 用于湿热黄疸，胁痛，纳差，倦怠乏力。 |
| 用　　法 | 用量9~25克。 |

**单方、验方**

1. 慢性气管炎：云芝15克。煎服。
2. 乙型肝炎：云芝10克，广金钱草30克。煎服，每日1剂，半个月为1个疗程。
3. 迁延性肝炎、慢性活动性肝炎：云芝15克，地耳草3克。水煎温服，10日为1个疗程。
4. 咽喉肿痛，久治不愈：云芝、毛冬青根皮各15克。水煎，摊凉服。

**现代研究**

含云芝多糖、木质素、氨基酸、蛋白质及微量元素等成分。云芝多糖对淋巴细胞具有干扰素诱生和促诱生作用，可促进干扰素的生成，以达到提高机体免疫力的作用。

**409** | **Gynostemma** [英]

# 绞股蓝

**别　　名** | 七叶胆、五叶参、甘茶蔓。
**来　　源** | 葫芦科植物绞股蓝*Gynostemma pentaphyllua*（Thunb.）Mak.的干燥全草。

### 植物形态

　　多年生草质藤本。茎有短柔毛或无毛；卷须分2叉或稀不分叉。叶互生，又指状复叶，小叶5~7，卵状长圆形、长圆状披针形或卵形，中间的较长，被柔毛和疏短刚毛，或近无毛，边缘有浅波状钝齿。花小，雌雄异株，雄花组成腋生的圆锥花序，花萼管短，5裂，裂片三角形；花冠白色，轮状，5裂，裂片披针形，雄蕊5，花丝极短；雌花序较雄花序为短；雌花的花被片与雄花的相似；花柱3，柱头2裂。浆果球形，熟时黑色。种子1~3，宽卵形，两面有小疣状凸起。

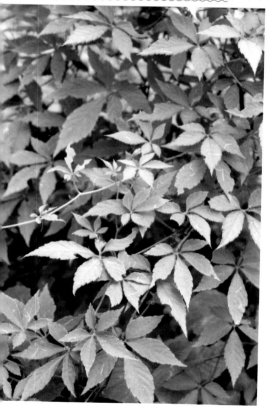

### 生境分布

　　生于山地灌木丛或林中。分布于长江以南各地。

### 采　　制

　　8~9月结果前割取鲜草，除去杂质，洗净，扎成小把或切成长15厘米的小段，阴干或在50~60℃烘干，不宜暴晒。

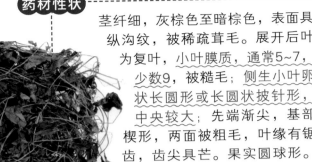

**药材性状** 茎纤细，灰棕色至暗棕色，表面具纵沟纹，被稀疏茸毛。展开后叶为复叶，<u>小叶膜质，通常5~7，少数9，被糙毛</u>；<u>侧生小叶卵状长圆形或长圆状披针形，中央较大</u>；先端渐尖，基部楔形，两面被粗毛，叶缘有锯齿，齿尖具芒。果实圆球形。味苦，具草腥气。

| 性味归经 | 甘、微苦，寒。归肺、脾、心、肾经。 |
|---|---|
| 功　　效 | 补气养阴，清肺化痰，养心安神。 |
| 主　　治 | 用于体虚乏力，阴伤口渴，咳喘痰稠，心悸失眠，虚劳失精。 |
| 用　　法 | 用量15~30克；研末，3~6克，或泡茶饮。外用，适量。 |

**单方、验方**

1. 白细胞降低等肝肾阴亏：绞股蓝、太子参各6克，麦冬、北沙参各10克，茯苓、黄精各12克，黄芪20克，甘草3克。水煎代茶饮。

2. 老年性气管炎：绞股蓝3克。煎服，每日1剂。

**现代研究**

　　主含三萜皂苷、甾醇类、黄酮类成分。小鼠灌服水煎剂可增加脾脏和胸腺质量，提高免疫细胞活性，还可促进淋巴细胞转化和白细胞介素分泌；另外，还具有抗肿瘤、延缓衰老和抗氧化、影响脂质代谢等作用。

## 410 Honey [英]

# 蜂蜜

| 别 名 | 荔枝花蜜、蜜糖、蜂蜜。 |
| 来 源 | 蜜蜂科昆虫中华蜜蜂*Apis cerana* Fabricius所酿的蜜。 |

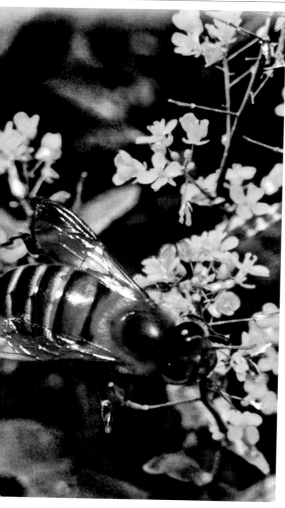

### 动物形态

工蜂体较小，头部前端窄小，唇基中央稍隆起，上有红黄色的三角形斑；触角膝状弯曲。后足胫节呈三角形，扁平，无距；后足跗节宽且扁平；翅2对，透明，后翅中脉分叉。颜面、触角鞭节及中胸黑色；足及腹部第3~4节红黄色，第5~6节色较暗，各节上均有黑色环带。体被黄褐色毛。雄蜂体黑色，较工蜂明显为大，全身被有黑褐色而杂有白色的毛；复眼大，几乎在头顶相遇。蜂王具明显黄色或黑色环。

### 生境分布

主要是人工放养，也有野生。分布很广，我国各地均有放养。

### 采 制

春至秋季采收，滤过。

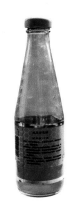

**药材性状**

稠厚液体，白色至淡黄色或橘黄色至琥珀色。新鲜时半透明，久置或遇冷渐有白色颗粒状结晶析出，结晶手搓无沙砾感。气芳香，味极甜。

| 性味归经 | 甘，平。归肺、脾、大肠经。 |
|---|---|
| 功　效 | 补中，润燥，止痛，解毒；外用生肌敛疮。 |
| 主　治 | 用于脘腹虚痛，肺燥干咳，肠燥便秘，解乌头类药毒；外治疮疡不敛，水火烫伤。 |
| 用　法 | 用量15~30克。 |

**单方、验方**

1. 高血压，慢性便秘：蜂蜜、黑芝麻各30克。黑芝麻蒸熟捣如泥，搅入蜂蜜，用热开水冲化，1日2次分服。
2. 胃及十二指肠溃疡：蜂蜜30克，生甘草15克，陈皮10克。先煎甘草、陈皮，去渣，冲入蜂蜜。每日3次分服。
3. 解乌头毒：白蜂蜜每次1~4汤匙。温开水冲服。

**现代研究**

主含葡萄糖及果糖，约占70%，两者含量相近，还含有少量的蔗糖、糊精、有机酸、蛋白质、挥发油、蜡质、维生素类及酶类。实验表明，蜂蜜对大肠杆菌、痢疾杆菌、链球菌、霉菌有抑制作用；对创面有收敛、营养和促进愈合作用；有润滑性祛痰和轻泻作用；能提高肝细胞对糖利用的能力和增加肝糖含量；还具有滋补强壮、提高免疫力、促进生长发育的作用。

（二）补阳药

411

# 鹿茸

| 别 名 | 花茸、花鹿茸、鹿茸片。 |
| 来 源 | 鹿科动物梅花鹿*Cervus nippon* Temminck的雄鹿未骨化密生茸毛的幼角。 |

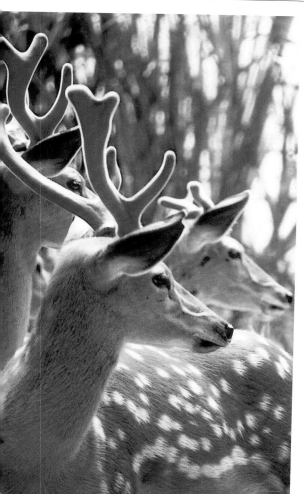

### 动物形态

雄鹿体长1.5米。眶下腺明显，耳大直立。颈、四肢细长，后肢外侧裸关节有褐色足庶腺，主蹄狭尖，侧蹄小。臀部白色臀斑明显，尾短。冬毛厚密，夏毛薄，红棕色，白斑显著，在脊背两旁及体侧下缘纵行排列，有黑色背中线。角分叉较少。

### 生境分布

常群栖于山地、草原及林缘，主要分布于我国东北、华北。

### 采 制

夏、秋二季锯取鹿茸，经加工后，阴干或烘干。

**药材性状**

圆柱状分枝，具一个分枝者习称"二杠"。外皮红棕色或棕色，表面密生红黄色或棕黄色细茸毛。具2个分枝者，习称"三岔"，皮红黄色，茸毛较稀而粗。二茬茸挺长而不圆或下粗上细，下部有纵棱筋。皮灰黄色，茸毛较粗糙，锯口外围多已骨化。体较重，无腥气。

| 性味归经 | 甘、咸，温。归肾、肝经。 |
|---|---|
| 功　效 | 壮肾阳，益精血，强筋骨，调冲任，托疮毒。 |
| 主　治 | 用于肾阳不足，精血亏虚，阳痿滑精，宫冷不孕，羸瘦，神疲，畏寒，眩晕，耳鸣，耳聋，腰脊冷痛，筋骨痿软，崩漏带下，阴疽不敛。 |
| 用　法 | 用量1~2克，研末冲服。 |

**单方、验方**

1. 再生障碍性贫血：鹿茸2克，菟丝子15克，肉苁蓉10克，狗脊20克。菟丝子、肉苁蓉、狗脊煎汁，鹿茸为末，用药汁吞服鹿茸末。

2. 阳痿滑精：人参、鹿茸、当归、杜仲。煎服。

3. 失眠多梦：鹿茸、朱砂各2克，熟地黄、当归、白芍、川芎各12克，炒枣仁18克。煎服。

**现代研究**

酸水解液含色氨酸、赖氨酸、组氨酸、精氨酸、天门冬氨酸、苏氨酸、丝氨酸等17种氨基酸。另含腐胺、精脒、精胺、牛磺酸、次黄嘌呤、尿嘧啶、脲、肌酸酐、尿苷、烟酸等含氮化合物以及胆固醇、胆甾－5－烯－3,β－醇－7－酮、胆甾－5－烯－3β,7α－二醇、胆甾－5－烯－3β,7β－二醇、雌二醇、睾丸酮等甾体化合物。鹿茸提取物具有强壮、保肝、抗衰老、抗氧化、提高免疫力、抗炎、增强性腺分泌功能等作用，可降低老年脂褐素的含量，为良好的滋养强壮剂。

# 鹿角

**别　　名**｜鹿角粉、花鹿角、马鹿角。

**来　　源**｜鹿科动物梅花鹿*Cervus nippon* Temminck 已骨化的角或锯茸后翌年春季脱落的角基。

## 动物形态 、生境分布

同鹿茸。

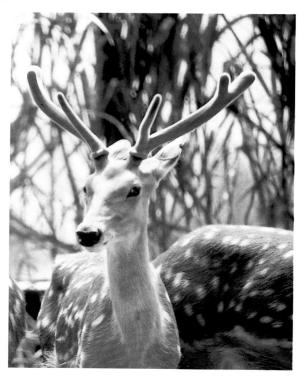

## 采　制

多于春季拾取，除去泥沙，风干。

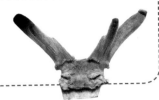

**药材性状**

多为三岔或四岔，一般长30~50厘米，左右两枝对称。主干稍向后弯曲，直径约3厘米；基部有盘状突起，习称"珍珠盘"。分岔向两旁伸展，表面黄棕色，顶端渐细，浅黄白色，无毛，有光泽，具疣状突起几棱纹；骨质坚硬，断面外圈为白色，中央灰色且有细蜂窝状小孔。无臭，味微咸。

| 性味归经 | 咸，温。归肾、肝经。 |
| --- | --- |
| 功　效 | 温肾阳，强筋骨，行血消肿。 |
| 主　治 | 用于肾阳不足，阳痿遗精，腰脊冷痛，阴疽疮疡，乳痈初起，瘀血肿痛。 |
| 用　法 | 用量6~15克。 |

**单方、验方**

1. 脚膝生疮：鹿角，烧存性，加入轻粉同研，用油调涂之。
2. 妊娠忽下血，腰痛不可忍：鹿角（锉）、当归（锉）各15克。水煎，饭前温服。
3. 筋骨疼痛：鹿角，烧存性，研为末，酒服5克，每日服2次。
4. 消中，夜尿：鹿角，炙令焦，为末，用酒调服，每次3克，每日2次。

**现代研究**

含胶质25%、磷酸钙50%~60%、碳酸钙及氮化物等。

# 紫河车

**别　　名**｜人胞、胎盘、胎盘粉。
**来　　源**｜健康人的干燥胎盘*Placenta Hominis*。

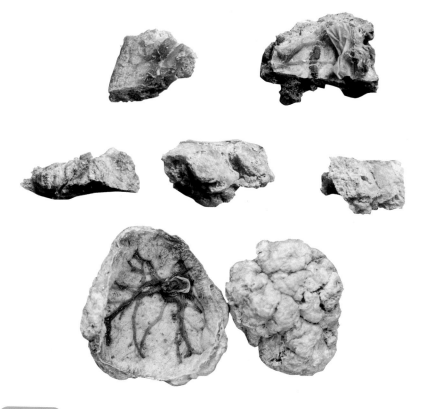

**采　制**

　　将新鲜胎盘除去羊膜和脐带，反复冲洗至去净血液，蒸或置沸水中略煮后，干燥。

**药材性状**

圆形或碟状椭圆形，直径9~15厘米，厚薄不一。黄色或黄棕色，一面凹凸不平，有不规则沟纹；另一面较平滑，常附有残余的脐带，其四周散布细血管。质硬脆，有腥气。

| 性味归经 | 甘、咸，温。归肺、肝、肾经。 |
|---|---|
| 功　效 | 温肾补精，益气养血。 |
| 主　治 | 用于虚劳羸瘦，阳痿遗精，不孕少乳，久咳虚喘，骨蒸劳嗽，面色萎黄，食少气短。 |
| 用　法 | 用量2~3克，研末吞服。 |

**单方、验方**

1. 补肾阳，益精血：鹿角胶15克，紫河车3克，粳米100克，生姜3片，葱白、盐适量。先煮粳米，待沸后放入鹿角胶、紫河车、生姜、葱白同煮为稀粥，加入盐调味。每日1~2次，温热服。

2. 贫血：紫河车粉3克，鸡蛋1个。鸡蛋去壳与紫河车粉搅均匀，加入米汤少许再搅，入佐料共蒸，熟后食用。

3. 补肾益气养血：紫河车适量。烘干后研粉，每日早晚空腹口服3克。

**现代研究**

　　含蛋白质、多肽、磷脂等。还含有多种由胎盘合成的激素：促性腺激素A、促性腺激素B、催乳激素、促甲状腺激素、催产素样物质，多种甾体激素和雌酮、雌二醇、雌三醇、孕甾酮、四氢皮质甾酮、皮质醇、皮质酮、雄甾酮、人绒毛膜促性腺激素、促肾上腺皮质激素等，以及胎盘乳原、多种氨基酸、酶类、含氮多糖体等。实验表明，本品有雌激素和孕激素样作用，抗感染，还可增强抵抗力、促进凝血。其煎液灌胃，可提高小鼠T淋巴细胞比率、淋巴细胞数量及胸腺指数，使胸腺髓质区域扩大，导致胸腺退化，还能对抗强的松引起的免疫抑制作用。

# 淫羊藿

**别　　名**｜羊藿、仙灵脾、羊角叶。

**来　　源**｜小檗科植物箭叶淫羊藿*Epimedium sagittatum*（Sieb.et Zucc.）Maxim. 的干燥叶。

**植物形态**

多年生草本。根茎匍匐，呈结节状，质硬。基生叶1~3，三出复叶，有长柄；小叶片卵形、狭卵形至卵状披针形，先端急尖或渐尖，基部深心形，侧生小叶基部显著不对称，外侧形斜而较长，呈尖耳状，内侧近圆形。茎生叶常2，与基生叶相似。花多数，聚成总状花序或成圆锥花序；花较小；萼片8，外轮4，卵形，较小，外有紫色斑点，易脱落，内轮4，较大，白色，花瓣状；花瓣4。果卵圆形。花期2~3月，果期4~5月。

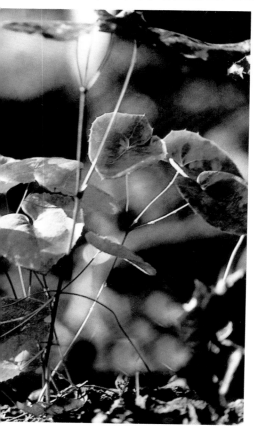

**生境分布**

生于山野竹林下或山路旁的岩石缝中。分布于我国陕西、云南、贵州、四川等地。

**采　　制**

夏、秋季茎叶茂盛时采收，晒干或阴干。

**药材性状**

三出复叶，小叶片长卵形至卵状披针形，长4~12厘米，宽2.5~5厘米；先端渐尖，两侧小叶基部明显偏斜，外侧呈箭形，边缘具黄色刺毛状细锯齿，下表面疏被粗短伏毛或近无毛；叶片革质。无臭，味微苦。

| 性味归经 | 辛、甘，温。归肝、肾经。 |
|---|---|
| 功　效 | 补肾阳，强筋骨，祛风湿。 |
| 主　治 | 用于肾阳虚衰，阳痿遗精，筋骨痿软，风湿痹痛，麻木拘挛。 |
| 用　法 | 用量6~10克。 |

**单方、验方**

1. 肾虚阳痿、妇女不孕：淫羊藿、沙苑子、五味子、山萸肉各9克，枸杞子12克。煎服。
2. 小儿麻痹症急性期和后遗症期：淫羊藿3克，桑寄生、钩藤各9克。煎服。
3. 妇女更年期高血压：淫羊藿、仙茅各10克，当归、黄柏、知母各9克。煎服。

**现代研究**

含淫羊藿苷、淫羊藿次苷Ⅰ、箭藿苷A、箭藿苷B、箭藿苷C等。动物实验表明，有广泛的激素样作用，有促进性腺功能；水提液可抗衰老与促进物质代谢；淫羊藿多糖和总黄酮有免疫调节功能；煎剂有强心、降压和增加冠脉流量的作用。

# 巴戟天

| 别　　名 | 鸡肠风、巴戟、巴戟肉。 |
| --- | --- |
| 来　　源 | 茜草科植物巴戟天*Morinda officinalis* How的干燥根。 |

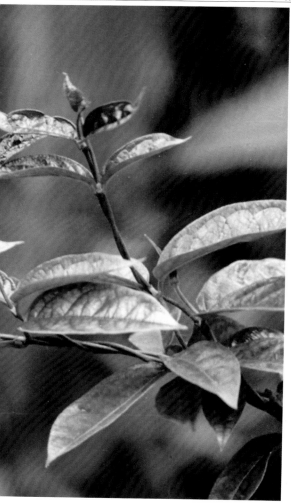

### 植物形态

藤状灌木。根肉质肥厚，圆柱形，不规则地断续膨大，呈念珠状。小枝幼时被短粗毛，后变粗糙。叶对生，叶片长圆形，上面被稀疏糙伏毛或无毛，下面沿中脉被粗短毛，脉腋内有短束毛。花序头状，有花2~10。核果近球形，熟时红色。小核有种子4粒，近卵形或倒卵形，背部隆起，侧面平坦，被白色短茸毛。花期4~7月，果期6~11月。

### 生境分布

生于山谷、疏林下。分布于我国江西、福建、广东、海南、广西等地。

### 采　制

全年均可采挖，洗净，除去须根，晒至六七成干，轻轻捶扁，晒干。

**药材性状**

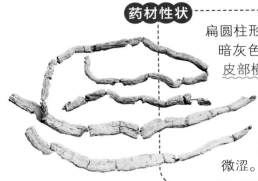

扁圆柱形，略弯曲。表面灰黄色或暗灰色，具纵纹及横裂纹，有的皮部横向断离露出木部，质韧，肉厚易剥落，断面皮部厚，紫色或淡紫色，易与木部剥离，木部坚硬，黄棕色或黄白色。味甘而微涩。

| 性味归经 | 甘、辛，微温。归肾、肝经。 |
|---|---|
| 功　效 | 补肾阳，强筋骨，祛风湿。 |
| 主　治 | 用于阳痿遗精，宫冷不孕，月经不调，少腹冷痛，风湿痹痛，筋骨痿软。 |
| 用　法 | 用量3~10克。 |

**单方、验方**

1. 风湿疼痛、肌无力：巴戟天、牛膝、川续断、山茱肉各9克，地黄12克。煎服。

2. 肾虚脚软：巴戟天、怀牛膝各30克，酒500毫升。泡7日后服，每次10毫升。

3. 阳痿，早泄，遗精：巴戟天、山茱萸、金樱子各9克，地黄12克。煎服。

**现代研究**

含棕榈酸、十九烷、β–谷甾醇、大黄素甲醚、茜草–1–甲醚、甲基异茜素–1–甲醚、葡萄糖、甘醇糖、还原糖、黄酮、氨基酸、有机强心苷及锌、铁、镁、钙等。有降压和雄激素样作用；对枯草杆菌有抑制作用。治疗肾病综合征疗效较好。

# 仙茅

别　　名｜地棕、独脚黄茅、仙茅参。

来　　源｜石蒜科植物仙茅*Curculigo orchioides* Gaertn. 的干燥根茎。

**植物形态**

多年生草本。根茎圆柱状，肉质；根粗壮，肉质。地上茎不明显。叶狭披针形，先端渐尖，基部下延成柄，再向下扩大呈鞘状，绿白色，边缘膜质；叶脉明显，有中脉；两面疏生长柔毛，后渐光滑。花腋生；花杂性，上部为雄花，下部为两性花；苞片披针形，绿色，膜质，被长柔毛；花被下部细长管状，上部6裂，裂片披针形，内面黄色，外面白色，有长柔毛；雄蕊6，花丝短；子房狭长，被长柔毛。蒴果椭圆形，稍肉质，先端有喙，被长柔毛。种子稍呈球形，亮黑色，有喙，表面有波状沟纹。花期6~8月，果期8~9月。

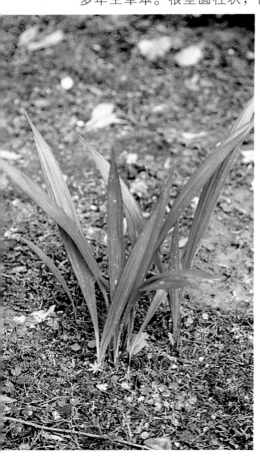

**生境分布**

生于林下草地或荒地。分布于我国浙江、福建、江西等地。

**采　　制**

秋、冬二季采挖，除去根头和须根，洗净，干燥。

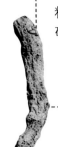

圆柱形，略弯曲。表面黑褐色或棕褐色，粗糙，有纵沟及横皱纹与细孔状的粗根痕。质硬脆，易折断，断面平坦略呈角质状，淡褐色或棕褐色，近中心处色较深，并有一深色环。气微香，味微苦辛。

| 性味归经 | 辛，热；有毒。归肾、肝、脾经。 |
|---|---|
| 功　　效 | 补肾阳，强筋骨，祛寒湿。 |
| 主　　治 | 用于阳痿精冷，筋骨痿软，腰膝冷痛，阳虚冷泻。 |
| 用　　法 | 用量3~10克。 |

**单方、验方**

1 阳痿、耳鸣：仙茅、金樱子根及果实各10克。炖肉吃。

2 老年遗尿：仙茅10克。泡酒服。

3 妇人红崩下血，已成漏症：仙茅（为末）15克，全归、蛇果草各等份，后两味煎汤，蘸酒将仙茅末送下。

4 痈疽火毒，漫肿无头，色青黑者：新鲜仙茅适量。捣烂外敷。有脓者溃，无脓者消。

**现代研究**

　　主要含多种环木菠萝烷型三萜及其糖苷、甲基苯酚和氯代甲基苯酚的多糖苷类。采用HPLC法测定仙茅中仙茅苷的含量。药理研究表明，仙茅有雄激素样和适应原样作用，有抗衰老作用，并能增强免疫功能。仙茅有一定的毒性，一般可用米泔水浸泡后除去红水则毒减。近年来对其成分及作用有较多的研究，基本药理皆为了强壮作用，单用有效，亦入复方中用。

417　Eucommia Bark［英］

# 杜仲

**别　　名**｜绵杜仲、厚杜仲、川杜仲。
**来　　源**｜杜仲科植物杜仲*Eucommia ulmoides* Oliv. 的干燥树皮。

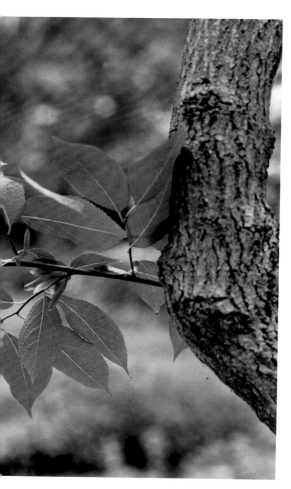

## 植物形态

落叶乔木。树皮、叶、果折断后有白色胶丝，小枝淡褐色或黄褐色，有皮孔。叶互生，椭圆形或椭圆状卵形，先端长渐尖，基部圆形或宽楔形，边缘有锯齿。花单性，雌雄异株，无花被，先叶开放或与叶同时开放，生于小枝基部，雄花具短柄；雌花子房狭长。翅果狭椭圆形，扁平，先端下凹。种子1。花期4~5月，果期9~10月。

## 生境分布

生于山地林中或栽培。分布于我国四川、贵州、云南、湖北、陕西、河南、甘肃等地。

## 采　制

4~6月剥取，刮去粗皮，堆置"发汗"至内皮呈紫褐色，晒干。

**药材性状**

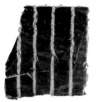
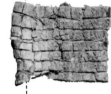

板片状或两边稍向内卷。外表面淡棕色或灰褐色，有明显的皱纹或纵裂槽纹；粗皮，<u>可见明显的皮孔</u>；内表面暗紫色，光滑。质脆，易折断，<u>断面有细密、银白色、富弹性的橡胶丝相连</u>。气微，味稍苦。

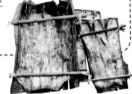

| 性味归经 | 甘，温。归肝、肾经。 |
|---|---|
| 功　　效 | 补肝肾，强筋骨，安胎。 |
| 主　　治 | 用于肝肾不足，腰膝酸痛，筋骨无力，头晕目眩，妊娠漏血，胎动不安。 |
| 用　　法 | 用量6~10克。 |

**单方、验方**

1 肾虚腰酸腿软，小便频数：杜仲10克，猪肾1个。一同炖吃。
2 早期高血压：杜仲、夏枯草、黄芩各10克，煎服。
3 慢性肾炎：杜仲、茯苓、丹参各15克，党参、金樱子各30克，北芪50克，白术、山药各20克，三七5克。煎服。

**现代研究**

含杜仲胶、桃叶珊瑚苷、生物碱、绿原酸、杜仲苷、松脂醇葡萄糖苷、京尼平苷、丁香脂素双糖苷、鹅掌楸苷、多糖、鞣质、挥发油、黄酮、有机酸等。鹅掌楸苷为抗衰老的有效成分；松脂醇二葡萄糖苷为降压的主要有效成分，氯原酸和多糖也有不同程度的降压作用；桃叶珊瑚苷、京尼平苷有抗癌活性；氯原酸为抗菌活性成分；水煎剂能扩张冠脉及肾血管，降压作用较强而持久。

# 续断

别　　名｜川断、川续断、续断肉。
来　　源｜川续断科植物川续断*Dipsacus asper* Wall. ex Henry的干燥根。

**植物形态**

多年生草本。主根1条至数条，圆锥状。茎直立，具6~8棱，棱上有刺毛。基生叶羽状分裂；茎生叶对生。叶片羽状分裂，中央裂片最长，椭圆形或宽披针形，顶端渐尖，有疏粗齿，两侧裂片1~2，两面被短毛。头状花序圆形，总苞片数枚，被短毛，苞片顶端有尖头状长喙，被短毛；花萼浅盘状，具4较深的齿，齿间有数个小齿；花冠白色或淡黄色，顶端4裂，裂片2大2小，外被刺毛；雄蕊4，伸出花冠外，花柱与之等长。瘦果。花期8~9月，果期9~10月。

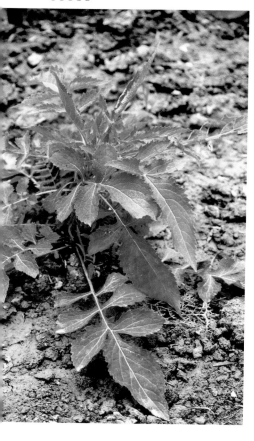

**生境分布**

生于山坡、草地。分布于我国湖北、四川、云南、贵州等地。

**采　制**

秋季采挖，除去根和须根，用微火烘至半干，堆置"发汗"至内部变绿色时，再烘干。

**药材性状**

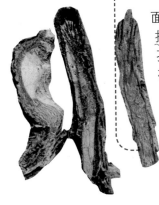

圆柱形，略扁，有的微弯曲。表面灰褐色或黄褐色，有稍扭曲或明显扭曲的纵皱及沟纹，可见横裂的皮孔及少数须根痕。质软，久置后变硬，易折断，断面不平坦，皮部墨绿色或棕色，外缘褐色或淡褐色，木部黄褐色，放射纹。气微香，味苦、具微甜而后涩。

| 性味归经 | 苦、辛，微温。归肝、肾经。 |
|---|---|
| 功　效 | 补肝肾，强筋骨，续折伤，止崩漏。 |
| 主　治 | 用于肝肾不足，腰膝酸软，风湿痹痛，跌扑损伤，筋伤骨折，崩漏，胎漏。酒续断多用于风湿痹痛，跌扑损伤，筋伤骨折。盐续断多用于腰膝酸软。 |
| 用　法 | 用量9~15克。 |

**单方、验方**

1. 老人风冷，骨痛：续断、牛膝（去芦，酒浸）各适量。上为细末，温酒调下10克，饭前服用。
2. 跌打伤损：续断适量。捣烂外敷。
3. 乳汁不行：续断15克，当归、川芎各5克，麻黄、穿山甲（火煅）各10克，天花粉15克。水2大碗煎，饭后服用。

**现代研究**

　　含三萜皂苷及其酯苷。挥发油有较强抗菌能力，油中主要有乙基丙酸酯、4–甲基苯酚等。浸膏对动物在体和离体心脏均有明显正性肌力作用；对溃疡有排脓、止血、镇痛、促进组织再生作用。

# 肉苁蓉

| 别　　名 | 寸芸、大芸、盐苁蓉。 |
| --- | --- |
| 来　　源 | 列当科植物肉苁蓉*Cistanche deserticola* Y. C. Ma的干燥带鳞叶的肉质茎。 |

### 植物形态

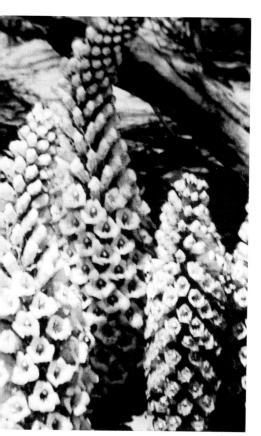

多年生寄生草本。茎肉质，扁平，下部宽，向上逐渐变细。鳞片状叶，螺旋状排列，淡黄白色，无叶柄；下部叶排列紧密，宽卵形或三角状卵形，上部叶稀疏，线状披针形。穗状花序；花黄白色、淡紫色或边缘淡紫色，干时变棕褐色，花柱细长，顶端内折，柱头近球形。蒴果卵形，2瓣裂，褐色；微小种子多数，椭圆状卵形或椭圆形，表面网状，有光泽。花期5~6月，果期6~7月。

### 生境分布

生于荒漠中，寄生在藜科植物的根上。分布于我国内蒙古、陕西、甘肃、宁夏、青海、新疆等地。

### 采　制

春季苗刚出土时或秋季冻土之前采挖，除去茎尖，切段，晒干。

**药材性状**

扁圆柱形，稍弯曲。表面棕褐色或灰棕色，密被覆瓦状排列的肉质鳞叶，通常鳞叶先端已断。体重，质硬，微有柔性，不易折断。断面棕褐色，有淡棕色点状维管束，排列成波状环纹。气微，味甜微苦。

| 性味归经 | 甘、咸，温。归肾、大肠经。 |
|---|---|
| 功　　效 | 补肾阳，益精血，润肠通便。 |
| 主　　治 | 用于肾阳不足，精血亏虚，阳痿不孕，腰膝酸软，筋骨无力，肠燥便秘。 |
| 用　　法 | 用量6~10克。 |

**单方、验方**

1. 阳痿，遗精，腰膝酸软：肉苁蓉、韭菜子各9克。煎服。
2. 老人气虚、血虚所致肠燥便秘：肉苁蓉15克，火麻仁、当归、生地黄、白芍各9克。煎服。
3. 肾虚妇女不孕，崩漏带下：肉苁蓉、补骨脂、菟丝子、沙苑子、山萸肉各15克。煎服。

**现代研究**

　　主要含肉苁蓉苷A、肉苁蓉苷B、肉苁蓉苷C、肉苁蓉苷H、松果菊苷、类叶升麻苷、新疆肉苁蓉苷、洋丁香酚苷、鹅掌楸苷、甘露醇、琥珀酸、甜菜碱、多糖等。有降压作用，能改善机体调节机能，促进机体内在功能的恢复；具有抗衰老、抗心肌缺血、抗癌、改善性功能和促进创伤愈合的作用；能显著增强巨噬细胞的吞噬功能；对肾及膀胱等炎症出血有止血作用。

# 锁阳

**别　　名**｜地毛球、琐阳、锁严子。

**来　　源**｜锁阳科植物锁阳*Cynomorium songaricum* Rupr. 的干燥肉质茎。

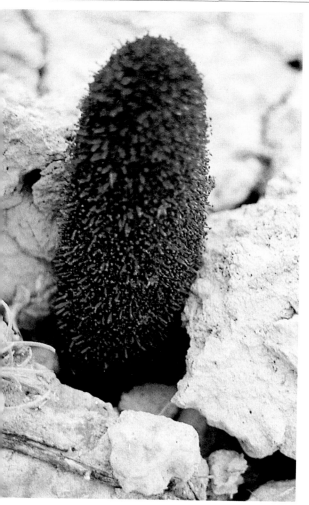

### 植物形态

多年生肉质寄生草本，高30~60厘米，全株棕红色。茎圆柱状，大部分埋于沙中，基部稍膨大，具互生鳞片。肉穗花序顶生，长圆柱状，暗紫红色，花杂性。果实坚果状。种子有胚乳。花期5~6月，果期8~9月。

### 生境分布

生于沙漠地带，大多寄生于蒺藜科植物白刺Nitraria sibitica Pall. 等植物的根上。分布于我国内蒙古及西北各地。

### 采　制

春季采挖，除去花序，切段，晒干。

**药材性状**

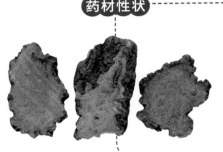

扁圆柱形，微弯曲。表面红棕色或棕褐色，粗糙，具明显纵沟及不规则凹陷，有的残存三角形的黑棕色鳞片。体重，质硬，难折断，断面浅棕色或棕褐色，有黄色三角状维管束。气微，微甘而涩。

| 性味归经 | 甘，温。归肝、肾、大肠经。 |
|---|---|
| 功　　效 | 补肾阳，益精血，润肠通便。 |
| 主　　治 | 用于肾阳不足，精血亏虚，腰膝痿软，阳痿滑精，肠燥便秘。 |
| 用　　法 | 用量5~10克。 |

**单方、验方**

1. 阳痿，早泄：锁阳10克，党参、山药各12克，覆盆子15克。煎服。

2. 老年气弱阴虚，大便燥结：锁阳、桑椹子各10克。水煎取浓汁加蜂蜜50克，分2次服。

3. 泌尿系感染尿血：锁阳、忍冬藤各10克，茅根50克。煎服。

4. 胃溃疡：锁阳、珠芽蓼各15克。煎服。

5. 子宫下垂：锁阳10克，木通、车前子、甘草、五味子各15克，大枣3枚。煎服。

6. 胃痛，胃酸过多：锁阳200克，寒水石（煅）250克，红盐5克，龙胆草50克，冰糖500克。共为细末，每次服15克。

**现代研究**

含鞣质、三萜皂苷等。现代临床用于治疗原发性血小板减少性紫癜。

# 421

# 补骨脂

**别　　名**｜破故纸、破故子、破故脂。

**来　　源**｜豆科植物补骨脂*Psoralea corylifolia* L. 的干燥成熟果实。

## 植物形态

一年生草本，全体被黄白色毛及黑褐色腺点。茎直立，枝坚硬，具纵棱。叶互生；叶阔卵形或三角状卵形，先端圆形或钝，基部心形、斜心形或圆形，边缘有粗阔齿，两面均有显著的黑色腺点；叶柄被白色茸毛；托叶成对，三角状披针形，膜质。花多数，密集成穗状的总状花序；花轴腋生；萼钟状，基部联合呈管状，先端5齿，被黑色腺点；花冠蝶形，淡紫色或黄色；雄蕊10，1束，花药小；雌蕊1，花柱丝状。荚果椭圆形，有宿存花萼。花期7~8月，果期9~10月。

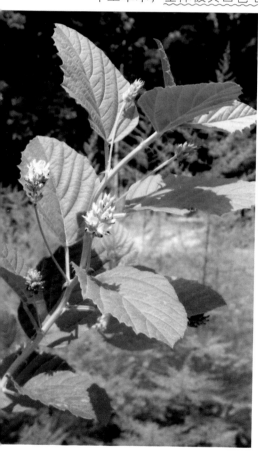

## 生境分布

生于山坡、溪边或田边。主产于我国河南、四川、安徽等地。

## 采　　制

秋季果实成熟时采收果序，晒干，搓出果实，除去杂质。

## 药材性状

扁圆状肾形，一端略尖，少数有宿萼。表面黑棕色或棕褐色，具微细网纹，在放大镜下可见众多点状凹凸纹理。质较硬脆，除去果皮后，可见种脐小点状，合点位于另一端，种脊不明显。宿萼基部联合，上端5裂，灰黄色，具茸毛，并密布褐色腺点。气芳香特异，味苦微辛。

| 性味归经 | 辛、苦，温。归肾、脾经。 |
| --- | --- |
| 功　效 | 温肾助阳，纳气平喘，温脾止泻；外用消风祛斑。 |
| 主　治 | 用于肾阳不足，阳痿遗精，遗尿尿频，腰膝冷痛，肾虚作喘，五更泄泻；外用治白癜风，斑秃。 |
| 用　法 | 用量6~10克。外用20%~30%酊剂涂患处。 |

### 单方、验方

1. 小儿遗尿：补骨脂（炒）50克。为末，每次5克，热汤调下。
2. 腰部外伤导致腰痛，瘀血凝滞：补骨脂（炒）、茴香（炒）、辣桂各等量。为末，热酒服，每次10克。
3. 腰疼：补骨脂适量。为末，温酒服，每次15克。
4. 牙痛日久，肾虚：补骨脂100克，青盐25克。炒，研，外擦。

### 现代研究

含香豆精类，主要有补骨脂素及异补骨脂素（白芷素）等，还含有查耳酮类、黄酮类、单萜酚类等多种成分。本品能扩张冠状动脉，兴奋心脏，提高心脏功率；能收缩子宫及缩短出血时间，减少出血量；有致光敏作用，内服或外涂皮肤，经日光或紫外线照射，可使局部皮肤色素沉着。此外，尚有抗肿瘤、抗衰老、抑菌、杀虫及雌激素样作用。

# 益智

| 别　　名 | 益智子、益智仁、智仁。 |
| --- | --- |
| 来　　源 | 姜科植物益智*Alpinia oxyphylla* Miq. 的干燥成熟果实。 |

**植物形态**

多年生草本。根茎横走，茎直立，丛生，叶2列；叶片宽披针形；叶舌膜质，棕色，2裂。花两性，总状花序顶生，下端具1环形苞片；花萼筒状，先端3齿裂，一侧开裂至中部，外被短柔毛，花冠管裂片3，长圆形，上面一片稍大，先端略呈兜状，外被疏柔毛，唇瓣倒卵形，粉白色并有红色条纹，先端钝，3裂，中间裂片突出，边缘波状；退化雄蕊呈短锥状，发育雄蕊1，花丝扁平，花药短圆，药隔先端具圆形鸡冠状附属物；柱头头状，具疏生缘毛。蒴果椭圆形，两端狭尖，表面有明显的纵向维管束条纹。花期1~3月，果期3~6月。

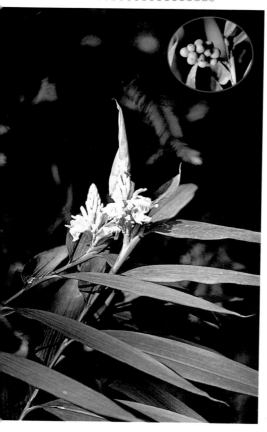

**生境分布**

生于林下阴湿处。分布于我国海南及广东等地。

**采　制**

夏、秋间果实由绿变红时采摘，晒干或低温干燥。

**药材性状**

椭圆形，两端略尖。表面棕色或灰棕色，有纵向凹凸不平的突起棱线，顶端有花被残基，基部常残存果梗。果皮薄而稍韧，与种子紧贴，种子集结成团，中有隔膜将种子团分为3瓣。种子呈不规则的扁圆形，略有钝棱，表面灰褐色或灰黄色，外被淡棕色膜质的假种皮，质硬，胚乳白色。有特异香气，味辛，微苦。

| 性味归经 | 辛，温。归脾、肾经。 |
|---|---|
| 功　　效 | 暖肾固精缩尿，温脾止泻摄唾。 |
| 主　　治 | 用于肾虚遗尿，小便频数，遗精白浊，脾寒泄泻，腹中冷痛，口多唾涎。 |
| 用　　法 | 用量3~10克。 |

**单方、验方**

① 膀胱虚寒，遗尿，尿频有遗沥，夜尿增多：益智、乌药各等量。煎服。

② 妇人崩中：益智适量。炒，研细，每次服3克。

**现代研究**

含挥发油2%，成分极为复杂，有几十种之多。还含有强心的成分益智仁酮A和刺激性成分益智仁酮B、钙拮抗剂益智醇、抗溃疡成分益智酮，主要具有强心、扩张血管、抑制回肠等作用。

## 423 Dodder Seed [英]

# 菟丝子

**别　　名** | 菟丝实、小菟丝子、小粒菟丝子。

**来　　源** | 旋花科植物菟丝子*Cuscuta chinensis* Lam. 的干燥成熟种子。

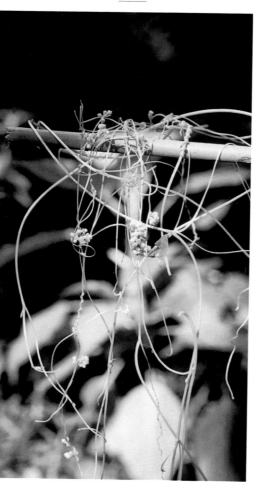

### 植物形态

　　一年生寄生草本。茎纤细呈丝线状，橙黄色，多分枝，缠绕于其他植物体上，随处生吸器，侵入寄主体内。叶退化为三角状小鳞片。花白色，簇生；苞片卵圆形；花萼杯状，先端5裂，裂片卵形或椭圆形；花冠钟形，5浅裂，裂片三角形；雄蕊5，花丝短，与花冠裂片互生。雌蕊1，花柱2，柱头头状。蒴果扁球形，褐色。花期7~9月，果期8~10月。

### 生境分布

　　生于山坡路旁、田边、荒地及灌木丛中，多寄生于豆科、菊科、藜科植物上，尤以大豆上为常见。全国大部分地区有分布。主产于辽宁、黑龙江、吉林、内蒙古、山东、河北、山西等地。

### 采　　制

　　秋季果实成熟时采收植株，晒干，打下种子，除去杂质。

**药材性状**

类球形或卵圆形，膨大部分稍扁，一端略呈喙状突出，偏向一侧，微凹处有浅色圆点，中央有条形的种脐。表面淡褐色或灰黄色，略粗糙。质坚硬。开水浸泡后，表面显黏性，加热煮至种皮破裂时露出黄白色细长卷旋状的胚，形如吐丝。无臭，味微苦涩。

| 性味归经 | 辛、甘，平。归肝、肾、脾经。 |
| --- | --- |
| 功　　效 | 补益肝肾，固精缩尿，安胎，明目，止泻；外用消风祛斑。 |
| 主　　治 | 用于肝肾不足，腰膝酸软，阳痿遗精，遗尿尿频，肾虚胎漏，胎动不安，目昏耳鸣，脾肾虚泻；外治白癜风。 |
| 用　　法 | 用量6~12克。外用适量。 |

**单方、验方**

1. 阴虚阳盛，四肢发热：菟丝子、五味子各10克，生地黄15克。上为细末。饭前服用。
2. 眉间生疮：菟丝子适量。炒，研，油调敷之。
3. 消渴不止：菟丝子适量。煎汁随意饮服。

**现代研究**

含槲皮素、紫云英苷、金丝桃苷、槲皮素-3-O-（β-D半乳糖-7-O-β-葡萄糖苷。又含菟丝子胺、菟丝子苷A、菟丝子苷B、熊果酚苷、绿原酸、咖啡酸、对-香豆酸。还含钾、钙、磷、硫、铁、铜、锰、硒、钼等微量元素，以及缬氨酸、蛋氨酸、异亮氨酸等人体必需氨基酸。菟丝子浸剂、酊剂可增强离体蟾蜍心脏收缩力，降低心率，使麻醉犬血压下降。

# 沙苑子

| | | |
|---|---|---|
| 别　　名 | 潼蒺藜、潼沙苑、沙苑蒺藜。 |
| 来　　源 | 豆科植物扁茎黄芪 *Astragalus complanatus* R. Br. 的干燥成熟种子。 |

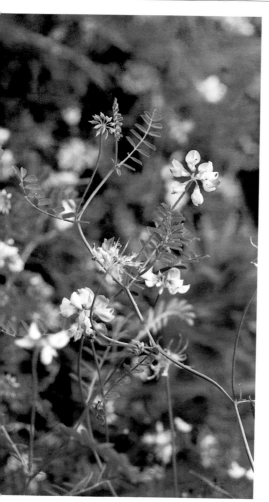

### 植物形态

多年生草本，高30~100厘米，通体疏被柔毛。根长而粗壮。茎略扁，较细弱，基部常倾卧，有分枝。单数羽状复叶互生，托叶小，披针形；小叶9~21，矩状椭圆形，先端浑圆或微凹，有小细尖，小叶柄不明显。夏季开黄色蝶形小花，总状花序腋生，总梗细长，上部疏生3~9，旗瓣近圆形，先端凹入，基部有爪；2强雄蕊较雌蕊短，柱头有髯毛。荚果膨胀，纺锤形，先端有尖喙。种子圆肾形。表面灰棕色至深棕色，光滑。

### 生境分布

生于山坡草丛、田边、路旁。分布于我国山西、内蒙古、陕西等地。

### 采　制

秋末冬初果实成熟尚未开裂时采割植株，晒干，打下种子，除去杂质，晒干。

**药材性状**

肾形而稍扁，长2~2.5毫米，宽1.5~2毫米，厚约1毫米。表面光滑，褐绿色或灰褐色，边缘一侧微凹处具圆形种脐。质坚硬，不易破碎。子叶2，淡黄色，胚根弯曲。无臭，味淡，嚼之有豆腥味。

| 性味归经 | 甘，温。归肝、肾经。 |
| --- | --- |
| 功　效 | 补肾助阳，固精缩尿，养肝明目。 |
| 主　治 | 用于肾虚腰痛，遗精早泄，遗尿尿频，白浊带下，眩晕，目暗昏花。 |
| 用　法 | 用量9~15克。 |

**单方、验方**

1. 精滑不禁：沙苑蒺藜（炒）、芡实（蒸）、莲须各100克，龙骨（酥炙）、牡蛎（盐水煮一日一夜，煅粉）各50克。共为末，莲子粉糊为丸，盐汤下。
2. 肾虚腰疼：沙苑子15克。水煎，每日服2次。
3. 目昏不明：茺蔚子10克，沙苑子、青葙子各15克。一起研细末。每次5克，每日2次。

**现代研究**

含三萜糖苷、黄酮及多种糖苷、异黄酮苷、氨基酸和多种脂肪酸类化合物及大量微量元素。具有适应原样、收缩子宫和缩尿、降压、抗炎、保肝、改善血液流变性、抑制血小板聚集、增加脑血流量、调血脂等作用。

## 425　Giant Gecko［英］

# 蛤蚧

**别　名**｜干蛤蚧、蛤蚧尾、对蛤蚧。

**来　源**｜壁虎科动物蛤蚧*Gekko gecko* Linnaeus除去内脏的干燥体。

**动物形态**

　　为壁虎科中最大的一种，体长约30cm。头宽大，略呈三角形，吻端圆凸；耳孔椭圆形，约为眼径之半。眼大，突出；口中有许多小齿。通身被覆细小粒鳞；四足趾膨大，成扁平状。雄性有肛前窝20余个，尾基部较粗，肛后囊孔明显。躯干及四肢背面砖灰色，密布橘黄色及蓝灰色斑点；尾部有深浅相间的环纹，腹面白色而有粉红色斑。

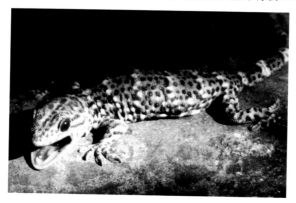

**生境分布**

　　栖息于悬岩石壁洞缝中、树洞中及房舍顶等处。分布于我国江西、福建、台湾、广东、广西、贵州、云南等地。

**采　制**

　　全年均可捕捉，除去内脏，拭净，用竹片撑开，使全体扁平顺直，低温干燥。

**药材性状**

扁片状，头略呈扁三角状，两眼多凹陷成窟窿。吻部半圆形。背部呈灰黑色或银灰色，有黄白色或灰绿色斑点散在或密集成不显著的斑纹，脊椎骨及两侧肋骨突起。四足均具5趾，趾间仅具蹼迹，足趾底有吸盘。尾细而坚实，微现骨节，与背部颜色相同，有6~7个明显的银灰色环带。全身密被圆形或多角形微有光泽的细鳞，气腥，味微咸。

| 性味归经 | 咸，平。归肺、肾经。 |
|---|---|
| 功　效 | 补肺益肾，纳气定喘，助阳益精。 |
| 主　治 | 用于肺肾不足，虚喘气促，劳嗽咳血，阳痿，遗精。 |
| 用　法 | 用量3~6克，多入丸散或酒剂。 |

**单方、验方**

1. 哮喘：人参、炙甘草各9克，五味子、补骨脂、沉香、石菖蒲、蛤蚧（冲服）、白术、核桃仁、泽泻、黄芪各6克，细辛2克。煎服。

2. 慢性支气管炎：蛤蚧粉（冲服）3克，南沙参、北沙参、当归、元参各12克，西洋参10克，熟地黄、百合、黛蛤散各15克。煎服。

**现代研究**

含天门冬氨酸、苏氨酸、组氨酸、蛋氨酸、色氨酸等18种氨基酸及溶血磷脂酰胆碱、神经鞘磷脂、磷脂酰胆碱等磷脂类，还含有多种脂肪酸、钡、磷、镁等多种无机元素和肌肽、胆碱、肉碱、鸟嘌呤、蛋白质、脂肪等。有雄性激素样作用；对小鼠受低温、高温、缺氧等应激刺激有明显的保护作用；具有免疫增强作用，还具有抗炎、抗衰老、抗过敏、抗应激、降血糖及解痉平喘等作用。

**426**

# 核桃仁

| 别　名 | 核桃、胡桃仁、胡桃肉。 |
| --- | --- |
| 来　源 | 胡桃科植物胡桃*Juglans regia* L. 的干燥成熟种子。 |

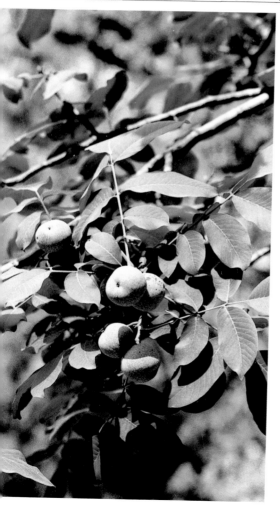

### 植物形态

　　落叶乔木，高可达35米。树皮灰色，具纵裂；小枝有片状髓，无毛。单数羽状复叶互生，叶轴密生腺毛；小叶5~9，无柄或近无柄，卵形、矩卵形或椭圆状倒卵形，先端尖，基部圆形，全缘，上面鲜绿色，无毛，下面淡绿色，仅侧脉腋内有一簇短柔毛。花单性同株，雄花为葇花序，雌花序穗状顶生，直立。核果近圆形，外果皮肉质，绿色，内果皮坚硬，骨质，表面凹凸或皱褶，有2条纵棱，黄褐色。花期4~5月，果期10月。

### 生境分布

　　原产于欧洲东南部及亚洲西部。我国各地广泛栽培。

### 采　制

　　秋季果实成熟时采收，除去肉质果皮，晒干，再除去核壳和木质隔膜。

## 药材性状

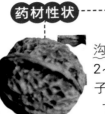

多破碎，不规则的块状，有皱曲的沟槽，大小不一；完整种子类球形，直径2~3厘米，凹凸不平，淡黄色或黄棕色，子叶类白色。质脆，富油质。气微，味甘。种皮味涩、微苦。

| 性味归经 | 甘，温。归肾、肺、大肠经。 |
|---|---|
| 功　效 | 补肾，温肺，润肠。 |
| 主　治 | 用于肾阳不足，腰膝酸软，阳痿遗精，虚寒喘咳，肠燥秘结。 |
| 用　法 | 用量6~9克。 |

### 单方、验方

1. 神经衰弱，失眠，多梦，健忘：粳米、核桃仁、黑芝麻各适量。慢火煨成稀粥，睡前白糖调味食用。
2. 更年期经乱：核桃仁9克，当归、白芍各12克，乌药、巴戟天、川楝子各10克。煎服。
3. 阳虚冷秘：核桃仁、黑芝麻各等量。炒熟，研成细末，装于瓶内。每日1次，每次30克，加蜂蜜适量，温水调服。

### 现代研究

含脂肪油，主要成分为亚油酸、油酸、亚麻酸的甘油酯；另含蛋白质、碳水化合物、维生素E、维生素B、钙、磷、铁、胡萝卜素、核黄素等。给犬喂食含核桃油的混合脂肪饮食，可增加体重，使血清蛋白增加，但血胆固醇水平升高较慢，其作用可能是影响胆固醇的合成、氧化和排泄。

# 冬虫夏草

| 别　　名 | 虫草、冬虫草、春虫夏草。 |
| --- | --- |
| 来　　源 | 麦角菌科真菌冬虫夏草菌*Cordyceps sinensis*（Berk.）Sacc. 寄生在蝙蝠娥科昆虫幼虫上的子座及幼虫尸体的干燥复合体。 |

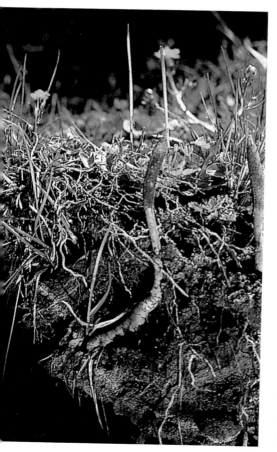

## 植物形态

　　子囊菌的子实体从寄主幼虫的头部生出，通常单一，偶有2~3个者，呈细长棒球棍状，全长4~11厘米，下面不育柄部分长3~8厘米，上面膨大部分为子座，近圆筒形，表面灰棕色，长1.5~3.5厘米，直径2~4毫米，幼时内部中间充塞，成熟后中空。

## 生境分布

　　寄生在生于海拔3 000~4 200米高山草甸地带鳞翅目的幼虫上。分布于我国云南、西藏、甘肃、青海、四川、贵州等地。

## 采　　制

　　夏初子座出土、孢子未发散时挖取，晒至六七成干，除去似纤维状的附着物及杂质，晒干或低温干燥。

**药材性状**

虫体与从虫头部长出的真菌子座相连。虫体似蚕，表面深黄色至黄棕色，有环纹20~30个，近头部的环纹较细；头部红棕色，足8对，中部4对较明显；质脆，易折断，断面略平坦，淡黄白色。子座细长圆柱形，长4~7厘米，直径约0.3厘米；表面深棕色至棕褐色，有细纵皱纹，上部稍膨大；质柔韧，断面类白色。气微腥，味微苦。

| 性味归经 | 甘，平。归肺、肾经。 |
|---|---|
| 功　　效 | 补肾益肺，止血化痰。 |
| 主　　治 | 用于肾虚精亏，阳痿遗精，腰膝酸痛，久咳虚喘，劳嗽咯血。 |
| 用　　法 | 用量3~9克。 |

**单方、验方**

1　肺结核咳嗽、咳血：冬虫夏草、川贝母各6克，沙参12克，杏仁、麦冬各10克。煎服。

2　肺结核咯血：冬虫夏草、白及、百部各12克，杏仁、川贝母、麦冬各9克，阿胶5克。煎服。

3　病后体虚，贫血，头晕，白细胞、红细胞减少：冬虫夏草9克。炖童子鸡或炖鸭、猪肉吃。

**现代研究**

含核苷类成分（尿嘧啶、腺嘌呤）、次黄嘌呤核苷、尿苷、甾醇类化合物（麦角甾醇过氧化物）、多糖、粗蛋白、牛黄酸等，能增加冠脉血流量、延缓衰老、升高血小板计数、降低血清胆固醇和甘油三酯，对急性肾衰有保护作用。

# 韭菜子

| 别 名 | 韭子、韭菜仁、扁菜子。 |
| 来 源 | 百合科植物韭菜*Allium tuberosum* Rottl. ex Spreng的干燥成熟种子。 |

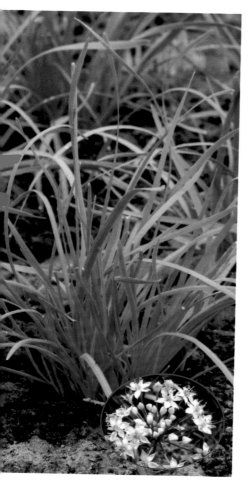

### 植物形态

多年生草本，高20~45厘米，具特殊强烈臭味。根茎横卧，生多数须根，上有1~3个丛生的鳞茎，呈卵状圆柱形。叶基生，长线形，扁平，先端锐尖，边缘粗糙，全缘，光滑无毛，深绿色。花茎自叶丛抽出，三棱形，伞形花序，顶生，总苞片膜质，白色，通常1~3，基部合生，先端锐尖，花被6，白色，裂片长圆形，先端渐尖或急尖，排列为2轮，互生，雄蕊6，雌蕊1，子房上位，3室，三棱状。蒴果倒心状三棱形，绿色。种子黑色，扁平，边缘具棱。花期6~7月，果期7~9月。

### 生境分布

原产于亚洲东南部。现我国各地广泛栽培。

### 采 制

秋季果实成熟时采收果序，晒干，搓出种子，除去杂质。

**药材性状**

半圆形或半卵圆形，略扁。表面黑色，一面突起，粗糙，有细密的网状皱纹，另一面微凹，皱纹不甚明显。顶端钝，基部稍尖，有点状突起的种脐。质硬。气特异，味微辛。

| 性味归经 | 辛、甘，温。归肝、肾经。 |
|---|---|
| 功　　效 | 温补肝肾，壮阳固精。 |
| 主　　治 | 用于肝肾亏虚，腰膝酸痛，阳痿遗精，遗尿尿频，白浊带下。 |
| 用　　法 | 用量3~9克。 |

**单方、验方**

1. 虚劳尿精：韭菜子，稻米。水煮如粥。每日服3次。
2. 梦遗：韭菜子、桑螵蛸、煅龙骨各10克。水煎，每日1剂，早晚服用。
3. 神经痛：韭菜子10克，磨成粉后，拿老姜汁调匀，涂抹太阳穴，一天7~8次。
4. 烟熏虫牙：瓦片煅红，韭菜子数粒，清油数点，待烟起，用筒吸，引至痛处。用温水漱吐。

**现代研究**

含生物碱和皂苷。现代研究发现韭菜子中含有硫化物及挥发性精油，同时含有大量的粗纤维及维生素。对于便秘具有很好的治疗效果，同时对于肠癌也有一定的防治效果。

# 紫石英

别　　名｜赤石英、氟石、萤石。

来　　源｜氟化物类矿物萤石族萤石Fluoritum的矿石。主含氟化钙（$CaF_2$）。

## 矿物形态

　　晶体呈立方体、八面体，少有菱形十二面体的单形及其聚形。在立方体晶面上有时出现镶嵌式花纹，尚可见由两个立方体相互穿插而成的双晶。集合体呈致密粒状或块状。色杂，以绿色、紫色为多，也有黄、浅蓝、红灰、黑白色等。当加热时其色可褪，受X线照射后又恢复原色。半透明至透明，有玻璃光泽，硬度4，性脆，相对密度3.18，在阴极射线下发荧光。溶于硫酸放出氟化氢，与硝酸及盐酸作用极弱。加热易崩解，并发出美国的天蓝色、浅紫色光。

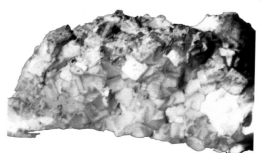

## 生境分布

　　产于我国浙江、江苏、广东、辽宁、黑龙江、甘肃、湖北、湖南等地。

## 采　制

　　采挖后，除净杂石。

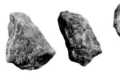

**药材性状**

不规则的多角形块状，大小不一。表面紫色、淡紫色或浅绿色。色泽深浅不匀，常有裂纹，具玻璃样光泽，半透明。质坚硬而脆，易砸碎，多从棱角处破裂，断面棱角锋利。气微，味淡。

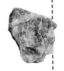

| 性味归经 | 甘，温。归肾、心、肺经。 |
|---|---|
| 功　　效 | 温肾暖宫，镇心安神，温肺平喘。 |
| 主　　治 | 用于肾阳亏虚，宫冷不孕，惊悸不安，失眠多梦，虚寒咳喘。 |
| 用　　法 | 用量9~15克，先煎。 |

### 单方、验方

1. 虚劳惊悸，补虚止惊，令人能食：紫石英250克。打如豆大，水淘一遍，煎服，或煮粥食，水尽可再煮之。
2. 肺寒咳逆上气：紫石英火煅醋淬7次，研细末，水飞过。每日早用3克，花椒10粒，泡汤下。
3. 妇人胎胞虚冷，久不受孕，或受孕多小产者：紫石英（火煅醋淬7次，研细末，水飞过）100克，香附（醋炒）、当归、川芎（酒炒）、白术（土拌炒）各150克，枸杞子（酒洗，炒）、熟地黄（酒煮，捣膏）各100克。炼蜜丸梧子大。每日早晚各服15克，好酒送下。
4. 痈肿毒等：紫石英醋淬，捣为末，生姜、米醋煎敷之，或摩擦。

### 现代研究

主含氟化钙，纯品中钙约占51.2%、氟占48.8%，但常夹杂有微量的氧化铁，并夹有镉、铬、铜、锰、镍、铅、锌、钇、铈等微量元素。本品有兴奋中枢神经和卵巢分泌功能的作用。人体摄入氟过多时，会对牙齿、骨骼、神经系统、肾脏、心血管及甲状腺有损害作用，不宜久服。

# 海龙

别　　名｜海蛇、海钻、大海龙。

来　　源｜海龙科动物刁海龙*Solenognathus hardwickii*（Gray）的干燥体。

### 动物形态

　　体形狭长而侧扁。体全长37~50cm。体高远大于体宽。躯干部五棱形；尾部前方六棱形，后方逐渐变细卷曲，为四棱形；腹部中央棱特别突出，体上棱脊粗强。头长，与体轴在同一水平线上，或成大钝角。眼眶四周、吻管、背腹面及顶部后端，均被有大小不等粗糙颗粒状棘；颈部背方呈棱脊状，具颈棘2个，吻特别延长，约为眶后头长的2倍。眼大而圆，眼眶突出。鼻孔每侧两个。口小前位。鳃盖突出，具明显的放射状纹理。鳃孔小，位于头侧背缘，全体无鳞，外覆环状骨片，体部的骨环25~26，尾部骨环56~57；背鳍较长，41~42，始于尾环第1节，止于第10节或11节，臀鳍4，极短小。胸鳍23，短宽，侧位，较低。无尾鳍。体淡黄色，于躯干部上侧棱骨环相接处有列黑褐色斑点。

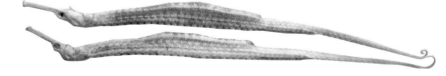

### 生境分布

　　生活于藻类繁茂的浅海中。分布于南海。

### 采　　制

　　多于夏、秋二季捕捞。刁海龙、拟海龙除去皮膜，洗净，晒干；尖海龙直接洗净，晒干。

**药材性状**

棱形长条状，表面黄白色或灰褐色，头部前方有管状长吻，尾细长呈鞭状。全体被具花纹的骨环及细横纹，各骨环内有突起的粒状棘。体轻，骨质坚硬。气微腥，味微咸。

| 性味归经 | 甘、咸，温。归肝、肾经。 |
| --- | --- |
| 功　效 | 温肾壮阳，散结消肿。 |
| 主　治 | 用于肾阳不足，阳痿遗精，癥瘕积聚，瘰疬痰核，跌扑损伤；外治痈肿疔疮。 |
| 用　法 | 用量3~9克。外用适量，研末敷患处。 |

**单方、验方**

1. 风湿性关节炎：参须、桂枝各3克，鹿角、灵芝、海龙、党参、枸杞子、巴戟天、川芎、桑枝各10克。煎服。
2. 阳痿：藏红花3克，黄芪、人参、当归、熟地黄、白芍、川芎、枸杞子、海龙、海马、灵芝、锁阳各10克。煎服。
3. 痈肿疔疮：海龙。研粉或煎膏外敷。

**现代研究**

含甾体类化合物26种，丰富的蛋白质和17种氨基酸，另含14种脂肪酸和24种微量元素。实验表明，本品具有抗癌及提高机体免疫力的作用；有性激素样作用，其乙醇提取物能不同程度增加正常雄性小鼠的精子数量和精子存活率，还具有抗疲劳作用。

# 海马

| 别　　名 | 水马、斑海马、大海马。 |
|---|---|
| 来　　源 | 海龙科动物刺海马*Hippocampus histrix* Kaup的干燥体。 |

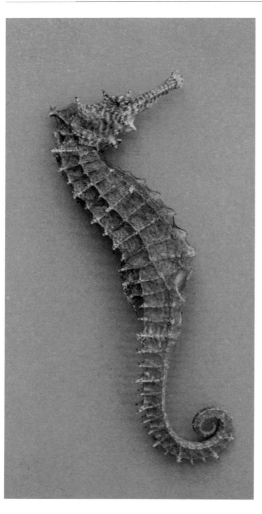

### 动物形态

体长20~24cm，呈淡黄褐色。头冠不高，尖端有4~5个细尖的小棘。体上各骨环接结处及头部的小棘特别发达，这是区别于其他海马的特征。吻细，呈长管状。眼睛小而圆，侧位而高。口小，端位，无牙。体环11，尾环35~36，较发达；臀鳍4条，很短小；胸鳍18条，短而宽，略呈扇形；无腹鳍及尾鳍。雄性尾部腹面有育儿囊。

### 生境分布

多栖于深海藻类繁茂处。分布于我国广东、福建、台湾沿海。

### 采　制

夏、秋二季捕捞，洗净，晒干，或除去皮膜和内脏，晒干。

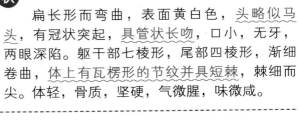

**药材性状**

扁长形而弯曲，表面黄白色，<u>头略似马头</u>，有冠状突起，<u>具管状长吻</u>，口小，无牙，两眼深陷。躯干部七棱形，尾部四棱形，渐细卷曲，<u>体上有瓦楞形的节纹并具短棘</u>，棘细而尖。体轻，骨质，坚硬，气微腥，味微咸。

| 性味归经 | 甘、咸，温。归肝、肾经。 |
|---|---|
| 功　　效 | 温肾壮阳，散结消肿。 |
| 主　　治 | 用于阳痿，遗尿，肾虚作喘，癥瘕积聚，跌扑损伤；外治痈肿疔疮。 |
| 用　　法 | 用量3~9克。外用适量，研末敷患处。 |

**单方、验方**

1　哮喘：苏子、半夏、当归、前胡各12克，厚朴、杏仁、五味子各10克，海马、甘草、生姜、大枣各6克。煎服。

2　阳痿、遗尿、肾虚作喘：海马、木香、大黄、青皮、牵牛子各5克。共研细粉冲服。

**现代研究**

含甾体化合物如胆固醇等；富含蛋白质，含量高达70%以上，以三斑海马最高；另含苏氨酸、缬氨酸、蛋氨酸等17种氨基酸及13种脂肪酸。海马的乙醇提取物具有性激素样作用，可诱生及延长雌鼠和小鼠动情期，对去势小鼠可出现动情期。此外，其水、醇提取物还具有延缓衰老、促进免疫功能和抗血栓作用。

# 哈蟆油

**别　　名** | 田鸡油、哈士蟆油、蛤蚂油。

**来　　源** | 蛙科动物中国林蛙*Rana temporaria chensinensis* David雌蛙的输卵管。

### 动物形态

雌蛙体长可达9厘米，外形如青蛙。头长宽相等，吻端略突出于下颌；鼓膜大于眼径之半。指长细，指长序为3、1、4、2；第1、3指

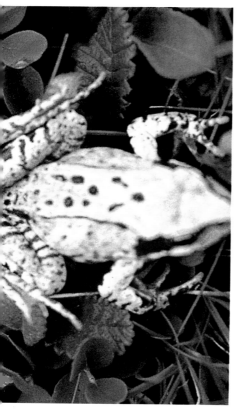

几等长。后肢较长，胫长超过体长之半，胫跗关节一般都超过眼，左右跟部重叠颇多。蹼发达。两侧褶间有少数分散的疣粒，在肩部排成"V"字形。皮肤颜色随季节变化，秋季为褐色，夏季为黄褐色。雌性腹部红黄色。两眼间深色横纹及鼓膜处三角斑清晰，背面与体侧有分散的黑斑点，一般都在疣粒上，四肢横纹清晰。

### 生境分布

4~9月上旬生活在阴湿的山坡草丛树丛中，离水体较远，9月底至次年3月水栖生活，严冬时聚集在水深处大石块下冬眠，2~3月产卵。分布于我国东北及内蒙古、甘肃、河北、山西、青海、四川等地。

### 采　　制

经采制干燥而得。

**药材性状**

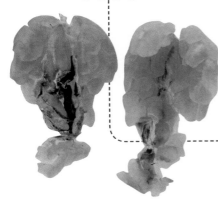

不规则块状，弯曲而重叠，长1.5~2厘米，厚1.5~5毫米。表面黄白色，呈脂肪样光泽，偶有带灰白色薄膜状干皮。摸之有滑腻感，在温水中浸泡可膨胀。气腥，味微甘，嚼之有黏滑感。

| 性味归经 | 甘、咸，平。归肺、肾经。 |
| --- | --- |
| 功　效 | 补肾益精，养阴润肺。 |
| 主　治 | 用于病后体弱，神疲乏力，心悸失眠，盗汗，痨嗽咳血。 |
| 用　法 | 用量5~15克，用水浸泡，炖服，或作丸剂服。 |

**单方、验方**

1　病后体弱：蛤蟆油9克。开水泡开，由暗黑色变为纯白并增大时，更换水加冰糖少许煎服。
2　乳腺癌：蛤蟆油10克，莪术9克。煎服。

**现代研究**

　　主要含蛋白质、脂肪、糖类，还含有雌酮、17β–雌二醇、胆甾醇、维生素$E_1$、维生素$E_2$和维生素A、维生素B、维生素C、维生素D，尚含多种氨基酸、酶类、胡萝卜素、激素等。对小鼠具有促性腺作用，能延长雌性小鼠的兴奋期；具有抗疲劳作用。

**433**　Chinese Angelica Root［英］

# 当归

| 别　　名 | 全归、当归头、全归身。 |
| --- | --- |
| 来　　源 | 伞形科植物当归*Angelica sinensis*（Oliv.）Diels的干燥根。 |

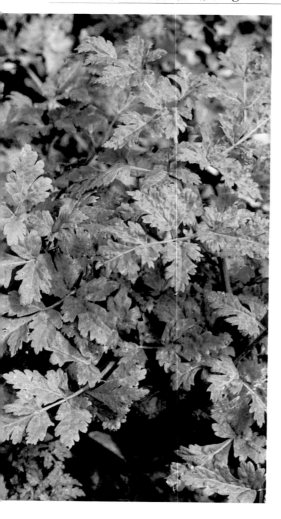

### 植物形态

多年生草本。茎直立，带紫色，有明显的纵直槽纹，无毛。叶为2~3回奇数羽状复叶，叶鞘膨大；叶片卵形，小叶3。复伞形花序，顶生，每一小伞形花序有花12~36；花瓣白色，长卵形。花柱短，基部圆锥形。双悬果椭圆形，分果有果棱5条，背棱线形隆起，侧棱发展成宽而薄的翅，翅边缘淡紫色，背部扁平。花期7月，果期8~9月。

### 生境分布

生于海拔1 800~2 500米的高寒阴湿地方。栽培于我国甘肃、四川、云南、湖北、陕西、贵州，青海、宁夏等地。

### 采　　制

秋末采挖，除去须根和泥沙，待水分稍蒸发后，捆成小把，上棚，用烟火慢慢熏干。

## 药材性状

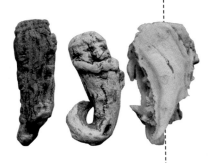

略圆柱形，下部有支根。表面黄棕色至棕褐色，具纵皱纹及横长皮孔。根头具环纹，上端圆钝，有紫色或黄绿色茎及叶鞘残基；主根表面凹凸不平；支根多扭曲，有少数须根痕。质柔韧，断面黄白色或淡黄棕色，皮部厚，有裂隙及多数棕色点状分泌腔，木部色较淡，形成层环黄棕色。有浓郁的香气，味甘、辛、微苦。

| 性味归经 | 甘、辛，温。归肝、心、脾经。 |
|---|---|
| 功　　效 | 补血活血，调经止痛，润肠通便。 |
| 主　　治 | 用于血虚萎黄，眩晕心悸，月经不调，经闭痛经，虚寒腹痛，风湿痹痛，跌扑损伤，痈疽疮疡，肠燥便秘。酒当归活血通经。用治经闭痛经，风湿痹痛，跌扑损伤。 |
| 用　　法 | 用量6~12克。 |

### 单方、验方

1　心悸、健忘、失眠、心神不宁：当归6克，黄芪30克。煎服。
2　月经不调：当归6克，熟地黄15克，川芎9克，白芍10克。煎服。
3　带状疱疹：当归适量。研末，每次1克，每日服3次。

### 现代研究

　　主要含挥发油、阿魏酸、烟酸、氨基酸、尿嘧啶、当归多糖、棕榈酸、蒿本内酯、亚丁基苯酞、维生素A及钙、锌、硒等。挥发油是当归降压的有效成分之一，亚丁基苯酞为当归特殊香气成分。水提液能显著抑制血小板聚集，能增加冠脉血流量；当归多糖能增加红细胞、白细胞、血红蛋白数，制剂大用量时能使血压骤降；注射液穴位注射治疗子宫脱垂有显著疗效。

**434**

# 熟地黄

| 别　　名 | 熟地、大熟地、熟干地黄。 |
|---|---|
| 来　　源 | 玄参科植物地黄*Rehmannia glutinosa* Libosch. 根茎的炮制加工品。 |

**植物形态**

多年生草本。全株密被灰白色长柔毛及腺毛。根肥厚肉质，呈块状、圆柱形或纺锤形。基生叶成丛，叶片倒卵状披针形，先端钝，基部渐窄下延成长叶柄，叶面多皱，边缘有不整齐钝齿。花茎直立，圆柱状，单生或2~3枝；总状花序。蒴果球形或卵圆形，先端尖，上有宿存花柱，外为宿存花萼所包。种子多数。花期4~5月，果期5~6月。

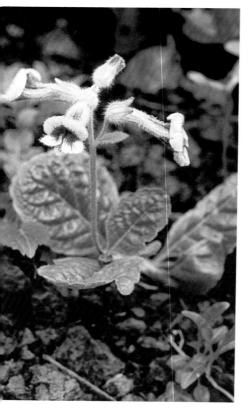

**生境分布**

生于山坡、田埂。分布于辽宁、河北、山东、湖南、四川等地。

**采　　制**

①取生地黄，照酒炖法炖至酒吸尽，取出，晾晒至外皮黏液稍干时，切厚片或块，干燥，即得。每100千克生地黄，用黄酒30~50千克。②取生地黄，照蒸法蒸至黑润，取出，晒至约八成干时，切厚片或块，干燥，即得。

**药材性状**

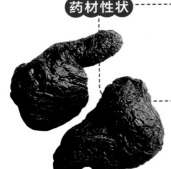

不规则的块片、碎块，大小、厚薄不一。表面乌黑色，有光泽，黏性大。质柔软而带韧性，不易折断，断面乌黑色，有光泽。气微，味甜。

| 性味归经 | 甘，微温。归肝、肾经。 |
|---|---|
| 功　　效 | 补血滋阴，益精填髓。 |
| 主　　治 | 用于血虚萎黄，心悸怔忡，月经不调，崩漏下血，肝肾阴虚，腰膝酸软，骨蒸潮热，盗汗遗精，内热消渴，眩晕，耳鸣，须发早白。 |
| 用　　法 | 用量9~15克。 |

**单方、验方**

1. 老年体虚正气弱：怀牛膝12克，生地黄、熟地黄各15克，黑豆60克，粳米100克。将各物分别用水洗净，生地黄切碎，加适量清水煮成粥，去怀牛膝、地黄的药渣，用少许盐调味随意食用。

2. 心肺功能不全：人参、五味子各6克，熟地黄2克，核桃仁12克，熟附子片9克，蛤蚧1对。煎服。

**现代研究**

含地黄苷、二氢梓醇苷、桃叶珊瑚苷、梓醇苷和多种氨基酸。药理实验证实，有降血糖、止血、抗弥漫性血管内凝血和抗炎免疫等作用。

# 白芍

别　　名｜杭白芍、川白芍、亳芍。
来　　源｜毛茛科植物芍药*Paeonia lactiflora* Pall. 的干燥根。

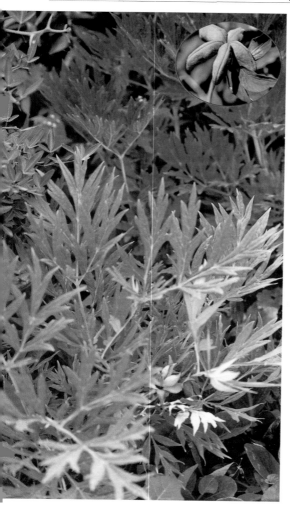

### 植物形态

　　多年生草本。根肥大，通常圆柱形。茎直立，上部略分枝，叶互生，茎下部叶为2回三出复叶，小叶窄卵形、披针形或椭圆形，全缘，叶缘具骨质细乳突。花大，单生于花茎分枝的顶端，每花茎可有2~5；花瓣白色、粉红色或红色。果3~5，卵形，先端钩状向外弯，无毛或被浓密白毛。花期5~7月，果期6~7月。

### 生境分布

　　生于山坡、山谷的灌木丛或草丛中。分布于安徽、浙江、河南、山东、四川、贵州等地。

### 采　　制

　　夏、秋二季采挖，洗净，除去头尾和细根，置沸水煮后除去外皮，或去皮后再煮，晒干。

**药材性状**

圆柱形，平直或稍弯曲，两端平截，长5~18厘米，直径1~2.5厘米。表面类白色或淡红棕色，光洁或有纵皱纹及细根痕，偶有残存的棕褐色外皮。质坚实，不易折断，断面较平坦，类白色或微带棕红色，形成层环明显，射线放射状。气微，味微苦、酸。

| 性味归经 | 苦、酸，微寒。归肝、脾经。 |
|---|---|
| 功　效 | 养血调经，敛阴止汗，柔肝止痛，平抑肝阳。 |
| 主　治 | 用于血虚萎黄，月经不调，自汗，盗汗，胁痛，腹痛，四肢挛痛，头痛眩晕。 |
| 用　法 | 用量6~15克，不宜与藜芦同用。 |

**单方、验方**

1. 妇人胁痛：白芍、香附子各5克，肉桂1克，延胡索（炒）10克。研末服。
2. 腓肠肌痉挛：白芍15克，甘草5克。煎服。
3. 下痢便脓血，里急后重，下血调气：大黄、白芍、当归、黄连、槟榔、甘草（炒）各5克，木香10克，黄芩15克，官桂2克。煎服。

**现代研究**

含芍药苷、羟基芍药苷、苯甲酰芍药苷、白芍苷、芍药苷元酮、芍药内酯、挥发油、鞣质等。主要成分芍药苷有抑制血小板聚集和解痉作用，并有显著的镇痛作用；鞣质有抗病毒作用；水煎剂对金黄葡萄球菌及皮肤真菌等有抑制作用，有保肝和抗惊厥作用；提取物能明显抑制急性炎症水肿；白芍总苷能明显改善心肌缺血症状。

# 阿胶

| 别　名 | 驴胶、驴皮胶、东阿胶。 |
|---|---|
| 来　源 | 马科动物驴 *Equus asinus* L. 的干燥皮或鲜皮经煎煮、浓缩制成的固体胶。 |

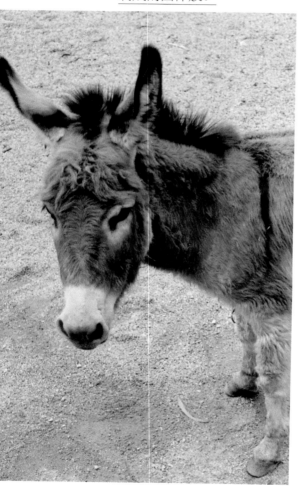

### 动物形态

体型比马小，体重一般200千克左右。头较长，眼圆，其上生有1对显眼的长耳。颈部长而宽厚，颈背鬃毛短而稀少。躯体匀称，四肢短粗，蹄质坚硬，尾尖端处生有长毛。驴的毛色主要有黑、栗、灰3种。颈背有1条短的深色横沟，嘴部有白色嘴圈，腹部和四肢的内侧白色。

### 生境分布

全国各地均有饲养。分布于我国山东、浙江、上海、北京、天津、沈阳等地。山东产者最佳。

### 采　制

每年10月至第2年5月为加工阿胶季节。

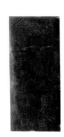

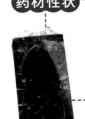

**药材性状**

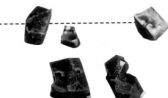

长方形或方形块，黑褐色，有光泽。质硬而脆，断面光亮，碎片对光照视呈棕色半透明。气微，味微甘。

| 性味归经 | 甘，平。归肺、肝、肾经。 |
|---|---|
| 功　效 | 补血滋阴，润燥，止血。 |
| 主　治 | 用于血虚萎黄，眩晕心悸，肌痿无力，心烦不眠，虚风内动，肺燥咳嗽，劳嗽咯血，吐血尿血，便血崩漏，妊娠胎漏。 |
| 用　法 | 用量3~9克，烊化兑服。 |

**单方、验方**

1. 肺结核咯血：阿胶3克。烊化后，温开水送服，每日2~3次。
2. 疮面久不收口：阿胶1块，烘软压平为钱币厚薄，用剪刀修剪成和疮面一样大小，盖贴于疮面上，外盖纱布，2日换药1次。
3. 阴虚火旺，失眠症：阿胶（烊化）、五味子各9克，黄连、生地黄各6克，黄芩12克，鸡蛋黄（搅冲）1个，白芍、酸枣仁、云苓各30克。

**现代研究**

　　阿胶为明胶蛋白质，主要由骨胶原及其水解产物组成。煎服能改善动物体内钙的平衡，促进钙吸收及血清中钙的存留。注射液能治疗出血性休克，使血压升高；能增加血液中红细胞及血红蛋白；能预防或治疗进行性肌营养障碍。

# 何首乌

别　　名｜何乌、首乌、赤首乌。

来　　源｜蓼科植物何首乌*Polygonum multiflorum* Thunb. 的干燥块根。

### 动物形态

多年生缠绕草本。块根肥大，外表红褐色至暗褐色。茎多分枝，中空。叶互生，具长柄，卵状心形，先端渐尖，基部心形或近

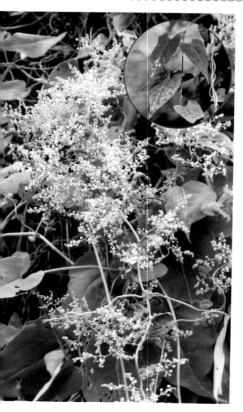

心形，全缘，两面较粗糙。托叶鞘状，膜质，无缘毛，常早落。花序圆锥状，顶生或腋生，开展；苞片卵形，中部绿色，边缘膜质透明，无毛；苞片内生白色小花2~4，花被片5，不等大，结果时外轮3片增大、肥厚，背部生宽翅，翅下延至花梗节处；雄蕊8，短于花被片；花柱3，柱头头状。瘦果三棱形，黑色，具光泽。花期10月，果期11月。

### 生境分布

生于山坡石缝中、篱边、林下、山脚阳处或灌木丛中。分布于我国河北、河南、福建、湖北、湖南、广东、广西、四川、贵州等地。

### 采　制

秋、冬二季叶枯萎时采挖，削去两端，洗净。个大的切成块，干燥。

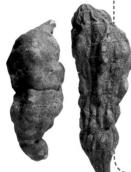

**药材性状**

团块状或不规则纺锤形，长6~15厘米，直径4~12厘米。表面红棕色或红褐色，皱缩不平，有浅沟，并有横长皮孔及细根痕。体重，质坚实，不易折断，断面浅黄棕色或浅红棕色，显粉性，皮部有4~11个类圆形异型维管束环列，形成云锦状花纹，中央木部较大，有的呈木心。气微，味微苦而甘涩。

| 性味归经 | 苦、甘、涩，微温。归肝、心、肾经。 |
|---|---|
| 功　　效 | 解毒，消痈，截疟，润肠通便。 |
| 主　　治 | 用于疮痈瘰疬，风疹瘙痒，久疟体虚，肠燥便秘。 |
| 用　　法 | 用量3~6克。 |

**单方、验方**

1. 高血压、动脉硬化、冠心病：何首乌、银杏叶、钩藤各10克。煎服。
2. 血虚白发：制首乌、熟地黄各15克。煎服。
3. 瘰疬、肿毒、便秘：何首乌10克。煎服。

**现代研究**

含大黄素、大黄酚、大黄素甲醚、大黄素–8–O–β–D–葡萄糖苷、二苯乙烯苷等。大黄素–8–O–β–D–葡萄糖苷与二苯乙烯苷中的2,3,5,4'–四羟基二苯乙烯–2–O–β–D–葡萄糖苷是质量控制指标之一。大黄素–8–O–β–D–葡萄糖苷是促进智力的活性成分之一，2,3,5,4'–四羟基二苯乙烯–2–O–β–D–葡萄糖苷有增加冠脉血流量和保肝作用，有降血糖、降低血清胆固醇的作用，并能防止或减轻动脉粥样硬化。生首乌中的结合蒽醌衍生物有润肠通便作用。

# 龙眼肉

**别　名**｜元肉、桂圆肉、龙眼干。

**来　源**｜无患子科植物龙眼*Dimocarpus longan* Lour. 的假种皮。

### 植物形态

常绿乔木。幼枝被锈色柔毛。双数羽状复叶，互生；小叶2~5，通常互生，革质，椭圆形至卵状披针形，先端短尖或钝，基部偏斜，全缘或波浪形，暗绿色，嫩时褐色，下面通常粉绿色。花两性，或单性花与两性花共存；为顶生或腋生的圆锥花序；花小，黄白色，被锈色星状小柔毛；花萼5深裂，裂片卵形；花瓣5，匙形，里面有毛；雄蕊通常8；子房2~3室，柱头2裂。核果球形，外皮粗糙，假种皮白色，肉质，内有黑褐色种子1粒。花期3~4月，果期7~9月。

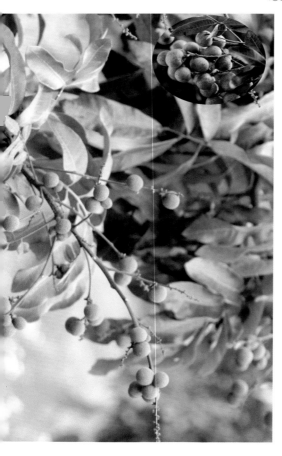

### 生境分布

多栽培于丘陵地和园圃。主产于我国福建、台湾等地。

### 采　制

夏、秋二季成熟果实，干燥，除去壳、核，晒至干爽不黏。

**药材性状**

不规则薄片，常数片黏结。黄棕色至棕褐色，半透明，外表面皱缩不平，内表面较光亮，有细密的纵皱纹。质柔润，气微香，味甜。

| 性味归经 | 甘，温。归心、脾经。 |
| --- | --- |
| 功　　效 | 补益心脾，养血安神。 |
| 主　　治 | 用于气血不足，心悸怔忡，健忘失眠，血虚萎黄。 |
| 用　　法 | 用量10~15克。 |

### 单方、验方

1. 神经衰弱：龙眼肉、黄芪、白术、党参、茯神、酸枣仁各9克，炙甘草、生姜各4.5克，红枣15克。煎服。
2. 崩漏，久泻：龙眼肉30克，大枣15克。煎服。
3. 血小板低，贫血：龙眼肉9克，花生米（连红衣）15克。煎服。

### 现代研究

　　含葡萄糖、酒石酸、蔗糖、脂肪等，另含多种维生素。提取液能抑制小鼠脑（肝）的MAO-B活性，有抗衰老作用；水提液在试管内对奥杜盎氏小芽孢癣菌有抑制作用；水煎液对痢疾杆菌有抑制作用。临床用于滋补、内耳眩晕、消化系统疾病及冠心病等。

# 楮实子

| 别　　名 | 楮实、楮桃子、楮桃。 |
| --- | --- |
| 来　　源 | 桑科植物构树*Broussonetia papyrifera*（L.）Vent. 的干燥成熟果实。 |

### 植物形态

落叶乔木，树皮灰色，平滑。茎叶含乳汁；嫩枝被柔毛；叶互生，叶柄密生绒毛；托叶膜质，早落。叶片阔卵形，先端渐尖，基部圆形或心形，有时不对称；边缘粗齿，幼时掌状3裂或5裂，分裂深浅不一，或有不裂。上面有粗糙伏毛，下面密被柔毛，花单性，雌雄异株，雄花成柔荑花序，腋生而下垂；花被4，雄蕊4，中央有不发育雌蕊。雌花序成球形头状花序，由苞片和花被密叠而成，苞片棒状，有毛，先端圆锥形，花被管状，有3~4齿，花柱侧生，细长。聚花果肉质，球形，橘黄色或红色。小核果内含种子1。橙红色，成熟时有肉质子房柄伸出。花期5月，果期8~10月。

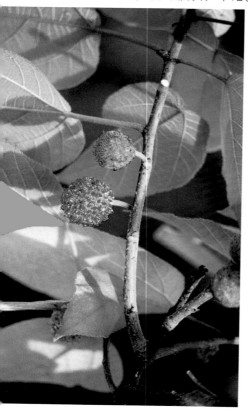

### 生境分布

生于山地或平原。分布于我国河北、河南、山东等地。

### 采　　制

秋季果实成熟时采收，洗净，晒干，除去灰白色膜状宿萼和杂质。

**药材性状**

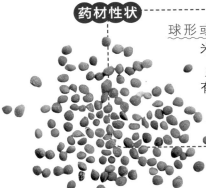

球形或卵圆形，稍扁，直径约1.5毫米，表面棕红色，有网状皱纹或颗粒状突起，一侧有凹沟，一侧有棱，有的具果梗。质硬而脆，易压碎。胚乳类白色，富油性。无臭，味淡。

| 性味归经 | 甘，寒。归肝、肾经。 |
|---|---|
| 功　效 | 补肾清肝，明目，利尿。 |
| 主　治 | 用于肝肾不足，腰膝酸软，虚劳骨蒸，头晕目昏，目生翳膜，水肿胀满。 |
| 用　法 | 用量6~12克。 |

**单方、验方**

1　肝热生翳，气翳细点，小儿翳眼：楮实子3克。细研，蜂蜜水调下，饭后服用。

2　喉痹喉风：楮实子1个。阴干，研成粉末，水服。

3　石疽，状如座疬而皮厚：楮实子适量。捣烂汁敷。

**现代研究**

含皂苷、维生素B及油脂。种子含油，油中含非皂化物、饱和脂肪酸、油酸、亚油酸等。药理研究发现，楮实子提取物能够促进记忆、增强免疫、降血脂、抗氧化。

# 黑豆

别　　名｜乌豆、黑大豆、豆。

来　　源｜豆科植物大豆*Glycine max* (L.) Merr.的干燥成熟种子。

## 植物形态

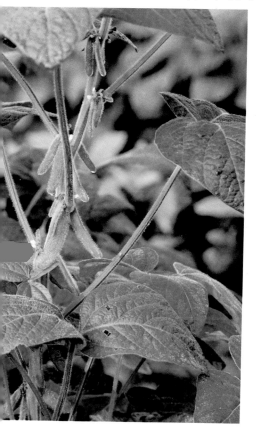

　　一年生草本。茎直立或上部蔓性，密生黄色长硬毛。3出复叶；叶柄长，密生黄色长硬毛，托叶小，披针形；小叶3，卵形、广卵形或狭卵形，通常两侧的小叶为斜卵形，先端钝或急尖，中脉常伸出成棘尖，基部圆形、阔楔形或近于截形，全缘，或呈微波状；两面均被黄色长硬毛。总状花序短阔，腋生，有花2~10；花白色或紫色；花萼绿色，钟状，先端5齿裂，被黄色长硬毛；花冠蝶形，旗瓣倒卵形，翼瓣篦形，龙骨瓣略呈长方形；雄蕊10，二体；子房线状椭圆形，花柱短，柱头头状。荚果长方披针形，褐色，密被黄色长硬毛。种子卵圆形或近于球形。花期8月，果期10月。

## 生境分布

　　原产于我国。全国各地均有栽培。

## 采　制

　　秋季采收成熟果实，晒干，打下种子，除去杂质。

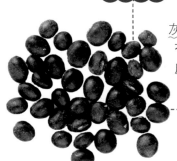

**药材性状**　椭圆形或类球形，稍扁，表面黑色或灰黑色，光滑或有皱纹，具光泽，一侧有淡黄白色长椭圆形种脐。质坚硬。种皮薄而脆，子叶2，肥厚，黄绿色或淡黄色。气微，味淡，嚼之有豆腥味。

| 性味归经 | 甘，平。归脾、肾经。 |
| --- | --- |
| 功　效 | 益精明目，养血祛风，利水，解毒。 |
| 主　治 | 用于阴虚烦渴，头晕目昏，体虚多汗，肾虚腰痛，水肿尿少，痹痛拘挛，手足麻木，药食中毒。 |
| 用　法 | 用量9~30克。外用适量，煎汤洗患处。 |

### 单方、验方

1. 盗汗：黑豆、浮小麦各30克。煎服。或黑豆、浮小麦各30克，莲子8克，黑枣7枚。同煮。
2. 头昏畏明：黑豆30克，菊花12克，枸杞子、刺蒺藜各15克。煎服。
3. 腰痛：黑豆30克，炒杜仲15克，枸杞子12克。煎服。
4. 月经不调：黑豆30克，苏木15克。水煎，加红糖调服。

### 现代研究

含有18种氨基酸，19种油酸和钙、锌、酮、镁、钼、硒等微量元素。黑豆脂肪为不饱和脂肪酸，能够抗动脉粥样硬化。黑豆中的异黄酮能抗肿瘤，防治癌症，黑豆皮含龙青素，是良好的抗氧化剂。

## 441 Beach Silver-top Root［英］

# 北沙参

| 别　　名 | 野北沙参、白条参、莱阳参。 |
|---|---|
| 来　　源 | 伞形科植物珊瑚菜*Glehnia littoralis* Fr. Schmidt ex Miq. 的干燥根。 |

### 植物形态

多年生草本。主根细长，圆柱形，很少分支。茎下部埋沙内，上部露于地面，直立，不分枝。基生叶具长柄，基部呈宽鞘状，1~3回三出分裂至深裂，裂片羽状排列，卵圆形，两面疏生细柔毛或无毛；茎上部叶不裂，卵形，边缘有三角形圆锯齿。复伞形花序顶生，密生灰褐色茸毛，伞辐10~20；花白色，每一小伞形花序有花15~20，被茸毛；萼齿5，疏生粗毛；花瓣5；花柱基扁圆锥形。双悬果圆球形或椭圆形，分果有5个角棱。花期5~7月，果期6~8月。

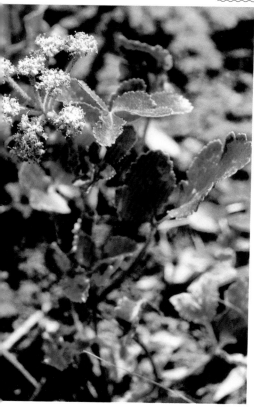

### 生境分布

生于海边沙滩。分布于我国山东、江苏、广东、福建、辽宁、浙江、福建等地。

### 采　制

夏、秋二季采挖，除去须根，洗净，稍晾，置沸水中烫后，除去外皮，干燥。或洗净直接干燥。

**药材性状**

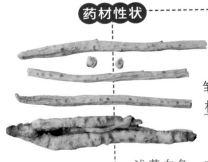

圆柱形。表面淡黄白色，略粗糙，偶有残存外皮，不去外皮的表面黄棕色。全体有细纵皱纹及纵沟，并有棕黄色点状细根痕。顶端常留有黄棕色根茎残基，上端稍细，中部略粗，下部渐细。质脆，易折断，断面皮部浅黄白色，木部黄色。气特异，味微甘。

| 性味归经 | 甘、微苦，微寒。归脾、胃经。 |
|---|---|
| 功　　效 | 养阴清肺，益胃生津。 |
| 主　　治 | 用于肺热燥咳，劳嗽痰血，胃阴不足，热病津伤，咽干口渴。 |
| 用　　法 | 用量5~12克。不能与藜芦同用。 |

**单方、验方**

1. 肺热咳嗽不止：北沙参12克，百合15克，贝母5克。研末，冲服。
2. 支气管炎：北沙参12克，麦冬、知母各10克，甘草6克。煎服。
3. 老年慢性气管炎干咳：北沙参6克，甘草3克。煎服。

**现代研究**

含珊瑚菜素、佛手柑内酯、补骨脂素、花椒毒素、花椒毒酚、佛手柑亭、欧前胡素、多糖、多炔类、人参醇、福尔卡烯炔二醇、香豆素、茛菪亭、异欧前胡素、黄原毒、香柠檬烯和挥发油等。多炔类、香豆素对小鼠有很好的镇静作用；多糖具有免疫抑制作用，作为免疫抑制剂使用，可提高器官移植的成功率；挥发油能使体温下降，有镇痛作用。

# 南沙参

别　　名｜沙参、白皮沙、空沙参。

来　　源｜桔梗科植物沙参*Adenophora stricta* Miq.的干燥根。

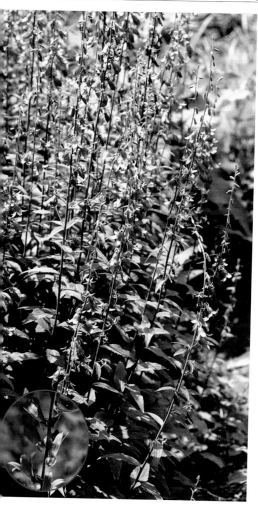

## 植物形态

　　多年生草本，有白色乳汁。茎单一或有分枝有毛。叶互生；叶片卵形，基部宽楔形或近截形，边缘有不规则锯齿，上面疏生短毛，下面有疏或密的短毛。花序狭长，下部有短或长的分枝，有短毛或近无毛；花萼无毛，或有疏或密的白色短毛，裂片5，卵形或狭卵形，茎部稍合生，端钝，花冠淡紫蓝色，钟状，外而无毛，5浅裂；雄蕊5，基部变宽，边缘密生柔毛；花盘宽圆筒状；子房下位，花柱与花冠近等长。

## 生境分布

　　生于山坡草地或疏林中。主产于安徽、江苏、浙江、贵州等地。

## 采　　制

　　春、秋两季采挖，除去须根，洗后趁鲜刮去粗皮，洗净，干燥。

**药材性状**

圆柱形或圆锥形，有的弯曲或扭曲，少数2~3个分枝。表面黄白色或淡棕黄色；较粗糙，有不规则扭曲的皱纹，上部有细密横纹，凹陷处常有残留棕褐色栓皮。顶端芦头（根茎）单个，稀多个，四周具多数半月形茎痕，呈盘节状。质硬脆，易折断，折断面不平坦，类白色，多裂隙，较松泡。气微，味微甘、苦。

| 性味归经 | 甘，微寒。归肺、胃经。 |
|---|---|
| 功　　效 | 养阴清肺，益胃生津，化痰，益气。 |
| 主　　治 | 用于肺热燥咳，阴虚劳咳，干咳痰黏，胃阴不足，食少呕吐，气阴不足，烦热口干。 |
| 用　　法 | 用量10~15克。不宜与藜芦同用。 |

**单方、验方**

1. 肺热咳嗽：南沙参15克。煎服。
2. 慢性支气管炎，咳嗽，痰不易吐出，口干：南沙参、麦冬、玉竹各9克，生甘草6克。煎服。
3. 虚火牙痛：杏叶、南沙参各15~60克。煮鸡蛋服。
4. 诸虚之证：南沙参30克，仔鸡1只。入沙参在鸡腹内，用砂锅水煎，煮熟透，食用。

**现代研究**

含三萜皂苷类如沙参皂苷和呋喃香豆素类如花椒毒素，具有抗辐射、免疫调节、抗肿瘤、改善记忆损害、抗衰老等药理活性。现代研究显示，南沙参可做营养食品开发，具有药食两用特点。

# 明党参

别　　名｜粉沙参、明参、红党参。

来　　源｜伞形科植物明党参*Changium smyrnioides* Wolff 的干燥根。

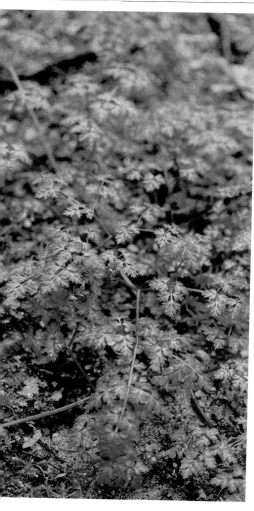

### 植物形态

多年生草本。基生叶具长柄，基部扩大呈鞘状抱茎；叶片全形为广卵形，2~3回羽状分裂，小裂片披针形。花茎常由一侧抽出，直立，上部疏展分枝；花序顶生，呈疏阔圆锥状复伞形花序，无总苞，伞梗5~10，细柔；小总苞片数枚，锥形；小伞梗10~15，纤细；花小；花萼具5细齿；花瓣5，卵状披针形，白色；雄蕊5，花药椭圆形，花丝细长；花柱2，开展；双悬果广椭圆形，光滑而有纵纹，果棱不明显。花期4~5月，果期5~6月。

### 生境分布

生于山野稀疏灌木林下、石隙或岩石山坡上。分布于我国江苏、安徽、浙江等地。

### 采　制

4~5月采挖，除去须根，洗净，置沸水中煮至无白心，取出，刮去外皮，漂洗，干燥。

**药材性状**

圆柱形，长纺锤形或不规则条块，略扭曲。表面黄白色，光滑，半透明，常有纵沟纹，有的具红棕色斑点。质硬而脆，角质样，粗短的不易折断；折断面平坦，黄白色；皮部较薄，黄白色，易与木部剥离。木部色较淡，粗短者有时中空。气微，味淡。

| 性味归经 | 甘、微苦，微寒。归肺、脾、肝经。 |
| --- | --- |
| 功　　效 | 润肺化痰，养阴和胃，平肝，解毒。 |
| 主　　治 | 用于肺热咳嗽，呕吐反胃，食少口干，目赤眩晕，疔毒疮痒。 |
| 用　　法 | 用量6~12克。 |

**单方、验方**

1　补阴虚：明党参、茯苓各等量，熬膏。分次服用。
2　白带初起：明党参（切片）150克。陈绍酒饭上蒸熟，分作3次服。
3　杨梅结毒：明党参10克。酒煎服。

**现代研究**

含有挥发油。挥发油中含50多种化合物，已鉴定出10种成分，其中含量最高的6,9−十八碳二炔酸甲酯被认为是润肺化痰的有效成分，还含有20多种氨基酸和18种微量元素。L−天门冬酰胺可能是其镇咳平喘的有效成分，可用薄层扫描法测定明党参中L−天门冬酰胺的含量。药理研究表明，本品有祛痰、止咳、平喘的作用，具有调节血脂、抗氧化、抗应激的作用；对正常小鼠的小肠蠕动有促进作用。

Lilyturf Root-tuber [英]

# 麦冬

| 别 名 | 麦门冬、川麦冬、杭麦冬。 |
| 来 源 | 百合科植物麦冬 *Ophiopogon japonicus*（L. f）Ker-Gawl. 的干燥块根。 |

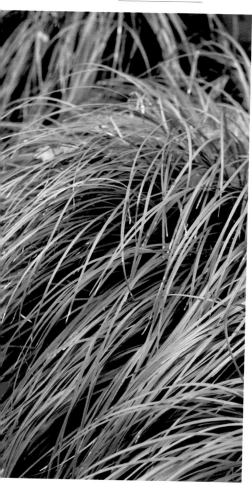

### 植物形态

多年生常绿草本，茎短。须根中部或先端常有膨大部分，形成纺锤状肉质小块根。叶丛生，窄长线形，基部有多数纤维状老叶残基；基部绿白色并稍扩大，并在边缘具膜质透明的叶鞘。花葶比叶短得多，总状花序穗状，顶生，每苞片腋生花1~3；花微下垂，花被片6，不展开，披针形，淡紫色或白色。果实浆果状，球形，成熟后暗蓝色。花期5~8月，果期7~9月。

### 生境分布

生于山坡阴湿处、林下或溪旁，或栽培。分布于我国河北、河南、陕西及华东、中南、西南等地。

### 采 制

夏季采挖，洗净，反复曝晒，堆置至七八成干，除去须根，干燥。

## 药材性状

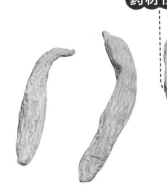

纺锤形，两端略尖。表面黄白色或淡黄色，有细纵纹。质柔韧，断面黄白色，半透明，中柱细小。气微香，味甘、微苦。

| 性味归经 | 甘、微苦，微寒。归心、肺、胃经。 |
|---|---|
| 功　　效 | 养阴生津，润肺清心。 |
| 主　　治 | 用于肺燥干咳，阴虚劳嗽，喉痹咽痛，津伤口渴，内热消渴，心烦失眠，肠燥便秘。 |
| 用　　法 | 用量6~12克。 |

### 单方、验方

1. 慢性支气管炎、慢性咽炎：麦冬、粳米各15克，法半夏10克，党参9克，甘草3克，大枣4枚。煎服。
2. 热病后期之津亏便秘、虚热烦渴：麦冬、生地黄各10克，玄参30克。煎服。
3. 口干渴：乌梅30克，麦冬15克。煎服。

### 现代研究

　　含多种甾体皂苷：麦冬皂苷A、麦冬皂苷B、麦冬皂苷C、麦冬皂苷D，其中麦冬皂苷A的含量最高，麦冬皂苷B的含量次之，后两者的含量均很低，尚含高异黄酮类化合物。注射液有强心作用，能减少心律失常发生率、改善心肌缺血、增强心肌收缩力、减慢心率和增强机体免疫力；麦冬多糖有明显降血糖作用；水煎剂对金黄色葡萄球菌、福氏痢疾杆菌有抑制作用。

# 天冬

| 别　　名 | 天门冬、大天冬、肥天冬。 |
| 来　　源 | 百合科植物天冬*Asparagus cochinchinensis*（Lour）Merr. 的干燥块根。 |

## 植物形态

　　多年生攀缘草本，全株无毛。块根肉质，在中部及近末端呈纺锤状膨大。茎不能直立，分枝具棱或狭翅；叶状枝通常每3枚成簇，扁平，或由于中脉龙骨状而略呈锐三角形、镰刀状，退化；叶成鳞片状，顶端长尖，基部有木质倒生刺。花通常2朵腋生，单性，雌雄异株，淡绿色；雄花花被片6，雄蕊稍短于花被，花丝不贴生于花被片上，花药卵形；雌花与雄花大小相似，具6枚退化雄蕊。浆果球形，成熟时红色；具1粒种子。花期5~7月，果期8月。

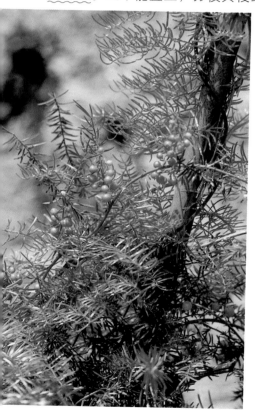

## 生境分布

　　生于阴湿的山野林边、山坡草丛中或丘陵地带灌木丛中。分布于我国甘肃、四川、贵州、云南等地。

## 采　　制

　　秋、冬二季采挖，洗净，除去茎基和须根，置沸水中煮或蒸至透心，趁热除去外皮，洗净，干燥。

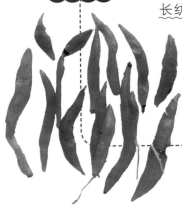

**药材性状** —— 长纺锤形，略弯曲，长5~18厘米，直径0.5~2厘米。表面黄白色至淡黄棕色，半透明，光滑或具深浅不等的纵皱纹，偶有残存的灰棕色外皮。质硬或柔润，有黏性，断面角质样，中柱黄白色。气微，味甜、微苦。

| 性味归经 | 甘、苦，寒。归肺、肾经。 |
|---|---|
| 功　　效 | 养阴润燥，清肺生津。 |
| 主　　治 | 用于肺燥干咳，顿咳痰黏，腰膝酸痛，骨蒸潮热，内热消渴，热病津伤，咽干口渴，肠燥便秘。 |
| 用　　法 | 用量6~12克。 |

**单方、验方**

1. 老年慢性气管炎，肺结核，黏痰难咳：天冬15克，百合、前胡、川贝母、半夏、桔梗、桑白皮、防己、紫菀、赤苓、生地黄、杏仁各10克，水煎服。
2. 肺痈：天冬、麦冬各9克，穿破石、铁包金各24克，山慈姑12克，白蒺藜18克，黄芪15克，炙甘草45克。煎服。
3. 阴虚发热：天冬6克，人参9克，生地黄15克。煎服。

**现代研究**

含天冬素、5-甲氧基-甲基糠醛、葡萄糖、果糖、β-谷甾醇、黏液质以及甾体皂苷类。动物试验表明，水煎剂有抑菌、镇咳、抗肿瘤和杀虫作用。

**Lily Bulb**［英］

# 百合

别　　名│宜百合、南百合、大百合。

来　　源│百合科植物百合*Lilium brownii* F. E. Brown var. *viridulum* Baker的干燥肉质鳞叶。

## 植物形态

多年生草本。鳞茎球状，白色，肉质，先端常开放如荷花状，下面着生多数须根。茎直立，圆柱形，常有褐紫色斑点。叶互生，无柄，叶片线状披针形至长椭圆形状披针形，先端渐尖，基部渐狭，全缘或微波状，叶脉平行。花大，单生于茎顶；花被6，乳白色或带淡棕色，倒卵形；雄蕊6，花药线形，丁字着生；雌蕊1，子房圆柱形，3室，每室有多数胚珠，柱头膨大，盾状。蒴果长卵圆形，室间开裂，绿色；种子多数。花期5~7月，果期8~10月。

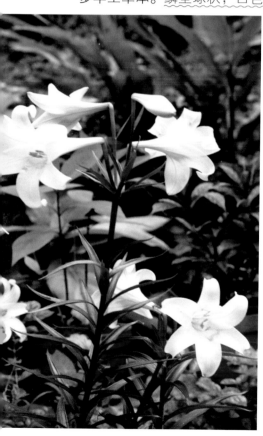

## 生境分布

生于山坡林下或溪沟。分布于我国江苏、安徽、浙江等地。

## 采　　制

秋季采挖，洗净，剥取鳞叶，置沸水中略烫，干燥。

## 药材性状

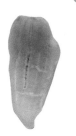

鳞片长椭圆形，顶端较尖，基部较宽，边缘薄，微波状，常向内卷曲，长1.5~3厘米，宽0.5~1厘米，厚约4毫米。表面乳白色或淡黄棕色，光滑，半透明，有纵直的脉纹3~8条。质硬脆，易折断，断面较平坦，角质样。无臭，味微苦。

| 性味归经 | 甘，寒。归心、肺经。 |
|---|---|
| 功　效 | 养阴润肺，清心安神。 |
| 主　治 | 用于阴虚燥咳，劳嗽咳血，虚烦惊悸，失眠多梦，精神恍惚。 |
| 用　法 | 用量6~12克。 |

### 单方、验方

1. 阴虚久咳，痰中带血：百合、款冬花各等量。研成粉末，姜汤咽下。
2. 神经衰弱，心烦失眠：百合、酸枣仁各15克，远志9克。煎服。
3. 肺病吐血：鲜百合适量。捣汁饮用。

### 现代研究

　　含多种甾体糖苷、多种生物碱及其糖苷、酚酸甘油酯及丙酸酯衍生物。有止咳、祛痰、平喘、镇静、抗疲劳、抗缺氧、抗过敏、抗胃溃疡等药理作用；百合所含的秋水仙碱，对癌细胞的有丝分裂有抑制作用，可使其停止在分裂中期，临床可用治肺癌等肿瘤。

**447** **Dendrobium [英]**

# 石斛

别　　名┃金石斛、川石斛、干石斛。

来　　源┃兰科植物金钗石斛*Dendrobium nobile* Lindl.的栽培品及其同属植物近似种新鲜或干燥茎。

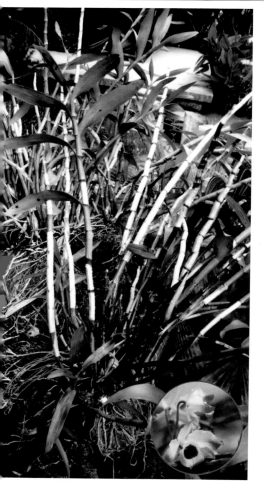

**植物形态**

多年生附生草本。茎丛生，直立，上部有回折状，稍扁，基部收窄而圆，高30~50厘米，粗达1.3厘米，具槽纹，多节。叶近革质，矩圆形，先端偏斜状凹缺，叶鞘抱茎。总状花序生于上部节上，基部被鞘状总苞片1对，有花1~4，具卵状苞片；花大，下垂，白色，先端带淡红色或紫红色，唇瓣卵圆形，边缘微波状，基部有一深紫色斑状，两侧有紫色条纹。蒴果。花期5~8月。

**生境分布**

附生于树上或林下的石上。分布于我国贵州、云南等地。

**采　制**

全年均可采收，鲜用者除去根及泥沙；干用者采收后，除去杂质，用开水略烫或烘软，再边搓边烘晒，至叶鞘搓净，干燥。

## 药材性状

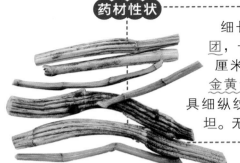

细长圆柱形，常弯曲或盘绕成团，长30~45厘米，直径0.4~0.6厘米，节间长2.5~3厘米。表面金黄色或黄中带绿色，有光泽，具细纵纹。质柔韧而实，断面较平坦。无臭，味淡。

| 性味归经 | 甘，微寒。归胃、肾经。 |
|---|---|
| 功　　效 | 益胃生津、滋阴清热。 |
| 主　　治 | 用于热病津伤，口干烦渴，胃阴不足，食少干呕，病后虚热不退，阴虚火旺，骨蒸劳热，目暗不明，筋骨痿软。 |
| 用　　法 | 用量6~12克，鲜品15~30克。 |

### 单方、验方

1　养阴清热、益胃生津：石斛、麦冬、谷芽各10克。沸水浸泡，代茶饮。

2　热伤津液、烦热口渴：石斛30克，甘蔗500克。石斛煎水去汁，甘蔗去皮绞汁。两汁混合，代茶饮用。

3　滋阴润肺、养胃生津：玉竹、北沙参、石斛、麦冬、乌梅各等量。共研为粗粉，每次100克，沸水冲泡，代茶饮。

### 现代研究

含石斛碱、石斛胺、石斛次碱等生物碱及黏液质和淀粉等。石斛碱有一定解热作用。动物实验表明，其煎剂能促进胃液分泌，有助消化作用；大剂量时有抑制心脏、降低血压、抑制呼吸等作用，并可引起中等程度的血糖升高。体外试验能抑制金黄色葡萄球菌；对孤儿病毒所致的细胞病变有延缓作用。

**448**

# 铁皮石斛

别　　名｜耳环石斛、铁皮斛、黑节草。

来　　源｜兰科植物铁皮石斛*Dendrobium officinale* Kimura et Migo. 的干燥茎。

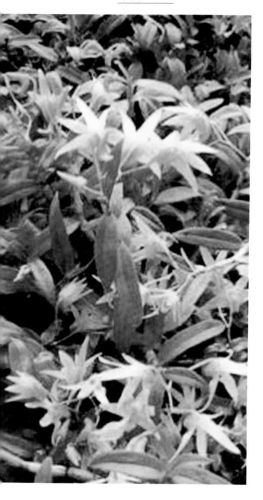

### 植物形态

多年生附生草本。茎丛生，圆柱形，干后青灰色。叶稍带肉质，矩圆形或披针形，先端略钩转；叶鞘灰白色，膜质，具紫斑，鞘口张开。总状花序生于具叶或无叶茎的中上部，有花2~5；花淡黄绿色，稍有香气；中萼片和花瓣相似，矩圆状披针形，侧萼片镰刀状三角形；唇瓣卵状披针形，先端渐尖或短渐尖，近上部中间有圆形斑块，近下部中间有黄色体，边缘微波状。蒴果。花期4~8月。

### 生境分布

附生于树上或林下石上。分布于我国云南、浙江等地。

### 采　制

全年均可采收，鲜用者除去根及泥沙；干用者采收后，除去杂质，用开水略烫或烘软，再边搓边烘晒，至叶鞘搓净，干燥。

**药材性状**

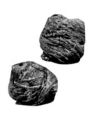

螺旋形或弹簧状，一般为2~4个旋纹，茎拉直后长3.5~8厘米，直径0.2~0.3厘米。表面黄绿色，有细纵皱纹，一端可见茎基部留下的短须根。质坚实，易折断，断面平坦。无臭，味淡，嚼之有黏性。

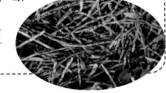

| 性味归经 | 甘，微寒。归胃、肾经。 |
|---|---|
| 功　　效 | 益胃生津，滋阴清热。 |
| 主　　治 | 用于热病津伤，口干烦渴，胃阴不足，食少干呕，病后虚热不退，阴虚火旺，骨蒸劳热，目暗不明，筋骨痿软。 |
| 用　　法 | 用量6~12克。 |

**单方、验方**

1. 热病伤阴口渴：石斛、麦冬、生地黄、远志、茯苓、玄参、炙甘草各10克。共研末，每次12克，水冲服。
2. 慢性胃炎：石斛、麦冬、花粉、白扁豆、鲜竹茹各9克，北沙参、生豆芽各12克。煎服。
3. 糖尿病：石斛、麦冬各9克，花粉、知母各24克，北沙参、生地黄各15克，川黄连3克。煎服。

**现代研究**

含石斛碱、石斛胺、石斛次碱等生物碱及黏液质和淀粉等。石斛碱有一定解热作用。动物实验表明，水煎剂能促进胃液分泌，有助消化作用，大剂量时有抑制心脏、降低血压、抑制呼吸等作用，并可引起中等程度的血糖升高；体外试验，能抑制金黄色葡萄球菌，对孤儿病毒所致的细胞病变有延缓作用。

**449**

# 玉竹

别　　名｜明玉竹、连竹、制玉竹。

来　　源｜百合科植物玉竹*Polygonatum odoratum*（Mill.）Druce 的干燥根茎。

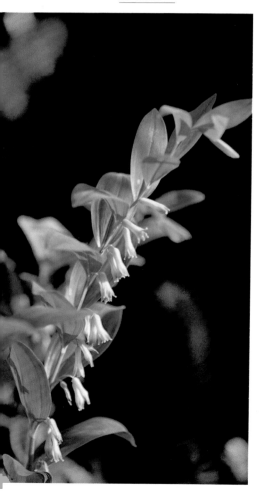

### 植物形态

多年生草本。根状茎圆柱形略扁，肉质，淡黄白色，有结节，密生多数须根。茎单一，向一边倾斜。叶互生，椭圆形至卵状长圆形，叶背有白粉，平滑或脉上有乳突；叶柄短或几无柄。花1~4朵腋生，于一侧下垂；花被管状，黄绿色至白色，顶端6裂；雄蕊6，花丝丝状，近平滑至具乳头状突起；子房上位，3室。浆果球形，成熟时蓝黑色，具种子7~9。花期5~6月，果期7~9月。

### 生境分布

生于山野林下阴湿处。分布于我国广东、湖南、江苏等地。

### 采　制

秋季采挖，除去须根，洗净，晒至柔软后，反复揉搓、晾晒至无硬心，晒干；或蒸透后，揉至半透明，晒干。

**药材性状**

长圆柱形，略扁，少有分枝。表面黄白色或淡黄棕色，半透明，具纵皱纹及微隆起的环节，有白色圆点状的须根痕及圆盘状茎痕。质硬而脆或稍软，易折断，断面角质样或显颗粒性。气微，味甘，嚼之发黏。

| 性味归经 | 甘，微寒。归肺、胃经。 |
|---|---|
| 功　　效 | 养阴润燥，生津止渴。 |
| 主　　治 | 用于肺胃阴伤，燥热咳嗽，咽干口渴，内热消渴。 |
| 用　　法 | 用量6~12克。 |

**单方、验方**

1. 肺热咳嗽：玉竹12克，杏仁、石膏、麦冬各9克，甘草6克。煎服。
2. 虚咳：玉竹12克，百合9克。煎服。
3. 胃热口干，便秘：玉竹、生石膏各15克，麦冬、沙参各9克。煎服。
4. 梦遗，滑精：玉竹、莲须、金樱子各9克，五味子6克。煎服。

**现代研究**

含甾体皂苷、多糖、黄酮及其糖苷以及多种蒽醌类化合物。此外，尚含氨基酸和多种微量元素。煎剂或酊剂，小剂量使离体蛙心收缩增强，大剂量使心跳减弱甚至停跳。煎剂（20%）使蛙后肢血管灌流的血管收缩。给大鼠灌服浸剂，对肾上腺素、葡萄糖及四氧嘧啶引起的高血糖均有抑制作用；甲醇提取物中水溶部分和正丁醇部分对链脲霉素高血糖小鼠有明显抑制作用。此外，还具有增强免疫功能。

# 黄精

别　　名｜甜黄精、轮叶黄精、鸡头黄精。

来　　源｜百合科植物多花黄精*Polygonatum cyrtonema* Hua的干燥根茎。

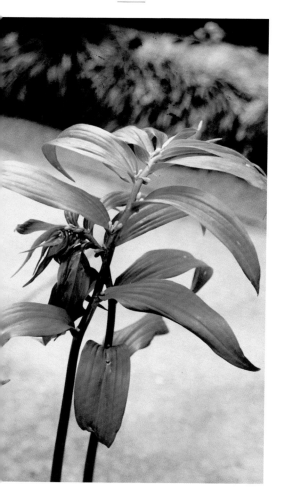

### 植物形态

多年生草本。根茎肥厚，常结节成块；地上茎圆柱形，中空，不分枝。叶互生，椭圆形、卵状披针形至长圆状披针形，有叶脉5~7条，两面光滑无毛，无叶柄。花腋生，2~7朵排成伞形花序或单生；总花梗下垂；花被黄绿色，管状，裂片6；雄蕊6；花丝稍扁，具小乳突或细柔毛，上端稍膨大至囊状突起；子房上位，3室。浆果球形，成熟时蓝黑色。花期5~6月。

### 生境分布

生于山坡林下、草地和灌木林中。分布于我国广东、江西、湖北、湖南、贵州等地。

### 采　制

春、秋二季采挖，除去须根，洗净，置沸水中略烫或蒸至透心，干燥。

**药材性状**

长条结节块状，长短不等，常数个块状结节相连。表面灰黄色或黄褐色，粗糙，结节上侧有突出的圆盘状茎痕，直径0.8~1.5厘米。断面角质，淡黄至黄棕色。气微，味甜，嚼之有粘性。味苦者不可药用。

| 性味归经 | 甘，平。归脾、肺、肾经。 |
|---|---|
| 功　　效 | 补气养阴，健脾，润肺，益肾。 |
| 主　　治 | 用于脾胃气虚，体倦乏力，胃阴不足，口干食少，肺虚燥咳，劳嗽咳血，精血不足，腰膝酸软，须发早白，内热消渴。 |
| 用　　法 | 用量9~15克。 |

**单方、验方**

1　肺结核：黄精适量。熬膏，口服。
2　肾虚精亏，病后体虚，慢性病消耗性营养不良：黄精、党参、枸杞子、白术、黄芪各9克。煎服。
3　糖尿病：黄精，枸杞子，玉竹，西洋参。煎服。

**现代研究**

　　含甾体皂苷类成分，如薯蓣皂苷元、毛地黄糖苷、菝葜皂苷元等，黄酮类成分有芹菜黄素等。黄精能增加冠脉流量、调血脂、降血糖、抗衰老和增强免疫；黄精粗多糖具免疫调节作用，对化学性肝损伤具保护作用，另具抗炎和抗病毒作用。此外，还具抑菌作用。现代临床用治冠心病、高脂血症、糖尿病、白细胞减少症、肺结核、慢性肝炎、脑力及睡眠不足、头痛、阳痿及癣菌病等。

# 枸杞子

**别　　名**｜西杞子、枸杞、血杞子。

**来　　源**｜茄科植物宁夏枸杞*Lycium barbarum* L. 的干燥成熟果实。

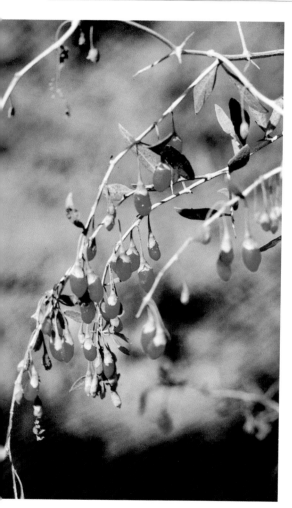

## 植物形态

落叶灌木或栽培整枝后而成小乔木。茎直立，灰黄色，短枝刺状，顶端尖锐。叶在长枝下半部的常2~3片簇生，形大，在短枝或长枝顶者互生，形小；叶略厚，狭披针形或披针形，全缘。花单生或数朵簇生于长枝上部叶腋。浆果倒卵形至卵形，橘红色或红色，萼宿存。种子多数，扁平肾形。花期5~10月，果期6~11月。

## 生境分布

生于山坡、路旁及村边宅旁。分布于我国河北、内蒙古、新疆等地。

## 采　制

夏、秋季果实变橙红色时采收，热风烘干，除去果梗，或晾至皮皱后，晒干，除去果梗。

## 药材性状

类纺锤形，略扁。表面鲜红色或暗红色，顶端有小凸起状的花柱痕，基部有白色的果梗痕。果皮柔韧，皱缩；果肉肉质，柔润而有黏性，种子多数，类肾形，扁而翘，表面浅黄色或棕黄色。味甜、微酸。

| 性味归经 | 甘，平。归肝、肾经。 |
|---|---|
| 功　　效 | 滋补肝肾，益精明目。 |
| 主　　治 | 用于虚劳精亏，腰膝酸痛，眩晕耳鸣，阳痿遗精，内热消渴，血虚萎黄，目昏不明。 |
| 用　　法 | 用量6~12克。 |

**单方、验方**

1. 慢性肝炎、肝硬化：枸杞子、生地黄各10克，当归、北沙参、麦冬各9克，川楝子4.5克。煎服。
2. 体弱肾虚，腰膝酸软：枸杞子、熟地黄、杜仲、女贞子各10克。煎服。
3. 早期老年性白内障：枸杞子15克，肉苁蓉9克，菊花、巴戟天各6克。煎服。

**现代研究**

有效成分枸杞多糖有明显的免疫增强效应，能降低胆固醇与血糖水平，提高机体工作能力和免疫力，消除衰老症状。

**Eclipta Herb［英］**

# 墨旱莲

| 别　　名 | 旱莲草、墨斗草、旱莲。 |
|---|---|
| 来　　源 | 菊科植物鳢肠*Eclipta prostrata* L. 的干燥地上部分。 |

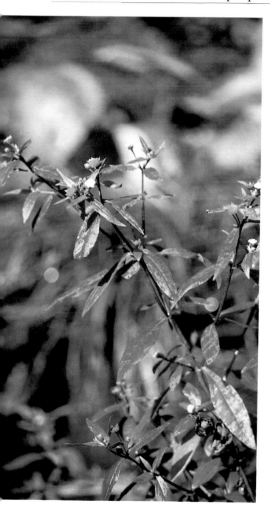

### 植物形态

一年生草本。全株被白色糙伏毛。茎直立或倾卧。叶对生；叶片披针形，椭圆状披针形或条状披针形，基部楔形，全缘或稍有细锯齿。茎叶折搓后渐呈蓝黑色。头状花序有梗，腋生或顶生，总苞2层，每层有总苞片5~6；花杂性；外围1~2层为舌状花，舌片小，狭线形，全缘或2浅裂，白色，雌性，多数发育；中央为管状花，花冠筒顶端4裂，裂片卵形，黄绿色，两性，全育。瘦果三棱形或扁四棱形，黄黑色，表面有瘤状突起；无冠毛。花期7~9月，果期9~10月。

### 生境分布

生于路旁、湿地、沟边或田间。分布于我国大部分地区。

### 采　　制

花开时采割，晒干。

**药材性状**

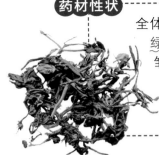

全体被白色茸毛。茎圆柱形，有纵棱；表面绿褐色或墨绿色。叶对生，近无柄，叶片皱缩卷曲或破碎，完整者展平后呈长披针形，全缘或具浅齿，墨绿色。瘦果椭圆形而扁，棕色或浅褐色。气微，味微咸。

| 性味归经 | 甘、酸，寒。归肾、肝经。 |
|---|---|
| 功　　效 | 滋补肝肾，凉血止血。 |
| 主　　治 | 用于肝肾阴虚，牙齿松动，须发早白，眩晕耳鸣，腰膝酸软，阴虚血热，吐血，衄血，尿血，血痢，崩漏下血，外伤出血。 |
| 用　　法 | 用量6~12克。 |

**单方、验方**

1. 咳嗽咯血：鲜墨旱莲10克。捣烂绞汁，开水冲服。
2. 鼻衄：鲜旱莲草1把。洗净后捣烂绞汁，炖熟，饭后温服，每日2次。
3. 热痢：墨旱莲10克。煎服。
4. 刀伤出血：鲜墨旱莲适量。捣烂，敷伤处，或晾干后研末，撒伤处。
5. 赤白带下：墨旱莲10克。同鸡汤或肉汤煎服。

**现代研究**

　　含黄酮类、三萜类、植物甾醇和呋喃并香豆素类。黄酮类主要为槲皮素、木犀草素、芹菜素等。三萜类主要有刺囊酸、齐墩果酸、旱莲苷A等。植物甾醇主要为豆甾醇、谷甾醇。呋喃并香豆素类有蟛蜞菊内酯、去甲基蟛蜞菊内酯等。提取物对四氯化碳引起的实验性肝损害有保护作用。水煎剂或木犀草素、槲皮素对实验动物有免疫增强作用。

**453**

# 女贞子

| 别　　名 | 冬青树子、鼠梓子、女贞实。 |
| 来　　源 | 木犀科植物女贞 *Ligustrum lucidum* Ait. 的干燥成熟果实。 |

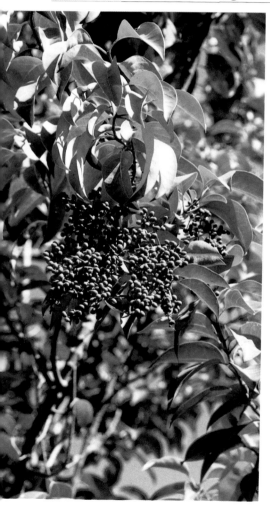

### 植物形态

常绿大灌木或小乔木。树干灰绿色或灰褐色，枝条光滑。叶对生，革质，叶片卵圆形或卵状披针形，全缘，上面深绿色，有光泽，下面淡绿色，密布细小透明腺点。圆锥花序顶生，花密集，白色；花萼及花冠钟状，花药"丁"字形着生，花丝细，伸出花冠外；花柱圆柱形，柱头浅2裂。浆果状核果，长圆形，微弯，熟时蓝黑色，内有种子1~2枚。花期6~7月，果期8~12月。

### 生境分布

生于山坡、平原向阳处。分布于我国河北、浙江、安徽、福建、广东、海南、广西、云南、贵州、四川等地。

### 采　制

冬季果实成熟时采收，除去枝叶，稍蒸或置沸水中略烫后，干燥；或直接干燥。

## 药材性状

卵形、椭圆形或肾形。表面黑紫色或灰黑色，皱缩不平，基部有果梗痕或具宿萼及短梗。体轻。外果皮薄，中果皮较松软，易剥离，内果皮木质。黄棕色，具纵棱，破开后种子通常为1粒，肾形，紫黑色，油性。无臭，味甘、微苦涩。

| 性味归经 | 甘、苦，凉。归肝、肾经。 |
| --- | --- |
| 功　效 | 滋补肝肾，明目乌发。 |
| 主　治 | 用于肝肾阴虚，眩晕耳鸣，腰膝酸软，须发早白，目暗不明，内热消渴，骨蒸潮热。 |
| 用　法 | 用量6~12克。 |

### 单方、验方

1. 体虚腰酸：女贞子10克，墨旱莲、桑椹、枸杞子各12克。煎服。
2. 早期老年性白内障、中心性视网膜炎：女贞子、泽泻、山萸肉各9克，枸杞子、山药各12克，熟地黄、云苓各15克，牡丹皮6克。煎服。
3. 神经衰弱：女贞子、桑椹、墨旱莲、枸杞子适量。煎服。

### 现代研究

　　含齐墩果酸、乙酰齐墩果酸、熊果酸、女贞子素、女贞子苷、毛柳苷、橄榄苦苷、多糖、棕榈酸、硬脂酸、油酸、亚油酸等。有强身和提高机体免疫力的作用，对冠状动脉斑块有明显消退作用；熊果酸有抗肿瘤和降温作用；水煎剂对金黄色葡萄球菌、福氏痢疾杆菌、绿脓杆菌有抑制作用；齐墩果酸有强心、扩张冠脉、升白细胞、降血脂、抗血栓作用，能降低血清转氨酶，促进肝细胞再生；女贞子素及水煎剂有降血糖的作用，可治疗慢性肾炎、高脂血症、糖尿病、肝炎等病症。

# 桑椹

别　　名｜黑桑椹、白桑椹、桑果。

来　　源｜桑科植物桑*Morus alba* L. 的干燥果穗。

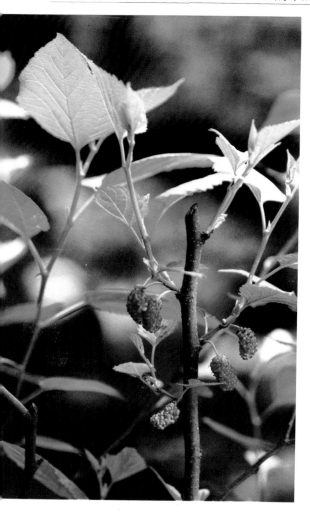

### 植物形态

落叶乔木。通常呈灌木状，根褐黄色。叶互生，卵圆形至广卵形，边缘有粗齿，下面沿脉有疏毛；托叶早落。花单性异株或同株；雄花集成柔荑花序，早落，花被片4，黄绿色，雄蕊4，与花被片对生；雌花集成穗状花序，排列紧密，花被片4，果时变肉质，柱头2裂，宿存。聚花果（桑椹）熟时紫黑色或白色。花期4～5月，果期5～6月。

### 生境分布

生于村旁、田埂、山坡。全国各地有栽培。

### 采　　制

4～6月待果实变红时采收，晒干，或略蒸后晒干。

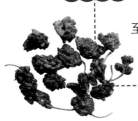

**药材性状**

聚花果由多数小瘦果集合而成，表面黄棕色至暗紫色，有短果序梗。小瘦果卵圆形，外具肉质花被片4枚。气微，味微酸而甜。

| 性味归经 | 甘、酸，寒。归心、肝、肾经。 |
|---|---|
| 功　效 | 滋阴补血，生津润燥。 |
| 主　治 | 用于肝肾阴虚，眩晕耳鸣，心悸失眠，须发早白，津伤口渴，内热消渴，血虚便秘。 |
| 用　法 | 用量9~15克。 |

**单方、验方**

1. 补肝肾，养精血，乌须发：大枣30枚，制首乌、桑椹各10克，大米100克，红糖少许。制首乌水煎40分钟，然后在何首乌药液中放入大枣、桑椹及大米同煮成粥，食前加红糖少许调味，早晚服。

2. 补气养血，润肠通便：桑椹10克，大米100克，红糖适量。熬粥，每日早晚服用，适用于产后血虚便秘者。

3. 白细胞减少：桑椹20克，红枣10枚，鸡蛋2个。桑椹和红枣煎水去渣，加入鸡蛋熟后服用。

4. 习惯性便秘：鲜桑椹适量。绞汁，每次15克，连服数日。

5. 自汗、盗汗：桑椹、五味子各10克。煎服。

6. 肠燥便秘：桑椹10克，肉苁蓉、黑芝麻各15克，炒枳壳10克。煎服，每日1剂。

**现代研究**

主含黄酮类化合物、甾体及三萜类化合物、香豆素、生物碱、绿原酸及微量挥发油等。药理试验表明，有抑菌、利尿、降压、降低血糖等作用。

# 黑芝麻

| 别　　名 | 芝麻、脂麻、黑脂麻。 |
| 来　　源 | 脂麻科植物脂麻*Sesamum indicum* L. 的干燥成熟种子。 |

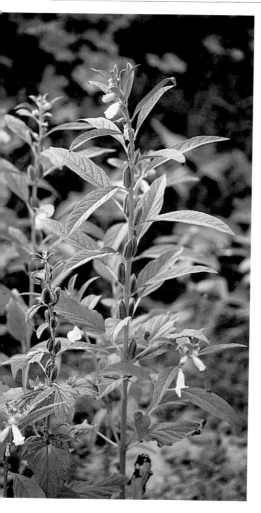

### 植物形态

一年生草本，茎四棱形，表面具茸毛。叶对生，上部叶狭披针形，全缘，中部叶椭圆形或长卵形，疏生锯齿，两面均有白色柔毛。花单生，或3花生1叶腋；花萼绿色，5裂；花冠唇形，白色或筒部带淡红色或紫色，外侧被柔毛；雄蕊4，着生于花冠筒部，2强；雌蕊1，花柱线形，柱头2裂。蒴果四棱状长圆筒形，成熟后黑褐色，花萼宿存。种子多数，黑色、淡黄色或白色；卵形，两侧扁平。花期5~9月，果期7~9月。

### 生境分布

以阳光充足，肥沃的沙质壤土为宜。主产于我国山东、河南、湖北等地。

### 采　制

秋季果实成熟时采割植物，晒干，打下种子，除去杂质，再晒干。

**药材性状**

扁卵圆形，表面黑色，平滑或有网状皱纹，尖端有棕色点状种脐。种皮薄，子叶2，白色，富油性。味甘，有油香气。

| 性味归经 | 甘，平。归肝、肾、大肠经。 |
|---|---|
| 功　　效 | 补肝肾，益精血，润肠燥。 |
| 主　　治 | 用于精血亏虚，头晕眼花，耳鸣耳聋，须发早白，病后脱发，肠燥便秘。 |
| 用　　法 | 用量9~15克。 |

**单方、验方**

1. 少年白发（由于肝肾虚弱所引起的头发早白）：黑芝麻25克。炒熟后捣碎，加适量大米煮成粥，每日服用1次。
2. 健忘、失眠、头晕：黑芝麻、松子仁、柏子仁、菊花、黄芪、谷糠各15克，核桃仁2个，白芍、生地黄各40克。 水煎后取汁饮用。

**现代研究**

含脂肪油、芝麻素、维生素E及多种微量元素等。具有降低血糖、增加肝脏及肌肉中糖原的含量、增加肾上腺中抗坏血栓及胆固醇含量、抗衰老、通便、抑制肾上腺皮质功能等作用。

# 龟甲

别　　名｜龟壳、龟板、乌龟壳。
来　　源｜龟科动物乌龟*Chinemys reevesii*（Gray）的背甲及腹甲。

### 动物形态

　　头部光滑，在头后端具小鳞，鼓膜明显。颈角板后端宽；椎角板为5块；肋角板每侧4块；缘角板每侧11块；臀角板1对，近长方形。

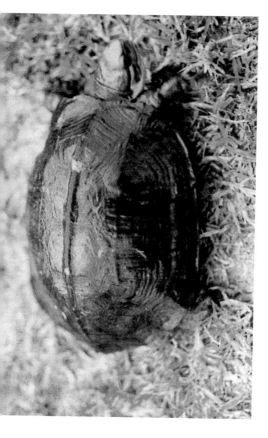

背脊中央及两侧有3条明显的纵棱；雄性的成体不显。副角板及鼠蹊角板均较显著。腹甲与背甲等长。颐角板为三角形；肱角板两外缘较宽；胸角板及腹角板较大。头侧及喉侧有黑边的黄绿纵线；背面棕色或黑色；腹面色较浅，略带黄色，而每块角板的外侧下方色较深。四肢较扁平，有爪；指、趾间全蹼。尾短而细。

### 生境分布

　　半水栖性，常栖湖边、江河或池塘中。分布于我国河北、河南、安徽、湖北、广东、广西等地。

### 采　制

　　全年均可捕捉，以秋、冬二季为多，捕捉后杀死，或用沸水烫死，剥取背甲和腹甲，除去残肉，晒干。

**药材性状**

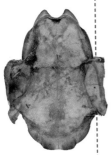 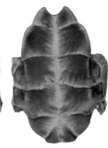

背甲长椭圆形拱状，前部略窄，外表棕褐色或黑色，前端有颈角板1块，脊背中央有椎角板5块，两侧各有对称肋角板4块，边缘每侧具缘角板11块，尾部具臀角板2块。腹甲呈板片状，近长方椭圆形，外表面淡黄棕色至棕色，角板12块，每块具紫褐色放射状纹理。后端具三角形缺刻，两侧均有翼状向斜上方弯曲的甲桥。质坚硬。气微腥，味微咸。

| 性味归经 | 咸、甘，微寒。归肝、肾、心经。 |
|---|---|
| 功 效 | 滋阴潜阳，益肾强骨，养血补心，固经止崩。 |
| 主 治 | 用于阴虚潮热，骨蒸盗汗，头晕目眩，虚风内动，筋骨痿软，心虚健忘，崩漏经多。 |
| 用 法 | 用量9~24克，先煎。 |

**单方、验方**

1. 阴虚阳亢，眩晕，耳鸣：龟甲、龙骨、牡蛎、白芍、玄参、天冬各15克，怀牛膝、代赭石30克，甘草4克。煎服。
2. 四肢麻木或酸痛、腰腿酸软：龟甲、黄柏、知母、当归各10克，熟地黄12克，狗脊、牛膝各15克，甘草6克。煎服。
3. 淋巴结核：龟甲适量研粉，用凡士林或香油调敷患处。

**现代研究**

　　龟板含骨胶原、多种氨基酸、脂肪、蛋白质和钙盐等。龟板水煎剂高浓度对小鼠离体子宫有收缩作用，尚有抗结核杆菌的作用。

补虚药·补阴药

# 鳖甲

**别　　名** | 别甲、土别甲、上甲。

**来　　源** | 鳖科动物鳖*Trionyx sinensis* Wiegmann的背甲。

### 动物形态

　　鳖体椭圆形，背面中央凸起，边缘凹入。腹背均有甲。头尖，颈粗长，吻突出，吻端有1对鼻孔。眼小，瞳孔圆形。颈基部无颗粒状疣；头颈可完全缩入甲内。背腹甲均无角质板而被有软皮。背面橄榄绿色，或黑棕色，上有表皮形成的小疣，呈纵行排列；边缘柔软，俗称裙边。腹面黄白色，有淡绿色斑。背、腹骨板间无缘板接连。前肢5指，仅内侧3指有爪；后肢趾亦同。指、趾间具蹼。雄性体较扁，尾较长，末端露出于甲边。

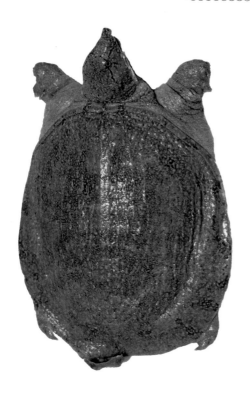

### 生境分布

　　多生活于湖泊、小河及池塘里。分布于全国大部分地区。

### 采　制

　　全年均可捕捉，以秋、冬二季为多，捕捉后杀死，置沸水中烫至背甲上硬皮能脱落时，取出，剥取背甲，除去残肉，晒干。

## 药材性状

椭圆形或卵圆形，背面隆起，长10~15厘米，宽9~14厘米。外表面黑褐色或墨绿色，略有光泽，具细网状皱纹及灰黄色或灰白色斑点，中间有1条纵棱，两侧各有左右对称的横凹纹8条，外皮脱落后，可见锯齿状嵌接缝。内表面类白色，中部有突起的脊椎骨，颈骨向内卷曲，两侧各有肋骨8条，伸出边缘。质坚硬。气微腥，味淡。

| 性味归经 | 咸，微寒。归肝、肾经。 |
| --- | --- |
| 功　效 | 滋阴潜阳，退热除蒸，软坚散结。 |
| 主　治 | 用于阴虚发热，骨蒸劳热，阴虚阳亢，头晕目眩，虚风内动，手足瘛疭，经闭，癥瘕，久疟疟母。 |
| 用　法 | 用量9~24克，先煎。 |

### 单方、验方

1 高血压：生鳖甲、牛膝各25克，白芍20克。煎服。
2 痈疽久不敛口：鳖甲适量。研末，鸡蛋清调敷患处。
3 高热不退：青蒿、生地黄、玄参各30克，知母、牡丹皮各12克，鳖甲、麦冬、半边莲、沙参、佩兰各15克，蝉蜕、石斛、石苇各20克，柴胡25克，砂仁10克。煎服。

### 现代研究

含动物胶、角蛋白、骨胶原、维生素D、碳酸钙、磷脂钙等。

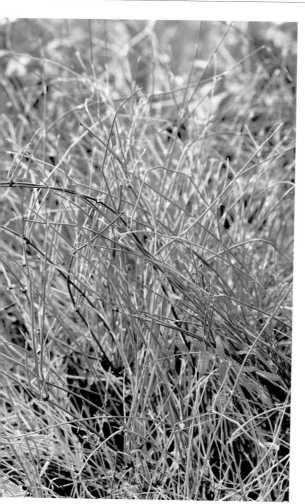
**458**  Chinese Ephedra Root［英］

# 麻黄根

别　　名｜草麻黄根、麻黄草根、川麻黄根。

来　　源｜麻黄科植物草麻黄*Ephedra sinica* Stapf 的干燥根和根茎。

### 植物形态

草本状小灌木。木质茎短，常似根茎，匍匐地上或横卧土中；草质茎绿色，长圆柱形，直立，少有分枝，节明显，有不明显的细纵槽纹。花成鳞球花序，通常雌雄异株。花期5~6月，种子成熟期7~8月。

### 生境分布

生于沙质干燥地带，一般见于干河床、干草原。分布于我国吉林、辽宁、内蒙古等地。

### 采　　制

秋末采挖，除去残茎、须根及泥沙，干燥。

**药材性状**

圆柱形，略弯曲。表面红棕色或灰棕色，有纵皱纹及支根痕。外皮粗糙，易成片状剥落。根茎具节，节间长0.7~2厘米，表面有横长突起的皮孔。体轻，质硬而脆，断面皮部黄白色，木部淡黄色或黄色，射线射状，中心有髓。气微，味微苦。

| 性味归经 | 甘、涩，平。归心、肺经。 |
|---|---|
| 功　　效 | 固表止汗。 |
| 主　　治 | 用于自汗，盗汗。 |
| 用　　法 | 用量3~9克。外用适量，研粉撒扑。 |

**单方、验方**

1. 脚臭：麻黄根30克，丁香、木香、黄柏各15克。水煎，洗脚3~4次。一般连用数日即效。
2. 益气解表敛汗：黄芪、麻黄根各30克，白术、防风、艾叶各20克，山茱萸10克。上药纱布包裹，加水1 500毫升，煮沸5分钟左右，待温沐足，每次20分钟，每日3次。
3. 肺结核盗汗：浮小麦30克，麻黄根10克。水煎，晚上服，连用1周。

**现代研究**

含有生物碱10种以上，主要为麻黄碱、麻黄次碱以及伪麻黄碱等，还含有丹宁类以及数种微量成分，并含挥发油等成分。

# 浮小麦

别　　名｜浮麦，浮小麦，二奀麦。

来　　源｜本品为禾本科植物小麦*Triticum aestivum* L. 的干瘪、轻浮的果实。

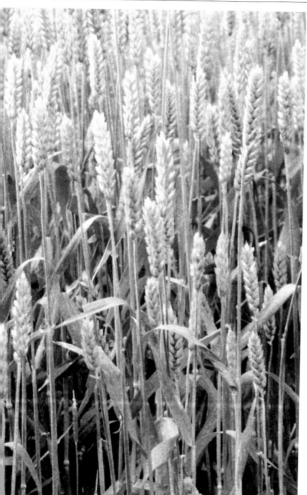

### 植物形态

一年生或二年生草本。高约1m。秆直立，通常具6~9节。叶鞘光滑、叶舌膜质。叶片披针形，穗状花序长5~10cm，小穗长10~15cm，含3~9小花，上部小花常不结实，颖革质；外稃厚纸质，顶端通常具芒；内稃外稃等长；颖果顶端具毛。

### 生境分布

为粮食作物。我国南北各地广泛栽培。

### 采　制

收获时，扬起其轻浮干瘪者，或以水淘之，浮起者为佳，晒干。生用，或炒用。

**药材性状**

长椭圆形，干瘪，两端略尖，长5~7mm，直径2~3mm。外表面淡黄色至淡棕黄色，皱缩，顶端柔毛，腹面具1深纵沟。质轻。破碎面略具粉性。气微，味淡。

| 性味归经 | 甘，凉。归心经。 |
|---|---|
| 功　效 | 固表止汗，益气，退虚热。 |
| 主　治 | 用于阴虚发热，盗汗，自汗。 |
| 用　法 | 用量15~30克。外用研末，止汗宜微炒用。 |

**单方、验方**

1　自汗、盗汗：浮小麦10克，麻黄根10克，糯稻须根15克，大枣5枚。煎服。

2　烦躁、多汗、失眠：浮小黄15克，大枣5枚，甘草15克。煎服。

**现代研究**

　　本品主含淀粉及酶类蛋白质、脂肪、钙、磷、铁、维生素等。浮小麦有降血脂作用，可使血清胆固醇及甘油三酯含量显著降低。另外浮小麦可使肝组织中的脂质及过氧化脂质含量显著降低，保护肝脏。

# 糯稻根

别　　名｜糯秆头、糯谷根、稻根须。
来　　源｜禾本科植物糯稻*Oryza sativa* L. var. *glutinosa* Matsum 的干燥根及根茎。

## 植物形态

一年生草本。秆直立，丛生，高1米左右；中空，有节，有分蘖。叶具叶鞘，叶鞘无毛，与节间等长或下部者较长；叶舌膜质而较硬，披针形，基部两侧下延与叶鞘边缘相结合，幼时具明显的叶耳；叶片线形，扁平，粗糙，叶脉明显。圆锥花序疏松，成熟时向下弯垂；小穗长圆形，每小穗仅具1花，不育花外稃锥刺状；可育花外稃硬纸质，具5脉；内稃3脉，亦被细毛；鳞被2，卵圆形，雄蕊6；子房长圆形，光滑，花柱2，柱头羽毛状，有时有第三枝退化的花柱。颖果矩圆形；种子具明显的线状种脐。花期7~8月，果期8~9月。

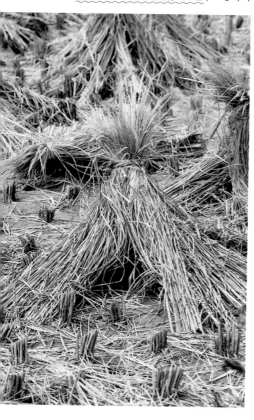

## 生境分布

栽培作物。我国各地均有栽培。

## 采　　制

夏、秋二季糯稻收割后，挖取根茎及须根，抖去泥土，洗净，晒干。

**药材性状**

常结成疏松的团块，理直后可见上端有多数分离的残茎，残茎圆柱形，中空，长2.5~6.5厘米，外包数层黄白色的叶鞘，下端簇生多数弯曲的须根，须根直，黄白色至黄棕色，略具纵皱纹，体轻，质软。气微，味淡。

| 性味归经 | 甘，平。归心、肝经。 |
| --- | --- |
| 功　效 | 固表止汗，益胃生津，退虚热。 |
| 主　治 | 用于自汗，盗汗，虚热不退，骨蒸潮热。 |
| 用　法 | 用量15~30克。 |

**单方、验方**

1　病后自汗食少：糯稻根须45克，莲子30克。煎服。
2　气虚自汗：①糯稻根须、浮小麦各30克，黄芪、白术各12克。煎服。②糯稻根须、蜜芪、牡蛎、浮小麦各30克，山药10克。煎服。
3　阴虚盗汗、骨蒸劳热：糯稻根须、熟地黄各30克，地骨皮10克，鳖甲15克。煎服。
4　脾虚食少：糯稻根须30克，麦芽、谷芽各15克，山药12克，陈皮6克。煎服。

**现代研究**

　　根煎剂可治疗马来丝虫病，但大剂量有胃肠反应；用其水煎液可治疗乳糜尿。其地上部分（稻草）可治传染性肝炎。

## 461  **Five-flavor Fruit [英]**

# 五味子

| 别　　名 | 辽五味、山五味、北五味。 |
| --- | --- |
| 来　　源 | 木兰科植物五味子*Schisandra chinensis*（Turcz.）Baill. 的干燥成熟果实。习称"北五味子"。 |

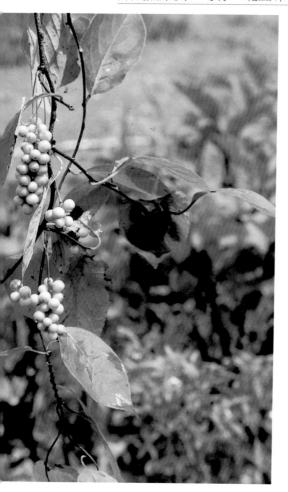

### 植物形态

多年生落叶木质藤本。茎枝红棕色或灰紫色，布有多数圆形皮孔。单叶互生成丛生于短枝，阔椭圆形、阔倒卵形至卵形，下面有时有白霜。花单性，雌雄异株或同株，数朵丛生叶腋间而下垂，乳白色；受粉后，花托逐渐伸长，结果时成长穗状。肉质浆果球形，熟时呈深红色，内含种子1~2，种子肾形，种皮光滑。花期5~7月，果期8~10月。

### 生境分布

生于半阴湿的山沟、灌木丛中。主产于我国黑龙江、吉林、辽宁。

### 采　制

秋季果实成熟时采摘，晒干或蒸后晒干，除去果梗及杂质。

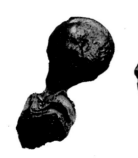

不规则球形或扁球形。表面红色、紫红色或暗红色，皱缩，显油润，果肉柔软，有的表面呈黑红色或出现白霜。种子1~2，肾形，表面棕黄色，有光泽，种皮薄而脆。果肉气微，味酸；种子破碎后，有香气，味辛、微苦。

| 性味归经 | 酸、甘，温。归肺、心、肾经。 |
|---|---|
| 功　效 | 收敛固涩，益气生津，补肾宁心。 |
| 主　治 | 用于久咳虚喘，梦遗滑精，遗尿尿频，久泻不止，自汗盗汗，津伤口渴，内热消渴，心悸失眠。 |
| 用　法 | 用量2~6克。 |

### 单方、验方

1. 神经衰弱：五味子6克。煎服。或五味子30克，米酒500毫升。浸7日，每日服2次，每次10~20毫升。
2. 自汗盗汗，遗精，滑精，肝炎：五味子、牡蛎各6克，金樱子、桑螵蛸各9克。煎服。

### 现代研究

含挥发油、柠檬酸、五味子甲素、五味子乙素、五味子丙素，五味子酯甲、五味子酯乙、五味子醇乙、油酸、亚油酸和肉豆蔻酸。五味子素是主要的有效成分，有强壮作用，能改善人的智力活动，提高工作效率；有明显的止咳、祛痰和促进胆汁分泌的作用；五味子乙素对癌细胞有抑制作用，有显著的降转氨酶和保护肝细胞作用，有减慢心率、抗衰老和抗脑损伤的作用。

# 乌梅

| | | |
|---|---|---|
| **别　名** | 红梅、梅子、乌梅肉。 |
| **来　源** | 蔷薇科植物梅*Prunus mume*（Sieb.）Sieb. et Zucc. 的干燥近成熟果实。 |

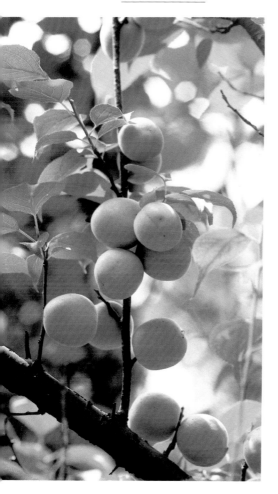

### 植物形态

落叶小乔木或灌木。高可达10米。树皮淡灰色或淡绿色，多分枝。叶互生，叶柄被短柔毛；托叶1，早落；叶片阔卵形或卵形，先端尾状渐尖，边缘具细锐锯齿，沿脉背有黄褐色毛。花单生或2朵簇生于2年枝上，先于叶开放，白色或粉红色，花梗极短；苞片鳞片状，褐色；花萼5；花瓣单瓣或重瓣，通常5；雄蕊多数；雌蕊1。核果球形，一侧有浅槽，被毛，绿色，成熟时黄色。花期11月至翌年2月，果期3~5月。

### 生境分布

多为栽培。全国各地均有分布。主产于浙江、福建、云南等地。

### 采　制

夏季果实近成熟时采收，低温烘干后闷至色变黑。

**药材性状**

类球形或扁球形，直径2~3厘米，表面棕黑色至乌黑色，极皱缩，于放大镜下可见茸毛，基部有圆形果梗痕。果肉软或略硬，果核坚硬，椭圆形，棕黑色，表面有凹点，内含卵圆形、淡黄色种子1粒。具焦糖气，味极酸而涩。

| 性味归经 | 酸、涩，平。归肝、脾、肺、大肠经。 |
| --- | --- |
| 功　效 | 敛肺，涩肠，生津，安蛔。 |
| 主　治 | 用于肺虚久咳，久泻久痢，虚热消渴，蛔厥呕吐腹痛。 |
| 用　法 | 用量6~12克。 |

**单方、验方**

1　妇人血崩：乌梅适量。烧灰，为末，用乌梅汤调服。
2　消渴，止烦闷：乌梅肉100克（微炒）。为末，每次服10克。
3　化脓性指头炎：乌梅肉适量，加适量的食醋研烂，或用乌梅2份，凡士林1份，制成乌梅软膏外敷，每日上药1次。此方对脉管炎所引起的指（趾）头溃疡也有效。
4　小儿头疮：乌梅肉适量。烧灰细研，用生油调涂。

**现代研究**

含有72种挥发油成分、有机酸、氨基酸及多糖。用酸碱滴定法测定乌梅中枸橼酸的含量，按干燥品计算，含有机酸以枸橼酸计，不得少于15.0%。药理实验证明，能使胆囊收缩，促进胆汁分泌，并有抗蛋白过敏作用；对多种致病菌有抗菌作用，对各种皮肤真菌亦有抑制作用；有驱蛔虫的作用；有抗疲劳、抗衰老、抗辐射等作用。

# *463*

# 五倍子

| 别　　名 | 菱倍、花倍、角倍。 |
|---|---|
| 来　　源 | 漆树科植物盐肤木*Rhus chinensis* Mill.叶上的虫瘿，主要由五倍子蚜*Melaphis chinensis*（Bell）Baker寄生而形成。 |

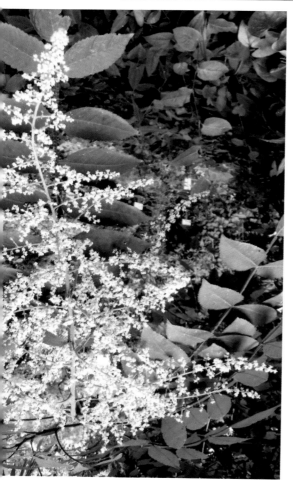

**植物形态**

灌木或小乔木，高5~10米。小枝、叶柄及花序均密生褐色柔毛。单数羽状复叶互生，叶轴及叶柄常有翅；小叶7~13，纸质，边有粗锯齿，下面密生灰褐色柔毛。圆锥花序顶生；花小，杂性，黄白色；萼片5~6，花瓣5~6。核果近扁圆形，红色，有灰白色短柔毛。

**生境分布**

生于山地阳坡疏林及灌丛中，也有栽培。除青海、新疆外，分布几乎遍及全国。

**采　　制**

秋季采摘，置沸水中略煮或蒸至表面呈灰色，杀死蚜虫，取出，干燥。按外形不同，分为"肚倍"和"角倍"。

## 药材性状

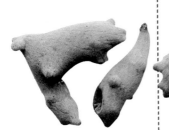

肚倍：长圆形或纺锤形囊状，长2.5~9厘米，直径1.5~4厘米。表面灰褐色或灰棕色，微有柔毛。质硬而脆，易破碎，断面角质样，有光泽，内壁平滑，有黑褐色死蚜虫及灰色粉状排泄物。气特异，味涩。角倍：菱形，具不规则的角状分枝，柔毛较明显，壁较薄。

| 性味归经 | 酸、涩，寒。归肺、大肠、肾经。 |
|---|---|
| 功　　效 | 敛肺降火，涩肠止泻，敛汗，止血，收湿敛疮。 |
| 主　　治 | 用于肺虚久咳，肺热痰嗽，久泻久痢，自汗盗汗，消渴，便血痔血，外伤出血，痈肿疮毒，皮肤湿烂。 |
| 用　　法 | 用量3~6克。外用适量。 |

### 单方、验方

1　久泻久痢：五倍子、茯苓各等量。研细末，炼蜜内服。
2　便血：五倍子3克，槐花、地榆各6克。煎服。
3　崩漏，血崩后虚脱：五倍子3克，龙骨、牡蛎各10克。煎服。

### 现代研究

　　主含五倍子鞣质，另含没食子酸、纤维素、木质素、淀粉、脂肪、树脂、蜡质、叶绿素等。药理实验表明，有效成分鞣质能使皮肤、黏膜和溃疡组织蛋白质凝固；对金黄色葡萄球菌、痢疾杆菌、伤寒杆菌、炭疽杆菌、绿脓杆菌有明显抗菌作用；对甲型和亚洲甲型流感病毒有抑制作用；对羊毛样小孢子菌等有较强的抑制作用。

# 罂粟壳

别　　名｜罂子粟、粟壳、莺粟壳。
来　　源｜罂粟科植物罂粟 *Papaver somniferum* L. 的干燥成熟果壳。

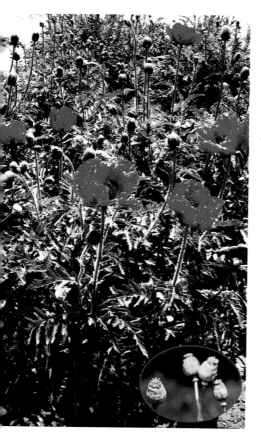

### 植物形态

一年或二年生草本。全株光滑无毛，被白粉，含有乳汁；茎直立，高60~150厘米。单叶，互生；叶片长卵圆形或狭长椭圆形，两面均被白粉成灰绿色；茎上部叶无柄，下部叶具短柄。花单一，顶生，花蕾时弯曲；萼片2，长椭圆形；花瓣4，圆形或广卵形；雄蕊多数，基部着生于子房周围，花丝纤细，花药线形，黄色，2室，纵裂；雌蕊1，无花柱，柱头7~15，放射状排列成扁盘状。蒴果长椭圆形或卵状球形。种子多数，细小，肾形。花期4~6月，果期6~8月。

### 生境分布

栽培于田园。由国家严格管理，在指定地区进行种植。

### 采　　制

秋季将成熟果实或已割取浆汁后的成熟果实摘下，剖开，除去种子及枝梗，干燥。

**药材性状**

椭圆形或瓶状卵形，多已破碎成片状，直径1.5~5厘米，长3~7厘米。外表面黄白色、浅棕色至淡紫色，平滑，略有光泽，有纵向或横向的割痕。顶端有6~14条放射状排列呈圆盘状的残留柱头；基部有短柄。体轻，质脆。内表面淡黄色，微有光泽。有纵向排列的假隔膜，棕黄色，上面密布略突起的棕褐色小点。气微清香，味微苦。

| 性味归经 | 酸、涩，平；有毒。归肺、大肠、肾经。 |
| --- | --- |
| 功　　效 | 敛肺，涩肠，止痛。 |
| 主　　治 | 用于久咳，久泻，脱肛，脘腹疼痛。 |
| 用　　法 | 用量3~6克。本品易成瘾，不宜常服；孕妇及儿童禁用；运动员慎用。 |

**单方、验方**

1　久嗽不止：罂粟壳去筋，蜜炙研成粉末，每次1.5克，蜂蜜水下。
2　水泄不止：罂粟壳1个（去蒂膜），乌梅肉、大枣肉各10枚。水煎，温服。

**现代研究**

　　含有吗啡、可待因、蒂巴因、那可汀、罂粟壳碱、罂粟碱等生物碱。尚含有多糖，水解可得乳糖、鼠李糖、景天庚糖、D-甘露庚酮糖、内消旋肌醇、赤癣醇、酒石酸、枸橼酸等。药理实验表明，有抑制咳嗽和呼吸中枢的兴奋及中枢神经系统对于疼痛的感受性，有松弛胃肠平滑肌及气管平滑肌的作用。如用量过大，可引起中枢神经性的呕吐、缩瞳等中毒现象。

## 465

# 诃子

**别　　名** 诃黎勒、诃子肉、柯子。

**来　　源** 使君子科植物诃子*Terminalia chebula* Retz. 的干燥成熟果实。

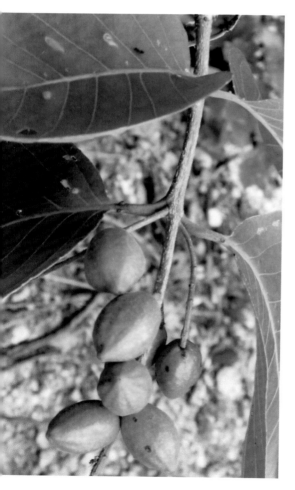

**植物形态**

　　乔木。树皮有纵裂。单叶互生或近对生，叶片卵形或椭圆形至长椭圆形，两面密被细瘤点。穗状花序顶生或腋生，常排成圆锥花序；花两性，萼管杯状，无花瓣；雄蕊10，着生于萼筒上，花药黄色，心形；子房圆柱状，被毛，花柱长。核果椭圆形或倒卵形，表面灰黄色或黄褐色，粗糙；种子1。花期5月，果期7~9月。

**生境分布**

　　生于海拔800~1 540米的疏林中，或阳坡林缘。分布于我国广东、海南、广西、云南等地。

**采　　制**

　　秋、冬二季果实成熟时采收，除去杂质，晒干。

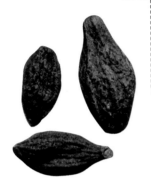

**药材性状**

长圆形或卵圆形。表面黄棕色或暗棕色，略具光泽，质坚实。果肉黄棕色或黄褐色。果核浅黄色，粗糙，坚硬。种子狭长纺锤形，种皮黄棕色，子叶白色。无臭，味酸涩后甜。

| 性味归经 | 苦、酸、涩，平。归肺、大肠经。 | |
|---|---|---|
| 功　　效 | 涩肠止泻，敛肺止咳，降火利咽。 | |
| 主　　治 | 用于久泻久痢，便血脱肛，肺虚喘咳，久嗽不止，咽痛音哑。 | |
| 用　　法 | 用量3~10克。 | |

**单方、验方**

1 久咳语声不出：诃子、杏仁各5克，通草1克。水煎，饭后温服。
2 结膜炎：诃子、栀子、川楝子各等量。共研细末，每次10克，煎服，每日3次。

**现代研究**

　　含鞣质。药理实验表明，水煎剂对痢疾杆菌、绿脓杆菌、白喉杆菌、金黄色葡萄球菌、大肠杆菌、肺炎球菌、变形杆菌、鼠伤寒杆菌有抑制作用。

# 石榴皮

**别　　名** | 石榴果皮、安石榴皮、酸石榴皮。

**来　　源** | 石榴科植物石榴*Punica granatum* L. 的干燥果皮。

## 植物形态

　　落叶灌木或小乔木。幼枝近圆形或微四棱形，顶端常呈刺状。叶对生或簇生，具短柄；叶片矩圆状披针形至矩圆状椭圆形，先端渐狭，全缘。花单生或数朵生于小枝顶端或叶腋，花大；花萼钟状，肉质而厚，红色，下部与子房合生，顶端5~8裂，裂片三角状卵圆形，宿存；花瓣红色，与萼片同数而互生，倒卵形，基部渐狭，有皱纹；雄蕊多数，着生于萼筒喉部周围，花药淡黄色，椭圆形，背着；雌蕊1，花柱单一，有时3枚分离，柱头2~3裂。浆果近圆形，果皮肥厚革质，熟时红色或黄带红色，顶端有宿存花萼。花期5~6月，果期7~8月。

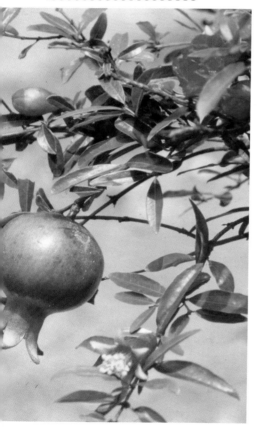

## 生境分布

　　为庭园常见的栽培树种。分布于我国福建、台湾、广东等地。

## 采　　制

　　秋季果实成熟后收集果皮，晒干。

**药材性状**

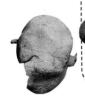

不规则的片状或瓢状，大小不一。外表面红棕色、棕黄色或暗棕色，略有光泽，粗糙，有多数疣状突起。有的有突起的筒状宿萼及粗短果梗或果梗痕。内表面黄色或红棕色，有隆起，呈网状的果蒂残痕。质硬而脆，断面黄色，略显颗粒状。无臭，味苦涩。

| 性味归经 | 酸、涩，温。归大肠经。 |
| --- | --- |
| 功　　效 | 涩肠止泻，止血，驱虫。 |
| 主　　治 | 用于久泻，久痢，便血，脱肛，崩漏，带下，虫积腹痛。 |
| 用　　法 | 用量3~9克。 |

**单方、验方**

1. 久痢不瘥：陈石榴皮适量。焙干，研成细末，米汤调下9~12克。
2. 驱绦虫、蛔虫：石榴皮、槟榔各等量，研细末，每次10克（小儿酌减），每日2次，连服2日。
3. 牛皮癣：①石榴皮蘸极细的明矾粉搓患处，初搓时微痛。②石榴皮（炒炭），研细末1份，芝麻油3份，调成糊状。用时将药油摇匀，用毛笔蘸药匀涂患处，每日2次。
4. 汤、火烫伤：石榴皮适量。研末，麻油调搽患处。

**现代研究**

含鞣质、蜡、甘露醇、黏液质、没食子酸、苹果酸、果胶、菊糖、石榴皮碱、异石榴皮碱等。其煎剂体外实验具抗菌、抗病毒作用；石榴皮碱是驱虫的主要有效成分，对绦虫的杀灭作用最强，能使其肌肉陷入持久收缩。

# 番石榴叶

別　　名 | 鸡屎果叶、番稔叶。

来　　源 | 桃金娘科植物番石榴*Psidium guajava* Linn. 的干燥叶。

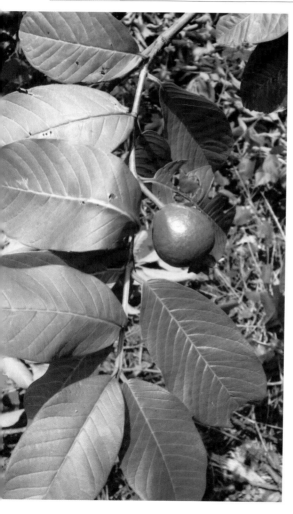

### 植物形态

小乔木或大灌木。树皮片状脱落，褐色或略带红色；小枝方柱状，被柔毛。叶对生，有短柄，革质，椭圆形或长圆形，顶端短尖，基部圆或钝，两面被微柔毛或上面无毛；侧脉每边12~15条，上面凹陷。花白色，1~3朵腋生于总梗上，萼被微柔毛，花瓣长圆形或倒卵形；雄蕊多数，花丝纤细；柱头盘状。浆果球状或梨状，淡绿色，种子极多。

### 生境分布

生于旷野和村庄附近。我国广东、海南、广西等地有栽培。

### 采　制

春、夏季采收，摘取嫩叶，晒干或鲜用。

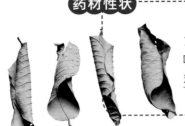

**药材性状**

革质，长椭圆形或长圆形；先端钝或短尖，基部钝圆，多带1厘米长的短叶柄。叶面黄青色，叶背色稍浅，粗糙而被细柔毛；中脉和侧脉甚明显。气微，味涩。

| 性味归经 | 甘、涩，平。归大肠、肝经。 |
|---|---|
| 功　效 | 涩肠止泻、收敛止血。 |
| 主　治 | 用于泄泻，泻痢不止。外用治皮肤湿疹瘙痒，跌打损伤，创伤出血。 |
| 用　法 | 用量15~30克。外用煎水洗或捣敷。 |

**单方、验方**

1. 急性胃肠炎、消化不良泄泻：番石榴叶15克，大米30克。共炒至黄色，煎服。
2. 痢疾：番石榴叶、火炭母各30克。煎服。
3. 盗汗：番石榴叶300~500克。水煎去叶洗身。
4. 外伤出血：番石榴叶适量。捣烂外敷患处。
5. 消化不良：番石榴叶30~60克。煎服，或用米少许炒至米黄后，与上药加水煎服。

**现代研究**

含桉油醇、槲皮素、番石榴苷、生长苷、番石榴酸、马斯里酸、番桃酸、熊果酸、齐墩果酸、山楂酸及黄酮类、三萜类等成分。挥发油含量约为0.3%。叶提取黄酮苷对实验性四氧嘧啶性糖尿病大白鼠及正常大白鼠具降糖作用；甲醇提取物具抗炎、镇痛、解热作用，对小鼠中枢神经系统有一定的抑制作用，并具局部止血作用；药理体外实验显示还具抗轮状病毒作用。此外，精油及其主要成分具抗伤害作用。临床用治糖尿病及小儿轮状病毒肠炎，具一定的疗效。

# 肉豆蔻

| 别　　名 | 肉叩、肉蔻、肉扣。 |
| --- | --- |
| 来　　源 | 肉豆蔻科植物肉豆蔻*Myristica fragrans* Houtt. 的干燥种仁。 |

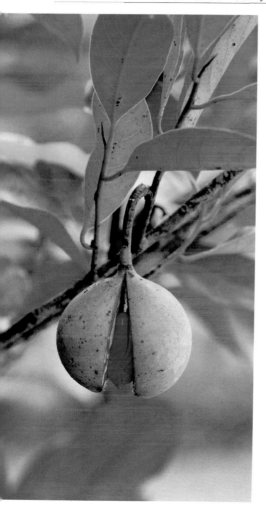

### 植物形态

　　常绿乔木。单叶互生，革质；叶片椭圆状披针形或长圆状披针形，先端渐尖，基部急尖，全缘，下面有红棕色的叶脉。总状花序腋生，花单生，异株，小苞片鳞片状，花被钟形，3裂，黄白色；雄蕊8~12，花丝联合成圆柱状，花药合生；子房1室，柱头无柄。果实梨形或近圆球形，淡黄色或橙红色，肉质，露出红色肉质的假种皮，内含种子1粒，种皮红褐色，木质坚硬。

### 生境分布

　　分布于马来西亚、印度尼西亚、巴西等国家。我国云南、海南、广东有栽培。

### 采　　制

　　每年4~6月及11~12月各采收1次。成熟果实剖开果皮，剥下假种皮，击破壳状种皮。直接烘干，或将种仁放入石灰乳中浸1日，然后低温烘干。

**药材性状**

卵圆形或椭圆形。表面灰棕色或灰黄色，有时外被白粉（石灰粉末）。全体有浅色纵行沟纹及不规则网状沟纹。种脐位于宽端，呈浅色圆形突起，合点呈暗凹陷。种脊呈纵沟状，连接两端。质坚，断面显棕黄色相杂的大理石花纹，宽端可见干燥皱缩的胚，富油性。气香浓烈，味辛。

| 性味归经 | 辛，温。归脾、胃、大肠经。 |
| --- | --- |
| 功　效 | 温中行气、涩肠止泻。 |
| 主　治 | 用于脾胃虚寒，久泻不止，脘腹胀痛，食少呕吐。 |
| 用　法 | 用量3~10克。 |

**单方、验方**

1　温阳益气，涩肠止泻：附子、黄芪、当归、桔梗、石榴皮、川楝子各9克，肉桂、黄连各3克，炮姜、诃子各6克，赤石脂30克，肉豆蔻1.5克。煎服，每日1剂，分2次服。

2　益气养血，消肿散结：肉豆蔻、山药各10克，粳米50克。煮成粥，趁热食用。

3　脾肾阳虚型溃疡性结肠炎：煨肉豆蔻、炒五味子各60克，煨广木香、诃子肉各2克，炒吴茱萸15克。共研细末，每次6克，每日2次。

**现代研究**

主含挥发油，主要活性成分肉豆蔻醚、黄樟醚。另含脂肪油、淀粉、没食子油酸等其他成分。主要有止泻抗炎、抗血小板凝聚、抗癌、中枢镇静、抗菌等作用。

# 赤石脂

| 别　　名 | 红高岭土、高岭石、吃油脂。 |
| --- | --- |
| 来　　源 | 硅酸盐类矿物多水高岭石族多水高岭石 *Halloysitum* Rubrum 的矿石。主含四水硅酸铝 $[Al_4(Si_4O_{10})(OH)_8 \cdot 4H_2O]$ 。 |

## 矿物形态

在赤石脂中，多水高岭石与赤铁矿或水赤铁矿混合分布，硬度、相对密度相应增大，离子交换量和吸附性随粒度大小、赤铁矿混杂量和混匀程度的变化而不同，一般是低于纯多水高岭石黏土，仍高于高岭石质赤石脂。多水高岭石在50℃~75℃部分脱水（失去层间水），不可逆地变为"变水高岭石"；在地质时代中更进而转变为高岭石。

## 生境分布

主产于我国山西、陕西、山东、河南、江苏、湖北、福建、广东等地。

## 采　制

挖出后，除去杂质。

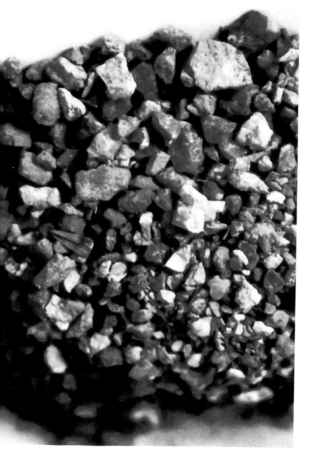

## 药材性状

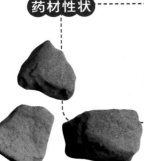

块状集合体，呈不规则块状，大小不一。粉红色、红色至紫红色，或有红白相间花纹。质软，易碎，断面有的具蜡样光泽。吸水性强。具黏土气，味淡，嚼之无沙粒感。

| 性味归经 | 甘、酸、涩，温。归大肠、胃经。 |
|---|---|
| 功　　效 | 涩肠，止血，生肌敛疮。 |
| 主　　治 | 用于久泻久痢，大便出血，崩漏带下；外治疮疡久溃不敛，湿疹脓水浸淫。 |
| 用　　法 | 用量9~12克，先煎。外用适量，研末敷患处。不宜与肉桂同用。 |

### 单方、验方

1　妇人久赤白带下：赤石脂、白芍、干姜（炮裂，锉）各50克。上药捣细罗为散。饭前用粥饮调下，每次10克。

2　外伤出血：赤石脂8份，五倍子6份，松香6份。共研细末，撒于伤口，加压包扎。

### 现代研究

　　主含四水硅酸铝，尚含相当多的氧化铁、三氧化二铝和二氧化硅，以及钛、镍、锶、钡等微量元素。本品可吸收消化道内有毒物质及食物异常发酵的产物，对发炎的胃肠黏膜有局部保护作用；可吸附创面的磷，配合绿豆汤治疗家兔黄磷烧伤，可降低血磷，促进尿磷排泄。

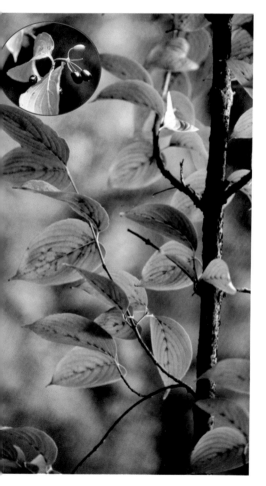

**470**  **Asiatic Cornelian Cherry Fruit [英]**

# 山茱萸

| 别　　名 | 山萸肉、山茱萸肉、萸肉。 |
| 来　　源 | 山茱萸科植物山茱萸*Cornus officinalis* Sieb.et Zucc. 的干燥成熟果肉。 |

**植物形态**

落叶灌木或小乔木。小枝圆柱形或带四棱，粉绿色。叶对生，卵形至长椭圆形，全缘，下面淡绿色，被白色"丁"字形毛，脉腋具黄褐色毛丛。花簇生于小枝顶端，呈伞形花序状；花两性，萼片4；花瓣4，卵状披针形，黄色；雄蕊4，与花瓣互生，花药长圆形；花盘环状，肉质；花柱圆柱形，柱头头状。核果长椭圆形，熟时深红色，有光泽，种子长椭圆形，两端圆钝。花期3~4月，果期9~10月。

**生境分布**

生于向阳山坡、溪旁灌木丛中。分布于我国河南、山西、陕西、山东、安徽、浙江、四川等地。

**采　　制**

秋末冬初果皮变红时采收果实，用文火烘或置沸水中略烫后，及时除去果核，干燥。

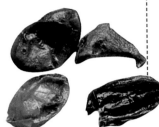

**药材性状**

不规则片状或囊状，长1～1.5厘米，宽0.5～1厘米。表面紫红色至紫黑色，皱缩，有光泽。顶端有的有圆形宿萼痕，基部有果梗痕。质柔软。气微，味酸、涩、微苦。

| 性味归经 | 酸、涩，微温。归肝、肾经。 |
|---|---|
| 功　　效 | 补益肝肾，收涩固脱。 |
| 主　　治 | 用于眩晕耳鸣，腰膝酸痛，阳痿遗精，遗尿尿频，崩漏带下，大汗虚脱，内热消渴。 |
| 用　　法 | 用量6～12克。 |

**单方、验方**

1　肝肾不足所致高血压：山茱萸、杜仲各10克，石菖蒲5克，鸡血藤15克。煎服。
2　老人尿频失禁：山茱萸10克，五味子5克，益智仁6克。煎服。
3　病后体虚多汗：山茱萸12克。煎服。

**现代研究**

含山茱萸苷（即马鞭草苷）、当药苷、番木鳖苷、多糖、山茱萸鞣质、熊果酸、没食子酸、苹果酸、维生素A等。多糖有明显的增强免疫力和抗衰老活性；注射剂能明显抑制血小板凝聚和血栓形成；熊果酸能明显降低血糖、尿糖、饮水量和排尿量；水煎剂对金黄色葡萄球菌、伤寒杆菌有抑制作用。对因化疗、放疗所致的白细胞降低有升高作用；山茱萸总苷有抗排异效果，有显著的细胞免疫抑制作用。

**Chinese Raspberry Fruit [英]**

# 覆盆子

别　　名 | 掌叶复盆子、小托盘、复盆子。

来　　源 | 蔷薇科植物华东覆盆子*Rubus chingii* Hu的干燥果实。

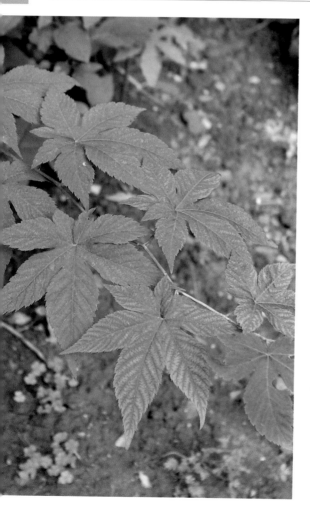

### 植物形态

　　落叶灌木。茎直立，枝条细长，疏生微变倒刺。单叶互生，掌状5裂，中裂片卵状披针形，先端长渐尖，边缘有重齿，基部浅心形，主脉5。花白色，花瓣5，卵圆形。雄蕊多数；雌蕊有多数离生心皮。聚合果卵球形，红色，下垂。花期4~5月，果期6~7月。

### 生境分布

　　生于溪旁或山坡灌木丛中、林缘及乱石堆中。分布于我国安徽、江苏、浙江等地。

### 采　　制

　　夏初果实由绿变绿黄时采收，除去梗、叶，置沸水中略烫或略蒸，取出，干燥。

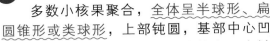

## 药材性状

多数小核果聚合，全体呈半球形、扁圆锥形或类球形，上部钝圆，基部中心凹入。表面灰绿色或淡棕色，密被灰白色或灰绿色短毛；宿萼棕褐色，5裂。横切面类圆形，周围有小核果紧密排列成环，小核果囊状，基部较小，背面隆起，密被灰白色或黄绿色茸毛，两侧有网状凹纹，腹部有突起棱线，质硬，内含棕色种子1粒。气清香，味微酸涩。

| 性味归经 | 甘、酸，温。归肝、肾、膀胱经。 |
| --- | --- |
| 功 效 | 益肾固精缩尿，养肝明目。 |
| 主 治 | 用于遗精滑精，遗尿尿频，阳痿早泄，目暗昏花。 |
| 用 法 | 用量6~12克。 |

### 单方、验方

阳痿：菟丝子45克，覆盆子10克，枸杞子30克，麻雀5只，粳米100克，精盐少许，葱白2茎，生姜3片。先将前3味中药水煎30分钟去渣取汁，再将麻雀去毛及内脏，洗净用酒炒，与粳米、药汁加水煮成粥，加入盐、葱、姜再煮沸。每晚服1次，连服5日为1个疗程。

### 现代研究

含覆盆子酸、鞣花酸等。聚合果每100克中含维生素C 33.79毫克、水分79.93%、蛋白质2.23 2%、总糖6.750%、有机酸1.472%，以及维生素A类物质，其含量按维生素A计算为0.058 6%。本品似有雌激素样作用，并能抑制霍乱弧菌生长。

# 桑螵蛸

| 别　　名 | 圆螵蛸、长螵蛸、黑螵蛸。 |
|---|---|
| 来　　源 | 螳螂科昆虫大刀螂*Tenodera sinensis* Saussure的干燥卵鞘。 |

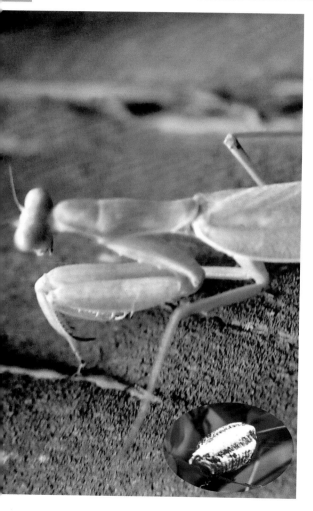

### 动物形态

体长7.5~9厘米，黄褐色或绿色。头部三角形，颜面较狭。前翅革质，前缘绿色，翅薄，透明。后翅比前翅稍长，靠近前缘及基部有棕褐色斑。雌性腹部特膨大。足3对，细长，前足粗大，镰刀状，基部外缘有短棘17个左右，腿节下外缘有短棘4个，以第2个为最大。

### 生境分布

栖于草丛及树枝上，捕食各种小虫，秋季产卵于草茎或树枝间。分布于全国各地。

### 采　制

深秋至次春收集，除去杂质，蒸至虫卵死后，干燥。

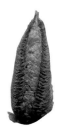

药材性状

短半圆柱形，表面浅黄褐色，由多数膜状薄层重叠而成。上面中央有带状隆起，腹面平坦或有凹沟。体轻。质软韧。断面外层海绵状，内层

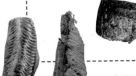

为许多放射状小室，内有一细小椭圆形卵。气微腥，味淡或微咸。

| 性味归经 | 甘、咸，平。归肝、肾经。 |
| --- | --- |
| 功　　效 | 固精缩尿，补肾助阳。 |
| 主　　治 | 用于遗精滑精，遗尿尿频，小便白浊。 |
| 用　　法 | 用量5~10克。 |

单方、验方

1. 遗精白浊，盗汗虚劳：桑螵蛸（炙）、龙骨各等量。为细末。每次10克，空腹盐汤送下。
2. 妊娠小便数不禁：桑螵蛸12枚。捣为散。分作2次服，粥饮下。
3. 小便不通：桑螵蛸适量。捣末，粥饮服，每日3次。
4. 咽喉骨鲠：桑螵蛸适量。醋煎后，少量多次服用。
5. 补肾、缩尿：桑螵蛸12个，研为细末，每次服6克。

现代研究

含蛋白质、脂肪、游离氨基酸、桑螵蛸磷脂、胡萝卜素、粗纤维及铁、钙等。实验表明乙醇提取物具有增加胸腺、睾丸指数及抗利尿作用。

## 473

# 金樱子

| | |
|---|---|
| 别　名 | 金樱子肉、金英子、金樱果。 |
| 来　源 | 蔷薇科植物金樱子*Rosa laevigata* Michx. 的干燥成熟果实。 |

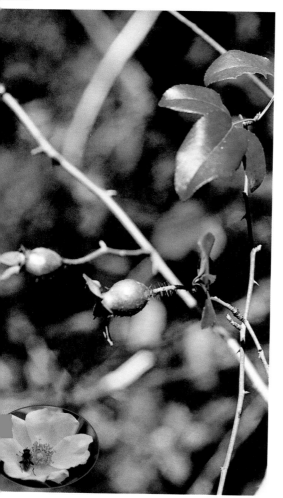

### 植物形态

常绿攀缘灌木。茎红褐色，有倒钩状皮刺和刺毛。单数羽状复叶互生，小叶多为3；托叶早落；叶片椭圆状卵形，革质，先端渐尖，基部阔楔形，边缘有锐尖锯齿；叶柄和叶轴具小皮刺和刺毛。花单生于侧枝顶端；萼片先端有时扩大呈叶状，被腺毛；花冠白色，芳香；花瓣5，三角状阔倒卵形，宽大于长，先端近截形，有波状弯曲；雄蕊多数。果黄红色，味甜，多为长倒卵形，外被刺毛，冠具宿萼。花期5月，果期9~10月。

### 生境分布

生于向阳多石山坡灌木丛中。主产于我国江苏、安徽、浙江等地。

### 采　制

10~11月果实成熟变红时采收，干燥，除去毛刺。

## 药材性状

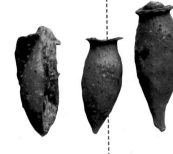

倒卵形。表面黄红色至棕红色，略有光泽，上有多数刺状刚毛脱落后残基形成的棕色小突起；顶端宿存花萼呈盘状，其中央稍隆起有黄色花柱基；基部渐细，间有残留果梗。质坚硬，切开后可见瘦果数十粒，扁平，纺锤状排列，淡黄棕色，木质坚硬，外被淡黄色茸毛。气微，味甘，微涩。

| 性味归经 | 酸、甘、涩，平。归肾、膀胱、大肠经。 |
|---|---|
| 功　　效 | 固精缩尿，固崩止带，涩肠止泻。 |
| 主　　治 | 用于遗精滑精，遗尿尿频，崩漏带下，久泻久痢。 |
| 用　　法 | 用量6~12克。 |

### 单方、验方

1. 小便频数，多尿小便不禁：金樱子（去净外刺和内瓤）12克，猪小肚1个。水煮服。
2. 久虚泄泻下痢：金樱子（去外刺和内瓤）10克，党参15克。煎服。
3. 久痢脱肛：金樱子（去刺、仁）50克，鸡蛋1个。炖服。

### 现代研究

含有以下几类成分：鞣质、三萜类、皂苷等。其肉按干燥品计算，金樱子多糖中的葡萄糖不得少于25.0%。本品能促进胃液分泌，帮助消化，又能使肠黏膜分泌减少而止泻，并有抑制流行性感冒病毒的作用。

# 海螵蛸

| 别　　名 | 墨鱼骨、乌贼骨、乌则骨。 |
| --- | --- |
| 来　　源 | 乌贼科动物无针乌贼*Sepiella maindroni* de Rochebrune的干燥内壳。 |

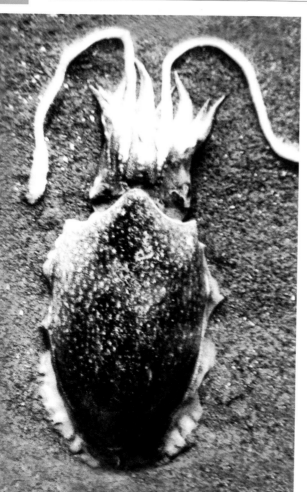

### 动物形态

胴部卵圆形，长度约为宽度的2倍。胴背具有多数近椭圆形白花斑，后端腹面有一个腺孔。鳍前端略窄，渐向后端宽，各腕的长度近相等。腕序为4>3>1>2，触腕长度略超过腹，触腕吸盘小而密，大小近相等。内壳长椭圆形，长度约为宽度的3倍，末端无骨针。

### 生境分布

生活于深海中，每年春夏间，从越冬的深海区向岛屿附近浅海处进行产卵洄游。分布于我国各海域。

### 采　制

收集乌贼鱼的骨状内壳，洗净，干燥。

**药材性状**

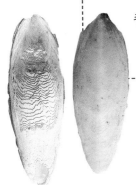

扁长椭圆形，全体粉白色，背面有瓷白色脊状隆起，有不甚明显的细小疣点；腹面平坦，有细密的波状横纹。体轻，质松脆，易折断，断面白色，粉质。气微腥，味微咸。

| 性味归经 | 咸、涩，温。归脾、肾经。 |
|---|---|
| 功　　效 | 收敛止血，涩精止带，制酸止痛，收湿敛疮。 |
| 主　　治 | 用于吐血衄血，崩漏便血，遗精滑精，赤白带下，胃痛吞酸；外治损伤出血，湿疹湿疮，溃疡不敛。 |
| 用　　法 | 用量5~10克。外用适量，研末敷患处。 |

**单方、验方**

1. 吐血及鼻衄不止：乌贼骨10克。研成粉末，米汤服。
2. 哮喘：海螵蛸焙干，研成细末。每日3次，每次5克，温开水送服。
3. 头上生疮：海螵蛸、白胶香各10克，轻粉3克。为末。外敷。
4. 胃炎、胃溃疡、十二指肠溃疡：蒲公英60克，海螵蛸9克，香附、高良姜各10克，鸡内金、山药各12克。煎服，早、晚各1次，饭前半小时服。

**现代研究**

　　含碳酸钙85％以上、甲壳质6％~7％，并含有少量的磷酸钙、氯化钠及镁盐等。实验表明，本品具有骨折修复、抗辐射、调节和促进免疫、抗肿瘤和抗溃疡作用。

**475**

# 莲子

| 别　　名 | 建莲子、湘莲子、红莲子。 |
|---|---|
| 来　　源 | 睡莲科植物莲*Nelumbo nucifera* Gaertn. 的干燥成熟种子。 |

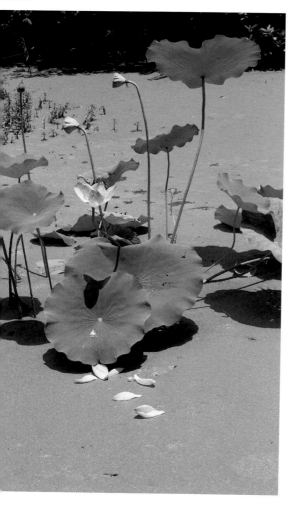

## 植物形态

多年生水生草本。根状茎肥厚，横走，中有多条空管，节部缢缩。叶具长柄，高出水面；叶片圆盾形。花单生于节上，花梗高出叶柄；花瓣多数，红色、粉红色或白色；雄蕊多数，花药线形，黄色；心皮多数，离生，埋藏于花托的穴内；花托在果期膨大，倒圆锥形，海绵质，俗称"莲蓬"。坚果椭圆形或卵形，内有种子1。种子宽卵形或长椭圆形，棕色，有丰富胚乳。花期7~8月，果期9~10月。

## 生境分布

多栽培或野生于池塘、水田中。分布于我国南北各地。

## 采　　制

秋季果实成熟时采收莲房，取出果实，除去果皮，干燥。

**药材性状**

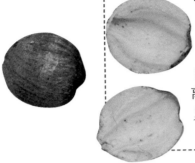

略椭圆形或类球形，长1.2~1.8厘米，直径0.8~1.4厘米。表面浅黄棕色至红棕色，有细纵纹和较宽的脉纹。一端中心呈乳头状突起，深棕色，多有裂口，其周边略下陷。质硬。种皮薄，不易剥离。子叶2，黄白色，肥厚，中有空隙，具绿色莲子心。无臭，味甘、微涩。

| 性味归经 | 甘、涩，平。归脾、肾、心经。 |
|---|---|
| 功　　效 | 补脾止泻，止滞，益肾涩精，养心安神。 |
| 主　　治 | 用于脾虚泄泻，带下，遗精，心悸失眠。 |
| 用　　法 | 用量6~15克。 |

**单方、验方**

1. 脾虚腹泻：莲子、茯苓、补骨脂、六神曲各9克，山药15克。煎服。
2. 慢性痢疾：莲子、党参各9克，石菖蒲1.5克，黄连0.5克。煎服。
3. 心烦失眠：莲子15克。煎服。

**现代研究**

　　含莲子碱、莲心碱、异莲心碱、甲基莲心碱、去甲基乌药碱、荷叶碱、前荷叶碱、金丝桃苷、槲皮素、多糖、蛋白质、钙、硒等。甲基莲心碱有较强的降压效果，作用持久；去甲基乌药碱有显著松弛平滑肌作用；总生物碱有显著的强心作用；莲心碱、甲基莲心碱有抗心律失常作用；甲基莲心碱是有效的抗氧化剂，并能明显抑制血小板聚集，对高脂血症并发血栓者有一定防治作用。

# 芡实

**别　　名**│北芡实、南芡实、苏芡实。
**来　　源**│睡莲科植物芡 *Euryale ferox* Salisb. 的干燥成熟种仁。

**植物形态**

　　一年生水生大型草本。全株多刺。叶着生于短缩而肥厚的根茎上；叶柄长，密生针刺；初生叶小，沉水；次生叶椭圆状肾形，浮水。再次生出的叶，盾形，浮于水面，上面叶脉分歧处有刺，下面掌状网脉呈板状突起，密布茸毛，脉上有刺。花顶生，半露或伸出水面，花梗多刺；萼片4，肉质，外面有倒向硬刺；花瓣多数，比萼片短，紫色至淡紫色；雄蕊多数；雌蕊无花柱。种子球形，表面有不规则的乳突，顶端四周凹陷，中央为圆形突起的种孔及椭圆形的种脐。花期6~9月，果期8~10月。

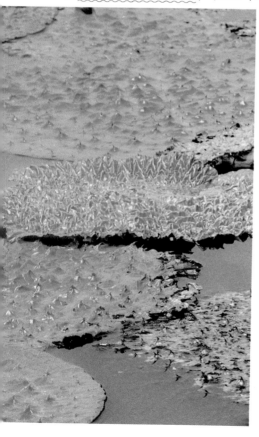

**生境分布**

　　生于池沼及湖泊中。分布于福建、台湾、广东、广西等地。

**采　　制**

　　秋末冬初采收成熟果实，除去果皮，取出种子，洗净，再除去硬壳（外种皮），晒干。

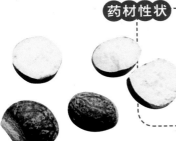

**药材性状**

类球形，多为破粒。表面有棕红色内种皮，一端黄白色，有凹点状种脐痕，除去内种皮显白色。质较硬，断面白色，粉性。无臭，味淡。

| 性味归经 | 甘、涩，平。归脾、肾经。 |
| --- | --- |
| 功　　效 | 益肾固精，补脾止泻，除湿止带。 |
| 主　　治 | 用于遗精滑精，遗尿尿频，脾虚久泻，白浊，带下。 |
| 用　　法 | 用量9~15克。 |

**单方、验方**

1　成人遗精：芡实15克，金樱子20克。先将金樱子煮汁100克，加入芡实煮粥，放白糖适量。每日2次，温服。

2　腰痛：白术60克，薏苡仁50克，芡实15克，川续断20克，桑寄生15克，煎服。

3　小便失禁：龙眼肉、炒枣仁、芡实各10克，煮取汁液，代茶饮用。

**现代研究**

含多量淀粉及蛋白质、脂肪等。临床用治消除蛋白尿；其复方制剂治疗急慢性肾炎。

## 477

# 刺猬皮

**别　　名** | 猬皮、仙人衣、毛刺皮。

**来　　源** | 刺猬科动物刺猬*Erinaceus europaeus* Linnaeus的干燥带刺毛的皮。

**动物形态**

　　体形肥短，体长16~27厘米。头宽，吻尖。耳短，不超过周围之棘长。足及爪较长。身体背面被粗而硬的棘刺，头顶部之棘略向两侧分列。棘的颜色可分2种，一为纯白色，或尖端略染棕色；另一为类棘基部白色或土黄色，其上为棕色，再上段复为白色，尖稍呈棕色。整个体背呈土棕色。脸部、体侧、腹面及四肢的毛为灰白色或浅灰黄色。四足浅棕色。

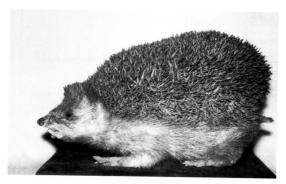

**生境分布**

　　广泛栖息于山地森林、平原草地及灌丛中。分布于全国大部分地区。

**采　　制**

　　多在春、秋季捕捉，捕后杀死，剥皮，刺毛向内，除去油脂、残肉等，用竹片将皮撑开，悬放在通风处阴干。

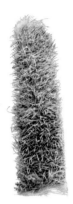

**药材性状**

多角形板刷状或直条状，有的边缘卷曲成筒状或盘状，长3~4厘米。外表面密生错综交叉的棘刺，刺长1.5~2厘米，坚硬如针，灰白色、黄色或灰褐色不一。在腹部的皮上多有灰褐色软毛。皮内面灰白色或棕褐色，留有筋肉残痕。具特殊腥臭气，味咸。

| 性味归经 | 苦、涩，平。归肾、胃、大肠经。 |
|---|---|
| 功　效 | 固精缩尿，收敛止血，化瘀止痛。 |
| 主　治 | 用于遗精滑精，遗尿尿频，便血，痔血，胃痛，呕吐。 |
| 用　法 | 用量3~10克；研末服，1.5~3克。 |

**单方、验方**

1　遗精、尿频：刺猬皮、益智仁各等量。研末。每次3克，每日服2~3次。

2　痔疮肿痛，出血：刺猬皮、槐花各9克，地榆、黄芪各15克。煎服。

3　血瘀气滞之胃脘疼痛：刺猬皮研末。每次服3克。

4　支气管咯血：血竭、三七各3克，血余炭、白及粉、鸡内金各9克，刺猬皮12克。以上各药共研为细末，混匀，每次6克，水送服。

**现代研究**

本品上层的刺所含的主要成分为角蛋白，下层的真皮层主含骨胶原及弹性蛋白和脂肪。

# 鸡冠花

| 别　　名 | 鸡公花、白鸡冠花、红鸡冠花。 |
| --- | --- |
| 来　　源 | 苋科植物鸡冠花*Celosia cristata* L. 的干燥花序。 |

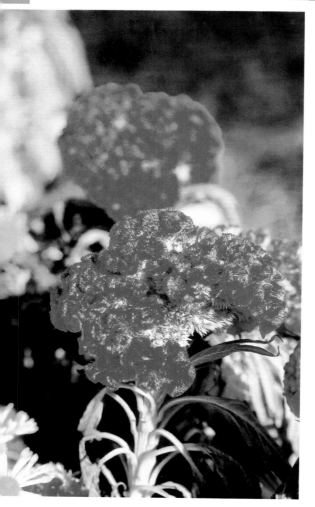

### 动物形态

一年生草本。高60~90厘米，全株无毛。茎直立，粗壮，绿色或带红色。叶互生，卵形，卵状披针形或披针形，两端渐尖。花序扁平，鸡冠状，顶生；苞片、小苞片和花被片紫色、红色、淡红色或黄色，干膜质；雄蕊5；子房上位，柱头2浅裂。胞果卵形，盖裂。种子扁圆形或略呈肾形，黑色，有光泽。花期7~9月，果期9~10月。

### 生境分布

生于旷野、田边、村旁。全国各地均有栽培。

### 采　制

夏、秋二季花盛开时采收，将花序晒干。

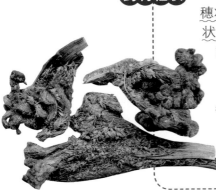

穗状花序，多扁平而肥厚，呈鸡冠状，上缘宽，具皱褶，密生线状鳞片，下端渐窄，常残留扁平的茎。表面红色、紫红色或黄白色。中部以下密生多数小花，每花宿存的苞片及花被片均呈膜质。果实盖裂，种子扁圆肾形，黑色，有光泽。体轻，质柔韧。无臭，味淡。

| 性味归经 | 甘、涩，凉。归肝、大肠经。 |
|---|---|
| 功　　效 | 收敛止血，止带，止痢。 |
| 主　　治 | 用于吐血，崩漏，便血，痔血，赤白带下，久痢不止。 |
| 用　　法 | 用量6~12克。 |

**单方、验方**

1. 吐血不止：鸡冠花醋浸煮7次，为末。每次10克，热酒饮下。
2. 咳血，吐血：鲜鸡冠花5克（干者2克），和猪肺（不可灌水）冲开水约炖1小时许，饭后分2~3次服。
3. 妇人带下：鸡冠花晒干为末。每日空腹酒送服15克。
4. 风疹：鸡冠花、向日葵各15克，冰糖50克。开水炖服。
5. 前额脓疮：鲜鸡冠花、一点红、红莲子草（苋科）各酌量。调红糖捣烂敷患处。

**现代研究**

含山柰苷、苋菜红苷、松醇及大量硝酸钾。

# 十九、涌吐药

# 常山

别　名｜鸡骨常山、黄常山、生常山。

来　源｜虎耳草科植物常山*Dichroa febrifuga* Lour. 的干燥根。

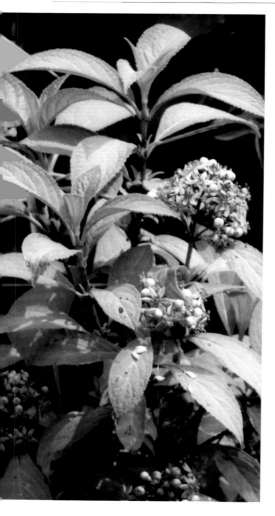

## 植物形态

落叶灌木。主根圆柱形，常弯曲。茎有明显的节。叶对生；叶片椭圆形、阔披针形或长圆倒卵形。圆锥聚伞花序伞房状，着生于枝顶或上部的叶腋，花淡蓝色；花萼管状，淡蓝色；花瓣5~6，蓝色，长圆披针形或卵形；雄蕊10~12，着生于花瓣基部，花药蓝色，长椭圆形，2室纵列；子房蓝色，半下位，长圆形，1室，胚珠多数，花柱4，柱头椭圆形。浆果圆形，蓝色，有宿存萼和花柱。花期6~7月，果期8~9月。

## 生境分布

生于林中。分布于我国陕西、甘肃、江苏、安徽、江西、四川、贵州、云南、西藏等地。

## 采　制

秋季采挖，除去须根，洗净，晒干。

**药材性状**

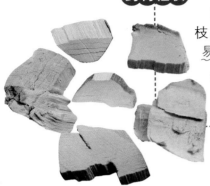

圆柱形，常弯曲扭转，或有分枝。表面棕黄色，具细纵纹，<u>外皮易剥落，剥落处露出淡黄色木部</u>。质坚硬，不易折断，<u>折断时有粉尘飞扬</u>。横切面黄白色，射线类白色，呈放射状。无臭，味苦。

| 性味归经 | 苦、辛，寒；有毒。归肺、肝、心经。 |
|---|---|
| 功　效 | 涌吐痰涎，截疟。 |
| 主　治 | 用于痰饮停聚，胸膈痞塞，疟疾。 |
| 用　法 | 用量5~9克。有催吐副作用，用量不宜过大；孕妇慎用。 |

**单方、验方**

1　阳经实疟：常山（酒炒）、草果（煨）、槟榔、厚朴、青皮、陈皮、甘草各等量。水酒各半煎，早晨温服。

2　扁平疣：板蓝根、半枝莲、紫花地丁、生薏苡仁各15克，常山6克。水煎，每日分2次服。药渣加适量水略煎后趁热洗患处，7日为1个疗程。

3　治胸口胀闷不舒：常山、甘草各5克。水煎，冲蜂蜜水温服取吐。

4　多痰涎：常山、炙甘草各5克。煎服。

**现代研究**

　　含常山碱甲、常山碱乙和常山碱丙、常山次碱、喹唑酮、常山素A、常山素B和伞形花内酯等。总提取物对人工培养的恶性疟原虫和动物实验性疟原虫均有较好疗效。常山碱乙抗阿米巴原虫效力比依米丁强1倍。动物试验表明，常山碱甲、常山碱乙、常山碱丙能降低血压。

# 藜芦

**别　　名** 葱苒、早葱、山葱。

**来　　源** 百合科植物藜芦 *Veratum nigrum* L. 的干燥根茎。

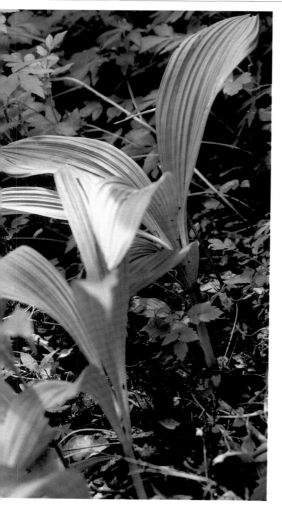

### 植物形态

多年生草本，高60~100厘米。根茎短圆柱形，肉质。茎直立，基部有黑褐色棕毛状的叶柄残基。叶互生，近无柄，叶片阔椭圆形、阔卵形至卵状披针形，先端渐尖，基部渐狭下延成鞘状包茎。圆锥花序顶生，花序轴密被灰白色棉毛，花小，杂性，雄花通常生于花序轴下部，两性花常在中部心上，花被片6，黑紫色，开展或稍下反，雄蕊6，与花被片对生；花柱3。蒴果种子具翅。

### 生境分布

生于山谷、山地阴坡或灌木林下。分布于我国黑龙江、吉林、辽宁、内蒙古等地。

### 采　制

夏季抽花茎前采挖根部，洗净，晒干。

**药材性状**

根茎圆柱形。表面棕黄色或土黄色，上端残留叶基及毛鳞状物，四周生有众多细根。根细长，略弯曲。表面黄白色或灰褐色，有较密的横皱纹，下端多纵皱纹，质脆，断面类白色，中心有淡黄色的中柱，易于皮部分离。气微，味极苦，粉末有强烈的催嚏性。

| 性味归经 | 辛、苦，寒；有毒。归肺、胃、肝经。 |
| --- | --- |
| 功　　效 | 涌吐风痰，杀虫疗癣。 |
| 主　　治 | 用于中风癫痫，喉痹不通，疥癣秃疮。 |
| 用　　法 | 用量0.3~0.9克，入丸、散剂服。外用适量，油调外涂。 |

**单方、验方**

1. 头痛鼻塞：藜芦0.9克，黄连1克。研末，吹鼻中。
2. 痰涎壅塞：防风、瓜蒂、藜芦各等量。研末，每次2.5克，每日3次，开水送服。
3. 颜面丹毒：延胡索、皂角、川芎、藜芦各3克。研成细末，用手指蘸取适量，抹鼻引嚏。

**现代研究**

含多种甾体生物碱，如介芬碱、伪介芬碱、藜芦碱胺等。全草中分离出15种生物碱，包括藜芦辛、芥芬碱、新计巴丁碱。藜芦粗提物对麻醉犬或猫有明显而持久的降压作用，无快速耐受现象，在降压的同时伴有心跳减慢，呼吸抑制甚至暂停，对肾性高血压犬亦有降压作用。藜芦生物碱降压原理被认为是由于颈动脉窦及心肺感受区窦神经及迷走神经传入纤维反射性地抑制血管运动中枢，引起血压下降。毒性：藜芦浸出液小鼠皮下注射$LD_{50}$为（$11.78 \pm 0.38$）克/千克。

# 瓜蒂

别　名｜甜瓜蒂、甜瓜杷、瓜丁。

来　源｜葫芦科植物甜瓜*Cucumis melo* L.的干燥、未老熟的果蒂。

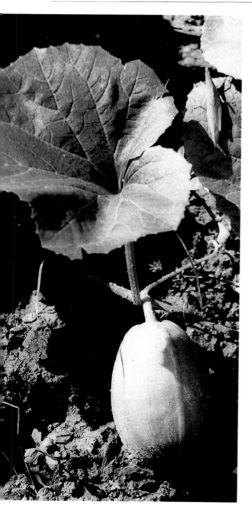

## 植物形态

一年生匍匐或攀缘草本。茎、枝有棱，有黄褐色或白色的糙毛和疣状突起。卷须单一，被微柔毛。叶互生，具槽沟及短刚柔毛；叶片厚纸质，近圆形或肾形，上面被白色糙硬毛，背面沿脉密被糙硬毛。边缘不分裂或3~7浅裂。花单性，雌雄同株。雄花数朵簇生于叶腋；花萼筒狭钟形，密被白色长柔毛，裂片近钻形；花冠黄色。裂片卵状长圆形，急尖；雄蕊3，花丝极短，药室折曲，药隔顶端引长。雌花单生，花梗被柔毛；柱头靠合。果实球形或长椭圆形。种子卵形或长圆形。花果期夏季。

## 生境分布

生于土壤肥沃的砂质壤土。原产于亚洲南部地区。我国大部分地区均有栽培。

## 采　制

夏季果熟时，收集果柄，除去杂质，阴干。

**药材性状**

　　果柄细圆柱形，常扭曲，连接瓜的一端略膨大，有纵沟纹。外表面灰黄色，有稀疏短茸毛。带果皮的果柄较短，略弯曲或扭曲，有纵沟纹，果皮部分近圆盘形，外表面暗黄色至棕黄色，皱缩，边缘薄而内卷，内表面黄白色至棕色。果柄质轻而韧，不易折断，断面纤维性，中空。气微，味苦口。

| 性味归经 | 苦，寒；有毒。归胃经。 |
|---|---|
| 功　　效 | 涌吐痰食，祛湿退黄。 |
| 主　　治 | 用于风痰，宿食停滞，食物中毒，湿热黄疸。 |
| 用　　法 | 用量：2.5~5克；入丸、散服，每次0.3~1克；外用适量，研末吹鼻，待鼻中流出黄水即可停药。 |

**单方、验方**

1　黄疸：瓜蒂适量。研为末，吹入鼻中，淌出黄水为妙。
2　肠痈、小腹肿痛、小便似淋或大便燥结下脓：瓜蒂5克，当归（炒）50克，蛇蜕12克。水煎，饭前服。

**现代研究**

　　含葫芦素B，葫芦素E，葫芦素D，异葫芦素B，葫芦素B，葡萄糖苷，葫芦素类化合物，甾醇，皂苷，氨基酸。具增强机体免疫功能；增加毛细血管通透性；抗肝损伤，抗肿瘤，抗炎等。

# 胆矾

别　　名｜石胆、蓝矾、鸭嘴胆矾。

来　　源｜硫酸盐类胆矾族矿物胆矾*Bulue Vitriol*的晶体，或为硫酸作用于铜而制成的含水硫酸铜（$CuSO_4 \cdot 5H_2O$）结晶。

## 矿物形态

晶体结构属三斜晶系。单晶体呈厚板状或短柱状，但不常见。集合体呈不规则块状、肾状或粒状。多具棱角，表面不平坦，深蓝色或附有风化物（白色或绿白色粉霜），半透明，硬度2.5，质极脆，易打碎，断口贝壳状。相对密度2.1~2.3，极易溶于水，使水呈均匀的天蓝色。

## 生境分布

天然产出的胆矾主要产于气候干燥地区铜矿床的氧化带中。分布于我国云南、四川、贵州、山西、陕西、湖南、江西、广东等地。主产于云南、山西。

## 采　制

全年可采，于铜矿中挖得。选择蓝色、有玻璃光泽之结晶即可。人工制造者，可用硫酸作用于铜片或氧化铜而制得。

**药材性状**

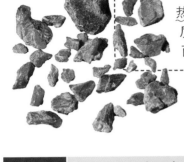

不规则的块片状或斜方形棱柱状结晶体，淡黄色或深蓝色，半透明，具玻璃样光泽；置空气中逐渐风化，表面变为黄绿色；加热去结晶水变为白色，遇水又变蓝色。质硬而脆，易破碎，碎断面颜色与表面相同。气无，味涩。

| 性味归经 | 酸、涩、辛，寒；有毒。归肝、胆经。 |
|---|---|
| 功　　效 | 涌吐痰涎，解毒收湿，祛腐蚀疮。 |
| 主　　治 | 用于喉痹，癫痫，误食毒物，风眼赤烂，口疮牙疳，胬肉，疮疡。 |
| 用　　法 | 用量0.3~0.6克，温水化服；外用适量，研末撒或调敷，或以水溶化后外洗。 |

**单方、验方**

1. 口腔溃疡：胆矾适量。将胆矾涂于溃疡面，不要研成粉，以防过量。
2. 急性结膜炎：菊花、浮萍各9克，明矾、胆矾各3克。开水冲泡15分钟，滤取药液，每晚睡前纱布浸之，洗眼10分钟。
3. 浸润进行期沙眼：明矾、胆矾、黄连各3克，木贼6克。上药水煎，熏洗眼部。

**现代研究**

　　主含含水硫酸铜。动物实验表明，本品具有利胆作用，可明显促进胆汁分泌，并有催吐作用，内服后可刺激胃壁神经，反射引起呕吐。此外其浓溶液对局部黏膜具有腐蚀作用，故可退翳。

# *483*

# 大青盐

**别　　名**｜青盐、石盐、戎盐。

**来　　源**｜氯化物类石盐族矿物石盐Halite的结晶体，主含氯化钠（NaCl）。

## 矿物形态

多形成于干涸含盐盆地和现代盐湖中，为盐湖中化学沉积而成，还包括不同地质时代沉积层中的崖（岩）盐，且多为原生盐。因常有混入物而不同于光明盐和人工炼制的食盐。主产于内蒙古、西藏、四川、青海、新疆，其他省区亦有产出。

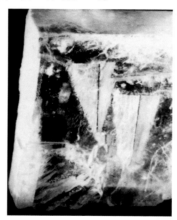

## 生境分布

多形成于干涸含盐盆地和现代盐湖中。分布于我国青海、甘肃、新疆、陕西、内蒙古、山东、安徽、云南、西藏。主产于青海、新疆、内蒙古。

## 采　　制

自盐湖中采挖后，除去杂质，干燥。

**药材性状**

立方体、八面体或菱形的结晶，有的为歪晶，直径0.5~1.5厘米。白色或灰白色，半透明，具玻璃样光泽。质硬，易砸碎，断面光亮。气微，味咸、微涩苦。

| 性味归经 | 咸，寒。归心、肾、膀胱经。 |
| --- | --- |
| 功　　效 | 清热，凉血，明目。 |
| 主　　治 | 用于吐血，尿血，牙龈肿痛出血，目赤肿痛，风眼烂弦。 |
| 用　　法 | 用量1.2~2.5克，或入丸散用。外用适量，研末擦牙或水化漱口、洗目。水肿者慎用。 |

**单方、验方**

1. 缓解痛经：冬葵子，大青盐各1 000克。铁锅炒热，软布包裹，置脐及少腹熨之，每日1~2次。
2. 斑秃：何首乌、生侧柏、黑芝麻、旱莲草、女贞子、生地黄各30克，陈皮15克，川椒9克，大青盐13克。加水3 000毫升，煎至1 500毫升，取药汁，放入黑豆500克，煮至药汁全部被豆吸收光为止，将豆晒干后，每次嚼服60粒，每日3次。

**现代研究**

主含氯化钠，此外还夹杂有氯化钾、氯化镁、氯化钙、硫酸镁、硫酸钙和铁等，其所含杂质多半是机械混入物。

*484*   **Realger [英]**

# 雄黄

| 别　　名 | 腰黄、雄精、明雄黄。 |
| --- | --- |
| 来　　源 | 硫化物类矿物雄黄族雄黄*Red orpiment*的矿石。主含二硫化二砷（$As_2S_2$）。 |

## 矿物形态

晶体结构属单斜晶系。晶体细小，呈柱状、短柱状或针状，但较少见。通常多呈粒状，致密块状。有时呈土状、粉末状、皮壳状集合体。橘红色，表面或有暗黑及灰色的锖色。条痕浅橘红色。晶体呈金刚光泽，断口树脂光泽。硬度1.5~2，相对密度3.56。阳光久照会发生破坏而转变为淡橘红色粉末。锤击之有刺鼻蒜臭。雄黄主要为低温热液、火山热液矿床中的典型矿物，与雌黄紧密共生。还见于温泉沉积和硫质喷气孔的沉积物里。偶见于煤层和褐铁矿层中。为有机质分解所产生的硫化氢与含砷溶液作用的产物。

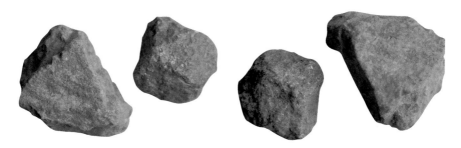

## 生境分布

产于低温热液的矿脉内，温泉及火山附近也有存在。分布于我国湖南、湖北、贵州、云南、四川等地。

## 采　制

采挖后，除去杂质。

## 药材性状

不规则的块状或粉末，大小不一。全体深红色或橙红色，块状者表面常有橙黄色粉末，手触之易染成橙黄色。质脆，易碎，断面粗糙，暗红色，常具树脂样光泽，常可见柱状结晶，半透明至微透明，具金属光泽。微有特异臭气，味淡。燃之易熔融成紫红色液体，并产生黄白色烟，有强烈大蒜臭气。

| 性味归经 | 辛，温；有毒。归肝、大肠经。 |
|---|---|
| 功　　效 | 解毒杀虫，燥湿祛痰，截疟。 |
| 主　　治 | 用于痈肿疔疮，蛇虫咬伤，虫积腹痛，惊痫，疟疾。 |
| 用　　法 | 用量0.05~0.1克，入丸散用；外用适量，熏涂患处。内服宜慎；不可久用；孕妇禁用。 |

## 单方、验方

1　带状疱疹：雄黄30克，大黄10克，冰片2克，共研为细末。加米醋100毫升，调敷患处，每日2~3次。

2　疥疮：雄黄、冰片、吴茱萸各10克。研成粉，清凉油与药粉搅成膏状，涂于患处。

3　尖锐湿疣：雄黄、苍术、蜂房、苦参各10克，马齿苋30克。水煎液待温，擦洗患处。

## 现代研究

主含硫化砷。尚含铅、锌、镍等16种元素。实验表明，雄黄对金黄色葡萄球菌、绿脓杆菌、多种皮肤真菌和人型、牛型结核杆菌有抑制作用。临床用于治疗带状疱疹、慢性粒细胞型白血病及慢性支气管炎有显著疗效。

# 硫黄

**别　　名**｜石硫黄、天生黄、黄硇砂。

**来　　源**｜自然元素类矿物硫族自然硫*Calomelas*。

## 矿物形态

晶体结构属斜方晶系。晶体为锥柱状、板柱状、板状或针柱状，集合体呈致密或疏松块状，或为泉华状及隐晶的土状块体，皮壳、被膜等。黄、蜜黄或褐黄色；因含杂质可带灰、黑或绿、红色调。条痕白色至淡黄色。晶面金刚光泽，断口松脂或油脂状光泽。近透明至半透明。致密块体呈贝壳状至不平坦状断口。硬度1~2。相对密度2.05~2.08。性脆、易碎；受热易产生裂纹。有硫黄臭味。加热至270℃则燃烧，火焰蓝色，并放出刺鼻臭气味。易溶于二硫化碳、松节油、煤油，但不溶于水及盐酸和硫酸；遇强硝酸和王水则被氧化为硫酸。

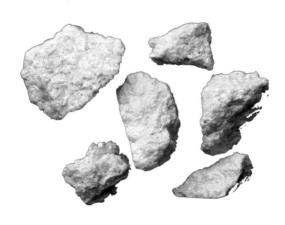

## 生境分布

自然硫主要形成于火山喷气作用。主产于我国山西、河南、山东、湖北、湖南、江苏、四川、广东、台湾等地。

## 采　制

采挖后，加热熔化，除去杂质；或用含硫矿物经加工制得。

## 药材性状

不规则的块状，大小不一。黄色或略呈绿黄色，表面不平坦，常有麻纹及细砂孔。有光泽。体轻，质脆易碎。断面常呈粗针状结晶形。有特异臭气，味淡。燃之易熔融，发蓝色火焰，并放出刺激性的二氧化硫臭气。

| | |
|---|---|
| 性味归经 | 酸，温；有毒。归肾、大肠经。 |
| 功　　效 | 外用解毒杀虫疗疮，内服补火助阳通便。 |
| 主　　治 | 外治用于疥癣，秃疮，阴疽恶疮；内服用于阳痿足冷，虚喘冷哮，虚寒便秘。 |
| 用　　法 | 外用适量，研末油调涂敷患处。内服1.5~3克，炮制后入丸散服。 |

### 单方、验方

1. 疥疮：芝麻油摩硫黄涂之。
2. 慢性湿疹，神经性皮炎：硫黄50克，银珠5克，陈醋250毫升。硫黄放在铁勺内加热熔化后，放入银珠拌匀，在地上挖个6~10厘米深的坑，将醋和上述硫黄液先后倒入坑内，待凝固后取出再熔化，如此处理3次。捣细粉，植物油调匀，以布包药搽患处，每日2次。
3. 阴生湿疱疮：硫黄适量。研粉，敷疮上，每日3次。

### 现代研究

主含硫，还含钛、硒元素。实验表明，硫黄对大鼠甲醛性关节炎有明显治疗作用；对皮肤真菌和霉菌有杀灭作用；内服可因变为硫化物或硫化氢而导致泻下；对二氧化硫刺激大鼠造成的实验性支气管炎有一定的镇咳消炎作用；对氯丙嗪及硫贲妥钠的中枢抑制作用有明显增强作用。

## *486*

# 白矾

**别　名**｜矾石、明矾、枯矾。

**来　源**｜硫酸盐类明矾石族矿物明矾石*Alumen*经加工提炼制成的结晶。主含含水硫酸铝钾［$KAl(SO_4)_2 \cdot 12H_2O$］。

### 矿物形态

晶体结构属三方晶系。晶体呈细小的菱面体或块状，通常为致密块状、细粒状、土状等。无色或白色，常夹带浅黄及粉红等色。条痕白色。玻璃状光泽，解理平行面上有时微带珍珠光泽，块状者光泽暗淡或微带蜡状光泽。断口呈贝壳状；块体者呈多片状、参差状。硬度3.5~4。相对密度2.6~2.9。性脆。

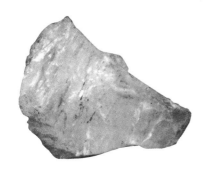 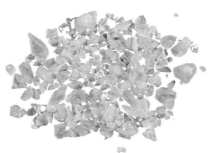

### 生境分布

常为碱性长石受低温硫酸盐溶液作用变质而成。多产于火山岩中，有些多金属矿石中也有产出。分布于我国山西、河北、甘肃、浙江、安徽、福建、湖北等地。主产于浙江平阳、安徽无为、福建福鼎。

### 采　制

全年皆可采挖，采收后将明矾石打碎，用水溶解，收集溶液，过滤，加热浓缩，放冷后析出结晶即得。

## 药材性状

不规则块状或粒状，无色或淡黄白色，透明或半透明。表面略平滑或凹凸不平，具细密纵棱，有玻璃样光泽，常被有白色细粉。质硬而脆，易砸碎，断面显玻璃样光泽。断口不平坦。气微，味酸，微甘而极涩。

| 性味归经 | 酸、涩，寒。归肺、脾、肝、大肠经。 |
|---|---|
| 功　　效 | 外用解毒杀虫，燥湿止痒；内服止血止泻，祛除风痰。 |
| 主　　治 | 外治用于湿疹，疥癣，脱肛，痔疮，聤耳流脓；内服用于久泻不止，便血，崩漏，癫痫发狂。枯矾收湿敛疮，止血化腐。用于湿疹湿疮，脱肛，痔疮，聤耳流脓，阴痒带下，鼻衄齿衄，鼻息肉。 |
| 用　　法 | 用量0.6~1.5克。外用适量，研末敷或化水洗患处。 |

## 单方、验方

1. 驱蛔虫、蛲虫：白矾1.5克，红葱段10厘米长，花椒21粒。每日1剂，煎服2次。
2. 刀斧金疮：白矾，黄丹各等量。为末敷之。
3. 黄水疮：白矾、熟松香、黄丹各等量。研极细末，芝麻油调涂患处。
4. 鼻中患肉，不闻香臭：烧白矾末，用面脂和，棉裹着鼻中，数日息肉随药消落。
5. 腋下狐臭：白矾适量。为末。绢袋盛之，常粉扑腋下。

## 现代研究

主含含水硫酸铝钾。本品对金黄色葡萄球菌、草绿色链球菌、溶血性链球菌、变异链球菌、肺炎双球菌、脑膜炎双球菌、变形杆菌、大肠杆菌、绿脓杆菌、炭疽杆菌、福氏及志贺氏痢疾杆菌、伤寒杆菌、副伤寒杆菌、白喉杆菌、破伤风杆菌、淋病双球菌等有明显抑制作用，对白色念珠菌、表皮癣菌、毛霉菌等均有一定抑制作用。体外实验表明，本品有明显抑制阴道滴虫作用。此外，还具有利胆和止血作用。

**487** Cnidum Fruit [英]

# 蛇床子

**别　　名** | 蛇床实、野茴香子、野胡萝卜子。

**来　　源** | 伞形科植物蛇床 *Cnidium monnieri*（L.）Cuss. 的干燥成熟果实。

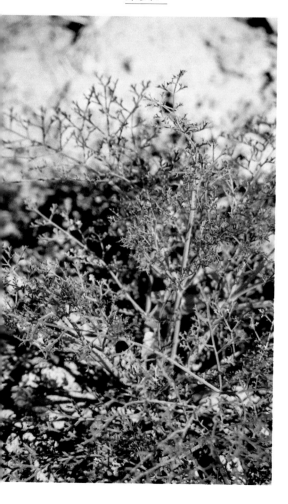

### 植物形态

　　一年生草本，高达80厘米。茎直立，中空，多分枝，表面具棱。2~3回羽状复叶，基生叶有长柄，基部膨大呈叶鞘而抱茎。复伞形花序顶生和腋生；总苞片8~10，小总苞片9~10，线形，边缘有细毛。花瓣5，白色倒卵形，先端凹而有向内折的狭窄小舌；雄蕊5；花柱2，基部圆锥形。双悬果椭圆形略扁，分果具5棱，果棱有窄翅。花期4~7月，果期6~10月。

### 生境分布

　　生于田野、河边、路旁草地等潮湿地方。主产于我国河北、山西、江苏、浙江、四川等地。

### 采　　制

　　夏、秋二季果实成熟时采收，除去杂质，晒干。

## 药材性状

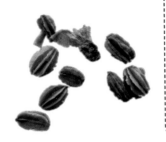

双悬果，椭圆形。表面灰黄色或灰褐色，顶端有2枚向外弯曲的柱基，基部偶有细梗。分果的背面有薄而突起的纵棱5条，接合面平坦，有2条棕色略突起的纵棱线。果皮松脆，揉搓易脱落，种子细小，灰棕色，显油性。气香，味辛凉，有麻舌感。

| 性味归经 | 辛、苦，温；有小毒。归肾经。 |
|---|---|
| 功　效 | 燥湿祛风，杀虫止痒，温肾壮阳。 |
| 主　治 | 用于阴痒带下，湿疹瘙痒，湿痹腰痛，肾虚阳痿，宫冷不孕。 |
| 用　法 | 用量3~10克。外用适量，多煎汤熏洗，或研末调敷。 |

### 单方、验方

1　妇人阴痒：蛇床子50克，白矾10克。煎汤频洗。

2　滴虫性阴道炎：蛇床子25克。水煎，灌洗阴道。

3　小儿癣：蛇床子适量。捣末，和猪油敷之。

4　湿疹，过敏性皮炎，漆树过敏，手足癣：蛇床子、桉树叶、苦楝树皮、鸭脚木、苦参、地肤子各适量，煎水泡洗患处，每日2次。

### 现代研究

含挥发油，主要成分为蒎稀、异缬草酸龙脑酯、欧芹酚甲醚、二氢欧山芹醇、佛手柑内酯、蛇床子素、异茴芹素等。具性激素样、平喘、镇静、局部麻醉和抗微生物等作用。

488 **Toad Venom〔英〕**

# 蟾酥

别　　名｜片蟾酥、片酥、团蟾酥。

来　　源｜蟾蜍科动物中华大蟾蜍*Bufo bufo gargarizans* Cantor的干燥
分泌物。

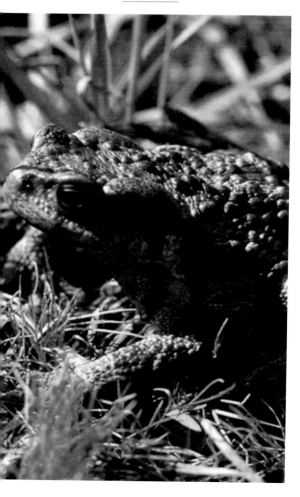

### 动物形态

　　体长约10厘米，粗壮，头宽大于长，吻圆，鼻孔近吻端，眼间距大。前肢长而粗壮，后肢短，左右跟部不相遇。皮肤极粗糙，头顶部两侧有大而长的耳后腺。体背布满大小不等的瘰疣。腹面较大面积肤色随季节变化，且雌雄不同，前者色淡，后者黑绿色（生殖季节）。腹面有棕色细花纹。无声囊。

### 生境分布

　　穴居于泥土中或栖息于石下及草丛中，分布于我国大部分地区。

### 采　　制

　　多于夏、秋二季捕捉蟾蜍，洗净，挤取耳后腺和皮肤腺的白色浆液，加工，干燥。

**药材性状**

团酥呈扁圆形团块或铁饼状，表面平滑，呈茶棕色，质坚硬而韧，不易折断，断面棕褐色，半透明角质状，有光泽；片酥呈不规则片状，质脆而易断，其他性状同团酥。气微腥，味麻辣，粉末易使人作嚏。

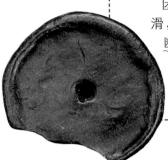

| 性味归经 | 辛，温；有毒。归心经。 |
|---|---|
| 功　　效 | 解毒，止痛，开窍醒神。 |
| 主　　治 | 用于痈疽疔疮，咽喉肿痛，中暑神昏，痧胀腹痛吐泻。 |
| 用　　法 | 用量0.015~0.03克，多入丸散用。外用适量。孕妇慎用。 |

**单方、验方**

1. 胸痹心痛、胸闷气短和心悸：蟾酥、水牛角各0.03克，熊胆粉末、冰片、麝香各2克，珍珠3克，猪胆膏15克、水牛角浓缩粉16克。研末服。

2. 头癣：蟾酥5克，芦荟30克，切细酒浸加水200毫升，文火熬如饴状，待冷，外涂1~3次，次日洗净再涂，连用10日有效。

3. 痈疽疔毒：蟾酥、血竭、轻粉、硼砂、乳香、没药、煅炉甘石、煅寒水石、胆矾、明矾、铜绿各3克，麝香、灯心草灰各1.5克。共为细末，用时以烧酒调匀，敷于疮面腐肉处，3日后更换。

**现代研究**

含强心甾体化合物、洋地黄毒苷元、沙门苷元等，还含有吲哚类生物碱、甾醇类、肾上腺素及多种氨基酸。有洋地黄样强心、局部麻醉、抗炎显著兴奋呼吸和升压作用；具有抗肿瘤及抗白血病活性；大剂量服用可引起呼吸急促、肌肉痉挛等症状，最终导致麻痹而死亡。

**489**　Euphorbiae Ebracteolatae Radix［英］

# 狼毒

别　　名｜白狼毒、川狼毒。

来　　源｜大戟科植物月腺大戟*Euphorbia ebracteolata* Hayata.的干燥根。

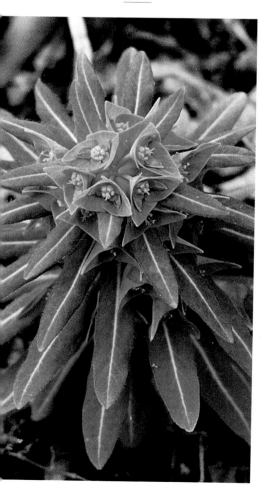

### 植物形态

多年生草本。根肥厚肉质，有黄色乳汁。叶散生，无柄，茎下部叶小，长圆状披针形，先端钝，基楔形，全缘。总花序腋生或顶生，基部具卵状披针形的叶状苞片5，每伞梗再二叉状分枝，分枝处有三角卵形苞片2，分枝先端具2片较小苞片及一杯状聚伞花序；杯状总苞具5裂片，先端浅裂，腺体4，半月形，小花梗与花丝有节。雌花1，雌蕊1，伸处总苞下垂；花柱3，2裂。蒴果无毛。花期4~6月，果期5~7月。

### 生境分布

生于山坡、草地或林下。分布于我国河南、山东、陕西、江苏、安徽、浙江、湖北、湖南、四川、福建等地。

### 采　　制

春、秋二季采挖，洗净，切片，晒干。

**药材性状**

类圆形或长圆形块片，直径1.5~8厘米，厚0.3~4厘米。外皮薄，黄棕色或灰棕色，易剥落而露出黄色皮部。切面黄白色，有黄色不规则大理石样纹理或环纹。体轻，质脆，易折断，断面有粉性。气微，味微辛。

| 性味归经 | 辛，平；有毒。归肝、脾经。 |
| --- | --- |
| 功　效 | 散结，杀虫。 |
| 主　治 | 外用于淋巴结结核，皮癣，灭蛆。 |
| 用　法 | 熬膏外敷。不宜与密陀僧同用。 |

**单方、验方**

1. 淋巴结结核：狼毒500克，花椒50克，松香15克。狼毒制成膏，其他药研成末，撒入膏中拌匀，外敷于溃疡伤口上。
2. 滴虫性阴道炎：鹤虱30克，苦参、威灵仙、当归尾、蛇床子、狼毒各15克。水煎，熏洗或坐浴。
3. 牛皮癣：百部、苦参各120克，蛇床子60克，雄黄15克，狼毒75克。上药共研粗末，装入纱布袋内，用水2 500~3 000毫升，共煮30分钟，药液擦患处。

**现代研究**

主要化学成分有黄酮类、香豆素类、木脂毒类、二萜类、甾醇以及氨基酸等，其中瑞香烷型二萜是狼毒抗肿瘤作用的主要物质基础，黄酮类成分有抗菌，抗病毒的作用。

# 木鳖子

| 别　　名 | 木别子、木鳖子仁、木鳖瓜。 |
|---|---|
| 来　　源 | 葫芦科植物木鳖*Momordica cochinchinensis*（Lour.）Spreng. 的干燥成熟种子。 |

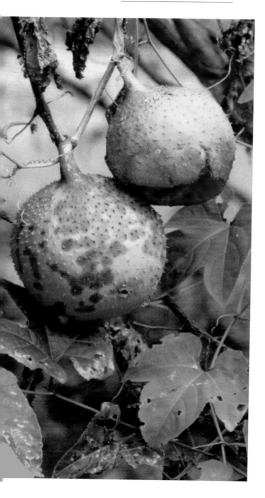

### 植物形态

多年生草质藤本。叶互生，叶片近圆三角形至阔卵形，3~5掌状浅裂至深裂，中裂片呈菱状卵形，侧裂片三角状卵形，先端渐尖，基部心形，边缘具波状三角形齿；近叶柄两侧处各有1~2个较大的腺体。花雌雄异株或单性同株，单生；全缘；花萼5裂；花冠钟形，5裂，雄花花冠大小不等，雄蕊5枚愈合成3体，具2个有盖的蜜囊，雌花萼片线状披针形，柱头3裂；瓠果宽椭圆形至卵状球形，橙黄色，表面有肉质刺状突起。花期5~9月，果期9~11月。

### 生境分布

生于山坡灌木丛中或林缘。分布于我国广东、海南等地。

### 采　　制

秋季采收成熟果实，剖开，晒至半干，除去果肉，取出种子，干燥。

**药材性状**

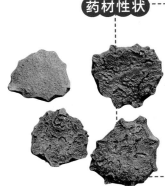

扁平圆板状或略呈三角状，两侧略不对称，中间稍隆起或微凹下。表面灰棕色至棕黑色，粗糙，有凹陷的网状花纹或仅有细皱纹。周边有十数个排列不规则的粗齿突起，上有浅黄色种脐。外壳质硬而脆，其内为2片肥大子叶，黄白色，富油质。有特殊的油腻气，味苦。

| 性味归经 | 苦、微甘，凉；有毒。归肝、脾、胃经。 |
|---|---|
| 功　效 | 散结消肿，攻毒疗疮。 |
| 主　治 | 用于疮疡肿毒，乳痈，瘰疬，痔瘘，干癣，秃疮。 |
| 用　法 | 用量0.9~1.2克。外用适量，研末，用油或醋调涂患处。孕妇慎用。 |

**单方、验方**

1. 痔疮：荆芥、木鳖子、朴硝各等份。上药共煎汤，趁热熏洗。
2. 皮癣：木鳖子（去壳）10克，独蒜、雄黄各3克。上药杵为膏，入醋少许，蜡纸贴患处。

**现代研究**

含木鳖子苷、木鳖子酸、丝石竹皂苷元、齐墩果酸、氨基酸、甾醇及脂肪、多糖等。水浸液有降压、抗炎消肿等作用。但毒性较大。

# 土荆皮

**别　名**｜荆树皮、金钱松皮、土槿皮。

**来　源**｜松科植物金钱松*Pseudolarix* amabilis（Nelson）Rehd. 的干燥根皮或近根树皮。

## 植物形态

落叶乔木，高20~40米。干直立，枝轮生平展，长枝有纵纹细裂，叶散生其上，短枝有轮纹密生，叶簇生其上，作辐射状。叶线形，先端尖，基部渐狭。花单性，雌雄同株；雄花为柔荑状，下垂，黄色，数个或数十个聚生在小枝顶端，基部包有无数倒卵状楔形之膜质鳞片；雌花单生于有叶之短枝顶端，由多数螺旋状排列的鳞片组成。球果卵形，鳞片木质，成熟后脱落，苞片披针形，先端长尖，中部凸起；种子每鳞2个，富油脂，有膜质长翅，与鳞片等长或稍短。花期4~5月，果期10~11月。

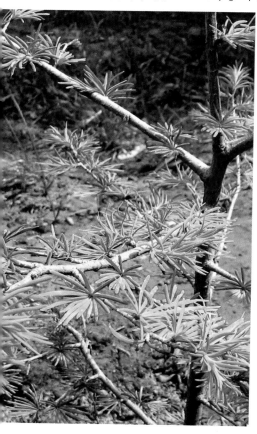

## 生境分布

喜生于阳光处。分布于我国江苏、浙江、福建、安徽等地。

## 采　制

夏季剥取，晒干。

## 药材性状

根皮不规则长条状，扭曲而稍卷。外表面灰黄色，粗糙，有纵横皱纹及横向白色皮孔。栓皮常呈鳞片状剥落，显出红棕色，稍平坦，有纵向纹理。质脆，易折断，折断面呈裂片状，可层层剥落。气微，味苦而涩。树皮板片状，栓皮厚，粗糙，表面龟裂状，内表面稍粗糙。

| 性味归经 | 辛，温；有毒。归肺、脾经。 |
|---|---|
| 功　效 | 杀虫，疗癣止痒。 |
| 主　治 | 用于疥癣瘙痒。 |
| 用　法 | 外用适量，醋浸或酒浸涂擦，或研末调涂患处。 |

### 单方、验方

局限性神经性皮炎：土荆皮、蛇床子、百部根各50克，五倍子40克，密陀僧30克，轻粉10克。共研细末备用。先用皂角煎水洗患处，再以醋调药粉呈糊状，涂敷患部，上盖一层油纸，以保持药物潮润，每日换1次，直至痊愈。对病程短、病情不太严重或散漫的患者，可用纱布包药糊，日擦数次，取得同样效果。

### 现代研究

含土荆皮酸A，土荆皮酸B，土荆皮酸C，土荆皮酸D，土荆皮酸E，土荆皮酸$C_2$（即去甲基土荆皮酸），它们是土荆皮中抗真菌的活性成分。药理实验表明，土荆皮酊剂或醇浸出物对我国常见的10种致病真菌（奥杜盎小芽菌、玫瑰色癣菌、叠瓦癣菌、许兰黄癣菌、絮状表皮癣菌、石膏样癣菌、白色念珠菌等）均有不同程度的抗菌作用。本品具有止血、抗生育、抗肿瘤等作用。

# 蜂房

| 别　　名 | 露蜂房、野蜂窝、黄蜂窝。 |
| 来　　源 | 胡蜂科昆虫果马蜂*Polistes olivaceous*（De Geer）的巢。 |

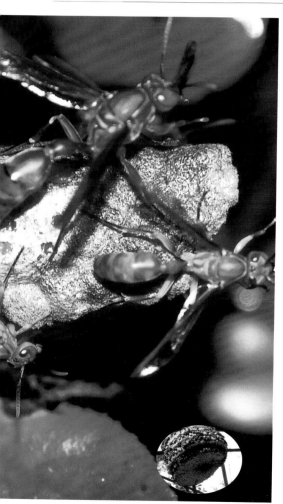

### 动物形态

雌蜂体长约17毫米。头部宽与胸部略相等。体黄色或暗黄色。额部后单眼处有一弧形黑斑。唇基略隆起，稀布浅刻点。上颌有浅刻点，端部3齿黑色。前胸背板两侧各有一棕色带。中胸背板中间有黑色纵隆线。小盾片、后小盾片、中胸侧板、后胸侧板各骨片连接处为黑色。胸腹节中央沟黑色，两侧各有一棕色带，布有横皱褶。翅棕色，前翅前缘色略深。

### 生境分布

群栖性，营巢于树木或房屋附近。分布于我国四川、云南、广东、广西等地。

### 采　　制

秋、冬二季采收，晒干，或略蒸，除去死蜂死蛹，晒干。

**药材性状**

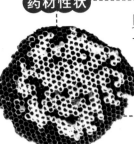

圆盘状、莲蓬状或不规则扁块状，大小不一。表面灰白色或灰褐色，腹面有多数排列整齐六角形小孔，背面有1个或数个黑色突起的短柄。体轻，质韧，略有弹性。气微，味辛、淡。

| 性味归经 | 甘，平。归胃经。 |
|---|---|
| 功 效 | 攻毒杀虫、祛风止痛。 |
| 主 治 | 用于疮疡肿毒，乳痈，瘰疬，皮肤顽癣，鹅掌风，牙痛，风湿痹痛。 |
| 用 法 | 用量3~5克。外用适量，研末油调敷患处，或煎水漱，或洗患处。 |

**单方、验方**

1 不孕不育：枸杞子、补骨脂、仙茅、山茱萸各15克，蜂房、蛇床子各5克。煎服，每日1剂，分2次服。

2 寻常疣：马齿苋60克，蜂房5克，大青叶15克，生薏苡仁30克。煎服，每日1剂，分2次服。

3 补肾益精：熟地黄30克，枸杞子、山药、茯苓、巴戟天、党参、补骨脂、仙茅、淫羊藿、山茱萸各15克，蜂房、蛇床子各10克。煎服，每日1剂，分2次服。

4 牙痛：蜂房、酒精适量，用火燃烧，待蜂房烧成黑灰时，用手指蘸灰涂于牙疼处。

**现代研究**

主含蜂蜡、树脂，尚含多种氨基酸、挥发油和钙、铁等多种无机元素。实验表明，本品水提液具有抗炎、补肾壮阳、促进血液凝固和扩张血管作用。此外还有降压和利尿作用。

# 大蒜

**别　　名**｜蒜头、胡蒜、独头蒜。

**来　　源**｜百合科植物大蒜*Allium sativum* L.的鳞茎。

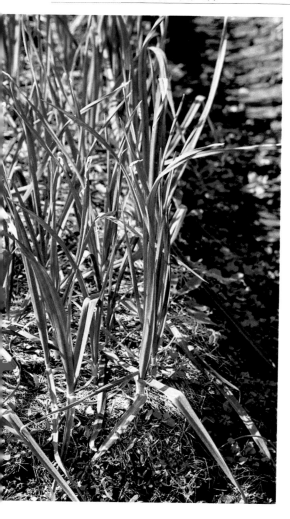

### 植物形态

多年生草本。鳞茎具6~10瓣，外包灰白色或淡棕色干膜质鳞被。叶基生，实心，扁平，线状披针形，基部呈鞘状。花茎直立；佛焰苞有长喙，伞形花序，小而稠密，具苞片1~3，膜质，浅绿色；花小，花间多杂以淡红色珠芽，或完全无珠芽；花柄细，长于花；花被6，粉红色，椭圆状披针形；雄蕊6，白色，花药突出；雌蕊1，花柱突出，白色。蒴果，1室开裂；种子黑色。花期夏季。

### 生境分布

原产于西亚、欧洲。我国各地均有栽培。

### 采　　制

夏季叶枯时采挖，除去须根和泥沙，通风晾晒至外皮干燥。

## 药材性状

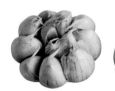

鳞茎呈扁球形或短圆锥形，外有灰白色或淡棕色干膜质鳞被；剥鳞叶，内有6~10个蒜瓣，轮生于花茎的周围；茎基部盘状，生有多数须根。每一个蒜瓣外包薄膜，剥去薄膜，可见白色、肥厚多汁的鳞片。有浓烈的蒜臭，味辛辣。

| 性味归经 | 辛，温。归脾、胃、肺经。 |
| --- | --- |
| 功　　效 | 解毒消肿，杀虫，止痢。 |
| 主　　治 | 用于痈肿疮疡，疥癣，肺痨，顿咳，泄泻，痢疾。 |
| 用　　法 | 用量9~15克。 |

### 单方、验方

1. 急性肠炎：大蒜数瓣。捣烂如泥，加米醋1杯，徐徐服用。
2. 感冒：大蒜、生姜各15克。切成片，加水1碗，煮成半碗时放入适量红糖，睡前服。
3. 腹泻：大蒜10克。烧熟顿服。

### 现代研究

　　含挥发油约0.2%，具辣味和特臭，内含蒜辣素及多种烯丙素、丙基和甲基组成的硫醚化合物。大蒜辣素有杀菌作用，但在新鲜的大蒜中并不存在，它是大蒜中所含的蒜氨酸受大蒜酶的作用而水解产生的。药理研究表明，大蒜有较强的抗菌及抗真菌作用，其机理可能是由于使巯基失活而抑制了与微生物生长繁殖有关的含巯基的酶；对多种致病细菌、真菌、阿米巴原虫及阴道滴虫等具有明显的抑菌或杀菌作用；可提高吞噬细胞的吞噬功能，增强免疫能力，降低血糖及脂质代谢；有抗癌及抗血小板聚集等作用。

*494*  **Bolbostemma Tuber [英]**

# 土贝母

| 别　　名 | 大贝母、假贝母、土贝。 |
|---|---|
| 来　　源 | 葫芦科植物土贝母*Bolbostemma paniculatum*（Maxim.）Franquet的干燥块茎。 |

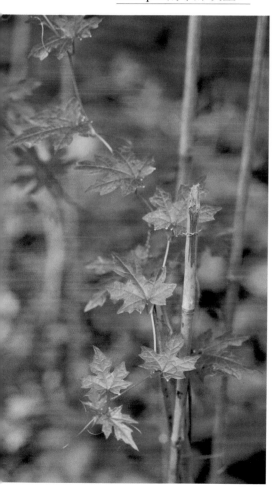

## 植物形态

多年生攀缘草本。块茎近球形。茎细弱，卷须单一或分叉。叶具短柄；叶片卵状近圆形，掌状5深裂，裂片再3~5浅裂，基部裂片的顶端有近白色腺体1~2对。花单性，雌雄异株，呈疏散圆锥状花序或单生；花黄绿色，花萼与花冠相似，基部合生，上部5深裂；雄蕊5，分生；花柱3。果圆柱形，成熟时由顶端盖裂。种子6，斜方形，先端具膜质翅。花期6~7月，果期8~9月。

## 生境分布

生于山地阴坡、林下。现多栽培。分布于我国辽宁、河北、河南、山东、山西、陕西、甘肃、云南等地。

## 采　制

秋季采挖，洗净，掰开，煮至无白心，取出，晒干。

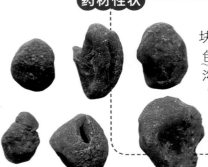

**药材性状**

多角形、三棱形或不规则半透明块状，大小不一。表面棕色或棕红色，凹凸不平。腹面常有一纵凹沟，基部有连在中轴上的短柄，背面多隆起。质坚硬，不易折断，断面角质样，平滑，发亮。气无，味微苦。

| 性味归经 | 苦，微寒。归肺、脾经。 |
|---|---|
| 功　　效 | 解毒，散结，消肿。 |
| 主　　治 | 用于乳痈，瘰疬，痰核。 |
| 用　　法 | 用量5~10克。 |

**单方、验方**

1　乳痈初起：①白芷、土贝母各等量。为细末，每次15克，陈酒热服，护暖取汗即消。重者再1服。如壮实者，每次25克。②白芷、土贝母、天花粉各15克，乳香（去油）5克。共炒研末，白酒调搽，再用酒调服15克。

2　颈淋巴结结核未破：土贝母15克。煎服，同时用土贝母研粉，醋调外敷。

3　刀割斧砍伤：土贝母适量。研末抹之，止血收口。

**现代研究**

含生物碱、蔗糖等成分。土贝母的成分与贝母不同，作用有很大差异。目前，药理试验结果已表明，有抗炎和抗癌作用，另对免疫功能也有多方面的影响作用。

拔毒化腐生肌药

# 蜂蜡

别　　名｜白蜡、黄蜂蜡、蜜蜡。
来　　源｜蜜蜂科昆虫中华蜜蜂*Apis cerana* Fabricius分泌的蜡。

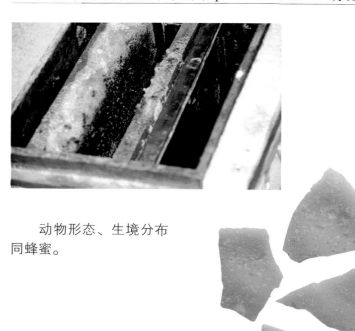

　　动物形态、生境分布
同蜂蜜。

**采　　制**

　　药材多从人工养殖的蜂巢摘取。春、夏、秋期间在采蜜的同时，将要用于制蜡的蜂巢，除去蜂蜜，放入水中，加热熔化，静置放冷，蜡层即浮于水面，取出此蜡块再熔化，并保温放置，待其杂质沉淀后，将上层经滤过倒入模型中固化而成。

不规则块状，大小不一。<u>全体呈黄色或黄棕色</u>，不透明或微透明。表面光滑，触之有油腻感。<u>体轻，能浮于水，碎断面颗粒性</u>，用手搓捏，能软化。有<u>蜂蜜样香气，味淡，嚼之细腻而黏</u>。

| 性味归经 | 甘，微温。归脾经。 |
| --- | --- |
| 功　　效 | 解毒，收涩，敛疮，生肌，止痛。 |
| 主　　治 | 外用于溃疡不敛，臁疮糜烂，外伤破溃，烧烫伤。 |
| 用　　法 | 外用适量，熔化敷患处；常作成药赋型剂及油膏基质。 |

### 单方、验方

1. 赤白痢，少腹痛不可忍，后重，或面青手足俱变：蜂蜡、阿胶各15克，黄连末25克。前2味同熔化，入黄连末，搅匀，分3次热服。
2. 小儿脚冻疮：蜂蜡适量。浓煎蜂蜡涂之。
3. 臁疮，金疮，汤、火烫伤：蜂蜡50克，香油100克，黄丹25克。同加热化开，放冷，收瓶，摊贴。
4. 诸疮毒：蜂蜡50克，白矾末30克。蜂蜡加热熬化，稍冷入白矾末，为丸如豆大。疮在上服50克，在下服20克，小儿减半，酒和开水下。忌食葱3日。
5. 呃逆不止：蜂蜡适量。烧烟熏2~3次。

### 现代研究

含酯类、游离酸类、游离醇类及烃类，酯类中软脂酸蜂花酯约占80%，游离酸中蜡酸约占15%。具有清除活性氧的作用，2.5微克/毫升以上浓度完全抑制脂质过氧化，还可浓度依赖性抑制SOD诱导；其乳浊液有抑菌和防腐作用。

# 轻粉

别　　名｜水银粉、汞粉、银粉。

来　　源｜以水银、胆矾、食盐等为原料用升华法制成的结晶 *Calomel*。本品成分为氯化亚汞（$Hg_2Cl_2$）。

## 矿物形态

为粗制氯化亚汞结晶。汞膏（角汞矿，$α-Hg_2Cl_2$）属于四方晶系。皮壳状集合状。白色、淡灰色，甚至为褐色调。不溶于水，但溶于王水；遇氢氧化钾等碱类溶液，则变为黑色。汞膏与朱砂及汞的其他表生矿物伴生于岩石表面；其原生（母体）矿物即辰砂。

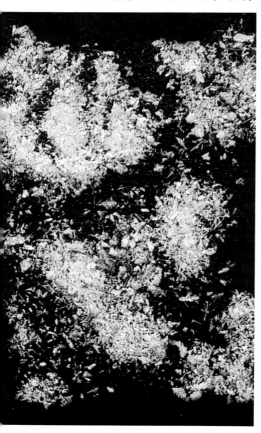

## 生境分布

主产于我国湖北、湖南、四川、河北、天津、云南等地。

## 采　制

将胆矾、食盐加水溶解，再加入水银，调拌成糊状，和以红泥，捏成团块。在平底锅上铺放干沙，将上述团块放沙面上用瓷盆覆盖，封严，用木炭烧煅约10小时，可见瓷盆内附有雪花样结晶，即为轻粉。天然产的汞膏（又名角汞矿，$α-Hg_2Cl_2$）与轻粉成分、性状均相同。

**药材性状**

多为片状结晶，形似雪花，或成细末状。白色，有时带淡黄色。遇光颜色渐变暗。微透明或半透明，具玻璃光泽。体轻，手捻易碎成白色粉末。气无，味淡。本品毒性剧烈，切勿口尝。

| 性味归经 | 辛，寒。有大毒。归大肠、小肠经。 |
| --- | --- |
| 功　效 | 外用杀虫，攻毒，敛疮；内服祛痰消积，逐水通便。 |
| 主　治 | 外治用于疥疮，顽癣，臁疮，梅毒，疮疡，湿疹；内服用于痰涎积滞，水肿臌胀，二便不利。 |
| 用　法 | 外用适量，研末撒敷患处。内服每次0.1~0.2克，一日1~2次，多入丸剂或装胶囊服，服后漱口。本品有毒，不可过量，内服慎用，孕妇禁服。 |

**单方、验方**

1. 黄褐斑：轻粉、黄芩、白芷、连翘、白附子、防风各3克。研细末，和蜜成膏，每日洗面时擦数次，临睡时应重洗面擦之。
2. 痤疮：白芷、枯矾、轻粉各10克，白附子7克，僵蚕5克。共研末，调入珍珠粉搽擦患处。
3. 酒糟鼻：桃仁90克，珍珠粉10克，麻仁80克，轻粉、红粉各1.5克。共研成细末，加入适量凝固猪油，搅拌调匀贮瓶备用。先以温水将鼻部洗净擦干，取适量药涂糊于患处。

**现代研究**

主含氯化亚汞。实验表明，其水浸液在试管内对堇色毛癣菌、许兰黄癣菌、红色表皮癣菌、星形双卡氏菌等皮肤真菌均有不同程度抑制作用。口服有泻下和利尿作用，大量可致中毒。

**Mercuric Oxide [英]**

# 红粉

| 别　　名 | 升药、红升丹、灵药。 |
| 来　　源 | 由水银、硝石、白矾或由水银和硝酸炼制而成的红色升华物*Hydrargyri Oxydum Rubrum*。本品成分为红色氧化汞HgO。 |

**矿物形态**

为水银、硝石、白矾各等分混合升华而成。

**生境分布**

各地均可制造。主产于我国湖北、湖南、江苏、河北等地。

**采　制**

取水银、硝石和白矾各60克。先将硝石、白矾研细拌匀，置铁锅内，用文火加热至完全熔化，放冷，使凝结。然后将水银洒于表面，再将瓷碗倒扣在锅上，碗与锅交接处用浸水桑皮纸条封固，四周用赤石脂或石膏等物稍加潮湿封固，碗底上放白米数粒。重新用火加热，先用文火，后用武火，至白米变成黄色时，在用文火继续炼至米变焦黄色。去火，放冷，除去泥封，将碗取下。碗内周围的红色升华物为"红粉"，碗中部黄色升华物为"黄升"，碗底块状物为"生药底"。刮下，分别密封于干燥容器内避光贮存。

## 药材性状

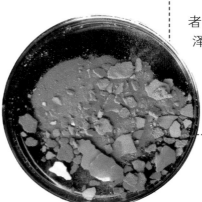

橙红色片状或粉状结晶，片状者厚约2毫米，一面光滑，略具光泽，另一面较粗糙，似附一层粉末。粉末橙色。体重，质硬脆，片状者易折断，断面散有稀疏细孔。有剧毒勿口服。气微，味淡。

| 性味归经 | 辛，热；有大毒。归肺、脾经。 |
|---|---|
| 功　　效 | 拔毒，除脓，去腐，生肌。 |
| 主　　治 | 用于痈疽疔疮，梅毒下疳，一切恶疮，肉暗紫黑，腐肉不去，窦道瘘管，脓水淋漓，久不收口。 |
| 用　　法 | 外用适量，研极细粉单用或与其他药味配成散剂或制成药捻。本品有毒，只可外用，不可内服；外用亦不宜久用；孕妇禁用。 |

### 单方、验方

瘰疬性皮肤结核：红粉35克，乳香、没药各20克，血竭、夏枯草各10克，冰片5克。各药研细混匀，装入有色瓶中密闭，高压消毒备用。溃疡，将药面外撒于创面；窦道，用药捻或引流条沾药面放至底部，每日1次。

### 现代研究

主含氧化汞，另含硝酸汞及钠、镁、铝、铁等元素。外用可促进伤口愈合；在体外对金黄色葡萄球菌、大肠杆菌等常见化脓性细菌有很强的杀菌作用，其杀菌效力比石炭酸大100倍以上。

**498** Arsenolite［英］

# 砒石

| 别　　名 | 信石、黄砒、信砒。 |
|---|---|
| 来　　源 | 氧化物类矿石天然砷华*Arsenolite*或用硫化物类砷黄铁矿的毒砂Arsenopyrite、雄黄Realgar、雌黄Orpiment加工制成的三氧化二砷。 |

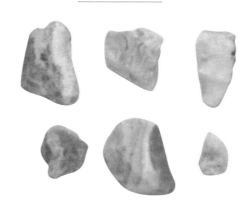

### 矿物形态

砷华晶体结构属等轴品系。品晶形为八面体、偶尔也有菱形十二面体。歪晶为粒状、板柱状；微晶呈星状、毛发状；集合体呈钟乳状、皮壳状和土状。无色至灰白色，多数带灰蓝色、黄或红色色调。条痕白色或带有黄色。有玻璃或丝绢样光泽。性脆。硬度为1.5，相对密度为3.7~3.9。能缓慢溶解于水。有剧毒。

### 生境分布

砷华产于我国湖南、江西、贵州、广东等地。

### 采　制

少数为采挖天然砷华矿石，挖取后除去杂质。而大多数是取砷矿物加工制成，取毒砂、雄黄或雌黄，砸成小块，燃之，燃烧时产生气态的三氧化二砷及二氧化硫，冷却后，三氧化二砷即凝固而得，二氧化硫另从烟道排出。

## 药材性状

分红砒和白砒，药用以红砒为主。红砒呈不规则的块状或粒状，大小不一。表面灰白色带微红，纵断面呈红、黄、白色或带褐色，有横向相间排列的彩色花纹，半透明，并具玻璃样或绢丝样光泽。体重，质硬脆，易砸碎，断面稍平整或呈层状。气微，烧之有蒜样臭气。本品有剧毒，切不可口尝。白砒形状与红砒基本相同，无色或白色，有的透明。质较纯，毒性剧于红砒。

| 性味归经 | 辛，大热；有大毒。归肺、肝经。 |
|---|---|
| 功　效 | 祛痰平喘，蚀疮去腐，杀虫截疟。 |
| 主　治 | 用于寒痰哮喘，久疟。外用治走马牙疳，恶疮恶癣。 |
| 用　法 | 用量每次0.0015~0.002克，入丸散服用。外用适量，研细末混同其他药末调敷患处。本品毒性很猛烈，内服和外用都必须遵医嘱或在医生指导下使用。不宜与水银同用；不能作酒剂服用。孕妇禁用。 |

### 单方、验方

乳腺囊肿：鸦胆子、硇砂、砒石、草乌各6克，吴茱萸、轻粉各9克，硼砂、枯矾各30克，麝香15克，冰片3克。上药共捣烂，慢火熬成膏，摊于布上外敷。

### 现代研究

主含三氧化二砷，呈红黄色者含硫、铁等杂质。实验表明，砒石有抗哮喘活性。

# 499 Calanine [英]

# 炉甘石

**别　　名** │ 浮水石、甘石、飞甘石。

**来　　源** │ 碳酸盐类矿物方解石族菱锌矿*Smithsonitum*的矿石。主含碳酸锌（ZnCO₃）。

## 矿物形态

　　晶体结构属三方晶系。单个晶体呈菱面体或复三方偏三角面体，但极少见。常呈钟乳、块状、土状、皮壳状集合状。纯者白色，常被染成灰白、淡黄、淡绿或浅褐色。透明至半透明，玻璃光泽或暗淡土状光泽，晶面上有时呈珍珠光泽。硬度4.5~5，性脆，断口参差状。相对密度4~4.5。

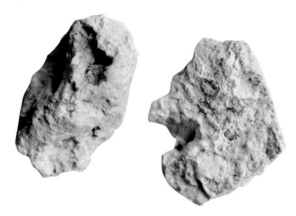

## 生境分布

　　产于我国广西、湖南、四川等地。

## 采　　制

　　挖取后，洗净，晒干，除去杂石。

**药材性状**

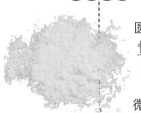

不规则的块状，常扁平，亦有多角形或近圆形，大小不一。表面灰白色或淡红色，粉性，不透明，常有较大的凹陷和大小不等的蜂窝状孔隙。体轻，易碎，断面颗粒状，灰白色或浅土黄色，有的具黄白相间花纹。气微，味微涩。

| 性味归经 | 甘，平。归肝、脾经。 |
| --- | --- |
| 功　　效 | 解毒明目退翳，收湿止痒敛疮。 |
| 主　　治 | 用于目赤肿痛，睑弦赤烂，翳膜遮睛，胬肉攀睛，溃疡不敛，脓水淋漓，湿疮瘙痒。 |
| 用　　法 | 外用适量。 |

**单方、验方**

1. 耳流脓汁：炉甘石、矾石各6克，胭脂1.5克，麝香少许。共研为细末，吹于耳内。

2. 风湿、心脑血管、神经系统疾病：珊瑚75克，珍珠15克，青金石20克，珍珠母50克，诃子100克，广木香60克，红花80克，丁香35克，沉香70克，朱砂30克，龙骨40克，炉甘石25克。煎服。

3. 清热泻火，解毒明目，沙眼：炉甘石15克，黄连12克，人工冰片0.5克。上药前2味加水煮沸，加入人工冰片研匀。每次点眼少许，反复用1周。

4. 阴囊湿疹：枯矾10克，炉甘石30克，冰片6克，苦参15克。共研细末备用，外敷患处，每日2次。

**现代研究**

　　主含碳酸锌，此外尚含有多量的铁、铝、钙、镁、钠、硅，少量的铅、钛、锰等。用于治疗皮肤炎症或表面创伤，既可部分溶解、吸收创面的分泌液而收敛，又能驱杀局部葡萄球菌和限制其繁殖，有较好的消炎止痛作用。

## 500 Borax [英]

# 硼砂

别　　名｜白月石、西月石、月石。
来　　源｜硼酸盐类硼砂族矿物硼砂*Borax*的矿石经精制而成的结晶。

**矿物形态**

晶体结构属单斜晶系。单晶体常呈粒柱状或原板状。集合体有晶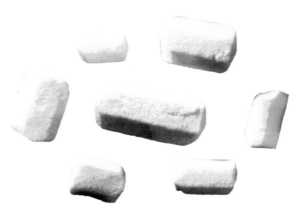簇、粒状、块状、散状、泉华状、豆状、皮壳状等。无色或白色，有时微带浅灰、浅黄、浅蓝、浅绿等色调，玻璃或油脂光泽。硬度2~2.5，性脆，相对密度1.69~1.72。久置空气中易变成白色粉状。

**生境分布**

分布于我国陕西、甘肃、青海、新疆、四川、云南、西藏等地。主产于青海、西藏。

**采　　制**

一般于8~11月采收。将采挖的矿物溶于沸水中，滤后倒入缸内，在缸上放数条横棍，棍上系数条麻绳，麻绳下端吊一铁钉或其他重物，使绳垂直沉入溶液内。冷却后绳上与缸底均有结晶析出，取出干燥。结在绳上者为月石坠，结在缸底者为月石块。

**药材性状**

由菱形、柱形或粒状结晶组成的不整齐块状，大小不一。无色透明或白色半透明，有玻璃样光泽。日久则风化成白色粉末，不透明，微有脂肪样光泽。体轻，质脆，易碎。无臭，味先略咸，后微甜，稍有凉感。

| 性味归经 | 甘、咸，凉。归肺、胃经。 |
|---|---|
| 功　效 | 外用清热解毒，内服清肺化痰。 |
| 主　治 | 用于咽喉肿痛，口舌生疮，目赤翳障，痰热咳嗽。 |
| 用　法 | 外用适量，研末干撒或调敷患处；或化水含漱。内服用量1.5~3克，入丸、散。 |

**单方、验方**

1. 头屑：食盐、硼砂各少许。放入盆中，加水适量，溶后洗头。
2. 鹅口疮：白矾3克，硼砂1.5克。共研细末，涂疮面。
3. 口腔溃疡：蜂蜜30克，硼砂3克。上药拌匀，涂敷患处。
4. 白癜风：密陀僧、樟脑、硫黄、煅硼砂、枯矾、轻粉各15克，冰片3克。共研细末，用时以生姜切片蘸药粉稍用力涂擦患处。
5. 皮脂溢出：硼砂10克，小苏打30克。加温水3 000毫升洗头。3~5日1次。

**现代研究**

主含四硼酸钠，还含少量铅、铜、钙、铁、铝、镁、硅等杂质。本品在体外对多种细菌和真菌有抑制作用，还具有抗惊厥作用。

# 药材中文名笔画索引

# 药用植物、动物、矿物、菌物
# 拉丁学名索引

# 药用植物、动物、矿物、菌物
## 英文名索引